BIOETHICS AND DISABILITY
Toward a Disability-Conscious Bioethics

生命倫理学と障害学の対話

障害者を排除しない生命倫理へ

アリシア・ウーレット
著
安藤泰至・児玉真美
訳

生活書院

ジェイコブ、モリー、サムに捧ぐ。あなたたちは私に信じる力を与えてくれた。

著者まえがき

私がこの本を書いていた数年の間に多くのことが変わった。その一つは、生命倫理学にとって障害というものがもはや日の当たらないテーマではなくなったということだ。私がこの仕事に取り組み始めたとき、生命倫理学者たちとの議論のなかで「障害者の視点（disability perspective）」という言葉を聞くことはめったになかった。三日間の学会のなかで障害をテーマにしたセッションはせいぜい一つで、集まる人はまばらだった。いまや障害〔の問題〕は生命倫理学の議論に欠くことのできない一部になり、生命倫理学の雑誌やテキストのなかに障害者コミュニティの専門家（障害学者や障害者運動の活動家）によって書かれた論文を目にすることはますます多くなってきている。昨年（2010年）だけでも私は何度か、もっぱら障害の問題に焦点を当てた生命倫理学の国際会議に参加した。このような発展は、この領域が変化に向けて熟しているのではないかという希望を与えてくれる。にもかかわらず、私が望んでいるような改革のための変化、すなわち障害の問題を一つの中心的なテーマとして取り込み、障害者コミュニティの専門家がその活動に参加するような〔新しい〕生命倫理学に向けての運動となるためには、さらに多くの会議が重ねられ、論文が書かれなければならないだろう。実質的な作業は、生命倫理学の土台となる作業がなされるあらゆるところ、すなわち医学教育や、病院、法廷、ロースクール（法科大学院）、政府といった「一階部分」においてなされることになる。本書は、この作業に私の側で貢献できるものをまとめたものである。

つまるところ、本書は協働についての本である。そのことは特に、本書の誕生へと結実することになった協働作業にふさわしいと言えるだろう。この本に賞賛される値打ちのある部分があるなら、その賞賛は私と協働してくれた多くの人たちと分かち合いたい（もちろん本書のなかの間違いや手抜かりは私一人の責任であるが）。アルバニー法科大学院での私の同僚たち、とりわけ、昼夜を問わずありとあらゆる仕方ですこぶる有益なフィードバックとサポートを行ってくれたデデ・ヒルとクリスティーン・チャンには言い尽くせないほど感謝している。私がなにか公に言う価値のあるものをもっているのだと確信させてくれたデイル・ムーアとキャシー・カッツ、常に打てば響く私の相談役を務めてくれたジェイムズ・ギャジイ、いつも最も厳しい質問を浴びせてくれたティム・リットンにも感謝している。法科大学院の外部では、私にはじめての生命倫理学のポジションを与えるという賭けに出てくれたボブ・ベイカー、挑戦的なフィードバックをしてくれて私の論の形成に貢献してくれたウィリアム・ピース、そして私の草稿に何度もコメントをくれ、私の考えをさらに前に進めてくれるか、あるいはどうしても同意できないことを伝えてくれた人たち、キャシー・セルミナーラ、エリザベス・ペンド、ジェーン・グリーンロウ、ジェニファー・バード、エイミー・キャンベル、ショーン・フィルポットその他の人々すべてに特別な感謝を捧げたい。最後の追い込み期間中、私が細かいことにくよくよしないように気を遣ってくれたフレッドにも大いに感謝する。何年もの間、多くの有能な学生たちが研究助手として助けてくれたのも幸運だった。そのなかでも、ジェシー・カルディナーレ、アライナ・バージャーストック、アシュリー・トーレは本書に多大な貢献をしてくれたことを特に記しておきたい。

悲しいことに、障害とともに生きる人生について私が知っているほとんどのことを教えてくれた二人、ハリエット・マクブライド・ジョンソンとポール・ロングモアは、私が本書の原稿を書いている間に世を去った。私が彼らの人生の道と行き会うという幸運を持ち合わせなかったら、この本は同じ本にはなっていなかっただろうし、私自身もまた今の私にはなっていなかったに違いない。彼らの書いたものと彼らが生きた人生は、今後の世代の人たちをずっと教育し、鼓舞し続けるだろう。それでもなお、私は彼らの早い死去を悼むとともに、彼らが、私がどこまでたどり着いたのかを見届け、私がまだそこに至っていない道程について解き明かしてくれるまで生きていられなかったことを、これから先もずっと悔やむことだろう。

最後になったが、私に居場所と、事を実行する強さを与えてくれた家族のみんなにも感謝したい。あなたがたは私のすべて。この本で、みんなが誇りに思ってくれるような仕事ができていればいいなと思う。

生命倫理学と障害学の対話
障害者を排除しない生命倫理へ

目　次

序　章

ニューヨーク州司法長官のオフィスで州の上訴審弁護士（appellate attorney）として働いていたとき、私は身体的にも知的にもたいへん重い障害をもった成人女性をめぐる事件を担当した。彼女は末期状態で、もはやいかなる食べ物も水も受けつけなくなっていた。彼女の主治医に相談した後、両親は「これ以上、栄養や水分の補給は止めて、娘を死なせてやってほしい」と要求した（栄養や水分を補給するとすれば、静脈カテーテルを通して行うしかない状態だった）。そうやって人工的に栄養や水分を補給すれば彼女の生命を引き延ばすことはできるが、そうした治療は彼女が死につつあるという事実をなんら変えることがないどころか、死に至る過程を引き延ばすことによって、かえって彼女の苦痛を増やすことにしかならないと思われた。医師たち、家族および倫理コンサルタントたちといった、この女性の医療事例に直接関わるすべての人々が、患者の最善の利益の観点から、看取りのケアの実施と静脈カテーテルを通した栄養・水分補給の中止という治療計画に同意した。こうした場合、合衆国のほとんどの州では、この治療計画が実行に移され、患者は数日のうちに安らかに死ぬことができただろう。ところが、この患者の事例は訴訟に持ち込まれ、それによって彼女は数ヶ月間、苦悶の日々を引き延ばされることになった。というのも、この患者はニューヨーク州の病院に入院しており、終末期ケアに関する自分自身の要望を表示する能力をずっと欠いていたからである。

当時、ニューヨーク州の法律では、生まれつき自己決定能力をもたない人の栄養・水分補給の手控えや中止を家族の人たちや医師たちにゆだねることは認められていなかった。知的障害をもつ人々のためのアドボケイトを担当する州の機関は、州法を執行するために州の（上訴審）弁護士がその代弁を務めることを要求した。依頼者である州側は、州法はこの女性への栄養・水分補給の強制的継続を求めていると要求し、頑として譲らなかった。州側の見方によれば、この患者の家族や医師たちが望んでいる行為はニューヨーク州では非合法であり、その規則に例外を認めることは、安楽死あるいは新しい優生思想にさえつながりかねない滑りやすい坂道（slippery slope）へのドアを開いてしまうことになる、というわけだった。私の任務は、事実審弁護士（trial attorney）が州機関の代弁をするのをサポートし、第一審（事実審）判決後の上訴に対処することであった。その患者を生かしておくことが、私の仕事だったのだ。

生命延長のための治療を要求するニューヨーク州の規則の明快さにもかかわらず、この特定の女性のケースにおいて法をどのように適用するかについては、まったく単純ではなかった。患者の家族と医師たちは、栄養および水分の補給が彼女の生命を引き延ばすことができるにもかかわらず、そうした治療は医学的に不適切であるというエビデンスを提示した。その女性の身体はもはやカロリー摂取量を消化したり、代謝したりすることはできなくなっていた。その結果、彼女の身体はむくみ、臓器は衰弱し、皮膚ははがれ落ちるまで伸びきってしまっており、その苦痛を軽減することは不可能な状態であった。医師たちは、この患者が死に向かっていく拷問のようなプロセスをカルテに記録し、こうしたケースで書かれてある通りに州法を適用するのは道徳的に間違っており、非人間的ですらあると主張した。結局、予審法廷の判事は州法を無視して、医師たちに［この患者の］治療停止を許す命令を出した。しかし、訴訟の中心にいたその女性は、最終的に亡くなるまでの数ヶ月間、苦しみ続けることになった。彼女が亡くなったのは、控訴裁判所の弁論準備が整った、ちょうどその時だった。

私が控訴理由書を書き、控訴審での私の弁論を準備するころまでには、私にとっても、弁護団の他のすべてのメンバーにとっても、このケースにおいて厳格なニューヨークの州法を適用することは、元来の意図にはない、まさしく悲劇的な結果をもたらすことは明らかであった。私たちには、件の患者がまさしく彼女の生命を引き延ばす治療のために、どうしようもない苦痛を背負わされていることがわかった。そのため、控訴理由書において私たちは、法廷でニューヨーク州法の適用を積極的に代弁する立場を捨て、延命治療によって引き起こされる医原性の（iatrogenic）危害の存在はこの規則の例外を認めることを正当化するのではないかという認識に基づいて、より穏健な立場に軌道修正した。しかし、その修正は少なすぎ、遅すぎた。この事件は判決が書かれることなしに棄却された。

ロースクール（法科大学院）で教え始めるために司法長官のオフィスを辞めた後、私は、この事件に関わって以来ずっと考え続けてきた自分の見解とその論拠をまとめた法学のレビュー論文を書いた[1]。その論文は、延命治療はやめてほしいという自分の願望を特に表明してこなかった人々には［自動的に］延命治療がほどこされるという、ニューヨーク州の終末期医療法を批判するものだった。私の意図は、終末期における障害者の権利を守る論陣を張るために、生命倫理学由来の諸原則を用いることにあった。とりわけ、終末期ケアに関する自身の要望を表明できない知的障害をもつ人々にとって、ニューヨーク州法は特に有害であると私は論じた。なぜならこの州法はそうした人々を無防備にし、私が関わった事例の患者が経験したようなおぞましい死にさらすことになるからである。ニューヨーク州法が意思決定能力を欠いた人々の害になるのは明らかなように思われた。なぜなら［この法律のもとでは］、そうした人々は人工的栄養・水分補給をやめて医学的に適切な看取りのケアを受けることができないからである。私には、そうした人々に安らかな看取りのケアへの障壁があることが、一種の障害者差別であるように見えた。要するに、私は自分では障害者の権利を擁護する論文を書いたとばかり思っていたのだ。

今から見ればあまりにうぶだったように思えるが、この論文の出版後に障害者運動の活動家から怒りのメールが送られてきたこと、また会議で私の主張を発表した後ではもっと怒りに満ちた反応が返ってきたことに、私はショックを受け、動転してしまった。彼らは、私がニューヨーク州法の変更を主張し、障害をもつ人々が利用可能なすべての延命治療を利用せずに死ぬのを認めることによって、障害のある人生は生きるに値しないものだという神話を宣伝していると非難した。私は、障害者を「無駄飯食い」として抹殺しようとしている新しい優生思想に加担する人物だと見なされたのだ。

もっとも、私が受けたこうした非難は障害者のコミュニティによるマイケル・シャイボへの攻撃と比べれば、かすんでしまう程度のものにすぎない。マイケルが攻撃されたのは、彼が十年以上のあいだ遷延性植物状態のまま生かされていた妻テリ・シャイボの人工栄養・水分補給を停止するという決断を下したからであった[2]。シャイボ事件に反応して、障害者運動のコミュニティは、すべての障害者の生命を代表するものと彼らが見なしたこの女性（テリ）の生命を守るために、死にもの狂いの闘いを挑んだ[3]。この事件において、障害者運動の活動家は、マイケル・シャイボを擁護する生命倫理学者たちとまさしく公の舞台で闘うことになったのである。

私の住む街で、障害者運動の活動家たちは生命倫理学者との直接対決に臨んだ。障害者団体ノット・デッド・イエット（まだ死んではいない）のメンバーで満員になった一台のバスが、抗議の声を上げながら、私が所属する地方の生命倫理学協会とともにオーガナイズを手伝ってきた大規模な全国会議の総会を占拠したのである。彼らのメッセージは明快だった。いかなる形のものであれ、死ぬことを容易にする法律は障害者を差別・排除し、彼らに危害を与えるものだということ、そうした法律を支持する人々は障害者の敵であるということだ。

この最初の論文の出版に続く数年間、障害のある人々を研究し、彼らのアドボケイトをする人々が何を言っているかを学ぶことに、私は没頭した。私は、それまで考えもしなかった視点を理解するまでは、自分がこれ以上障害をもつ人々の代弁者という立場に立つことはできないだろうと感じていたのだった。私は［障害学の］研究講座からも、その歩みの途上で出会った人々からも、多くのことを学んだ。そのおかげで今では、死ぬという選択を許容する法律に対して大きな反対の声を上げた障害者運動のグループが、なぜそのように駆り立てられたのかという歴史について、はるかに根本的なレベルで理解できるようになった。さらに私は、なぜ、そしてどのようにして生命倫理学という学問が障害者運動の多くの活動家から主たる非難のターゲットになっているのかを、よりはっきりと自覚できるようにもなった。しかしながら、障害学を集中的に勉強し理解したからといって、私の信念、すなわちニューヨーク州のような法律はそれが保護しようとする人々にとって助けになるよりも有害であるという信念は揺らぐことはなかった。同様に、生命倫理学の核となる諸原則——自律（尊重）原則、与益原則、無危害原則、公正原則——を適用することが、諸個人を人間としてもっとも尊重する医療システムにおいて基本的なものであるという私の信念も揺らぐことはなかった。

私の問題分析の方向性は生命倫理学に根を下ろしたままであるとはいえ、障害学を熱心に学んだことで、単にオルタナティヴな世界観を学問的に理解したという以上のものを私は得た。障害学や障害者運動の研究は、障害とともに生きる人生についての私の理解を根本的に変えてしまった。そしてまた、障害の問題に対して、一つの学問分野としての生命倫理学がしばしば無関心であり、ときには無神経である［と非難されている］ことがなるほどと思えるようになったのである。医療のシステムのなかで障害をもった個人の利益を促進するとは何を意味するのかについて、障害者運動の活動家たちとはしばしば意見が食い違ったとはいえ、私は、障害の問題に細心の配慮をするならば、生命倫理学はもっと豊かなものになるだろうし、あらゆる人々を尊重する態度の推進においてより効果的なものになるだろうと信じるようになったのである。

この本は、障害への配慮（disability-consciousness）に向けての私の十年間の旅の結果として生まれた。本書では、医療専門職、政策立案者、生命倫理学者といった人々が医療の具体的な事例において障害の問題を意識し、それについての知識をもつことができるし、もつべきであるということを主張するために、生命倫理学、法学、障害学から議論のネタを引っぱってきている。言い換えれば、彼らはよく知った上で障害に配慮する態度を養う必要があるということだ。障害に配慮することは、一部の生命倫理学者が恐れているように、必ずしも患者の自己決定を台無しにするものではない。逆に、自己決定や代理意思決定を尊重し続けることは、一部の障害者運動の活動家が恐れているように、必ずしも障害者差別をもたらすわけではない。そうではなくて、障害に配慮するようになるということは、生命倫理学者や政策立案者、医療専門職の人々が障害学者の仕事に関わり合い、障害者コミュニティの専門家との人間同士の対話（civil discourse）に参加することを要求するのである。うまくいけば、本書はそうした学際的な会話や研究を促進する有用なリソースとして役立つだろう。

本書では、広範囲にわたるさまざまな事例について、障害学と生命倫理学の双方からの視点を［比較対照しながら］紹介するとともに、障害に配慮した生命倫理学（disability-conscious bioethics）のための一つの分析的な枠組を提示する。この枠組は、能力の違いにかかわりなく医療の場面ですべての人を尊重できるようになるにはどうしたらよいかということについてのぜひとも必要な対話の出発点になるものである。とはいえ、それはすべてを解決する万能薬ではない。たとえこの枠組が生命倫理学を障害への配慮に向けて動かすことに成功したとしても、そうした私の提案が、医学や生命倫理学に対して障害者運動の活動家の多くが表明している不信や恐怖を取り除くことにはならないだろうし、医療におけるやっかいな諸問題に解答を与えることにもならないだろう。しかし、障害に配慮した生命倫理学に向かって一歩を踏み出すことで、一方の生命倫理学者や医療提供者、他方の障害学者や障害者運動の活動家という、両極に分裂し対立し合っている人々が、障害とともに生きる人生についてのリアリティを十分かつ正確に意識した上で、障害をもつ人々を意思決定の中心に置くために協力し合うことが可能になるだろう。少なくとも、私はこの本が、［障害をめぐる］現在の論争を特徴づけ、実りある対話を阻んでいる怒りの話法を超えて、繊細なニュアンスをもった対話への道を開くきっかけになることを願っている。

さて、議論に入る前に、いくつかの点について自己開示と注意書きが必要だろう。まず、私は、アメリカ合衆国の法律家であり、そのための専門的訓練を受けてきた人間であるということだ。生命倫理問題について物を書いたり考えたりしている多くの人々がそうであるように、私は生命倫理学の専門家としての資格をもっているわけではない。また私は哲学者や歴史学者でもないし、ソーシャルワーカーや臨床家、あるいは神学者でもない。こうした自己開示はいくつかの点で重要である。ただの法学士（JD）として、私が受けた公式の教育や実務経験が限られたものであるのと同様に、生命倫理の論争に対する私の分析的アプローチにも制約がある。私が法学的な分析の訓練を受けており、他の学問の訓練を欠いていることは、本書の全体を通してはっきり表れている。よき法律家がみなそうであるように、私はまず背景となる事実から出発し、そこから諸規則へと移り、そしてそれらの規則を個々の事例における個別の事実に適用するという方法をとる。また、法律家や法学者のほとんどがそうであるように、私は、法的な原則や指針を繊細かつ柔軟に理解するための事例研究（ケーススタディ）の有効性を堅く信じる者の一人である。こうした理由から、本書の大部分は抽象的な理論や論争ではなく、事例研究に焦点を当てている。

また、私の議論が合衆国に偏っていることも否めない。実務家としても学者としても、私が主として焦点を当てているのは合衆国の法律であり、その医療供給に対する関係である。もちろん、問題を分析する際には国際的な視点を考慮に入れており（とりわけ障害に配慮した生命倫理学がどのようなものかを論じる際には国連の障害者権利条約から引用している）、本書の作業を構成する事例のいくつかにおいては、国際的な視点を含めているとはいえ、本書は合衆国の事例および法律に大きく依拠している。いくつかの点で、本書の議論が合衆国に偏っているのは、［生命倫理学という］この分野の起源を反映したものとして説明できるかもしれない。［現在では］生命倫理学は世界各国に拡がり、国や地域によってローカルな特質をはっきり示しつつあるとはいえ、最近の歴史研究によれば、一つの学問としての生命倫理学の起源は合衆国にあり[4]、その展開においては合衆国の法体系が重要な役割を果たしていると認識されている[5]。さらに、私が本書で取り上げた事例研究の多くは、生命倫理学と障害者コミュニティとのあいだの緊張関係をめぐるいかなる研究にも不可欠な基本事例ではあるものの、本書で私が主に合衆国の事例に依拠した大きな理由は、私が合衆国の事例によく通じていたという点にあることもたしかである。

次に、私自身は目に見える障害をもっていない。私には、血糖値との日々の闘いや、肩の痛み、股関節症といった、それに襲われると日常生活に大きな障害となる神経学的状態がある。とはいえ、私は身体的にも遺伝的にも幸運なのだ。言い換えれば、私は、障害とともに生きる人生について語る権限（目に見える障害にはときどき付随するような権限）が与えられていることがただちに自明だと見なされるような身体状態にはないということだ。人々が障害についてのパネルや討論のメンバーとして私を招くかどうかを考えているときに必然的に生じる疑問に答えるためには、私はもう少し情報を提供しなければいけないというわけだ。多くの人々にとって、目に見える障害が私にはないという事実が、専門職としての資格を欠いているのと同じくらいリアルに［障害について語る］権限の欠如を意味するということを、私は思い知らされてきた。身体的かつ遺伝的には相対的な幸運に恵まれているにもかかわらず、私には障害をめぐる議論に貢献できるものがあると思いたい。とはいえその一方で、私はこの問題に対する自分のアプローチが、私を宿す肉体のなかでの経験によって形成されているということも自覚している。障害に関係する議論において、目に見える障害についての生きた経験を重ねてきた者だけが語る資格をもつと信じ、それを率直に表明してきた人々のことは理解できるし、尊重したいと思う。そうした理由で、私は最初から、自分の経験の限界と、［障害の問題に］関心をもつアウトサイダーとしての自分の位置を認めた上で議論を始めたい。

最後に、私は本書で、生命倫理学と障害学における最も論争を呼ぶテーマのいくつかをあえて取り上げなかったことについても触れておかねばならない。本書で人間の生涯を時期別に区分して論じるにあたって、妊娠の瞬間からではなく誕生の瞬間から始めることによって、私は、出生前スクリーニングや人工妊娠中絶、胚の遺伝子操作といった問題をめぐる議論を避けて通った。こうした省略がささいなことでないのは明らかだ。障害のある胎児[訳注1]への対処をめぐる問題は、重い障害のある新生児の治療や終末期の意思決定をめぐるそれと同じぐらい、障害者の権利を訴えるアドボケイトと生命倫理学者との間でもっとも激しい対立が見られた論争の一つである。しかし、私は実務的および本質的な理由から、障害のある胎児への対処をめぐって問題が生じた事例を本書から外すことに決めた。実務的な理由というのは、出生前の生命について論じるためには、胚や胎児の道徳的地位についての未解決の問題や、中絶をめぐる政治闘争がこの論争において果たす役割についての徹底的な分析を必要とするということだ。こうした議論はとても込み入っているので、軽く本書の範囲を超えてしまうだろう[6]。本質的な理由というのは、私が見るところ、障害のある胎児をめぐる論争は、母体－胎児という関係のもつ相互依存的な性質のために、本書で取り上げた他の論争とは概念的に異質なものではないかという点にある。したがって、出生前の生命についての議論を外すことによって、本書はそう意図したように、合衆国の内部にも外部にも役立つような仕方で、障害学と生命倫理学の専門家たちの諸見解を示しつつそれらを調停するという作業に集中するのが妥当な道であるように思われた。いずれにせよ、私がここで提案する障害に配慮した生命倫理学のモデルが〔本書で扱う問題群において〕うまくいくならば、妊娠期間中に生じる諸問題にもそのモデルを適用すべきだと思われる。とはいえ、私のモデルがどのように出生前の問題に適用できるかの説明については、後日を待たなければならないだろう。

出生前の諸問題については扱えなかったものの、本書は人間のそれ以外のライフサイクルのすべての時期、すなわち新生児期、児童期、生殖年齢期、成人期、終末期を通して生じる諸問題を論じている。これは、異なった視点について、論争について、そして尊重についての本である。そして、私が常々学生たちに与えている「語らずして示せ（事例そのものに語らせよ）」という助言に従って書かれたこの本は、物語についての本でもある。第１章では、これまで、生命倫理学と障害者運動のコミュニティの間に、どのような視点の対立があり、どのように両者の闘争が展開してきたのかを示す。こうした両者の対立、闘争は、生命倫理学と障害者運動のコミュニティのそれぞれにおける特有の思考やアドボカシー（権利擁護）に影響を与えてきたさまざまな社会的、法的、文化的な出来事の結果としてとらえられている。

第２章の目的は二つある。一つは、障害学と生命倫理学双方の方法論と教説について、初歩的なレベルで比較することによって、両者の間にある対立の深さを測ることである。もう一つは、具体的な事例を通して、両者の対照的な視点や、実際に両者が敵対するポイントを描写することである。この章では、人工的な栄養と水分の補給を拒否する権利を求め、最終的には法廷でそれを勝ち取った一人の女性、健康な障害者であるエリザベス・ブーヴィアの事例に対する、それぞれのグループの視点を比較対照する。ブーヴィアの事例は、生命倫理学の内部では自律（自己決定権）の勝利を告げるものとして、障害者運動のコミュニティでは障害者差別が活きた現実であることを示す主要な事例として語られてきた。明らかにこの事例は、視点が異なればまったく異なった解釈ができる典型例の一つである。生命倫理学と障害学の闘争の中心となる対立点を明らかにしつつ、この章ではこの事例を利用して、両者の和解のための一つの方法論を提案する。

続く５つの章（第３～７章）は、本書の中核をなす作業に充てられている。各章は人間のライフサイクルの異なった諸段階に焦点を当て、それぞれの段階における事例、すなわち実際に生きる人々の人生から成る物語を用いる。取り上げられる事例は、［自分たちの意見を主張するだけの］弁論を超えたものを探究するための土台として、そして障害者運動と生命倫理学というそれぞれのコミュニティ内部の議論を特徴づける関心や概念、偏見、恐怖についてのより細やかな理解を構築するための土台として用いられる。それぞれの章が、二つないし三つの事例研究から始まっている。まずは事例について叙述することで、私は客観的な諸事実を報告しようと努めた。そして次に、それぞれの事例についての、障害者運動の見方に基づいた反応と分析を、生命倫理学の見方に基づいたそれと比較した。両者のアプローチの違いをくっきりと浮かび上がらせるために、私は可能なかぎり、生命倫理学や障害者運動のコミュニティに属するメンバー自身の言葉を引用して比較を行った。いくつかの事例では、一方あるいは他方の見方に基づいて私自身が問題の分析を行った。それぞれの章の末尾には、「所見」と名付けたセクションを設けている。このセクションは、事例研究から明らかになった論争の特徴、すなわち第８章で「障害に配慮した生命倫理学（disability-conscious bioethics）」を展開するための情報となる特徴を浮き彫りにすることを意図したものである。これら５つの章は、誕生から死に至るまでの人間の生涯を通して読者をいざなうように構成されている。

事例研究を含むそれぞれの章を書いているとき、特にやりがいがあると思ったことが二つある。一つは、取り上げる事例を選ぶのが難しかったということ。最終的に私が選んだのは、それについて障害者運動のメンバーと生命倫理学者の間で重要かつ公的な論争が行われてきたいくつかの事例であった。なぜなら、そうした事例を取り上げることで、両者の対立し合う視点を最もよく描写でき、両者に共通する基盤を見つけるための余地も残しておけるからだ。もちろん、この決断は本書の語る物語に影響を及ぼした。本書で取り上げたほとんどの事例は、個人の死を早める結果となるような決定を含んだものである。こうした事例は障害者運動の活動家と生命倫理学者の間の激しい論争の中心であったとはいえ、障害をもっているか否かにかかわらず、人々が［現在の］医療システムのなかで日々直面する課題を、それらが代表しているわけではない。それらはあくまで特殊な事例なのだ。特別な論争を引き起こした特殊な事例に焦点を当てることは、生命倫理学と障害者運動のコミュニティとの間の分裂を誇張することになりかねない。実際、両陣営には多くの共通の基盤があるのだ。このことが、私を第二の困難に引き込むことになった。

本書を通してくり返し強調したように、これが生命倫理学だとか、これが障害者運動だとかいった単一の考え方があるわけではない。そのことを知りつつも、それぞれの事例研究で、私は「生命倫理学からの見解」「障害者コミュニティからの見解」といった表現をもって紹介した。それぞれの代表的な「見解」を選ぶ際に、両陣営の主流ないし代表的な見解を正しく特徴づけていると言えるものを探し出すために、私は、生命倫理学者たち内部の論争や、障害者の権利を求めるアドボケイトや障害学者たち内部の論争を徹底的に渉猟した。たとえ、個々の問題についてははっきりと主流の見解というのが存在しなかったとしても（超重症障害をもった新生児の治療については生命倫理学者の間でもまったく合意はないことなど）、私は障害者運動あるいは生命倫理学から問題を考える際の論争のポイントあるいは両者の関心を代表するような一つの見解を選んで紹介することにした。しかしながら、両分野の分裂が、これらの事例研究が示唆するほど、いつもはっきりしているわけではないということも認めておきたいと思う。たしかに、多くの問題については、一方のコミュニティに属する複数の個人が、他方のコミュニティに属する複数の個人がとっている見解に同意しているような場合がある。それぞれの分野の内部における異なった見方については、本文ないし脚注で言及するように気を配ったものの、双方におけるすべての見方を網羅的に描くという作業は、本書の範囲を超えている。

事例研究に続く最終章（第８章）は、行動への呼びかけである。そこで私は、ずっと続いている両者の対立を解消するためには、生命倫理学者たちが障害者運動のコミュニティのメンバーとの協同作業をするのが当然だと論じた。その目的に向けて、私は、両者がお互いに役立ち合うような新しい関係を生み出すことを最終ゴールとした、両者の和解に向けての一つの道を提案した。この章で行ったのは、何よりも一つの分野としての生命倫理学がどのように、そしてどのような際に、障害の問題に対して無関心あるいは無神経であったかということをはっきりさせるために、事例研究において提示された素材を総合することによって、そうした和解に向けて欠くことのできない最初の一歩を踏み出すということだった。そうした後に私は、生命倫理学者たちが彼らの学問および臨床の仕事において障害の問題について敏感かつ思慮深い態度をとれるような「障害に配慮した生命倫理学」の一つの枠組を提案した。最後に、もう一度私は諸事例に立ち帰り、障害への配慮が生命倫理学者の仕事にどのような影響をもたらすかについて解説した。

障害に配慮した生命倫理学が、最終的に、論争をすべて消し去ってしまうことはないだろう。しかし、もしうまく行くならば、それは障害者運動と生命倫理学という二つのグループが、医療環境の下にあるすべての人々に対する尊重を保証するという共通の営みに関与することを可能にするという大きな働きをするだろう。そして、両者がそれぞれの目標に到達するために一緒に仕事をする力を与えることにもなるだろう。

[注]

1 Alicia Ouellette, *When Vitalism Is Dead Wrong: The Discrimination Against and Torture of Incompetent Patients by Compulsory Life-Sustaining Treatment*, 79 IND. L. J. 1 (2004). 本書第7章を参照。

2 シャイボの事例については、第7章で詳細に論じる。

3 シャイボの事例に対する障害者コミュニティの反応について包括的に概観したものとしては、以下を参照。Kathy L. Cerminara,*Critical Essay: Musings on the Need to Convince Some People with Disabilities That End-of-Life Decision-Making Advocates Are Not Out to Get Them,* 37 Loy. U. Chi. L. J. 343 (2006).

4 生命倫理学は本質的にアメリカ的なものだと主張する人々に反論しているスペインの医学史家ディエゴ・グラシアですら、「生命倫理学は、最初は合衆国で発展した」ことを認めている。Diego Gracia, *History of Medical Ethics, in* Bioethics in a European Perspective, at 44-45 (2001).

5 レネー・C・フォックスとジュディス・P・スウェイジーはその共著"Observing Bioethics"（2008）において、生命倫理学の起源を説明するために提示されたさまざまな理論について見事に概観している。

6 これらの問題についての徹底的な議論は以下を参照。Hastings Center Studies in Ethics, Prenatal Testing and disability Rights (Erik Parens & Adrienne Asch eds., Georgetown University Press 2000).

[訳注]

1 出生前診断の普及により、「障害のある胎児」「障害をもった胎児」という表現はよく使われているが、WHOのいう「障害」の三つの次元、すなわち① impairment（損傷、機能障害または形態障害）② disability（能力障害）③ handicap（社会的ハンディキャップ）のうち、胎児には①はあっても、②や③はあり得ない。たとえば、目が見えないことは生まれた後の人では②の意味での障害になるが、生まれてくる以前の胎児にとっては何の不都合もない。また胎児は社会活動をしているわけではないので、③もあり得ない。もし胎児にとっての障害というものがあるとすると、それは「生まれてくる」ことができないという障害でしかない。たとえば、ダウン症候群などの染色体異常は、その多くが出生前検査によって診断可能だが、そうした染色体異常をもった胎児は実際にははるかに多い頻度で発生しており、そのほとんどはそうした検査が行われる時期（通常は妊娠10週以降）より前に自然流産しているという事実がある。したがって、「胎児に障害がある」「胎児が障害をもっている」という表現（正確には「その胎児が生まれてきたときに障害をもつことが予想される」ということ）には注意が必要である。

第1章
闘争：障害者運動 vs 生命倫理学

かつて、ある障害者運動の活動家が次のような攻撃の矢を放った。「もし、今日の合衆国でもっとも危険な連中を挙げるとしたら、生命倫理学者たち（またの名を医療倫理学者という）は私のリストの一番上に来るだろう。彼らは、同じような信念を共有しているように見えるスキンヘッドの連中よりずっと危険なのだ[1]」。別の活動家は、健康保険改革をめぐるヒアリングでこう証言した。生命倫理学のシンクタンクであるヘイスティングス・センターや「生命倫理学運動は……ヒトラーが行った、患者たちをはじめとする高コストで価値がないと見なされた人々の殺害を準備・企画した優生学運動の直接の後継者である[2]」と。この活動家が顕わにしている感情はけっして特異なものではない。ここ三十年の間、生命倫理学に対する障害者運動の闘争はますます加熱している[3]。よき医療の促進という共通の関心にもかかわらず、障害者運動の活動家と生命倫理学者は、そのアプローチにおいてははっきりと異なっている。すなわち、障害のある新生児の治療や、障害のある子どもの成長抑制[訳注1]、遷延性植物状態の患者からの生命維持装置の取り外しといった問題に対して、両者のアプローチは対照的なのである。こうした違いは、［障害者運動の活動家たちによる］政治行動や、学術会議への乱入抗議、生命倫理学を「人を不具にする（disabling）事業計画[4]」と見なす学術論文のなかにはっきりと現れている。

障害者運動と生命倫理学のコミュニティのメンバーの間にこのような対立があるという事実は、意外であると同時に、予測可能なものでもある。一方で、生命倫理学と障害学は、共通の核となる営みに身を捧げている。すなわち、両者は共に、一人一人の人間を尊重し、医療をめぐる倫理的で公正な意思決定を促すことを目指している。他方で、障害学者や障害者運動の活動家たちはしばしば、同じ問題に対して生命倫理学者たちのそれとはまったく違った視点からアプローチするということがある。大ざっぱに一口で言うと、生命倫理学は医療において、十分な情報を得た上での個人の選択を優先する。たとえその選択が患者の死につながるものであるような場合であってもそのことに変わりはない。それに対して、障害学者や障害者運動の活動家は、一つの集団としての障害者たちを守ることを優先する。たとえ、そうした障害者のコミュニティにとっての利害が、障害をもった個々のメンバーの選択と相容れないような場合においても、前者を優先するのが彼らのやり方である。

その結果として起こった論争は、障害者運動の活動家の間に〔生命倫理学者に対する〕不信感と抗議行動を生み出してきた。なぜなら彼らは心の底から、生命倫理学者がとっている立場は、障害者たちの身体的および社会的な幸福（ウェルビーイング）を直接に脅かすものであると見なしていたからでる。障害者運動の活動家たちは彼らのメッセージを広く伝えるために、インターネット、政治的抗議行動、法廷、メディア、立法議案といった利用可能なあらゆる手段を用いる。彼らの一貫したメッセージが訴えるのは次のことだ。「私たちは死ぬより生きていた方がいい。そして、死に際しての選択を推進したり、障害者のために他の誰かに死を選択させることを許したりするような方向を目指す取り組みは、障害への偏見の一つのかたちなのだ」と。

障害者運動の側からこうした非難、すなわち「障害への偏見」を問責されたことに対する生命倫理学者たちの反応は、「反射的な嘲り[5]」から丁重な却下、対話の呼びかけに至るまでさまざまである。しかし、障害者差別であるという非難が起こった最もよく知られた事例、シャイボやアシュリー・Xの事例、あるいはアメリカの医療制度改革への取り組みでさえ、生命倫理学者のコミュニティからの公的ないし学問的な反論は、たまにしか引き起こしてこなかった[6]。もちろん、個別の問題については、外科手術によって子どもの外見を変えること（surgically shaping children）[7]や出生前検査[8]についてのヘイスティングス・センターのプロジェクトのような、両者が協力するプロジェクトもなかったわけではない。しかし、生命倫理学の領域のなかで障害者たちや障害学者たち、障害者の権利のアドボケイトたちの居場所となっているほんの片隅を除けば、障害に配慮した生命倫理学へのアプローチはほとんど進展していない、と言うべきだろう。

求められる「障害に配慮した生命倫理学（disability-conscious bioethics）」がどのようなものかを理解するためには、生命倫理学と障害者運動について、それぞれの歴史、理論の土台、および視点を比較してみるのが有益である。本章では、生命倫理学と障害者運動のそれぞれが歴史的にどのように発展してきたかという輪郭を描くことから、両者の比較を始める。本章での叙述は、両者の豊かな領野と豊かな歴史のほんの表面に触れるだけである。ここでの目標は、さまざまな既存の論文や歴史において叙述されている内容を繰り返すことではない。第３章から第７章にかけて展開されている事例研究で、個々の事例についての掘り下げた検討を通じて、両者それぞれの視点についてのより繊細な絵を描くことができるだろう。本章の以下の部分は、生命倫理学にも障害学にも親しみのない読者に、両者の間の対立の歴史的なルーツを理解していただくために、その背景となる情報、すなわち双方の分野とその起源、関係者について知ってもらうことを意図したものである。

Ⅰ　障害者運動の入門的概説と大まかな歴史[9]

障害者運動のコミュニティは、それが一つの実体として定義しうるとすれば、障害というものがどのような社会的、政治的、法的、そして哲学的な意味をもっているかに焦点を当てる活動家たちと学者たちで構成されている。概していえば、そのコミュニティは、障害をもつ人々への社会的抑圧や、障害とともに生きる生活について私たちの社会に染み込んでいる文化的偏見に異議を唱えてきた[10]。障害をもった人生というのは本質的に不幸なのだというイメージを拒絶しつつ、障害者のコミュニティは、障害とともに生きる有意義な人生についての語りを構築する。すなわち、そこでは「障害があること自体は必ずしも悪いものではない。悪いのは、障害によって差別されること、職がないこと、貧困であること、悪い法律や建築物、悪いコミュニケーションのせいで生活が阻害されていることなのである[11]」。障害者運動の活動家たちや障害学者たちはけっして一枚岩ではないし、あらゆる障害者を代弁して語っていると主張しているわけでもない[12]。障害者のコミュニティはむしろ、「そのなかにさまざまに異なった障害をもった人々や（まったく障害をもたない人々さえ）、異なった人生経験、異なった身体的ニーズ、異なったイデオロギーや考え方を含んだ一つの流動体[13]」なのである。そのメンバーのなかにはマルクス主義者もいれば、フェミニストも、ポストモダニストやポスト構造主義者もいる[14]。しかし、そうした違いにもかかわらず、本書の第２章やいくつかの事例研究でより深く検討するように、障害者のコミュニティは一つの非常に一貫したメッセージを表明している。それは、障害の医療化と、生命倫理学者たちがとっている見方や態度に障害についての医学的な見方が影響していることについての［批判的な］メッセージである[15]。障害者たちの治療をめぐる歴史について、特に医療支配層（medical establishment）と障害者たちの間の歴史的な関係に焦点を当ててざっと振り返ってみることによって、なぜ障害者コミュニティの一部のメンバーが生命倫理学に不信感をもち、障害者のための政策決定において生命倫理学者たちが果たしている役割に異議を唱えているのかが明らかになるだろう[16]。

障害をめぐる歴史は、弾圧の物語であるとともにエンパワメントの物語である。古代以来ずっと、権力者たちは障害者たちを見捨てられた者、好奇の対象、白痴、憐れみの対象として、そして神に呪われた悪の兆しとして扱ってきた。たとえば紀元前355年、アリストテレスは「ろうに生まれた人々は分別や理性をもった人間にはならない[17]」と述べた。18世紀には、てんかんを患う人々は魔術を行う者として罰せられた。1756年、フィラデルフィアのペンシルヴァニア病院には精神病と精神遅滞の治療のための特別病棟が作られた。患者たちは地下室の壁に鎖でつながれ、有料で見世物にされた。20世紀を通して、サーカスやカーニバル、そしていわゆるフリークショーにおいて、ヒトとしての標準から逸脱した身体をもった人々が見世物にされた。数十年前までは、障害をもった子どもたちが教育を受けることもなかった。障害をもった大人たちはずっと、生きるために施しに頼ってきたのである[18]。

おそらく障害をめぐる歴史のなかでもっとも醜悪な出来事といえば、19世紀後半から20世紀前半にかけての優生学運動がまっさきに挙げられるだろう[19]。1883年、フランシス・ゴールトン卿は、遺伝的な形質のために「欠陥がある」と見なされた人々の生殖を阻止し、遺伝的に「望ましい」形質をもっていると見なされた人々の生殖を奨励することによって、人間集団の「質」を向上させるプロセスを指す言葉として、「優生学（eugenics）」という語を作った。その後、優生学は世界中で一つの社会運動になった。合衆国では、優生学の推進者たちは、村祭りで「赤ちゃんコンテスト（best baby contest）」を主催したり、「劣等者」の生殖を禁止する法律を提案したりした。インディアナ州で国内最初の優生学的不妊法［「劣等」というレッテルを貼られた特定の人々に対する強制的な不妊手術を認める法律］が成立したのは1913年のことであった。1915年、優生学の主唱者であるハリー・ハイゼルデン医師は、障害をもって生まれた新生児を治療せずに死ぬにまかせるという処置をとり、障害者の数を減らすための一つの方法としてこうした処置を奨励した。翌1916年、優生主義者たちは映画「黒いコウノトリ」を製作し、他の医師たちにも「欠陥のある」新生児たちを死ぬにまかせることを推奨した。こうした優生学のメッセージは社会に根を下ろしていった。1930年代の終わりまでには、合衆国の半分以上の州において、障害者に対する強制的不妊手術を奨励する規定をもった法律が制定された。通常、その対象となる「障害者」はてんかんを含む発達上の障害をもった人々のことであったが、そればかりではなく盲人やろう者も不妊手術の対象となった。なぜなら、彼らは社会にとってお荷物だと見なされ、親として不適格という烙印が押されたからである[20]。

ナチスドイツは優生学を一つの極点にまで推し進めた。1933年にアドルフ・ヒトラーが政権をとると、政府はドイツの医師たちに、強制不妊手術を行うべき患者を審査・認定する優生裁判所（Erbgesundheitsgericht）[訳注2]に「不適格な」市民を通報するよう要求した。この政策のもとで、ドイツ政府は40万人以上のドイツ市民の断種（強制不妊手術）を認可した[21]。最終的には、ナチスの医療機関において、25万人もの人々が「無駄飯食い」と見なされたために殺されることとなったのである[22]。

しかし、この絶滅計画が明らかになる前に、ドイツの優生政策にはアメリカ合衆国の医療支配層から大っぴらに賞賛の声が寄せられた。たとえば、『ニューイングランド医学雑誌』はその論説のなかで、「不適格者の生殖を制限することにおいて最も進んだ国[23]」としてのドイツに言及した。1934年、米国公衆衛生協会（APHA）は近代的な保健政策の一つとしてドイツの試みを模範的なものとして賞賛し、その年次大会においてドイツの断種政策についての展示を行った[24]。

よく知られているように、ホームズ判事［Oliver Wendell Holmes Jr. 1841-1935］が次のようにキャリー・バックに対する強制不妊手術を認可したとき、合衆国において障害のある人々が「問題」として見られるようになったという事実ははっきりと追認されたのである。

> これまで何度も見てきた通り、公共の福祉はその生命にもっともふさわしい市民を要求するのであります。そうであるならば、すでに国家の活力を奪っているこのような人々を小さな犠牲として要求しないことは不思議議ではないでしょうか。こうした無能力者たちによって私たち［の社会］が侵されていくのを

> 防ぐために、それを憂慮している人々がしばしばそのように感じないとすれば、なおいっそう不思議ではないでしょうか。このような退化した子孫が罪を犯して処刑されるのを待っているのではなく、あるいは彼らの愚かさの故に飢えて死ぬのを待っているのではなく、このようなはっきりと不適格な人々がその種を継続することを社会は防ぐことができるし、全世界にとってその方がより良いのであります。強制的予防接種によってある病気を根絶しようとするときの原則は、卵管切除によってこのような人々の断種を行う場合のそれを十分にカバーします。痴愚（inbeciles）は三世代で十分なのです[25 訳注3]。

ナチスドイツの恐怖が明るみに出てからでさえ、合衆国は強制的な施設隔離や不妊手術（断種）といった優生政策を継続した[26]。合衆国において、6万人を超える障害者たちが、彼らの実際の障害、あるいはそう見なされた障害を理由に、州法にしたがって強制的な不妊手術の犠牲となった[27]。

後にマーシャル判事［Thurgood Marshall 1908-1993 米国初の黒人の最高裁判所判事］は、この国の障害者に対するこうした処遇を、ジム・クロウ制度［1866年の公民権法制定後に米国南部諸州においてとられていた人種隔離政策］[訳注4]における黒人の処遇になぞらえた[28]。障害のある人々は、教育や居住、就業へのアクセスを否定された。移民政策においても、障害者が移民として国に入ってくることがないよう、巧妙な排除が行われた。障害のある人々が貴重な社会的資源を枯渇させるという広く行き渡った考えを反映した法律は、合衆国においては1970年代まで存続したのである。

障害のある人々を虐げるこうした慣行や政策に対する抗議の声は、多くの領域から発せられた。大恐慌時代に、身体的障害をもった人々は彼らを虐げる慣行に対して結集して立ち上がった。彼らはニューヨークに集まり、身体障害者連盟（League of the Physically Handicapped）を結成した[29]。同連盟は、身体障害者に対する合衆国の救済プログラムのお粗末さに抗議した。なぜなら、合衆国では身体障害者は就労義務を免除されていたからである。身体障害者連盟のメンバーは、こうした見かけ上の慈善的なプログラムが、障害者に「烙印（スティグマ）を押し」、彼らを「隔離し」、「労働市場における障害者差別を法的に成文化する[30]」のだと論じた。

退役軍人たちも結集し、障害をもった退役軍人が意味のある仕方で社会に参加することを可能にするようなプログラムの構築に向けて圧力をかけた。とりわけ彼らの運動は、1918年に議会を通過したスミス−シアーズ退役軍人職業リハビリテーション法（Smith-Sears Veterans Vocational Rehabilitation Act）として実を結んだ。この法律によって、障害をもった兵士たちに対する連邦政府による最初の職業訓練プログラムが成立したのである。その後、1972年には、米国退役軍人マヒ者協会という権利擁護団体が訴訟の原告となって、ワシントン首都圏交通局を訴え、障害者たちがアクセスしやすいように彼らが設計したワシントンＤＣの新しい地下鉄システムを数十億ドルかけて実現させた。

1940年、全米視覚障害者連合（National Federation of the Blind）は慈善ではなく、自立と機会獲得を推進するために設立された。この団体は、視覚障害のために杖や介助動物を必要とする人々が公道を一人で動き回り、公共の建物やレストランに入ってそれを利用することができるように要求を重ね、［いくつかの州で］「白い杖と盲導犬」法［州によって呼び方は違う］を成立させることに成功した。

米国退役軍人マヒ者協会や全米視覚障害者連合が、障害者の全面的な社会参加を促進するような社会変革を求めて闘ったのに対して、自分たちの特殊な身体的状態を大切な文化的アイデンティティのしるしと見なすことによって結束してきた障害者グループもある。その最も有名な例はろう者のコミュニティであり、彼らは自分たちのコミュニティを一つの文化的あるいは言語的なマイノリティ・グループだと見なしている。ろう者のコミュニティのメンバーは、ろうであることを一種の天からの贈り物（gift）であり、豊かで価値のある一つの文化に参入することだととらえる[31]。彼らはしばしば、手話が主要なコミュニケーションの手段であるようなコミュニティのなかで共に暮らすことを選ぶ。ろう者の権利を求める活動家たちは、ろうであることが「能力を欠いた（disabling）」という意味での障害であるという見方を拒絶し、ろう者としてのアイデンティティの価値を主張する[32]。1988年、ワシントンDCのギャローデット大学で学生たちが「デフ・プレジデント・ナウ（今こそ、ろうの学長を）」という抗議に立ち上がり、このような「ろう者としての誇り」運動の中心となった。

このように障害者運動のアクティビズムはさまざまに異なった形態をとって、またさまざまに異なった領域で起こってきたにもかかわらず、1970年代から80年代、90年代にかけて、障害者の全面的な社会参加と包摂（full inclusion）を促進する連邦法の制定を後押しするために、さまざまなグループが団結し共闘していった。こうした活動家たちは、リハビリテーション法や障害をもつアメリカ人法（Americans with Disabilities Act, ADA）[33]のような障害者を尊重する（pro-disability）法が議会を通過するのを監視した。障害者を尊重する法とは、障害者排除の責任は社会構造のなかにあり、障害者を尊重するためにはそれを変えなければならないという理念に基づいている。すなわち、学校、企業、教会、病院等々の公的な利用のための施設が、障害をもった人々のニーズに応えて便宜を図る責任を負うようになったのである。

障害者運動は、1980年代終わりから90年代はじめにかけて、私がニュー・アクティビズムと呼ぶ、よりラディカルな形態をとるようになった。ニュー・アクティビズムの活動家たちが最初に批判の的にしたのは、ジェリー・ルイス筋ジストロフィーテレソン〔筋ジストロフィー患者支援のための長時間チャリティー番組〕だった。彼らは、このテレソンが障害をもった子どもを「障害を悲劇的で悲惨なものとして描くことで、障害に屈辱を与え（demeaning）、搾取する（exploitive）[34]」ためのマスコットに仕立て上げていると見なした。テレソンに対してもっとも早く批判を公にしたのは、米国雇用機会均等委員会の前委員長だったエヴァン・ケンプJr.だった。1981年、彼は「ニューヨーク・タイムズ」の論説のなかで次のように述べた。「テレソンが、障害（ハンディキャップ）をもつこと自体に対する世間の恐怖をかき立てることによって、その視聴者は障害（ハンディキャップ）をもった人々をますます恐れるようになる。……テレソンは、（こうした障害の）治療法を発見する必要性を大きく強調することによって、障害（ハンディキャップ）をもった人々は病んでいるのだという有害かつ広く見られる偏見を助長しているのである[35]」。ケンプの批判が同誌に掲載されてから10年後、初期のニュー・アクティビストたちがテレソンに抗議するデモを行いはじめた[36]。彼らのメッセージは、ケンプのそれよりもっと怒りに満ちた過激なものだった[37]。あるアクティビストは次のように抗議した。「要は、私たちが憐れみなど求めていないときに、憐れみをかき立てているだけなのです。ジェリー・ルイスはクビにすべきです。実際、彼は車椅子に乗った人のことを『半人間（half persons）』と呼んだのですから[38]」。

テレソンへの抗議をもとに団結したニュー・アクティビストたちは、いわゆるベビー・ドゥ事例と呼ばれる一連の事件[39]をきっかけに、その批判の矛先を医療における意思決定などをめぐる法廷闘争に向けていった。「ベビー・ジョン・ドゥ」は1983年にインディアナ州ブルーミントンで、ダウン症候群と食道狭窄をもって生まれた。食道狭窄は比較的小さな外科的矯正手術によって治療可能であったが、医師からダウン症を抱えて生きる人の陰鬱な将来について助言されたために、赤ん坊の両親はこの手術をしないことを選んだ。その結果、この赤ん坊は生後6日で餓死した[40]。同じような事例としては、二分脊椎と水頭症をもって生まれた娘「ベビー・ジェーン・ドゥ」に対して、医師の助言に基づいて両親が外科手術を断った例がある[41]。この二つの事例はいずれも、赤ん坊がいかなる医学的治療によっても治すことのできない永続的な障害をもっていたために、彼らが現在かかえている医学的苦境を緩和することができる治療を拒まれたケースである。ベビー・ドゥの事例における治療中止は、「医療専門職と恐怖におびえる両親による一種の障害者差別に他ならない。彼らは障害をもった子どもをもつことを悲劇であり、大きな不幸であるとしか想像することができないのだ……[42]」。

障害学者や障害者運動の活動家たちは、ベビー・ドゥの事例を、医療者コミュニティにおける障害理解〔＝無理解〕に対して障害者のコミュニティの間で長年くすぶり続けていた不信と異議を表すものとして利用した。第2章においてより深く論じるように、障害学者たちは障害についての医学的な見方、すなわち障害をもった人々には欠陥があり、治療を必要としているのだという見方に反論した。彼らは、障害者に対する過去の虐待と現在の〔悪しき〕慣行は、障害についてのこうした医学的な見方のせいであると主張した。こうして、障害のある人々は孤立し、過度に医療の支配を受け、障害という「問題」を解決する一つの手段として殺されさえしてきたのである。障害学者たちは、ベビー・ドゥのような事例において、障害についての医学的なモデルの危険性が特に顕わになると論じた。なぜならそこでは、障害についての医学的な見方に特有の仮定、すなわち障害をもった人生は生きる価値がないという仮定のために、障害のある個人を死ぬにまかせるという決定が下されているからである[43]。

障害をもった人生の価値を理解できない医療システムの手によって、障害のある子どもたちが死へと追いやられることから守るための政策を唱えることで、障害者運動の活動家たちは、自分たちがさまざまなプロライフ〔妊娠中絶反対派〕の団体と同盟関係にあることに居心地の悪さを感じた。障害者の権利を求めるコミュニティのメンバーの多くは、妊娠中絶の権利を支持していたからである。さらに、ベビー・ジョン・ドゥの生命を守っていたであろう法律や政策を求める声を上げた人々の議論は、プロライフの人たちの議論とは、イデオロギーを異にしていた。こうした相違点にもかかわらず、ニュー・アクティビストとプロライフの諸団体との間の同盟関係は、結局その後も続くことになった。

たとえば、［有名な］障害者団体ノット・デッド・イェットは、テリ・シャイボの生命を救うための闘いにおいて、自分たちがプロライフの唱道者と同じ側に立っていることに気づいた。ノット・デッド・イェットは［医師］幇助自殺や安楽死、生命維持治療の中止をめぐる法制化に反対する市民の闘争において、主要なプレイヤーの一つである。この団体は騒がしいデモを演出することで有名で、そのメンバーは車椅子で法廷、講演会場、集会などに大挙して押しかけては、「ヘルスケア（医療）は死のケアではない」とか「医療倫理学者は倫理的ではない[44]」といったプラカードを掲げて叫ぶ。彼らは裁判が起こると法廷に意見書を提出し[45]、州議会でも活発なロビー活動を行う[46]。1983年、カリフォルニア州民であるエリザベス・ブーヴィアが、病院は「不本意のまま強制された栄養補給を通じて彼女を生かしておく目的で、医師によって、彼女の意思に反して彼女の同意なしに取り付けられ、維持されていた経鼻管栄養を」取り外すように命じる裁判所の判決[47]を勝ち取って以来、ノット・デッド・イェットは本人あるいは彼らの代理人の意思に基づいて生命維持治療の中止を認める法律に強硬に反対してきた。

ノット・デッド・イェットが公的な活動を開始したのは1996年、ジャック・キヴォーキアンが人々に自殺幇助を提供しはじめたときである[48]。1997年の集会では、500人の障害者が集まり、「ノット・デッド・イェット（まだ死んではいない）」と唱和しながら、キヴォーキアンの刑事責任に対する無罪判決に抗議した[49]。彼らの枠組では、医師幇助自殺（PAS）[訳注5]とは以下のような問題なのである。「幇助自殺はしばしば思いやり（compassionate）だと言われることがあるが、合法化された医療殺人は、現実には（終末期と見なされる人々もそうでない人々も含め）重い障害をもつ人々にとってひどいダブル・スタンダードを押しつけるのだ。……数え切れないぐらい多くの障害者が、すでに彼らの死期が訪れる前に亡くなってきた。ある場合には、助けを求めて『死にたい』と叫ぶ障害者たちの声は無視されたり、誤解されたり、あるいは『死ぬ権利』運動によって搾取的に利用されたりすらした。他の場合には、家族のメンバーや他の医療代理人の要求にしたがって、障害者たちに死がもたらされた。幇助自殺は思いやりなどではない。それは軽蔑（contempt）なのだ[50]」。

死を選択することに反対する組織的な活動は、第7章で詳細に論じるテリ・

シャイボの事例において最高潮に達した。シャイボの事例において、もっとも力強い声を響かせた一人は、ハリエット・マクブライド・ジョンソンであった。マクブライド・ジョンソンは障害者の権利を擁護する弁護士であり、彼女の言葉によれば「だらりと垂れた皮膚の袋に入ったごちゃまぜの骨[51]」と形容されるような神経筋の変性疾患を患う活動家だった。彼女は歩くことも立つこともできず、重い物を持ち上げることも、固形の食物を飲み込むこともできなかった[52]。椅子にまっすぐに座っているためには、身体をぐっと前に傾けて、「胸郭を膝の上に横たえ、両肘を両膝の傍らにしっかりと置く[53]」という姿勢をとる必要があった。彼女は裏ごしされた流動食しか口にできず、自分自身ではベッドから起き上がる力もなかった。彼女はまた、自分が将来は栄養管を通して食物をとる必要があるだろうということを、幼いころから知っていたのである。

しかし、ジョンソンは弱いどころではなかった。彼女の精神は、肉体には欠けていた強さと機敏さを持ち合わせていた[54]。彼女が書く文章はすごかった。鋭く、洞察力に満ち、ユーモアがあったのだ[55]。彼女の口話も同様に、人を惹きつけずにはいられないものだった。ジョンソンは生と死に関する問題についての自分の立場を主張するために、彼女自身の個人的な物語と、自分の肉体的な弱さによって深められた洞察を用いた[56]。とりわけ、彼女は医療における意思決定の際に死が選択肢となることに対して反論するために、非常に強力なアイデンティティ・ポリティクスと法的な洞察力、そして力強くストレートに人の心をつかむ話術を用いた。

ハリエット・マクブライド・ジョンソンは、『ニューヨーク・タイムズ・マガジン〔ニューヨーク・タイムズの日曜版別冊〕』の表紙に彼女の論説が掲載されたことで[57]、障害者と生命倫理学者の間の緊張関係を国民に広く知らしめることになった。その論説のなかでジョンソンは、プリンストン大学で倫理学者のピーター・シンガーと対決したときの経験について述べた。彼女はシンガーとの論戦を私事的（personal）な事柄としてとらえつつ、こう述べている。「（ピーター・シンガーは）私を殺したいわけではない。彼はただ、次のように考えるのだ。すべての事柄を勘案した場合、私の両親はかつて私がそうであった赤ん坊を死なせるという選択をすれば、より良かったであろうと。そして、同じような赤ん坊をもつはめになった両親がその子を死なせること、それによって私のような人生と共に生きる苦しみを避け、違った種類の〔健康な〕子どもをもちたいという理にかなった要望を満足させることができれば、より良かっただろう、と考えるのだ[58]」。

ジョンソンがシンガーと最初に出会ったのは、彼女がチャールストン大学で2001年の春に行われた「生と死を再考する」と題されたシンガーの講演に出席したときだった[59]。質疑応答のあいだ中、彼女はずっとシンガーとやり合い、二人のやりとりは電子メールを通じて翌年まで持ち越された。ついには、シンガーがジョンソンと討論するために、彼女をプリンストン大学に招いた。ジョンソンがそこで話したことについては、彼女自身が「語られなかった会話」と題された論文のなかで詳細に振り返っている。ジョンソンは、シンガーの抽象的で哲学的な思考を彼女の生きた経験で串刺しにした[60]。この論文は今では、生命倫理学や哲学、障害をめぐる法などの講義で国境を越えて標準的な必読文献になっている。

ジョンソンはそれに続く数年間、シンガーのラディカルな立場に対して反論し続けた。彼女は数え切れないほどの講演をし、障害者の権利を擁護する弁護士として働き続けた。ジョンソンが国民的な舞台に再び姿を現したのは、シャイボ事件をめぐる大混乱のときであった。そこで彼女は、法廷への意見書[61]においてもロビー活動においても、ノット・デッド・イェットや他のニュー・アクティビストたちの議論と類似した議論を展開した。マクブライド・ジョンソンとニュー・アクティビストたちによるこうした法廷闘争とロビー活動は、すばらしい成果を上げた。

ロビー活動は、州法や連邦法の制定をはじめ、連邦および州の法廷訴訟を助けただけでなく、行政機関の対応を引き出し、立て続けに数週間にわたって24時間メディアで放送されるなどの成果をもたらした[62]。シャイボ事件への関わりを通して、ノット・デッド・イェットは障害者の権利運動への世間の注目度を高め、そのメッセージを非常に現実的な方法で国民的な舞台に上げることになった[63]。突然、世間の人々は、遷延性植物状態（PVS）や事前指示、人工的栄養・水分補給をめぐる論争に巻き込まれることになったのである。シャイボ事件をめぐる騒動がおさまった後でも、障害者運動の活動家らは、本人やその代理人に死を選択することを許す法律に反対し続けた。そうした活動家のなかには、障害をもった誰かを死へと導く決定は障害者の人生は生きるに値しないという〔誤った〕観念を永らえさせるものであるととらえ、障害者の餓死・脱水死防止モデル法（the Model Starvation and Dehydration of Persons with Disabilities Prevention Act）の成立を求めてロビー活動を行う者もいた。この法律は、［本人によって］書かれたリビング・ウィルがない場合に、生命維持治療、とりわけ人工的な栄養と水分補給の手控えようとする代理意思決定者の力を効果的に削ぐことを目指すものである[64]。障害者運動のコミュニティのなかには、合衆国における健康保険産業の改革に対して抗議し続けてきたメンバーもいる。彼らを動かしたのは、健康保険の改革によって、必然的に障害をもった人々から彼らが必要とする医療が奪われるだろうという恐怖であった。健康保険改革に反対するこうした人々は、特に生命倫理学者たちをやり玉に挙げた。生命倫理学者たちは、あからさまであるか、あるいは隠れた微妙なやり方であるかにかかわらず、障害者を社会から排除しようとする政策の共謀者としての医療支配層の一部であり、健康保険改革を支持してきた人たちだからである。生命倫理学者に対して浴びせられたこうした障害者差別であるという非難は、生命倫理学の内部では受け入れられるものではなかった。なぜなら、生命倫理学はどんな能力の人であっても人として尊重することを第一原則にする学問分野だと［当の生命倫理学者たちは］見なしていたからである。

Ⅱ　生命倫理学の入門的概説と大まかな歴史

生命倫理学（bioethics）は、医療技術や生命科学技術の使用によって生じる諸問題を研究し、予見し、解決するために倫理的な分析を用いる広くかつ学際的な学問分野である。生命倫理問題は、一人の患者とその主治医との間の特定の葛藤の解決といった非常に個人的なものから、提供された臓器を配分するためのシステムをどのように立ち上げるかといった非常に公共的なものに至るまで多岐にわたっているが、生命倫理学はそうした問題に向き合うために、哲学、医学、医療倫理、法学、公衆衛生、宗教、公共政策といった諸分野に関わり、そこから解決のための糸口を引き出そうとする。生命倫理学者のなかには、臨床現場で働く人たちもいる。倫理学者たちは病院の倫理コンサルタントとして、あるいは［病院などの］施設の倫理委員会もしくは特定の論争の解決を助けるための調査委員会の委員として雇われている。生命倫理学者の多くはアカデミックな場で活動しており、厳密な学問分野内（in-house）での論争や議論、教育、解説、経験的研究に従事している。また、政策志向的（policy-oriented）な生命倫理学者も多い。生命倫理学者たちは大統領委員会で仕事をしたり、州や地方自治体のために働いたり、あらゆるレベルの行政機関における政策形成に助言したりする。また、生命倫理学という学問分野は多次元的である。生命倫理学者のなかにはフェミニストもいればユダヤ教徒もおり、プラグマティストもいれば功利主義者や義務論者、徳の倫理やナラティヴ倫理の支持者、決疑論者など、倫理学のさまざまな学派に属する人々がいる。このように生命倫理学の内部にさまざまな物の見方があることからも、また生命倫理学が直面する問題自身の性質からも、一つの「生命倫理学」というものがあるわけではないこと、そしてそれが直面する困難な諸問題に対する一つの正しい答えというものがあるわけではないことは必然的である。

その多面性にもかかわらず、生命倫理学の核の部分には一つの中心的な関心が常に見出される。それは、個人の自律（autonomy）の尊重とよき医療を通じた人格の尊重（respect for persons）という関心である。これまで、多くの歴史家たちによって、生命倫理学の「起源をめぐる物語 origin stories」がさまざまに描かれてきた。そこでは、生命倫理学という学問分野の発展を説明するために、テクノロジーの進歩、触媒となった諸問題、一連の事件、組織の変化、言語的要素といったさまざまな要因に焦点を当てた多様な物語が語られてきた[65]。以下で私が描くのは、こうした物語のうちの一バージョンである。ここでは、現代の生命倫理学の興隆、および自律的な選択の強調という生命倫理学に広く見られる特徴に影響を及ぼした要因となるさまざまな事件、現象、法の進展について、ざっと概観してみたい。もちろん、こうした概観は表面的なものとならざるを得ない。生命倫理学というこの複雑な学問分野の起源についてのごく表面的な理解以上のものを得るためには、歴史的な諸文献を参照することが必須である[66]。

医療提供者には患者の選択を尊重するという倫理的ないし法的な義務があるという考えは、まさしく現代的なものに他ならない。伝統的な見方によれば、医師は命令を下す存在であり、患者や他の医療スタッフはただそれに従うべきだとされていた[67]。こうした古いタイプの医療にあっては、患者には［病気や治療についての］情報を隠し、患者のために医師が治療を選ぶ、というのが普通だった。こうした慣行は、当時は通用した倫理規範、すなわち悪い知らせや困難な決定から患者を守るように意図された倫理規範によって支持されていた[68]。現代の生命倫理学が登場するまでは、このような医師のパターナリズム——医師がもっともよく知っているという考え方——が当時の医療のルールだったのである[69]。医療をめぐるパラダイムは徐々に今日のような患者中心のモデルへと変化していった。こうしたパラダイムの変化は主として、関係する患者の虐待という事態への反応として生じてきた。すなわち、患者がしばしば本人の意思に反して、何も知らされぬまま医学的な実験の対象にされていたという事実が明るみに出たからである。

一つの学問分野として生命倫理学が登場したのは第二次世界大戦後数十年経ってからであったとはいえ、絶滅収容所の囚人たちに対するナチスの人体実験は、最も早い時期に見られたいくつかの生命倫理的な考えの焦点となった。実際、生命倫理学者のアーサー・カプランは「生命倫理学はホロコーストの灰から生まれた[70]」と主張している。よく知られているように、ナチスの医師たちは絶滅収容所の囚人たちに対して身の毛のよだつような人体実験を行った。医師たちは、人間が冷水のなかでどのぐらいの時間生きていられるかを調べるために囚人（＝被験者）を凍りかかった水のなかに入れ、マスタードガスの効果を囚人で試し、ワクチンの試験のために囚人に病原菌を注射して紅斑熱に罹らせた。ニュルンベルク裁判においてナチスの医師たちに対する審理が行われている間に、許容しうる人体実験には「被験者となる人の自発的な同意が絶対不可欠である[71]」ということを第一原則とした倫理綱領が公布された。このニュルンベルク綱領は、その後の研究倫理政策とその実践の方向性に影響を及ぼし続けた。というのは、私たちが今日インフォームド・コンセントと呼んでいる原理をそれが本質的に具現化していたからである。

しかしながら、ニュルンベルク綱領は、合衆国における実際の医学研究にはほとんど直接的な影響を及ぼさなかった[72]。合衆国の医学研究のあり方に公的な注目が向けられたのは、1966年にハーバード大学医学部の医師、ヘンリー・ビーチャーが『ニューイングランド医学雑誌』に「倫理学と臨床研究」と題した論文を発表してからのことである[73]。この論文は、医学研究の主流をなす22の研究プログラムについて、それらが科学的知識を進歩させるという目的だけのために、何も知らない人間を被験者として利用したり、被験者を重大なリスクにさらしたりした明らかに非倫理的な研究であることを詳細に描いて、疑問を投げかけた。ビーチャーが取り上げた中でもっとも有名なのは、ウィローブルック肝炎研究である。この研究では、いま肝炎に感染している子どもに対するワクチンの効果を試すために、知的障害をもった子どもたちが意図的に肝炎に感染させられた。［ウィローブルック州立学校は知的障害児のための施設であり、］その入学許可を得るためには、この研究への参加についての両親の同意が必要であった。研究者たちは、それが公共善に役立つ科学的な発見をもたらすという根拠に基づいて、この研究を正当化しようとした。

ウィローブルック研究に対する国民の抗議の声は、すさまじいものだった。（同じ時期に公に知られるようになった）もう一つの研究プロジェクト、すなわちタスキーギ梅毒研究[74]に対する反応も同様であった。タスキーギ研究は、1930年代初めに開始された。合衆国政府の資金援助を受けた研究者たちは、梅毒に罹患した400人の黒人男性を集め、地方住民における梅毒の発生率を測定するために計画した研究の被験者に仕立て上げた。実験対象となった黒人たちには梅毒の治療は一切なされず、それは1947年にペニシリンが登場した後でさえも変わらなかった。黒人たちには、彼らが「悪い血」の持ち主であると伝えられ、彼らは死ぬまで、あるいは1970年代にこの研究がついに暴露されるまで、［梅毒の自然経過を見るための］観察対象となった。40年にもわたるこの「生活史」研究を通して、数十人の被験者が梅毒で死亡し、さらに数百人の被験者が合併症を患い、彼らの妻やパートナーを感染させ、それによって子どもたちにも感染が及ぶこととなった。長年、政府はタスキーギの［負の］遺産に対する補償と認識に努めてきたが、それはアフリカ系アメリカ人たちの多くが人を被験者とする医学研究［人体実験］に対して抱く不信感を払拭し、信頼関係を再構築するためには、ほとんど何の効果ももたらしてこなかった。

ビーチャーの論文やウィローブルック研究、タスキーギ研究などの暴露による国民の怒りに応えて、ニクソン政権は、「生物医学および行動科学研究における被験者保護のための国家委員会（National Commission for the Protection of Human Subjects of Biomedical and Behavioral Research）」を設置した。この委員会には科学者、道徳神学者、倫理学者－哲学者、公共政策の専門家などの多くの専門分野にわたるメンバーが集められた。委員会に託された任務は、「人を対象（被験者）とする生物医学および行動科学研究を実施する際の基盤となる基本的な倫理原則を確定するとともに、こうした原則に則ってそれらの研究が実施されることを保証するためのガイドラインを作成する[75]」ことにあった。1979年、同委員会での検討の成果は「ベルモント・レポート」としてまとめられ、刊行された。この報告書によれば、生物医学研究の倫理における基本原則は、人格尊重（respect for persons）、与益（beneficence）、公正（justice）の三つである[76]。これら三つの原則はそれぞれ、インフォームド・コンセント（よく知った上での同意）、リスクと便益の比較検討、被験者の公正な選定を要求するとされた。ベルモント・レポートはまた、子どもや囚人のように判断能力が低い人々や社会的に弱い立場にある人々に対しては、彼らが研究の犠牲にされることがないよう特別な保護が与えられなければならないことを強調した。

「ベルモント・レポート」において強調されたインフォームド・コンセントの法理はさらに、医学研究の文脈を超えて、法廷へと持ち込まれ、広がっていった。1914年、ニューヨーク州上訴裁判所にて、「シュレンドルフ〔対〕ニューヨーク州病院協会」訴訟の判決が下された。この事件は、患者の同意なしに乳房切除手術を行った医師を、その不幸な患者が訴えたものである。法廷は、乳房切除は医学的に指示されたものではあれ、患者の同意なしに医師が行った行為は不法行為であると認め、患者側の勝訴とした。

この外科手術がいかに患者に危害を加えたかを分析するなかで、ベンジャミン・カルドソ裁判長は次のような有名な説明を行った。「成人に達し、健全な精神をもつすべての人間は、自分自身の身体に何がなされるべきかを決定する権利をもっている」「したがって、患者の同意なしに手術を行う外科医は、暴行を犯すことになり、その損害への責任を負う[77]」。

上記の一節は、医事法学においてはもっとも頻繁に引用される文章であろう。とはいえ、1970年代のはじめまでは、実際の法廷においてインフォームド・コンセントの法理がそれ以上注目されることはなかった。国民と連邦政府が医学研究による被験者虐待に注目するようになったとき、各州の法廷は、臨床治療現場の文脈においてインフォームド・コンセントを与えるということが人格としての人間（a person）にとって何を意味するのかについて、より詳細に吟味しはじめたのである。たとえば、「カンタベリー〔対〕スペンス」訴訟[78]においてカリフォルニア州裁判所は、患者がよく知った上で選択（informed choice）を行うことができるよう、医師には医療行為のリスクを開示する義務があるとした。この事件の原告である19歳のカンタベリーは、慢性の背中痛に対する治療として椎弓切除手術（脊椎を後方から覆うアーチ状の骨を切除する外科手術）を受けた。回復期間中にカンタベリーはベッドから転落し、下半身麻痺となった。このことでカンタベリーは、彼の手術を行った外科医をはじめとする数名の被告に対して、外科手術における過誤および予想されるリスクを事前に彼に知らせることを怠ったとの罪状で訴えた。裁判所は、たとえ治療行為において医師の過失がなかったとしても、カンタベリーが医師を訴えるのには十分な理由があると認めた。判決では以下のように説明されている。「自分自身の身に起こることについての本当の同意とは、よく知った上で選択を行うということであり、そのためには可能な選択肢とそれぞれを選択した場合にそれに伴うリスクについてよく知った上で判断する機会が与えられなければならない。平均的な患者は医療技術についてはまったくの無知かそれに近い状態であり、通常、そうした患者が理知的な決定に達するための知識を与えてくれることを期待できる存在は医師しかいない。こうしたほとんど自明の考察から導かれるのは、患者がそのような決定をなしうるためには、医師による患者への理にかなった情報開示が必要であり、それが要求されるということである[79]」。裁判所はさらに、医師の法的義務を患者の権利という観点から明確に規定した。「患者の自己決定権は、医師の義務がどこまで及ぶかについての境界線を形づくる。こうした患者の権利を行使することができるのは、患者が理知的な選択を行うのに十分な情報を持っている場合のみである[80]」。こうして裁判所が医師の行為についての法的限界を定めるために患者の権利にその基礎を置いたことは、その後、生命倫理学者たちが医師−患者関係の倫理的限界を定めるときにとったアプローチを予示していると言えよう。

患者の自己決定権の及ぶ範囲はどこまでかという問題は、人工呼吸器の出現とともに新たな様相を帯びることとなった。人工呼吸器は自力では呼吸できない患者の肺に空気を送り込み、排出する機械であり、その登場は医療の慣行を変えることとなった。人工呼吸器がない時代であれば確実に死んでいた患者の生命を救うことが可能になったからである。しかし、人工呼吸器の使用はプラスマイナスが入り混じった効果をもたらした。患者のなかには、「この奇跡的な機械を用いることによって、再び自力で呼吸できるようになるまでの期間を持ちこたえることができる人たちもいた……（しかし）他方で、けっして自力呼吸を回復することのない患者もおり、深い昏睡状態に陥ったまま、人工呼吸器のポンプ作用によってのみ生かされているような患者も出てきたのである[81]」。人工呼吸器のこうした効果は、医師たちを悩ませることになった。医師たちは、再び自力呼吸を回復することはないであろう患者[82]に人工呼吸器を使用することについて、そして人工呼吸器を通して血液循環を維持しているだけの深い昏睡状態の患者に関して、彼らに倫理的、道徳的な義務があるのかどうかを問いはじめた。

とりわけ医師たちが疑問を投げかけたのは、当時一般的であった死の定義、すなわち心臓と肺の機能の恒久的な停止をもって死とするという定義であった。この定義は、人工呼吸器によって［生命を］維持している患者、とりわけ脳に重大な外傷を負ったために明らかに永続的な深い昏睡に陥り、呼吸中枢が麻痺してしまっている患者には当てはまらない［と彼らは感じた］。このような患者は、血液循環が保たれているにもかかわらず「死んでいる」と見なされるべきなのであろうか。ハーバード大学医学部では医学者をはじめとする学者たちを招集して、この問題に答えを出そうとした。ハーバード・グループの検討結果は、1968年の『米国医師会雑誌（JAMA）[83]』に「不可逆的昏睡（irreversible coma）を新しい死の基準として定め[84]」ようとする論文として掲載された。この論文は科学的な証拠となる引用文献が欠けていることや永久に意識を回復しないことと脳幹の活動停止を不用意に同一視していることで批判にさらされはしたものの[85]、その報告は「脳死という概念を正式に認め、脳死診断のための手引きを医師に与え、移植医たちが［脳死者の］新鮮な臓器にアクセスすることを可能にした[86]」。

ハーバード・グループの論文が公刊された時までには、哲学者、神学者、臨床医、法律家といった人たちが、熱心に「医学や生命科学の倫理的次元についての研究[87]」、すなわち生命倫理学（bioethics）[88]と呼ぶ人もいた新興の学問的研究に取り組んでいた。この分野の開拓者たちの多くは、1960代、雑誌『ライフ』に「神の部隊（God squads）」と呼ばれた病院倫理委員会の物語をめぐる記事が掲載[訳注6]された後に、生命倫理の問題を探究しはじめた。この委員会は、当時は稀少医療資源であった腎臓透析装置（人工腎臓）をどの患者に使用させるかという、生と死をめぐる［患者］選別の作業のために病院が中心になって組織したものである[89]。こうした初期の倫理委員会において、しばしば医療資源の配分をめぐる決定の基礎になったのは、［それぞれの患者のもつ］社会的価値という、価値観を伴った基準であった。この記事によって提起された問題を議論するために、哲学者や神学者たちが集まって会議を開いた[90]（この会議は最初の生命倫理会議と呼ばれてきた）。参加者たちは、社会的な価値を基準とする選別は不適切であり、選別は確立された諸原則に基づいた厳密な分析のもとに行われるべきであるという点で合意に達した。この合意は、臓器の配分をめぐる国家政策に影響を与え、終末期における意思決定という生命倫理学の次の大論争のための舞台を準備することになった。

初期の生命倫理学者たちは、不可逆的昏睡状態にある人が死んでいるかのように扱われるべきだという「ハーバード・レポート」の含意は倫理的な問題を含んでいると考えた[91]。彼らは、死を定義する出発点として、「人間の生を定義するにふさわしい人間的機能とはいかなるものか、そしてその機能の現存と消失はいかに認識されるのか[92]」を定めようと奮闘した。この作業の一部は、先に触れた「生物医学および行動科学研究における被験者保護のための国家委員会（National Commission for the Protection of Human Subjects of Biomedical and Behavioral Research）[93]」を引き継ぐ組織である「医療と生物医学研究および行動研究の倫理的問題を検討する大統領委員会（President's Commission for the Study of Ethical Problems in Medicine and Biomedical and Behavioral Research）」において、国家的な舞台でなされた。この委員会に委託された第一の任務が、「死の定義という問題が倫理的、法的にどのような意味をもっているか[94]」を検討することであった。大統領委員会の最終報告書「死の定義[95]」は、一つの統一的な死の定義を提案した。そこでは、脳死の基準はハーバード・グループの論文におけるそれよりも明確に、より狭くとられていた。具体的には、そこで提案された脳死の定義は、脳幹を含む全脳の機能停止を必要とするものであった。大統領委員会が提案したこの「脳死」の定義は、その後、米国のほとんどの州において法律で定められた[96]。

もっとも、死の定義についてはっきりとした合意に達したことは、人工呼吸器の登場によってもたらされた他の問題への取り組みにはほとんど役立たなかった。たとえば、決定能力をもつ患者自身あるいは決定能力を欠いた患者の家族が、人工呼吸器の使用中止を要求できるのかどうか、といった問題である。こうした問題の解決に当たっては、裁判所が中心的な役割を果たしてきた。インフォームド・コンセントへの権利が医学的治療を拒否する権利を含むことはすでに認められていたが[97]、家族の人々が彼らの愛する人（患者）を生かし続けている人工呼吸器のスイッチを切るよう医師に要求するという事件が起こったとき、裁判所は「死ぬ権利」をめぐる最初の事例に直面することになった。1976年のカレン・アン・クインラン事件がそれである[98]。カレンの父親は、21歳の娘の肺に空気を送り込んでいる人工呼吸器を取り外すための許可を裁判所に求めた。カレンは向精神薬とアルコールを一緒に摂取した後に心停止となり、医師たちはカレンの意識が永久に戻ることはないと宣言した。妊娠中絶についての女性の権利を支えているのは、憲法で認められたプライバシー権である。裁判所はこれを応用して、プライバシー権は、ある状況においては医学的治療を拒否する権利を含むこと、「カレンのプライバシー権は、彼女が現在おかれているような特殊な状況のもとでは、カレンのために彼女の後見人によって行使されてもよい[99]」と判断した。裁判所の説明はこうであった。「私たちは疑っていない……もしカレンが奇跡的にある期間だけ意識を取り戻し（その予後は変わらず、彼女はすぐに元の植物状態に戻るとする）、自分が不可逆的な状態にあることを知ったとしたならば、たとえそれが自然死を迎えることを意味するとしても、彼女は生命維持装置を取り外すという決定を下すだろうと」。裁判所は、国家がその国民の生命を保護することを要求する権限をもつのは正当であると認めつつも、「身体が侵される程度が高まり、予後が悪くなるにつれて、そうした国家の権限は弱められ、個人のプライバシー権が重みを増してくる。そうして、［カレンの場合のような］究極的な事例においては、個人の権利が国家の権限を上回るようになる」という判断を下した[訳注7]。

「クインラン訴訟」における判決は、生命維持治療の中止がもつ倫理的、法的な意味をめぐる十年間にわたる論争の「刺激剤と支点[100]」であった。この判決を受ける形で、大統領委員会はその注目を［死の定義の問題から］生命維持治療の差し控えや中止[訳注8]という問題へと向けることとなった。この論争が行われていた間に生命倫理学者たちが書いた文献は、委員会の検討資料として用いられた。大統領委員会の「生命維持治療の差し控えと中止の決定をめぐる報告書[101]」は次のように結論している。

刑法においても民法においても、いつの時点で死につつある患者の生命維持のための措置を行うか、あるいは差し控えないし中止するかについて、医療従事者あるいは彼らの患者およびその血縁者が、倫理的および医学的に適切な決定に達することを妨げられることはない。委員会が以前に行ったインフォームド・コンセントについての検討結果を応用することで、私たちは次のような結論に達した。決定能力をもち、十分に情報を得た患者が彼らの医療について決定する権限は、それによって死がもたらされるような決定、すなわち治療を差し控えたり中止したりする決定にも及ぶ。しかしながら、さまざまな形の生命維持治療を拒否する人々を含め、すべての患者は、彼らの尊厳を守り、可能な限り苦痛を最小にするような他の適切な医療を受けるべきだという注意書きは必要である。患者が他の誰かに決定をゆだねる能力を欠いている場合には、代理決定者はもっぱらその患者のために決定を行わなければならない。委員会では、患者がその能力を有するうちに、彼らの代理人として治療に関する彼らの要望を表明してくれる他の誰かを指名することを許すという目的のためには、現行の法的手続きが適用可能であると考えた[102]。

サンドラ・デイ・オコナー判事は、いわゆる「死ぬ権利」をめぐって合衆国最高裁判所（連邦最高裁）にはじめて持ち込まれた裁判における法廷意見（多数意見）への批判的補足陳述のなかで、生命倫理学的な分析を用いた他の多くの論文とともにこの報告書を引用した[103]。その裁判、すなわち「クルーザン〔対〕ミズーリ州保健省長官」訴訟[104]は、1983年、交通事故によって全身打撲を負ったナンシー・ベス・クルーザンの家族がミズーリ州を相手に闘ったものである。ナンシーは事故の後、昏睡に陥り、遷延性植物状態（PVS）となった。遷延性植物状態にある人は、自分自身や周りのものがまったく知覚できず、「視覚的、聴覚的、触覚的刺激や有害な刺激に対して、持続的で再現可能な、目的をもった自発的行動反応の証拠を示さない。言葉を理解したり表現したりすることができる証拠も示さない。尿便失禁が見られるが、脳神経反射や脊髄反射による反応は保たれている[105]」。ナンシー・クルーザンは自力で呼吸できたが、自発的に食べものを飲み込むことはできなかった[106]。医師たちは、外科的な方法でナンシーの胃に栄養チューブ（胃ろうチューブ）を装着し、十分な栄養と水分を補給できるようにした。ナンシーの状態が永続的であり回復不能であることが明らかになった後、クルーザンの家族は彼女を生かしている経管栄養の中止を求めた。病院は家族の求めに応じることを拒否し、裁判所によって命じられないかぎり胃ろうの中止はしないと伝えた。第一審では、家族の要求がナンシー自身の意思を示す証拠に基づいていることを認めた。かつてナンシーはルームメイトに、「自分が少なくとも半分は普通に生活できるのでないかぎり[107]」延命は望まないと述べていたからである。しかし、ミズーリ州最高裁判所では逆転判決が下された。最高裁は、ルームメイトとの会話は生命を終わらせることを正当化するナンシー自身の意思の十分な証拠とは認められないとし、家族の主張はナンシーに代わって家族が意思決定をする権利をもっているという主張であると見なした。最高裁が下した結論は以下の通りであった。いかなる人も、「ミズーリ州リビング・ウィル法が要求する正規の手続きなしには、あるいは本質的に信頼できる明白かつ確信を抱くに足る証拠がない〔この事例のような〕場合には、決定能力のない人の代わりに[108]」医療行為の中止を命じることを選ぶ権利はもたない[訳注9]。

最高裁判所は、裁量上訴［ertiorari、下級審が上級審に対して行う上訴申し立て］を認め、「合衆国憲法のもとで、ナンシー・クルーザンに、彼女がおかれたような状況のなかで彼女になされていた生命維持治療の中止を病院に求める権利があるかどうか」を検討した。ウィリアム・レンキスト主任判事は、深く分裂した法廷に向けて、多数意見を執筆した。何人かの保守派の人々が驚いたことに、レンキストは「決定能力のある人には、自分が望まない医学的治療を拒否するという、憲法によって守られた自由権（liberty interest）がある[109]」ことを認めた。そして、進んで次のような仮定を行った。すなわち「合衆国憲法は、決定能力のある人が生命維持のための水分補給や栄養補給を拒否することを憲法によって守られた権利として認めるであろうという仮定[110]」である。しかし、レンキストはそれに加えて、たとえそういう仮定をしたとしても、生命維持のための水分補給や栄養補給を拒否する権利は、自分自身の決定をなす能力を欠いた人々には適用されないという説明を行った。「決定能力のない人は、治療拒否その他の仮定に基づいた権利を行使するために必要な、よく知った上での自発的な選択をすることができない。そのような『権利』は、もし行使されるとすれば、その本人のために何らかの代理人によって行使されなければならない[111]」。生命の保護についての強い関心をもとに、ミズーリ州では、生命維持治療を中止する要求を受け容れる前に、患者自身の要望についての明白かつ確信を抱くに足る証拠（民事事件で用いられる証拠の基準としてはもっとも厳格な基準）が要求されたのである。

オコナー判事は、5対4で多数決となった法廷意見に対する批判的補足陳述のなかで、彼女自身の考えを明確に示すための独立したセクションを設けて書いた。オコナーの考えは、「デュー・プロセス条項［合衆国憲法修正第14条］によって保証される自由は守られなければならない。それが守るものが何であろうと、たとえば人工的な水分補給や栄養補給といった医学的治療を拒否するという個人のきわめて私事的な決定であろうと、そうした自由は守られなければならない」。アメリカ医師会（AMA）の倫理指針および生命倫理学のシンクタンクであるヘイスティングス・センターが刊行したガイドライン[112]を引用しながら、オコナーは次のように説明した。「人工栄養を他の形態の医学的治療からただちに区別することはできない。患者の消化管に食物や水を送り込むために用いられる技術を『医学的治療』と呼ぶか否かにかかわらず、そうした技術（の使用）はすべて、ある程度の身体への侵襲と抑制を含むことは明白である。

たとえば、経鼻チューブによって人工栄養を与えられている患者の場合、医師は、患者の鼻から喉、食道を通って胃まで届く長く柔軟なチューブを必要とする。……決定能力のある成人に対して、本人の意思に反してこうした処置に耐えるよう要求することは、本人の自由や尊厳、自分自身の治療方法について決定する権利を侵すであろう[113]」。

オコナー判事は、ナンシーの権利が守られるのは彼女の両親が彼女の代弁をすることが許された場合にかぎるという反対者たちの結論には同意しなかったにもかかわらず、代理意思決定をめぐる法の制定を支持するという生命倫理学者たちがとった立場へと、彼女なりの仕方で一歩を踏み出した。ミズーリ州には代理人の任務を規定する法律はなく、この裁判以前にはそうした法律の効果についての問題もなかった。にもかかわらず、オコナー判事は以下のように述べた。意思決定能力をもたない誰かのための代理人として行動することを他の誰かに許す法律は、「自分についての医学的治療を指示するという患者の利害関心のための付加的セーフガードとして役立つであろう。さらに、患者が代理人となる家族のメンバーを選んでおくようにすることで、……代理人の決定に効力を与えることは、『家族生活に関する……ことがらにおける個人の選択の自由』をも守ることになる[114]」。焦点を狭くしぼった意見を書くことで有名な判事にとってより異例とも言えるのは、オコナー判事が、諸州には正式に指名された代理人の意思を尊重する憲法上の義務があることを強く示唆したことであった。

クルーザン裁判に続く数年の間に、合衆国のすべての州で、リビング・ウィル、医療代理人、法定代理人の永続的効力保証などといった制度、すなわち決定能力をもった人が自分自身で決定をする能力を失った際に〔自分に関する〕医療上の意思決定になんらかの形でコントロールを及ぼすことを許す法的な手続きのメカニズムが採用された。こうした法律の細目については議論にゆだねられたものの、こうした法案の通過は生命倫理学の勝利であった。

もっとも、生命倫理学者たちは議論の焦点を治療拒否の事例に限ってきたわけではない。実際、医療提供者に〔特定の〕治療やケアをしないという一方的な決定を許す慣行に対して、生命倫理学者たちは反対の声を上げた。アレン・ブキャナンとダン・ブロックは、その詳細が「ニューヨーク州の大病院に対する訴訟によって知られることになった」事件、いわゆる「パープル・ドット事件」を非難した[115]。

ある患者が、彼の家族のうちの何人かが病室を訪れている間に心臓発作に襲われた。急いで蘇生装置が病室に運び込まれたが、医療チームの一人が、この患者は「ノー・コード［特別な救命措置をとる必要のない患者］だ」と言ったとたん、準備が突然中止され、そうして蘇生装置はその場から撤去された。明らかに何の相談もされていなかった家族は激怒し、患者のカルテにはDNR（Do not Resuscitate, 蘇生措置拒否）の指示はないのに、どうしたらこのようなことになるのか教えてくれ、と要求した。すぐに明らかになったのは、患者のカルテに貼られたパープル・ドット（むらさき色のシール）の印がDNRの指示を表しているということだった。このシールは看護師が貼るのだが、シール自体は病院の売店で売っており、誰でも買うことができるものであることがわかった。

別の病院では、パープル・ドットの代わりに病室のドアの病室番号の横に赤い円形の印をつけておくことが、その患者が「ノー・コード」であることを表す秘密の記号になっていた。そしてこのことは病院のスタッフにのみ知らされ、患者やその家族には知らされていなかった[116]。

ブキャナンとブロックは、病院のこうしたやり方が「患者とその家族の権利をまったく無視するものであり、（殺人を含む）ひどい虐待にもつながっていきかねない潜在力をもっている」と論じた。パープル・ドット事件をきっかけに、そうした事態を防ぐべく、ブキャナンやブロックをはじめとする人々が中心となって行動を起こし、その成果として1988年にニューヨーク州で法制化されたようなDNR政策が生まれた。ニューヨーク州のDNR法では、（心拍停止後の）心肺機能蘇生を行うか差し控えるかについての決定は、患者とその家族にゆだねられた。

生命倫理学者たちは、1988年に安楽死問題に公衆の関心を引くために主要医学雑誌にある手紙が掲載されると、医師たちによるもう一つの秘密の慣行にも異議を申し立てた。「もうお終いだ、デビー[117]」と題されたこの手紙は、匿名の著者が深夜にデビーと名づけられた20歳の患者の病室を訪れたときのときのことを書いたものである。デビーは卵巣がんで死の床についていた。著者は夜勤の婦人科レジデントであると名乗っており、デビーに会ったのはこの夜がはじめてであった。著者はデビーの苦しみを推し量り、その家族の面前で致死量のモルヒネを注射したと述べた[118]。このような情報源のはっきりしない不確かな手紙を掲載したことで、出版社には多くの抗議が寄せられた。出版社は情報源を確かめる義務を怠っており、法に反する行為を是認しているという内容である。しかし、生命倫理学者たちは別の側面に焦点を当てて抗議を行った。彼らが問題にしたのは、もしこの著者が言っていることが本当だとすると、医師である著者の行為は、自律〔尊重〕原則や無危害原則に反するという点にあった

1990年代に入ると、患者を助けるという医師の役割〔が何を意味するのか〕についての議論は、学術的な領域から公的な舞台へと移った。そのきっかけとなったのは、1990年、ミシガン州の医師ジャック・キヴォーキアンが依頼者すべてに医師による自殺帮助が受けられるよう公然と闘争を始めたこと、さらに1991年、ティモシー・クィル医師が『ニューイングランド医学雑誌』に論文を発表し、彼がその自殺帮助の依頼に応じたダイアンという患者との長期にわたる関係を詳細に述べたことである。生命倫理学者たちが障害者運動の活動家たちと直接にぶつかるようになったのは、医師帮助自殺（PAS）というこの問題をめぐってであった。医師帮助自殺については、生命倫理学者の間でも意見が両極に分かれたため、この問題をめぐって始まった両陣営の衝突も、いくらか皮肉な様相を帯びることとなった。ほとんどの生命倫理学者たちは無謀なキヴォーキアンを非難したが、クィルの行為に関しては、長期間の病いにある患者の自律的な選択を尊重する医師の献身的行為であるとして支持する生命倫理学者もいた。帮助自殺をめぐる事件、すなわち「クィル〔対〕バッコ」訴訟や「ワシントン州〔対〕グルックスバーグ」訴訟といった事件が最高裁判所に持ち込まれ、死ぬ（自殺する）権利が憲法上保証されるかどうかが争われるようになる頃までには、医師帮助自殺の倫理について、さまざまな文献を目にすることができるようになった。生命倫理学のコミュニティには一定の条件のもとで医師帮助自殺を断固支持した人たちもいたが、この二つの事件に関して最高裁判所に提出された生命倫理学者たちの意見書では、いずれも医師の行為は倫理に反すると主張されていた[119]。

近年、生命倫理学の探究が向けられる範囲はますます拡大してきており、研究倫理や臨床倫理を超えて、新しいテクノロジー（をめぐる倫理）や環境倫理、ニューロエシックス（脳神経倫理）などにも広がってきた。しかし、こうした新しい領域に目が向けられるようになったことは、これまで臨床倫理や研究倫

理の舞台で生じてきた「古い」問題が解決されたことを意味しているわけではない。それどころか、あらゆる問題について生命倫理学者たちは論争を続けており、特定の事例をめぐる倫理的な解決については、しばしば異なった結論に達している。このように内部では論争が続いているにもかかわらず、生命倫理学や生命倫理学者は、生物医学テクノロジーの使用をめぐる問題をめぐる公的および学問的な議論において、ゆるぎない重要な位置を占めている。今や倫理委員会、倫理コンサルタント、倫理の専門家といった存在は、病院、医学校、（他の）医療施設における欠くことのできない常連となっている。立法者もマスメディアも、議案書を書く前には生命倫理学者に相談する。大統領委員会では国家政策について議論され、医学校では生命倫理学において基礎づけられた倫理的諸原則を学ぶためのさまざまな授業が必要となっている。生命倫理学における自律や患者の選択の強調が、保健医療政策やそれをめぐる法律、保健医療サービスの供給に大きな影響を与えてきたことも疑いない。しかし、このような生命倫理学の発展と隆盛は、障害者運動のコミュニティにとっては必ずしも歓迎されるものではなかった。

［注］

1 Alice Mailhot, *Introduction to Theories from Hell,* Mouth Magazine, 1994, 以下のウェブサイトで閲覧可能。http://www.notdeadyet.org/bioethic.html.

2 Remarks of Anton Chaitkin, transcript of the Department of Health and Human Services, Federal Coordinating Council for Comparative Effectiveness, Listening session, Wednesday June 10, 2009, at 151-2.

3 以下を参照。http://www.notdeadyet.org; Kathy L. Cerminara, *Tracking the Storm: The far-Reaching Power of the Forces Propelling the Schiavo Cases,* 35 Stetson L. Rev.147, 159-77(2005)（シャイボ事件がそれ以後の手続きと内容に与えた影響について跡づけている）; Mark Kuczewski & Kristi Kirschner, *Bioethics and Disability: A Civil War?,* 24 Theretical Med. 455 (2003). さらに以下も参照。
Independent Living Institute, The Right to Live and be Different, (Feb. 2000), 以下のウェブサイトで閲覧可能。http://www.independentliving.org/docs1/dpi022000.html（27の国々から集まった障害者団体の代表による方針説明書であり、生命倫理学の議論が「これまでずっと偏見に満ちており、われわれ障害者の生命の質〔QOL〕についてのネガティヴな見方に支配されている。生命倫理学者たちはずっと障害者の平等への権利を否定しており、それゆえ人権を否定している」と攻撃している）

4 Christopher Newall, *Disability, Bioethics, and Rejected Knowledge,* 31 J. Med. & Phil. 269, 276 (2006).

5 この「反射的な嘲り（reflexive scorn）」という言葉は、テリ・シャイボの栄養補給チューブの取り外しに抗議する障害者運動の活動家たちの議論に対する［生命倫理学者たちの］反応を表すために、カール・シュナイダーが用いたものである。

Carl E. Schneider, *Hard Cases and the Politics of Righteousness,* 35 Hasting Gtr. Rep., May-June 2005, 24, 26.

6 以下の第4章と第7章を参照。Mark Kuczewski & Kristi Kirschner, *Bioethics and Disability: A Civil War?,* 24 Theoretical Med. 455(2003).

7 Surgically Shaping Children: Technology, Ethics, and the Pursuit of Normality (Erik Parens ed., Johns Hopkins University Press 2006).

8 *Id.*

9 本章の素材のほとんどは、以下の拙論が初出である（転載許可を得てここに再録した）。

Alicia Ouellette, *Disability and the End of Life,* 85 *Or. L. Rev.*123(2006) © University of Oregon

10 Gareth Williams, *Theorizing Disability*, in Handbook of Disability Studies, 124 (Gary L. Albrecht et al. eds., Sage Publications, Inc. 2001).

11 Lennard J. Davis, Bending over Backwards: Disability, Diamodernism, and Other Difficult Positions 5 (NYU Press 2002).

12 以下を参照。Adrienne Asch, *Distracted by Disability,* Cambridge Q. Healthcare Ethics, 77, 81 (Jan. 1988). アッシュは上記の論文で、障害者運動のコミュニティを定義することの困難について説明しているが、他方で次のように断言もしている。

「障害のある人々が共有しているのは次のような経験である。すなわち、彼らが標準的な『人間』像から逸脱していることによって、彼らがその資格をもっている就労や教育を拒否されるといった不平等な処遇の対象となってしまうということだ。……1994年の調査によれば半分以上の回答者が、自分自身のことをマイノリティに属していると思っており、実際、障害者運動のコミュニティのメンバーであると思っている、と答えている」。

13 Samuel R. Bagenstons Law and the Contradiction of the Disability Rights Movement 3 (Yale University Press 2009).

14 たとえば以下の本において、ジェイムズ・I・チャールトンは障害者の人権弾圧とそのアクティビズムについて、国際的な視野から分析している。James I. Charleton, Nothing About Us Without Us: Disability Oppression and Empowerment (University of California Press1998). ジョゼフ・シャピロは彼の本で障害者運動の歴史を跡づけている。Joseph P. Shapiro, No Pity: People with Disabilities Forgong a New Civil Rights Movement (Three Rivers Press 1994)［ジョゼフ・P・シャピロ（秋山愛子訳）『哀れみはいらない——全米障害者運動の軌跡』現代書館、1999年］. ミシェル・ファインとアドリエンヌ・アッシュはフェミニズムの観点から障害の問題を探究している。Michelle Fine and Adrienne Asch, *Women with Disabilities* (Temple University Press 1988). ナンシー・L・アイゼンランドは障害についての理論を解放の神学に適用している。Nancy L. Eisenland, *The Disabled God: Toward a Liberatory Theology of Disability* (Abingdon Press 1994). スタンリー・ヘアらは以下の本で、（障害者の）人権の問題を探究している。Stanley Herr et al., *The Human Rights of Persons with Intellectual Disabilities: Different but Equal* (Oxford University Press 2003). 以下も参照。Julie Smart , Disability, Society, and the Individual (Aspen Publishers 2001); Sharon L. Snyder, Disability Studies, Enabling the Humanities (Modern Language Association of America 2000).

15 障害者運動のコミュニティの中からもっとも大きな異議の声を上げたのは、最近亡くなったアンドリュー・バタヴィアだった。バタヴィアは障害者運動のコミュニティのなかでもひときわ目立つ「オートノミー」という名の組織を立ち上げた。そのウェブサイト（http://www.autonomynow.org.）によれば、「『オートノミー』は、人生の終末における選択を含む人生のあらゆる局面で、自らが選択することを当然のこととして求める障害者たちの代弁者として行動する」。バタヴィアの論文は『ニューイングランド医学雑誌』のような一流の学術誌にも掲載されている。Andrew I. Batavia, *Disability and Physician Assisted Suicide,* 336 N.E.J.M. 1671(1997).

16 もちろん、障害の歴史については、さまざまな観点から編集が可能だろう。ポール・ロングモアは「障害［の種類］が異なれば、個人も集団の歴史も異なる」と述べている。Paul. K. Longmore, Why I Burned My Book 51 (Temple University Press 2003).

17 Kenneth W. Hodgson, The Deaf and Their Problems: A Study in Special Education, 62 (Watts and Co. 1953).

18 Paul K. Longmore, The New Disability History: American Perspectives (Laura Umansky ed., NYU Press 2001).

19 Paul A. Lombardo, Three Generations, NoImbeciles: Eugenics, The Supreme Court, and Buck v. Bell (The Johns Hopkins University Press 2008).

20 Anita Silvers et al., Disability, Difference, Discrimination: Perspectives on Justice in Bioethics and Public Policy 42 (Rowman & Littlefield Publishers, Inc. 1998).

21 Lombardo, *supra* note 19, at xii.

22 Steven L. Mikochik, *Individual Rights and Reasonable Accommodations under the Americans with Disabilities Act: Assisted Suicide and Disabled People,* 46 DePaul L. Rev. 987, 999 (1997); ナチス時代の医学者たちの犯罪についての一般的概説としては、以下を参照。Hugh G. Gallagher, By Trust Betrayed: Patients, Physicians, and the License To Kill in the Third Reich (Henry Holt & Co 1990)［ヒュー・G・ギャラファー（長瀬修訳）『ナチスドイツと障害者「安楽死」計画』現代書館、1996 年］.［前者の論文で］マイコチックは、ニュルンベルク裁判の主席医学顧問としてナチスの残虐行為を調査したレオ・アレキサンダーからの［ジョアン・バラックによる］以下の引用文に言及している。

「これらの犯罪が最終的にどれほどの規模のものと推測されるかにかかわらず、それらを調査した者すべてに明らかになったのは、その始まりが小さなものだったということ、……最初は、医師の基本的な態度におけるごくわずかな強調点の変更から始まったにすぎないということであった。それは、［ナチスの］安楽死運動の基本となった態度、すなわち世の中には生きるに値しない生命があるのだということを認めるところから始まった。安楽死運動の初期段階では、この態度は重篤な慢性疾患に苦しむ病人に関するものにすぎなかった。次第に『生きるに値しない生命』というこのカテゴリーに含まれる領域は広がり、社会的に非生産的な人々やイデオロギー的に好ましからざる人々、好ましからざる民族へと、そして最終的にはあらゆる非アーリア人を包含するものとなっていった。しかし、［安楽死運動という］この流行現象のすべてを支える精神がその糧を得ていたのは、そのなかに埋め込まれた無限に小さな梃子、すなわち回復不能な病人に対するこうした態度からだったということを認識することは重要である」。

Joan R. Bullock, *Abortion Rights in America,* 1994 BYU L. Rev. 63, 70 (1994)(以下からの引用。Leo Alexander, *Medical Science Under Dictatorship,* 241 New Eng. J. Med. 39, 44 [1949]).

[23] Lombardo, *supra* note 19, at 203.

[24] Robert Whitaker, Mad in America: Bad Science, Bad Medicine, and the Enduring Mistreatment of the Mentally Ill 64 (Basic Books 2002).

[25] Buck v. Bell, 274 U.S. 200, 207 (1927). 問題は、そういった状態が遺伝的なものであるかどうかだけではなく、患者たちが実際にそう疑われているような状態であるのかどうかという点にもある。たとえば、キャリー・バックについて、彼女は実際には知的障害をもっていなかったと示唆している研究もある。以下を参照。Roberta M. Berry, *From Involuntary Sterilization to Genetic Enhancement: The Unsettled Legacy of Buck v. Bell,* 12 Notre Dame J. L. Ethics & Pub. Pol'y 401, 420-21 (1998).

[26] 少なくとも不妊手術について言えば、アメリカでそれが行われたのは、ナチスドイツの国家社会主義計画より以前のことである。以下を参照。Philip R. Reilly, The Surgical Solution: A History of Involuntary Sterilization in the United States, 30-40 (The Johns Hopkins University Press 1991).

[27] Michael G. Silver, *Eugenics and Compulsory Sterilization Laws: Providing Redress for the Victims of a Shameful Era in United States History*, 72 Geo. Wash. L. Rev. 862, 867 (2004).

[28] Mikochik, *supra* note 22, at 1000 (以下を引用している。 City of Cleburne v. Cleburne Living Ctr., 473 U.S. 432, 461-2 (1985) (Marshall,}., concurring in part and dissenting in part).

[29] Bagenstos, *supra* note 13, at 13.

[30] *Id.*

[31] 医療における意思決定の際にろう文化がどのような役割を果たすかについての掘り下げた議論は、注 11 にあるデイヴィスの本の第 4 章を参照のこと。

[32] Davis, *supra* note 11, at 37.

[33] Laura L. Rovner, *Disability, Equality, and Identity*, 55 Ala. L. Rev. 1043 (2004).

[34] Sharon Barnartt et al., *Advocacy and Political Action, in* Handbook of Disability Studies, at 441 (Sage Publications, Inc. 2001). 上記文献には、1992 年から 93 年にかけてテレソンに対してなされた抗議（1992 年に計 18 回、1993 年に計 10 回）の内容が記されている。

[35] Evan J. Kemp, Jr., Op-Ed., *Aiding the Disabled: No Pity, Please*, N.Y. Times, Sept. 3, 1981, at A 19, *quoted in* Shapiro, *supra* note 14, at 23-4.

[36] *See* Shapiro, *supra* note 14, at 24-6.

[37] 以下を参照。Harriet McBryde Johnson, *Honk If You Hate Telethons, in* Too Late To Die Young: Nearly True Tales From a Life 3, 45-5 (Henry Holt and Co. 2005). ジョンソンは、テレソンに対する自分の反応を次のように説明している。「障害児施設というゲットー（crip ghetto）のなかで、私は友人たちと一緒に、自分たちの分身のような子どもたちが公に死刑を宣告される光景を毎年見てきた。……後に、『娑婆』に出てきてから、私はロースクールに行き、学位を取って事業を始めたいと思った。しかし、死にゆく子どもたちにはそんなことは許されないのだ。彼らは自分たちの責務を果たすことができると信じてもらうことができないのだ」。*Id.* at 50.

[38] *Id.* at 48.

[39] Adam A. Milani, *Better Off Dead than Disabled?: Should Courts Recognize a "Wrongful Living"Cause of Action When Doctors Fail to Honor Patients' Advance Directive?,* 54 Wash & Lee L. Rev. 149, 210

(1997). この論文では、ケネス・バーグシュテットというネバダ州の少年のためにニュー・アクティビストたちがどのような介入を行ったかが述べられている。ケネスは10歳のときに水泳中の事故が原因で四肢麻痺となり、人工呼吸器に依存するようになった。13歳のとき、病気だった彼の父親に死が切迫しているということがわかった。この状況に直面したケネスは、父親に自分の人工呼吸器のスイッチを切ることを認めてもらいたいと裁判所に申し立てた。以下を参照。McKay v. Bergstedt, 801 P.2d 617, 624-5(Nev. 1990).

40 Doe v. Bloomington Hosp., 464 U.S. 961 (1983) (denying certiorari).

41 Weber v. Stony Brook Hosp., 467 N.Y.S. 2d 685 (App. Div. 1983). ベビー・ドゥ事例については大統領委員会でも徹底的に議論され、1983年にその報告書が出ている。それによれば、「外科的に治療できる合併症によって生命の危険に瀕している、それ以外には健康なダウン症児に対して」外科手術を拒否することは許されない。以下を参照。Adrienne Ash, *Disability, Bioethics, and Human Rights, in* Handbook of Disability Studies 303 (quoting President's Commission 6-7).

42 *Id.* at 304.

43 本書の第3章で、今日の「ベビー・ドゥ」事例として二つの事例を取り上げる。

44 Diane Coleman, *Not Dead Yet, The Resistance Meets Success*, Memphis Ctr. For Indep. Living, http://www.mcil.org/mcil/mcil/ndy.htm (last visited Sept. 9, 2006).

45 たとえば、以下を参照。Brief for Not Dead Yet et al. as Amici Curiae Supporting Petitioners, Gonzales v. Oregon, 126 s. Gt. 904 (2006)(No. 04-623); Brief for Not Dead Yet Et al. as Amici Curiae Supporting Appellants, Schiavo ex rel. Schindler v. Schiavo, 916 So. 2d 814 (Fla. 2d DCA 2005) (No. 2D05-968); Brief for Not Dead Yet al. as Amici Curiae Supporting Appellants, Oregon v. Ashcroft, 368 F.3d 1118(9th Cir. 2004) (No.02-35587); Brief for Not Dead Yet et al. as Amici Curiae Supporting Respondents, Wendland v. Wendland, 28 P.3d 151 (Cal. 2001) (No. S087265).

46 たとえば、以下を参照。Disability Rights Education & Defense Fund, http://www.dredf.org/(last visited Sept. 14, 2006). このサイトでは、ノット・デッド・イェットの州議会におけるさまざまな戦略やその団体としての使命について、「法律の制定、訴訟、アドボカシー（支援運動）、技術的介助、法律家やアドボケイトの教育、障害をもつ人々や障害児をもった親たちの教育などを通じて、障害者の市民権を守り、促進させていくことへの献身」であると述べている。しかし、以下も参照のこと。Press Release, Not Dead Yet, Disability Advocates: Texas"Futile Care"Law Should Be Euthanized, http://www.notdeadyet.org/docs/TXfutilecarelawPR0506.html (last visited Sept. 14, 2006). ここでは、テキサス州の「無益な治療」法に関して、「特別な利害関心をもつグループによって舞台裏のロビー活動の中止」が要求されている。

47 Bouvia v. Superior Court, 179 Cal. App. 3d 1127, 1127, 225 Cal. Rptr. 297, 297 (Ct. App. 1986).

48 ノット・デッド・イェットの成り立ちとその存在理由については、下記サイト「ノット・デッド・イエットについて」で説明されている。Not Dead Yet, About Not Dead Yet, http://www.notdeadyet.org/docs/about.html (last visited Sept. 23, 2006)

49 *Id.*

50 *Id.*

51 Harriet McBryde Johnson, *Unspeakable Conversations,* N.Y. Times, Feb. 16, 2003, (Magazaine),§6

52 *Id.*

[53] *Id.*

[54] ハリエット・マクブライド・ジョンソンはチャールストンサザン大学にて歴史学の学士、チャールストン大学にて行政学の修士、サウスカリフォルニア大学にて法学士の学位を取得している。ジョンソンの経歴については、以下を参照。http://www.nd.edu/~ndr/issues/ndr8/johnson/bio.html (last visited Sept. 6, 2006)

[55] たとえば、注51で挙げたジョンソンの記事を参照。

[56] *Id.*

[57] *Id.*

[58] *Id.* シンガーの立場についてのジョンソンの記述は的確である。シンガーの思想を知るための一般的な文献としては以下のものがある。Peter Singer, Rethinking Life and Death: The Collapse of Our Traditional Ethics (St. Martin's Griffin 1994)［ピーター・シンガー（樫則章訳）『生と死の倫理』昭和堂、1998年］; Peter Singer & Helga Kuhse, Should the Baby Live? The Problem of Handicapped Infants iii (Oxford University Press 1985); Peter Singer, *Making Laws about Making Babies*, 15 Hastings Ctr. Rep. 5 (1985);Peter Singer & Helga Kuhse, Ethics and the Handicapped Newborn Infant, 52 Soc. Res. 505, 527-34 (1985); Peter Singer, *Which Babies Are Too Expensive to Treat?*, 1 Bioethics 275 (1987).

[59] Johnson, supra note 51.

[60] *Id.*

[61] Brief for Not Dead Yet et al. as Amici Curiae Supporting Appellants, Schiavo ex rel. Schindler v. Schiavo, 916 So. 2d 814 (Fla. 2d DCA 2005) (No. 2D05-968), 以下のウェブサイトで閲覧可能。http://www.notdeadyet.org/docs/schaivobrief.html.

[62] George J. Annas," *Culture of Life*" *Politics at the Bedside -The Case of Terri Schiavo,* 352 New Eng. J. Med.1710, 1710-1715 (2005); Lois Shepherd, *Terri Schiavo: Unsettling the Settled*, 37 Loy. U. Chi. L.J. 297 (2006). シェパードの論文は、法の改変にかかわらず医療機関や法的機関によって意思決定のあり方に潜在的な変化が起こっていることについて熟考している。Cerminara, *supra* note 3;Tom Mayo, *Living and Dying in a Post-SchiavoWorld*, Jurist, December 3, 2005, http://jurist.law.pitt.edu/forumy/2005/12/living-and-dying-in-post-schiavo-world.php マーヨの論文では、シャイボ事例の結果として生じた医学的治療に関する動揺について論じられている。

[63] 注3に挙げたCerminaraの論文を参照。

[64] 本書の第7章で、こうした法のモデルについて詳細に論じている。

[65] すばらしい概説として、レネー・フォックスとジュディス・スウェイジーによる以下の本がある。Renee C. Fox & Judith P. Swazey, Observing Bioethics 3532(Oxford University Press 2008); 他に、Ben A. Rich, Strange Bedfellows: how Medical Jurisprudence has Influenced Medical Ethics and Medical Practice (Kluwer Academic 2001); Robert M. Veatch, The Basics of Bioethics (2d ed., Prentice Hall 2003)［ロバート・M・ヴィーチ（品川哲彦監訳）『生命倫理学の基礎』メディカ出版、2004年］; Robert Baker, *Getting Agreement: How Bioethics Got Started,* 35 Hastings Center report 50 (May-June 2005); David Rothman, Strangers at the Bedside (Basic Books 1992)［デイヴィッド・ロスマン（酒井忠昭監訳）『医療倫理の夜明け』晶文社、2000年］; Albert Jonsen, The Birth of Bioethics (oxford University Press 1998)［アルバート・R・ジョンセン（細見博志訳）『生命倫理学の誕生』勁草書房、2009年］; John Evans, Playing God (University of Chicago Press 2001); The Story of Bioethics: From

Seminal Works to Contemporary Explorations (jennifer K. Walter & Eran P. Klien eds., Georgetown University Press 2003).

[66] 以下を参照。Robert B. Baker & Laurence B. McCullough,The Cambridge World History of Medical Ethics, Part VII, 475-530 (Cambridge University Press 2009); Encyclopedia of Bioethics (W. T. Reich ed., Macmillan, 1978)［生命倫理百科事典翻訳刊行委員会(編)『生命倫理百科事典』丸善、2007 年（原書第 3 版〔2004〕の翻訳)］; Ruth R. Fadan & Thomas L. Beauchamp, A History and Theory of Informed Consent (Oxford University Press 1986)［R・フェイドン、T・ビーチャム（酒井忠昭・秦洋一訳)『インフォームド・コンセント』みすず書房、1994 年］.

[67] 注 65 に挙げたロバート・ヴィーチの本の下記箇所では、ヒポクラテスの伝統について論じられている。Veatch, supra note 65, at 11-13

[68] Rich, supra note 65.

[69] ローレンス・B・マカロフはこうした［通説的な］歴史理解に異議を唱えている。以下を参照。Laurence B. McCullough, *Was Bioethics Founded on Historical and Conceptual Mistakes About Medical Paternalism,* 25 Bioethics 66 (2011).

[70] *Id.* at 44 (quoting Arthur Caplan).

[71] *Id.* at 62.

[72] *Id.*

[73] ビーチャーは 1966 年のこの論文以前にも、非倫理的な手段を用いた医学研究についての彼の懸念を表明した論文を一本書いている。以下を参照。Henry K. Beecher, *Experimentation of Man,* 169 JAMA 461-478 (1959). 公衆の怒りの引き金となった文書として広く引用され、1974 年の「生物医学および行動科学研究における被験者保護のための国家委員会」設置に重要な役割を果たしたのは、1966 年の論文 *Ethica and Clinical Research,* 274 New Eng. J. Med. 1354-60 (1966) である。

[74] James H. Jones, Bad Blood: The Tuskegee Syphilis Experiment (Free Press 1993).

[75] National Research Act of 1974.

[76] The Belmont Report: Ethical Principles and Guidelines for the Protection of Human Subjects of Biomedical and Behavioral Research, 44 Fed. Reg. 23, 192 (Apr. 18, 1979).

[77] Schloendorff v. Society of N.Y. Hosp., 105 N.E. 92, 129-30 (1914).

[78] Canterbury v. Spence, 464 F.2d 772 (D.C. Cir. 1972).

[79] *Id.* at 780.

[80] *Id.* 以下も参照。Cobbs v. Grant, 8 Cal. 3d 229, 104 Cal. Rptr. 505, 502 P.2d 1 (Cal. 1972). 判決ではこう主張された。「患者の自己決定権は、医師の義務がどこにあるかを明らかにするための基準となる。こうした患者の権利を効果的に行使することができるのは、患者が理知的な選択を行うのに十分な情報を持っている場合のみである。それゆえ医師の患者への情報提供の範囲は、患者のニーズによって定められなければならない。どのようなものであれ、［患者が］決定するための材料となる情報は患者のニーズに含まれる。したがって、［治療の］潜在的な危険性について患者に明らかにされなければいけないかどうかを決定するための基準は、それが患者の決定にとって必要な材料になるかどうかなのである」。[訳注 10]

[81] Albert R. Jonsen, The Birth of Bioethics 236(Oxford University Press 1998).

[82] *Id.* at 236-37.

[83] *Id.* at 238 (以下を引用している。 Report of the Ad Hoc Committee at Harvard Medical School to Examine the Definition of Brain Death, "*A Definition of Irreversible Coma,*" 205 JAMA [1968], at 337-40).

[84] *Id.*, at 1.

[85] *See* Jonsen, *supra* note 81, at 240.

[86] *Id.*

[87] The Encyclopedia of Bioethics xix-xx (Warren T. Reich ed., The Free Press 1978).

[88] Dan Callahan, *Bioethics as a Discipline,* 1 Hastings Center Studies 66, 66-7 (1973).

[89] Jonsen, *supra* note 81, at 212-213.

[90] *Id.*at 213.

[91] たとえばロバート・ヴィーチの議論がその一つである。Robert M. Veatch, *The Definition of Death: Ethical, Philosophical and Policy Confusion, in* Brain Death (1978) ［ロバート・M・ヴィーチ（菊池恵善訳）「死の定義――倫理学的・哲学的・政策的混乱」加藤尚武・飯田亘之編『バイオエシックスの基礎――欧米の『生命倫理」論』東海大学出版会、1988 年］.

[92] Jonsen, *supra* note 82, at 242.

[93] 大統領委員会の歴史とその仕事については、以下を参照。
http://www.bioethics.gov/reports/past_commissions/index.html

[94] 42 U.S.C. 1395a, §1802 (1978).

[95] President's Commission for the Study of Ethical Problems in Medicine and Biomedical and Behavioral Research, *Defining Death: A Report on the Medical, Legal, and Ethical Issues in the Determination of Death* (1981).（厚生省医務局医事課監訳『アメリカ大統領委員会　生命倫理総括レポート』篠原出版、1984 年）

[96] 「次のどちらかの状態にあると認められる個人は、死んでいる者とする。(1) 循環機能と呼吸機能が不可逆的に停止した者。あるいは (2) 脳幹を含む全脳のすべての機能が不可逆的に停止した者。死の決定は容認されている医学的な基準に則ってなされなければならない」。*Id.* at 14.

[97] たとえば以下を参照。Lane v. Candura, 6 Mass. App. Ct. 377 (1978).

[98] In re Quinlan, 70 N.J. 10, 355 A. 2d 647 (1976).

[99] *Id.*at 41.

[100] Jonsen, *supra* note 81, at 259.

[101] http://www.bioethics.gov/reports/past_commissions/deciding_to_forego_tx.pdf

[102] *Id.*

[103] オコナー判事が引用したものとしては、たとえば以下のような文献がある。
Council on Ethical and Judicial Affairs, American Medical Association, AMA Ethical Opinion 2.20, Withholding or WithdrawingLife-Prolonging Medical Treatment, Current Opinions 13 (1989); The Hastings Center, Guidelines on the Termination of Life-Sustaining Treatment and the Care of the Dying 59 (1987); and Major, The Medical Procedures for Providing Food and Water: Indications and Effects, in By No Extraordinary Means: The Choice to Forgo Life-Sustaining Food and Water 25 (J. Lynn ed., Indiana University Press 1986)

[104] Cruzan v. Dir., Mo. Dep't of Health, 497 U.S. 261 (1990).

[105] The Multi-Society Task Force on PVS, *Medical Aspects of Persistent vegetative State*, 330 New Eng. J.

Med. 1499 (1994).

[106] クルーザンの状態は、法廷では以下のように叙述された。「(1) 彼女の呼吸機能と循環機能は人工的に維持されているわけではなく、30歳の女性の標準的な範囲内にある。(2) 音および痛み刺激に対する反射的反応を除いては、自分の周りの環境に無反応である」。(3) 彼女は脳が酸欠状態にあり、その結果「脳が退化した場所に脳脊髄液があふれ出し、脳室が大きく肥大している」。そして、彼女の「大脳皮質の萎縮は不可逆的、永続的かつ進行性で継続中である」。(4)「最も高次の認知的脳機能は、通常の痛み刺激の認知において痛みを経験していることを示唆するように顔をしかめる仕草や、音に対する明らかな反応によって表される（だけである)」。(5) 彼女はけいれん性の四肢麻痺の状態にある。(6) 彼女の四肢は筋肉と腱の損傷によって、そのすべてが末端に至るまで萎縮している。(7)「彼女は日常の不可欠なニーズを保つために食物や水を飲み込む認知的ないし反射的な能力を欠いており」、そして……「彼女は自分のニーズを満足させるに十分なものを飲み込む能力を回復することはけっしてない」。要するに、「ナンシーは遷延性植物状態（PVS）にあると診断されている。彼女は死んではいない。彼女は終末期の病態にあるわけでもない。医学の専門家たちは、彼女がもうあと30年生きる可能性もあると証言している」。Cruzan v. Harmon, 760 S. W.2d 408, 411 (Mo. 1988)(en banc).

[107] *Id.* at 433.

[108] *Id.* at 425.

[109] *Cruzan*, 497 U.S.at 278.

[110] *Id.* at 279.

[111] *Id.*

[112] たとえば以下を参照。AMA Ethical Opinion 2.20, *supra* note 104, at 13; *Guidelines on the Termination of Life-Sustaining Treatment and the Care of the Dying, supra* note 104, at 59.

[113] *Cruzan*, 497 U.S. at 289（内部の引用と引用文は省略した）

[114] *Id.* at 291.

[115] Allen E. Buchanan & Dan W. Brock, Deciding for Others: The Ethics of Surrogate Decisionmaking 273 (Cambridge University Press 1990).

[116] *Id.*

[117] 匿名の著者による手紙、*It's Over, Debbie,* 250 JAMA 259 (January 8, 1988).

[118]「患者は疲れ果て、安らぎを必要としていた。私は彼女に健康を与えることはできなかったが、安らぎを与えることはできた。私は20ミリグラムのモルヒネ硫酸塩を注射器に入れるよう看護師に頼んだ。役目を果たすにはこれで十分だ、と思った。私は注射器を持って病室に入り、中にいた二人の女性に、自分がこれからデビーを安らかにし、彼女にさよならを言うための処置をするということを伝えた。デビーは注射器に目をやり、そして枕に頭を横たえた。世界に何が残るのかを見つめているかのように、目は見開いたままだった。私はモルヒネを静脈に注射し、薬の効果についての自分の計算が合っているかどうかを見るために注視した。数秒のうちに、デビーの［荒い］呼吸は通常の速さまで落ち、目は閉じられ、その顔は彼女がついに安らぎを得られたことを示すかのように和らいだ」。*Id.*

[119] Brief of Amicus Curiae Bioethicists, Vacca v. Quill, No. 95. 1858, U.S. Sup. Ct. (Oct. term 1996).

［訳注］

1 この「成長抑制」という語については、本書の訳者あとがきを参照のこと。

2 ウーレットの原文では英語で Heredity Health Court（遺伝保健裁判所）とあるが、ここではドイツ語の原語に従って、優生裁判所（Erbgesundheitsgericht）としておく。

3 inbecile（痴愚）は、当時「精神薄弱」の人々について一般的に使われていた侮蔑語。ホームズ判事はそれをそのまま用いている。キャリー・バック事件については、以下の文献を参照。秋葉聰・篠原睦治「「バック対ベル訴訟」とは何か――ケアリー・バックゆかりの地を訪ねて」、日本社会臨床学会（編）『「新優生学」時代の生老病死』（現代書館、2008 年）、218-272 頁）

4 この制度に対し、1896 年合衆国最高裁判所は「隔離はしても平等であれば差別には当たらない」との判決を下し、1954 年にこの判決が覆るまで制度的に容認される形となった。

5 physician-assisted suicide（PAS）や assisted suicide は日本では「医師による自殺幇助」「自殺幇助」と訳されることが多いが、英語の語義からすると、「医師の幇助による自殺」「幇助された自殺」であり、本訳書では「医師幇助自殺」「幇助自殺」という訳語をあてる。これはたとえば、informed consent という語があくまでも「同意（consent）」であって、informed な（よく知った上での）同意だというのと同じで、PAS はあくまでも「自殺（suicide）」なのである。もちろん、法的に問題となる医師の側の行為だけを見れば「自殺幇助」ということになり、当該箇所でもジャック・キヴォーキアンが assisted suicide を提供した、といった文脈では「自殺幇助」という訳語を用いている。

6 1961 年、シアトル市のスウェーディッシュ病院に開設予定の人工腎臓センターにおいて、人工透析を受けることのできるわずか 5 名の患者をどのように選ぶかについて、「人工腎臓センター管理政策委員会」が発足した。翌 1962 年 11 月の『ライフ』誌に掲載されたシャナ・アレクサンダー記者の記名記事は（後に「神様委員会」と呼ばれるようになる）この委員会の活動を詳細に追ったもので、大きな注目を集めた。いわゆる稀少医療資源の配分問題を本格的に論じることになった最初の出来事として、まだ生命倫理学（bioethics）という名称もなかった頃の生命倫理学的な討議のはじまりをそこに見る研究者もいる。

7 カレン・アン・クィンランはニュージャージー州最高裁の判決を受け、別の病院に転院後、人工呼吸器が取り外されたが、自力呼吸を回復し、その後 9 年あまりを植物状態のまま生き続け、1985 年 6 月に肺炎で死亡した。

8 ここで用いられている「生命維持治療の forgo（差し控え）」という語はいわゆる生命維持治療の差し控え（＝最初からしないこと withholding）と、すでに行っている生命維持治療の中止（＝撤退 withdrawal）の両方を含んでいるので、以下はあえて「差し控えと中止」と訳す。

9 連邦最高裁判決の直後、「そのような状態になったら死んでしまいたい」とナンシーが言っていたのを、かつての友人が思い出した。今度は、ミズーリ州はそれがナンシーが生命維持治療の中止を望んでいた「明白かつ確信に足る証拠」であることを認め、栄養補給チューブの取り外しを認めた。その 12 日後にナンシーは死亡した。

10 引用部の最初の二つの文章は、注 80 がついている本文の引用部の文章と基本的に同じだが、二番目の文章がまったく同じであるのに対し、最初の文章は若干語句が違っている。判決文の別の箇所の引用なのか、あるいはウーレットの写し間違いなのかは不明。

第2章

相反する視点と和解の呼びかけ

一つの学問分野として、および一つの社会運動としての生命倫理学の出現を促進し、その意味を明らかにする事件や争点は、一つの学問分野としての障害学、および一つの社会運動としての障害者運動の出現を鼓舞し、その意味を明らかにする事件や争点とは根本的に異なっている。第1章で詳しく述べたように、生命倫理学という分野は主として、研究者や医療提供者によって個人の虐待であると見なされるような行為がなされていることに対する異議申し立てのなかで起こってきた。すなわち、被験者個人の同意なしに行われる人体実験、個々の患者への特定の医療行為［治療・検査など］の強制あるいは拒否、特定の人への臓器移植の拒否といった事態である。たしかに、新たなテクノロジーは多くの議論を引き起こし、生命倫理学の問いの範囲を研究や臨床医学の領域をずっと超えたところにまで広げ続けている。とはいえ、生命倫理学のほとんどの議論で焦点となってきたのは、特定の個人に対して特定の医療的介入を用いることが妥当かどうかという問題であり、現在もそうである。対照的に、障害者の権利運動は主として、全体としての［障害者］コミュニティに対する虐待であると見なされるような行為に対する異議申し立てとして形成されてきた。たとえば、障害者を人類から意図的に排除しようとしたり、障害者を雇用や教育から計画的に閉め出したり、大衆文化のなかで障害者が価値のない存在であるかのようなイメージが振りまかれたりする、といった行為が抗議の対象となったのである。それゆえ、障害者運動の主要な焦点がコミュニティに関することに置かれていたこと、現在もずっとそうであることは、まったく不思議ではない。だからと言って、障害者コミュニティのメンバーが、個人すなわち彼ら一人一人に起こることに関心をもっていなかったというわけではない。自立生活とそれによってもたらされる個人の自律は、障害者運動にとって二つの柱のうちの一つなのである。ただ、そのもう一つの柱は、優生学（優生思想）、隔離、施設への収容といった障害者への虐待的慣行からコミュニティのメンバーを守ることにある。こうして、障害学者や障害者運動の活動家の探求の焦点はしばしば、特定の政策や法律、事件が障害者一般にとって何を意味するのかという問題に当てられる。生命倫理学と障害者運動のコミュニティにおけるこうした焦点の違いは、両者が共通の関心をもった特定の問題に対して異なった視点をとることについて、そして、生命倫理学の視点が障害者コミュニティを脅かすように見える両者の衝突点がどこに現れるのかについて、説明の助けになるだろう。

本章の目的は二つある。まずは、一つの「文化戦争[1]」と呼ばれることもある両者の衝突点を見きわめるために、障害者運動のコミュニティと生命倫理学のそれとの間の対立関係の深さを測ることから始めたい。両者の和解に向けての調停を試みるのはそれからである。本章の前半（ⅠとⅡ）では生命倫理学と障害学のさまざまな方法論と学説を紹介するが、それらの方法論や学説を深く探究することで、もっとも異論の多い諸問題が何であるのかを見定めることができるだろう。両者の視点を要約するにあたって、私は、いかなる問題についても、これが障害者運動の立場であるとか、生命倫理学の立場である、といったような単一の立場が存在すると主張しているのではない。反対に、双方の陣営内における著作のほとんどは、個々の諸問題についてそれぞれの陣営の内部に論争があることを反映している。しかし、それにもかかわらず、それぞれのグループの問いと主要な教説を織りなす共通の糸を同定することは可能であり、そうした共通の糸こそが、どこで、そしてなぜ両グループのメンバーが反対の立場をとるのかを説明してくれるのである。以下においてなされる生命倫理学と障害学の紹介は、両分野を私がこの入門的な章で叙述できる範囲をはるかに超えた豊かな領野にしている新たな探求の脈絡に十分向き合っているとはいえない[2]。実際、生命倫理学と障害学における新たな脈絡は、表面的にはこの両分野の間にあるように見えるくっきりとした差異をすべてぼかすような方向で生じてきている。たとえば、フェミニストの生命倫理学者たちは、伝統的な障害学者がそうしたのとほぼ同じように文脈やコミュニティを強調している[3]。他方で、障害者コミュニティのなかでも、オートノミー・ナウのような一派は、多くの生命倫理学者たちが用いたのと現実的に同じ言葉でもって、個人の選択の重要性を強調しているのである[4]。とは言うものの、生命倫理学と障害学の視点を直接に比較すれば、そこにはっきりした違いがあるということには変わりがない。本章では［その違いを］うまく描くために、両陣営に著しい意見の不一致が見られたエリザベス・ブーヴィアの事例を一つの範例として紹介する。そうした後で、生命倫理学者と障害学者との間の和解が、両方の学問にとってプラスになるであろうことを論じたい。

I 生命倫理学における視点と教説

生命倫理学を一括りにしてしまえるような単一の理論やモデルがあるわけではないにもかかわらず、その最も初期から生命倫理学を特徴づけてきたのは、患者の権利を支持し、パターナリズムに基づいた医療的慣行を拒否すること、すなわちしばしば自律原則の尊重として表現されてきたような態度である[5]。パターナリズムの拒否というこの態度は、部分的には生命倫理学という分野の創始者たちに突きつけられた問題［の性質］にさかのぼることができる。第1章で述べたように、医師こそが最高の医療を知っている［と思われていた］時代の医師たちは、自らが患者の最善の利益だと思う行為をなすという専門職としての義務が自分たちにあると考えていた。こうしたパターナリズムの伝統がすたれたとき、倫理にかなった仕方でのバイオテクノロジーの利用や、臨床場面における意思決定、人を被験者とする［人体実験を含んだ］医学研究をめぐる学際的な言説、すなわち今日の生命倫理学が現れたのである。本章で後ほど論じるように、生命倫理学の言説はさまざまなレベルで起こっているとはいえ、それらはみな、いかなる医学的治療を利用するか、あるいは拒否するかについての決定は［患者］個人や彼らの家族の管轄権のなかにあるという考え方のまわりに収斂する傾向がある。

はじめから、生命倫理学の議論は、医療政策および医療専門職が直面する諸問題とその道徳的困難に対処するために持ち出されてくるべき一般的な諸価値と諸原則の探求を含んでいた。生命倫理学の初期の議論は、ニュルンベルク綱領とベルモント・レポートから、インフォームド・コンセントと個人の自律尊重が正しい倫理学理論にとっての不可欠の構成要素であるという考えを持ち込んだ。インフォームド・コンセントと個人の自律尊重に対するこうした強調は、生命倫理学のあらゆる探究方法を貫いている。

生命倫理の論争を解決するための方法論としてもっとも有名なものは原則主義（principlism）である。しばしばトム・ビーチャムとジェイムズ・チルドレスに帰されるこの原則主義の主張によれば、生命倫理におけるジレンマはいくつかの道徳原則（そのなかには優先順位はない）を適用することによって解決することができる。［ビーチャムとチルドレスは、「与益（beneficence）」「自律尊重（respect for autonomy）」「無危害（nonmaleficence）」「公正（justice）」の四つの原則を挙げている。］与益原則とは、一言でいえば、行為者が他者を助けるための積極的な一歩を踏み出すことである。この原則は医師に対して、たとえば、患者に善をなすこと、患者の利益を促進することを目指すことを要求する。自律とは、自分が自分を支配している状態、すなわち自分自身のやり方で自分の人生を生きる権利を指している。ビーチャムとチルドレスによれば、自律とは「他者から支配や干渉を受けないという点で自由であるとともに、意味のある選択を妨げる個人的な制限からも自由であるような状態、すなわち自分が自分自身によって支配、統治される状態のことである……自律的な個人は、自分が選んだ計画にしたがって自由に行動する[6]」。自律尊重［原則］が医療専門職に要求するのは、決定能力のある成人が自分たちの医療ケアについて行う決定を受け容れることである。そこには、一見患者に有益な医学的治療であったとしても、患者がそれを拒否する場合にはそれを尊重し、受け容れなければならないということも含まれている。無危害［原則］は、医師が意図的に患者に危害を加えたり、生命を断ったりすることを禁じる。また、公正原則が要求するのはフェアであること、すなわち同じものは同じように扱われ、負担は正当化できる公正な規範にしたがって分配されるということである。公正原則に基づけば、稀少な［医療］資源をそれぞれの人の社会的価値の大小という主観的な基準に基づいて配分することは禁じられるだろう。ビーチャムとチルドレスは、こうした諸原則（principles）から諸規則（rules）を引き出してくる。たとえば、インフォームド・コンセント、正直、忠誠、プライバシー、守秘義務などはこうした規則に相当する。ビーチャムとチルドレスは、諸原則と諸規則はすべて互いに結びついていると考えられる、と述べている。それぞれの原則や規則は義務的なものであるが、ある原則や規則が他の原則や規則よりも重要だということはなく、特定の原則や規則を他の原則や規則のために犠牲にすることができるのは、文脈がそれを要求したときのみである[7]。

原則主義に対する批判がないわけではない。たとえば、原則主義は諸原則の由来を説明できないし、複数の原則が衝突し合う場合の論争を解決するための指針を提供できないがゆえに十分な理論とは言えない、と不満を述べる人々もいる。たとえば、ある患者が医師に〔実際には〕有害な治療を施すように求めているような場合、二つの倫理原則が衝突することになる。なぜならこの場合、医療提供者は無危害原則を侵さなければその治療を施すことができないが、患者が求める治療を拒むと患者の自律を尊重するという原則を侵すことになるかもしれないからである。この葛藤を解決するためには、単に諸原則を適用するというのではなく、自律の意味やその理論的な基盤についてより深く理解することが必要になるだろう。

生命倫理学において、こうした理論的な問題を解決するためには道徳哲学に目を転じる必要がある[8]。トム・ビーチャムとジェイムズ・チルドレスは、現代の生命倫理学において役割を演じている別個の道徳理論を五つ挙げている。功利主義[訳注1]、カント主義、リベラル個人主義、共同体主義、ケア倫理学の五つである[9]。倫理学理論をめぐる言説は、その創成時からずっと生命倫理学に影響を与えてきたとはいうものの、生命倫理学者の多くが、理論はあまり役に立たないと感じているのも事実である。たとえば、哲学者のジョン・アラスは次のように述べている。「理論に突き動かされた倫理学者が助言できるとすれば、それは『消費者レポート』サービス[訳注2]のような脈絡においてだろう。たとえばこんな具合だ。『さて、このような状況では、カント主義者はXをなすでしょうし、功利主義者はYを促進し、自然権思想の理論家はZを擁護することになるでしょう』。言うまでもなく、このような『助言』は、カント、ミル、ロックそれぞれの支持者たちの間でいま行われている論争のなかのどこに自分が立っているのかをまったく理解していない医師、看護師、ソーシャルワーカーには大して役に立たないことがわかるだろう」。同じように、トム・ビーチャムは次のような説明を行っている。

> 法学、神学的倫理、政治理論、社会科学や行動科学、および医療専門職に従事する多くの人々は、倫理学理論が本質的なものであるとか、息を飲むほど魅力的なものだとは知らずに、生命倫理学で主流をなしている諸問題に注意深く取り組んでいる。これは驚くべきことではない。道徳哲学者たちは伝統的に、権利、善、徳についてもっとも普遍的な用語で語り、その理論を形成してきた。理論的な普遍性を求めるために、実践にはあまり役立たないという代価を払ったということだ。〔道徳〕理論が、ここで私が実践の諸問題と呼んでいるもの、すなわち公共政策、道徳的論争、道徳的葛藤といったジレンマに引き裂かれる

ような諸問題にそもそも関わるのか、もし関わるとすればどのように関わるのかが、しばしばはっきりしない。この「実践の諸問題」という言葉で私が指しているのは、適切な行動や政策についての決定がなされなければならないときに、医療政策や医療専門職〔の活動〕において提起される現実的な道徳的困難を伴った諸問題のことである[10]」。

いずれにせよ、障害者運動のコミュニティに属する人々の非難を集めたのは、実践的倫理学者たちの仕事、すなわちこうした「実践の諸問題」に直面した医師や法律家、看護師、政策立案者たちの仕事なのである。それゆえ本書では、生命倫理学の探究において、臨床家や臨床倫理学者、法律家によって基礎的なレベルで用いられている方法論に焦点を当てることになる。

原則主義に加えて、実践の諸問題への重要なアプローチの一つとなっているのが決疑論（casuistry）、すなわち事例に基づいて（case-based）生命倫理問題を解決しようとするアプローチである。決疑論はちょうど法的な分析におけるコモン・ロー的方法にたいへん似た仕方でその機能を果たす。それはまず、同じような事例は同じように扱われるべきだという前提から出発し、新しい事例の範型事例との比較に頼る。範型事例（paradigm cases）とは、それについて広汎な意見の一致があり、比較的明快な道徳的解決を提供できる事例のことである。決疑論では、ある新しい事例がある範型事例と道徳に関する特徴をいくつも共有している場合には、それらの事例については似たような仕方で対処するべきだと主張される。逆に、新しい事例が範型事例と〔道徳に関する特徴において〕異なっている場合には、問いをさらに深め、〔道徳的な〕公理や諸原則が目の前にある事例に光を当てる範型にどのように関係するのかを考察しなければならない。「原則主義に対抗する方法論としての決疑論の中心的唱道者であるアルバート・ジョンセンとステファン・トゥールミンによれば、道徳的な正当化と確信の主要な場は、範型事例にある。彼らの倫理学構想のモデルをコモン・ローにおきつつ、ジョンセンとトゥールミンが主張するのは、道徳的知識は、事例を少しずつ積み重ねることによって、そうした事例から諸原則を抽出しようとする私たちの努力の結果として得られるということである。トゥールミンはこう主張する。『道徳的諸原則は、さまざまな範型事例に対する私たちの直観的反応の後に跡として残ってきた多くの事後的思考（after-thoughts）に他ならない。私たちが規範性を探し求めるのであれば、それが見つかるのは後から抽出された諸原則のなかにではなく、もちろん抽象的な倫理学理論のなかにでもなく、範型事例のなかにおいてである』と[11]」。

実際問題としては、生命倫理学の議論は多くのレベルで続けられており、この分野に関わる人々の多くは、論争を解決するために原則主義と決疑論、メタ倫理学を組み合わせて使っている。ロバート・ヴィーチが述べているように、生命倫理学への十全かつ一貫したアプローチにとって決定的に重要なのは、方法論的な論争の解決ではなく、あらゆるレベルの道徳的言説を「均衡」へともたらすことである[12]。言いかえれば、生命倫理学の探究のゴールは、さまざまな探究方法を用いることによって、道徳的言説のあらゆるレベルにおいて十全かつ一貫した立場に到達することにある。「もし私たちがある事例についての直観から出発し、その直観が道徳的諸規則や諸原則について堅く信じられてきた考えと相容れないことがわかった場合、そこで何かがなされなければならない。私たちがその事例についての直観を修正するのか、あるいは、もしその事例についての〔直観的〕判断が堅固で揺るぎないときには、おそらくより高次なレベルでの義務の方が修正されなければならないだろう[13]」。

生命倫理学における方法論の複雑性は、特定の問題についてこの分野の内部でとられる立場が多種多様であることについての説明にもなる。とは言え、方法論および実質に関する論争があるにもかかわらず、いくつかの問題については、生命倫理学は合意に達している。たとえば、以下のようなことについては〔生命倫理学の内部で〕広汎な合意がある。決定能力のある成人には医学的治療を拒否する権利があること。患者には彼らの医療について決定を行う権利があり、そうした決定に関係する利用可能な情報をすべて与えられる権利があること。そして、医学的に管理された栄養および水分の補給は、医学的治療の一形態であるということだ。エリザベス・ブーヴィアの事例における生命倫理学者たちの立場を決めたのは、このような教説であった[14]。

エリザベス・ブーヴィアは28歳のとき、カリフォルニア州裁判所に対して、医師たちに鼻管栄養のチューブを取り外して、自分を餓死するままにまかせるよう命令を下してほしいと要求した。エリザベスは脳性麻痺と関節炎を患っていた。医師たちはブーヴィアの要求に応じなかったが、裁判所は彼女の望むことは正当であると認めた[15]。裁判所は、〔この場合の〕治療中止は自殺の一形態であるという〔反対論の側の〕論拠を認めなかった。ブーヴィアには決定能力があり、経管栄養は医学的治療の一形態であることを確認しつつ、裁判所は〔患者の〕自己決定権の重要性を強調した。「機械的な手段による医学的治療ないし生命維持措置を中止するというエリザベス・ブーヴィアの決定は、彼女に属するものである。この決定は、彼女の医師たちが行う医学的な決定ではない。また、それは法律家や裁判官によってその正当性をめぐる問いが解決されるような法的な問題でもない。ここで問題になっている自己決定権は、倫理委員会や法廷での認可に従属するような権利、すなわち条件次第で認められる（conditional）権利ではない。それは、決定能力のある成人であるならば、その人だけのものであるような道徳的、哲学的な決定なのである[16]」。

自律尊重が医療における意思決定を導く支配的な原則となっていた生命倫理学の内部では、ブーヴィア事件は画期的な勝利としてもてはやされた。この事例は原則主義者の教説を確認し、そして生命倫理学という分野における主流の声を確認することになった。すなわち、たとえ患者が終末期の状態にはなくても、治療を拒否することができるということ、そして人工的栄養・水分補給は医学的治療だということである[17]。ブーヴィアの事例は生命倫理学において［決疑論で言われるような］範型事例となった。臨床家、倫理コンサルタント、法律家といった、現場で実務に携わる決疑論者たちは、決定能力をもった成人による治療［中止］の決定を含むような新しい事例を解決しようとする際には、当の事例をエリザベス・ブーヴィアの事例との類比によって考えるようになった。すなわち、たとえその治療が救命ないし延命に役立つものであったとしても、医学的治療を承諾あるいは継続するかどうかについての決定権は患者自身に属するという公理が適用されるようになったのである。

もちろん、ブーヴィアの事例は、決定能力を欠いている成人に関する事例とは道徳的にも法的にも区別する必要がある。医学的に管理された栄養および水分の補給は医学的治療の一形態であるという公理はここでも適用できるだろうが、決定は患者自身によってなされるべきであるという公理については、決定を下す能力を欠いている人々には直接には適用できないからである。生命倫理学者たちは、自分自身では決定できない患者の代わりに誰が決定するかという問題の解決においては一様の立場をとっていないものの、決定を下す能力を欠いた患者のための［代理］決定については、決定能力のある人々のための意思決定と可能なかぎり近似した仕方でなされるべきだという点については、ほとんどの生命倫理学者が同意している。事前指示（advance directives）は、かつては決定能力をもっていた個人が自律的な選択を成し遂げるための有効な手段として広く支持されている。この分野の誰かがそう呼んでいるように[18]、事前指示とは、前もってなされた自律（precedent autonomy）を実現することであり、現在は決定能力を欠いている患者が、もし現在も決定を下す能力をもっていたとすればその人が選択したであろうことについての最良の証拠として、広く尊重されているのである。

事前指示がない場合においても、生命倫理学者たちは、患者が決定能力をもっていたとすればそうしたであろう選択を尊重しようと努めることになるが、それすらわからない場合には、与益原則を適用して患者の最善の利益は何かを考え、それをなすように努めるということになる。決定能力もなければ事前指示もない患者のために決定を行う際、それを個人の決定にもっとも近似した仕方で行うために、生命倫理学者たちは一般に、決定がなされなければならない患者本人に近い誰かを探すという道をとる。すなわち、本人の代理意思決定者として、通常は配偶者ないし家族の誰かにその決定を委ねるというやり方である。そこでは、代理意思決定者は、それがいかなる決定であれ、決定能力のない人のために、その人がかつてであればそうしたであろうような決定を下す権限をもつべきであり、そのなかには治療拒否や治療中止の決定も含まれる、という点で一般的な合意がある。臨床倫理学者たちは、決定能力を欠いた患者が［もしそれをもっていたら］どのような決定を下したかについて代理人たちが判断する際に、それを助けるよう訓練されている。たとえば、その患者が決定能力をもっていたときになされた特定の言明だけではなく、その患者の価値観や目標、予後や利用可能な代替案についての評価も、そうした判断の材料になるのだ。もし決定能力を欠いた人がどのような決定を下すであろうかが判断不可能な場合には、代理決定者は患者の最善の利益になるような決定を下すべきである、と生命倫理学は説いている。常にというわけではないが、患者の最善の利益は医学的な有効性の問題としてとらえられることが多い。すなわち、どのような選択がその当人の健康や機能性を回復するかということである。しかしながら、生命倫理学という分野としては、医療が重荷になり得ることも認識しているし、安らかな看取りのケアや家族のサポートによって特徴づけられる「良い死」という考え方を支持する傾向も強い。それゆえ、生命維持治療の差し控えや中止についての決定は本人の最善の利益のなかにあり得るという考えそのものが、生命倫理学的な物の考え方の一部として、そのなかに埋め込まれている（embedded）とも言えるのである。

こうした教説のもつニュアンスについては、特定の事例をめぐる研究のなかで具体的に肉付けされることになろう。しかし、ここで行った概観は、学問としての障害学の教説についての概観と対照してみれば、生命倫理学と障害者運動のコミュニティの間の衝突点がどこにあるのかを見定める上で役立つに違いない。

II　障害者運動のコミュニティからの視点と教説

生命倫理学と同じように、障害者運動のコミュニティも一枚岩ではない。そのコミュニティを構成しているのは、障害者運動の活動家や障害学者であり、その多くは個別の問題については正反対の立場をとっていることもある。一つの党派や団体がすべての障害者を代表して語るなどということはないが、障害者運動の活動家の多くは、彼らが障害者の権利を守るコミュニティとして定義してきたものを代表して語っているのである。障害に対する医学的な見方については、活動家たちはきわだって一貫したメッセージを発しており、それは障害学者たちの仕事によって明確な形で伝えられている。

障害学者たちは、障害をもつ人の人生が悲劇的なものであるという神話を脱構築する。一つの分野としての障害学が強調するのは、障害者への社会的な抑圧であり、［そうした抑圧に屈することなく］障害をもって生きる人生を正しく文化的に認知することである[19]。障害学の中心をなす信条は、障害についての医学モデルを拒否することにある。損傷（impairment）あるいは能力の欠如（disability）という意味での障害について社会一般に広まっている［誤った］理解の基盤となっているのが、そうした医学モデルだからだ[20]。「障害についての医学的な見方は……［障害をもった］個人を何かが欠けた、本質的に劣ったものとしてとらえる。なぜならそうした人は社会に受容される生理学的標準（もちろんそれは恣意的なものだが）の範囲からこぼれ落ちており、そうした人が「標準化（normalized）」され、社会に組み込まれるのは医学的治療を通してのみだからである[21]」。障害についての医学的な見方においては、標準からこぼれ落ちることは問題と見なされる。というのは、「標準的な種の機能が備わっていないと、その個人に開かれるチャンスの範囲も狭まるからであり、……人生計画を立てたり、善きことを構想したりする可能性も狭まるからである[22]」。このように、障害についての医学的な見方においては、障害によって生じる問題は［もっぱら］障害をもった個人のなかに位置づけられる。

こうした医学的な障害のとらえ方に対して、障害学者たちは障害を「一つの社会的に構築された状態」としてとらえる。このような見方によれば、「問題」は「［障害に対する］専門家その他の人々に支配的な態度であり、社会一般と比べた場合のサポートやサービスの不備であり、態度、建造物、感覚、認知、経済といったさまざまな次元における障壁（バリア）として定義される[23]」。ある学者は次のように述べている。

> 障害についての「社会―政治的（socio-political）」モデルにおいては、障害は「健康状態と個人の身体的、社会的環境が要求するものとの間の相互作用の産物」としてとらえられる。そのようにとらえることによって、このモデル（およびこの関係構築物であるマイノリティモデル）は、障害についての医学モデル、すなわち「障害を医学的な介入によって治療されなければならない欠陥あるいは病気である見なし」、「問題」は疑いなく障害者個人のなかにあるととらえるモデルと鋭い対照をなしている[24]。

障害についての社会的な見方の古典的な例としては、ビルの入口が階段のてっぺんにあるために、マヒのある人がビルに入ることができないという状況が挙げられる。この人は、自分の身体的な損傷（impairment）によって「障害のある＝能力を欠いた（disabled）」状態になっているわけではないのだ。障害は、［ビルの入口に向けて］車椅子でアクセスできるスロープがないという社会的な不具合に起因している。このように、「［障害を障害たらしめている］本当の原因は、［障害者個人の］生物学的、心理的、あるいは認知的な能力ではなく、障害をもつ人がそのなかで暮らさなければならない社会的、制度的、物理的な世界の方なのである。障害をもたない人々が心に描く特性とニーズに基づいてデザインされた世界においては、腕に損傷（impairment）があることが、手作業における障害（disability）となり、社会的ハンディキャップになる。それはただ、特定の生理学的事実と特殊な社会的、法的環境および人々の態度が作り出す環境との間の相互作用によってのみ生じたものなのである[25]」。

学問としての障害学に普く浸透しているメッセージは、障害をもつ人生はけっして不幸なものではないということだ[26]。むしろ不幸は、身体的な損傷のある人々が生産的な人生を送るのをサポートするための社会的な制度が整っていないことのなかにある。それゆえ障害学者たちは次のように主張する。「規則、法律、コミュニケーション手段、建物の構造、交通システム、典型的な8時間労働、見栄えについての好み、これらすべてのものが、ある種の人々を学校、仕事、市民生活ないし社会生活への参加から閉め出すこととなる[27]」。社会の側で適切な便宜を図ることさえできれば、障害をもった人たちも実りある生活を送ることができるのである[28]。

障害学者たちは、「先天的なものであれ後天的なものであれ、あるいは感覚、認知、動作、その他いかなる障害であれ、障害を経験する人々が、自分たちの人生において十分な報いと満足を得ることができるという事実[29]」を明らかにする経験的研究を通して、彼らの理論的立場を補強してきた。実際、そうした研究が一貫して示してきたのは、障害をもつ人々の多くが、医療専門職による予言をはるかに超えて、彼らの人生に満足を覚えているという事実なのである[30]。

さらに障害学者たちは、障害に対する医学的な見方に対抗するために、個人的なナラティヴ（物語）を利用する。たとえば、生命倫理学者のピーター・シンガーとヘルガ・クーゼが書いた初期の（あまり有名ではない）著作で重症障害をもった幼児は死なせるべきであると主張したことに対して、アリソン・デイヴィスは次のような［自分の］物語を用いて批判を浴びせた。「私は重度の二分脊椎症をもって生まれ、その結果ずっと車椅子から離れられない生活を送っている。私の障害と、誕生時に医師から告げられた陰鬱な未来についての予言にもかかわらず、私は現在、どこから見ても完全で幸せな満ち足りた人生を送っている。まったくもって、私は生きていられて幸いだ[31]」。

障害学者たちは、医療における意思決定に関わる裁判事例を、障害をもった人生の不幸をめぐる供述としてとらえている。文献によれば、障害をもつ人の生をめぐって医学的治療の中止ないし手控えや死を選ぶことを法廷が許容する場合、そこでは二つの誤った仮定が受け容れられ、それが長く続いてきた。「第一に、慢性的な病気や障害をもった誰かの人生は、……永久に混乱したままであるという仮定。……第二に、もし障害をもった人々が孤立や無力感、貧困、失業、社会的地位の低さといったものを経験するとしたら、それらはみな［彼らの］生物学的な欠点や限界の必然的な結果だという仮定である[32]」。

エリザベス・ブーヴィアの事例をもう一度考えてみよう[33]。障害学者たちは、この事例を自律原則の輝かしい勝利として歓迎した生命倫理学者たちとはまったく違った見方でブーヴィア訴訟の判決文を読んだ。彼らの見方によれば、エリザベス・ブーヴィアは、彼女の人生が意味をもつことを許すのに必要な社会的サポートを得られない人に他ならなかった[34]。障害学者たちが指摘したのは、ブーヴィアが流産し、夫が彼女のもとを去り、家族が彼女を捨て、国が彼女を住まわせる適切な場所を見つけることを怠り、学長が彼女を障害のために不適切な学生であると考えたために彼女が大学院をやめさせられた後になってはじめて、ブーヴィアは栄養をとらずに死ぬ権利を求めたという事実であった[35]。

障害学者たちは、ブーヴィアがおかれた苦境を、障害のある人を社会が見捨てるという古典的な事例であると見なした。ブーヴィアの苦境に対する適切な応答とは、彼女の死の要求に黙って従うことではなく、［彼女が生きる意味を見いだせるような］社会的なサポートと介入なのだと、彼らは主張した[36]。障害者コミュニティは、ブーヴィアが栄養補給を拒否して死ぬことを許容した裁判所の判決は、障害をもった人生は生きる価値がないと裁判所が確証したということだと見なしたのである。

ブーヴィア訴訟の判決文を書いた判事は、障害学者たちに、判決は自律についてのものではなく障害者差別についてのものであると考える理由を与えた[37]。裁判所はブーヴィアの障害の身体的要素を詳細に至るまで記述し尽くすことをいとわなかった。そして、［この判決文では］その後で、自分の人生には何の意味もないというブーヴィアの結論は理にかなったものであると説明されるのだ。「彼女の心と精神はどこにでも自由に飛んで行けるが、彼女自身は［不自由な身体に］囚われたままであり、身体的に無力な状態で横たわったまま、その無力によって生み出された不名誉や当惑、恥辱にさらされ、人間性を奪われた姿で生きていなければならないのである[38]」。このように判事は、障害がブーヴィアの人生を台無しにしてしまったと主張した。「このような人生は、身体的に破壊されてきたとともに、その生の質、尊厳、目的も失われてしまった[39]」。社会の変革がブーヴィアの人生に及ぼす可能性を探求することなく、判事は、彼女の生命を引き延ばすことは「忌まわしい」ことだと述べた[40]。

ブーヴィアが直面していた身体機能の制約は、医学的治療とテクノロジーの助けを借りながら数十年にわたって生産的な人生を送ってきた障害者運動のリーダーたちの多くに酷似していた[41]。それゆえ、永久的に意識を失った人々や終末期の病いにある人々のための意思決定を含む以前の事例[42]とは異なって、ブーヴィアの事例は障害学者たちの注目を引いたのである。

ブーヴィア訴訟の判決文を追いながら、障害学者たちはまず、こうした事例が本当に自律についてのものなのか（自律は障害者コミュニティでも大切にされる原則だ）、それとも新しい優生学についてのものなのかを問いかけることから始めた[43]。彼らは次のように論じた。「（障害をもたない一般大衆は）障害のある人が死にたいと願うのは理にかなったことであるという短絡的な結論を下してしまう。なぜならその結論は、そうした障害のある個人にとっての主要な問題は永続的な障害をもつという耐えがたい経験にあるという彼ら自身の先入観と合致するからである。……もし永続的な障害［それ自身］が問題なのであれば、死がその解決となる[44]」。障害学者たちはさらに次のことにも注意を促した。「障害をもたない人が死にたいと言ったのであれば、その人には自殺念慮があるというレッテルが貼られる。ところが、障害をもった人が同じことを言うと、それは『自然な』『理にかなった』ことだと見なされてしまうのだ[45]」。

裁判所が、そして法廷で引用された生命倫理学者たちが［障害者たちの］死にたいという願望を理にかなったものとして受け容れる積極的な態度を示したことは、障害学者たちの見方からすれば、障害をもって生きる人生の価値や正当性についての社会的認識の欠如を例証するものに他ならなかった[46]。障害学の見方によれば、裁判所は、「法律や医学、生命倫理学、政府の政策といったものが障害をもった患者たちにとって絶望的なほど助けになってこなかったこと、彼らを支え、彼らに実りある人生を送るチャンスを与えることができるような経済的、技術的、社会的、心理的な資源を彼らが見出せるよう助けてこなかったという[47]」その仕方に焦点を当てるのではなく、身体的な障害（＝損傷）によって生み出された制約［にのみ］焦点を当てることによって、失敗したのである。そして、生命倫理学者たちもその責任を負うべきものとされた。結局、障害をもった人生の価値をおとしめる決定を正当化するために裁判官が引用したのは、［同じ見方を］生命倫理学者たちが学問的に加工したものだったからである。

このように障害者の存在そのものが脅かされているという認識への反応として、障害のある人が第一に求める権利は「生きることそれ自体に対する権利[48]」となった。治療拒否を認める法は疑わしいものとなった。学問としての障害学は、最近の法や生命倫理学では、終末期の事例における最優先の関心事項として自律が強調されていることに対して、疑問を投げかけた[49]。こうした懐疑主義は、国家が医師幇助自殺（PAS）の問題に注目し出したことで、特に顕著なものとなった[50]。障害学者たちは、死ぬ権利をめぐる事例が「障害をもった人の人生の価値をおとしめる社会的偏見を反映している」という明確な主張をもとに、医師幇助自殺に強く反対した[51]。その結果、障害学者たちは「臨床家や政策立案者に対して、変化し、恐怖に満ちた、先の見えない身体的損傷……を背負って生きる人々の死への願望について、いかにしてそれが本当に自律的だと言えるのかという疑問[52]」を突きつけることとなった。

それに合わせて障害学者たちは、家族のメンバーに治療の差し控え〔の決定〕を認める法律を批判した[53]。ある学者が注意したように、「明らかに愛情深く深い関わりをもった家族といえども、彼ら自身の見方を捨て去ることはできないだろう。すなわち、障害をもった人生について、障害をもたない人の有利な視点から想像しうるものはいかに限られているか、ということである[54]」。こうした立場に沿って障害学者たちは、ニューヨーク州控訴裁判所が重症の精神遅滞のある男性の母親に息子のがん治療を断るという選択を認めなかった際には、その判決を賞賛した[55]。その母親は息子をずっと大切に世話してきたが、がんの治療が過度に〔息子を〕動揺させることを心配したのである。誰も、たとえ愛する家族の一員であっても、治療拒否についての自分自身の意思を表明してこなかった人の救命治療を拒むことはできない、というのが裁判所の見解であった[56]。

障害のある愛する人のために家族のメンバーが意思決定を行う能力に疑問を呈したのに加えて、「前もってなされた自律（precedent autonomy）」という考え方に疑問を投げかける障害学者もいた。前もってなされた自律とは、リビング・ウィルの支えとなる概念である[57]。人々は、もし後に自分の意思が表明できなくなった場合でも、前もって自分が医療をめぐってどのような決定をしたいかを決めておくことが認められる。そして、〔その時には〕事前になされたそれらの決定に基づいて医療提供者に処置してもらうよう要求することができるのである。障害学者たちは、こうした〔事前〕指示に懐疑的だった。なぜなら彼らは、障害をもたない人々は障害をもった人生が実りあるものであることを想像できないと考えていたからだ[58]。障害学者たちによれば、〔代理で〕意思決定をする人々はやみくもに事前指示に従うのではなく、最近になって障害をもつようになった人の観点から、治療をめぐる決定を値踏みしてみるべきである[59]。もしその人が障害のある現在の状態において楽しみを得ているように見えるならば、いかにその人が過去において障害のある状態で生きることを避けたいという願望を示していたとしても、その現在の状態が維持されるべきなのだ。

このように、障害学という学問は、終末期の意思決定における自律や家族、事前指示の役割について疑問を投げかける。障害学者アドリエンヌ・アッシュはこう述べている。最終的な結論として、「障害をもったあらゆる人々の尊厳と価値を促進しようとする人すべてにとって決定的に重要なのは、生死をめぐる決定に障害をもった人々自身が参加できるよう推進すること、そして自分自身の意思決定をなす法的な権限が十分にはない人々のためにその家族が行う意思決定を制限することである[60]」。

Ⅲ　両者が衝突するポイント

総じて言うならば、生命倫理学と障害学は一つの共通の関心を共有している。両者はいずれも、あらゆる人を尊重し、医療システムにおいてあらゆる個人に公平な治療を保障することを目指している。実際、この二つの分野は多くの共通の問題に焦点を当てている。たとえば医療へのアクセス、終末期の意思決定、事前指示、医師幇助自殺といった問題である。しかしながら、双方のメンバーはこうした問題に異なった視点からアプローチしている。時には、両グループの話が噛み合わないように見えることもあり、双方がお互いに大声でやり合うことさえもあった。こうして両者の間には「毒のある、けんか腰の雰囲気[61]」が生み出されてきた。

論争は、障害学と生命倫理学の専門家の視点が対立する重要な諸問題をめぐってもっとも加熱した。特に緊張関係が生じたのは以下のような点である。

■障害のある人々に彼らの延命のための医学的治療を拒否することを認めるという見識について
■障害のある人々のための［代理］意思決定における家族の正しい役割について
■事前指示の有効性について
■医学的に管理された栄養および水分補給の位置づけについて：それは基本的な人権なのか、それともなくてもよい医学的な治療なのか
■身体的な損傷による障害への最良の対応について：損傷を治療するのか、それとも社会的便宜を供与するのか
■一つの障害としての遷延性植物状態の位置づけについて
■個々の事例におけるリスク／便益分析の一部としての社会的コストおよび共同体のコストを評価することの重要性について

本書の第3章から第7章では、人間のライフサイクルの異なった時期（新生児期、児童期、生殖年齢期、成人期、終末期）において生じる個々の具体的な事例のなかで、こうした衝突点がどのようなかたちで現れるのかを探究するつもりである。諸事例をめぐる議論を経ることで、重要な細部のニュアンスがつけ加えられるとともに、生命倫理学と障害学に共通な基盤について、そして両者の内部にあるいくつかの矛盾についても、はるかに多くのことが明らかになるだろう。そしてそのことは、いかに両グループが協同して仕事ができる可能性があるか、なぜ両グループがお互いに噛み合ってこなかったのかについての説明の助けになるだろう。事例研究にとりかかる前に、私は、なぜ両者の和解に向けての調停が努力するに値する意義のあるものなのかを説明するとともに、それを通して両者の協同作業が立ち上がってくるような一つのプロセスを提案してみたい。

Ⅳ　両者の友好関係を求めて

学術論文[62]、国際的文書[63]、活動家たちの雑誌[64]やブログ[65]、そして全国的な生命倫理学の会議における念入りな抗議行動[66]を通じて、障害学者や障害者運動の活動家たちが要求してきたのは、「生命倫理問題に関するあらゆる議論および政策決定の場に自分たちを参加させること[67]」であった。抗議者たちは、生命倫理学者たちが障害のある人々は無価値であるという判断を含む協議事項を推し進める際に、念入りに障害者を排除していると非難した[68]。〔ところが〕障害学者や障害者運動の活動家たちおよびごく少数の生命倫理学者たちを落胆させたのは、こうした障害学の視点に対する生命倫理学の側の主要な反応が、無視[69]や念入りな却下[70]、あるいは徹底的な拒絶[71]でしかなかったことだった。

障害学の視点をはねつける生命倫理学者たちは過ちを犯しているのだ、というのが私の立場である。〔そうではなく〕障害の問題に真剣に取り組むことで、生命倫理学者たちはその仕事によりよい装備をもって臨むことができるようになるだろう。社会における障害の意味について深い知識をもっている障害学者や障害者運動の活動家たちから智恵を引き出すことで、彼らは生命倫理学の探究に直接関係する重要な事実情報を学ぶことができる。さらに生命倫理学者たちは、〔医療〕資源配分と医療改革をめぐってなされる平等と公正についての議論においても、信頼される立場から作業を進められるようになるだろう。彼らはまた、生命倫理における多くの問題事例の中心にある［障害者サイドの］医療システムに対する不信を和らげるために、よりよい姿勢を示すことができるだろう。障害の物語が不幸の物語である必要はなく、医療における意思決定の際に障害をもった人生についての証明されていない偏見に基づく仮定が大きく影響しているというエビデンスがある以上、その原因を解き明かし、偏見を排除するために障害学者や障害者運動の活動家たちと協同するのは、生命倫理学に課された任務なのである。

障害学者や障害者運動の活動家たちと協同するのは、一つのチャレンジであろう。障害者コミュニティの指導者のなかには、非常に憤っていて、「私たち抜きに私たちのことを決めないで」というスローガンにもかかわらず、生命倫理学のプロジェクトへの参加への招待に敵意むき出しで応じる人々もいる。このことは、障害学や障害者運動と生命倫理学の間に共通の地盤を見出すために企画された会議に参加するよう、私がノット・デッド・イエットの会長であるダイアン・コールマンを招待した際に、ステファン・ドレイクが書いた次のブログ記事を見れば明らかである。

> 冗談じゃないぜ。
>
> 第一に、これまでにも長年にわたって別の諸組織によるいくつかの単発的なイベントが行われてきたが、そこで達成されたものはゼロだ。もっとも、そうしたイベントのスポンサーになり、自分たちの一回こっきりの［障害者］包摂訓練を自画自賛していた生命倫理学者たちはたぶん別だろうが。
>
> そして、そうしたイベントさえやってしまえば、またぞろ標準的な作業手続きの一つとして［障害者］排除に戻るだけの話だ……
>
> ……
>
> もし何にせよ過去が未来のよき予言者だとすれば、これもその例なんだろう。［障害者］包摂の一瞬を自画自賛できるもう一つの組織が現れ、そしてまた障害者アドボケイトや活動家たちを周縁に追いやるリアルな仕事に戻るってわけだ。これからもずっと彼らは、自分たちが是認するこうした反対者吸収のためのイベントを企画し、私たちの力をどうしたらよりよく削げるかを理解しようと試み続けるだろう。
>
> 現実は、生命倫理学をめぐるこうした「対話」が単なる哲学、観念や経験の

> 交換以上のものだということだ。その核は、公共政策をめぐる政治的な闘争、すなわち、権力をもち、それにしがみつこうとする人々と、そうした政策によって直接影響を受ける、権力を得ようとする人々との間の闘争なのだ。
> そしてこのことは誰よりも、このイベントを主催する生命倫理学者たちが一番よく知っているのだ[72]。

このブログ記事に明らかに見られるような怒りと不信を乗り越えることは容易なことではないだろう。障害者運動に染み込んでいる懐疑主義と恐怖の根は深く、がっしりと大地に根づいている。長年にわたって孤立感と疎外感を味わいながら生きてきた障害学者や障害者運動の活動家たちは、その声を聞いてもらうためには大声で叫んでこざるを得なかったのだし、そういうときでさえ彼らが受けるのはけっして歓迎ではなかったのだ。

私の考えでは、(ニュー・アクティビストを含めて) 障害学者や障害者運動の活動家たちの信頼を得ること、そしてより広くいえば障害者コミュニティと医療コミュニティの間の信頼関係を醸成していくことは、生命倫理学にとってプラスになる。信頼関係の欠如は医師−患者関係を蝕むだけでなく、医療供給に関する公正な政策を展開する力を削ぎ、恐怖に基づいた自己防衛的な決定をしてしまうことで、個々の患者やその家族に害を与える危険性がある。信頼こそが医師−患者関係に不可欠な構成要素であり、とりわけ今日のエビデンスに基づく医療 (evidence-based medicine, EBM) の時代にあってはそうである。アーサー・カプランは単刀直入にこう述べている。「信頼関係なしには、アウトカムに基づく医療 (outcome-based medicine) に陥るだけだ。……患者が医師の言うことを信用しないとき、そしてそれが予後と〔患者が受ける〕利益についてのエビデンスが欠如しているためではなく、医師が患者の権利擁護者であるとは患者が信じられないためであったり、医師が〔患者に対して〕……無神経な行動をとったためであったりするならば、〔両者の〕信頼関係の予後は思わしくない……。信頼関係の予後が思わしくないときには、データに基づいて導かれる治療への期待も思わしくない[73]」。患者や家族が自己防衛的な意思決定をすることで、治療チームの専門家がその治療は続行すべきではないと判断するような場合であってさえ、「〔やれることは〕すべてやってくれ」という要求がますます増えていくことになってしまうだろう。生命倫理学が過剰治療とそれが及ぼすネガティヴな結果 (悪い死、苦しみ、医療資源の無駄遣い) を気にかけるのであれば、それだけいっそう生命倫理学には、信頼できる環境を創り出し、障害学コミュニティとの協働作業を行うために果たすべき役割があるし、なすべき作業があるのである。

両者の和解のためになすべきことは次の通りだ。理想的には、和解（調停）のプロセスには対立を起こしているすべての党派が参加し、少なくとも次の三つのステップを踏むことが必要である。第一のステップは相手の言うことに耳を傾け、それを理解［しようと］すること。第二は［お互いの］恐怖、同盟関係、そして価値観を認めること。第三のステップは、両者が合意可能ないくつかの点と、将来の協働作業に向けてお互いに同意できる枠組をはっきりさせることである。

［とはいえ］対立しているすべての党派が一同に会し、お互いの話に思慮深く聞き入るなどと要求することは不可能なので、私は紙面上でこのプロセスの口火を切ろうと試みた。さまざまな利害関係者たちによって書かれた言葉に向き合うことで、私は以下の５つの章を通して、論争となった一連の事例をめぐるさまざまな利害関係者たちの見解について、私が理解し得たかぎりで紹介した。それぞれの立場を都合良く解釈したり、まちがった紹介をしたりするのを避けるために、可能な箇所では、直接に彼らの言葉を引用した。私が研究した事例の多くについては、すでに何百もの論文や書物が書かれているので、私の紹介が完全なものだとはとても言えないが、それでも読者が彼らの言葉に「聞き入り」、あるグループが別のグループから学びうることを探究するための情報としては十分なものを提供できたように思う。事例研究はさらに、論争のなかで働いている恐怖や同盟関係、価値観についても、そしていくつかの重要な合意点についても大変多くのことを明らかにしてくれる。このように、以下の５つの章は、障害に配慮した生命倫理学（disability-conscious bioethics）のための原材料を提供しているのである。

［注］

1 Mark Kuczewski & Kristi Kirschner, *Bioethics and Disabikity: A Civil War?*, 24 Theoretical Med. 455(2003). 以 下 も 参 照。Christopher Newall, *Disabirity, Bioethics, and Rejected Knowledge*, 31 J. Med.& Phil. 269, 276 (2006).（ニューオールは生命倫理学を「人を不具にする（disabling）事業計画」と見なしている）

2 生命倫理学における細かい議論についての突っ込んだガイドブックとしては、一般に以下を参照。The Oxford Handbook of Bioethics (Bonnie Steinbock ed., Oxford University Press 2007), A Companion to Bioethics (Helga Kuhse & Peter Singer, eds., Wiley-Blachwell 2007). 障害学における細かい議論についての突っ込んだガイドブックとしては、以下を参照。Handbook of Disability Studies (Gary L. Albrecht et al.eds., Sage Publications, Inc. 2001) , The Disability Studies Reader (Lennard J. Davis ed., 2d ed., Routledge 2006).

3 たとえば以下を参照。Susan Sherwin, *Wither Bioethics?: How Feminism Can Help Reinvent Bioethics,* 2 Int'l J. of Feminist Approaches to Bioethics 134 (2009); Relational Autonomy: Feminist Perspectives on Autonomy, Agency, and the Social Self (Catriona MacKenzie & Natalie Stoljar eds., Oxford University Press 2000).

4 たとえば以下を参照。Andrew I. Batavia, *The Revance of Data on Physicians and Disability on the Right to Assisted Suicide: Can Empirical Studies Resolve the Issue?,* 6 Psych. Pub Pol'y & L. 546(2000).

5 ローレンス・B・マカロフはこうした見方は歴史的に誤りであると主張している。以下を参照。Laurence B. McCullough, *Was Bioethics Founded on Historical and Conseptual Mistakes About Medical Paternalism,* 25 Bioethics 1467 (2011).

6 Tom L. Beauchamp & James F. Childress, Principles of Biomedical Ethuca 99 (6th ed., Oxford University Press 2009)［トム・L・ビーチャム、ジェイムズ・F・チルドレス（立木教夫・足立智孝監訳）『生命医学倫理』麗澤大学出版会、2009 年（原書第 5 版〔2001〕の翻訳)］.

7 *Id*

8 理論についてのより詳細な解説は、以下を参照。John D. Arras et. al, *Moral Reasoning in the Medical Context, in* Ethical Issues in Modern Medicine (John D. Arras & Bonnie Steinbock eds., 7th ed., McGraw-Hill 2009); Beauchamp & Childress, *supra* note 6; Robert M. Veatch, The Basics of Bioethics (2d ed., Prentice Hall 2003).

9 功利主義の主張によれば、出来事の可能な組み合わせのなかで最善の状態とは、人間の快楽ないし幸福、満足の最終的な収支が最もプラスになっている状態のことである。規則功利主義では、諸規則が結果としてどのような効用を生み出すかに基づいて、どういった規則が道徳的に好ましいかを特定する。［これに対して］カント主義は、人は道徳的行為の一般原則に従うべきであるという考え方を支持し、功利主義を退ける。カント主義における重要な原則の一つは人格の尊重である。カントはそれを、人はいかなる人をも手段として扱ってはならず、あらゆる人は目的として扱われなければならないという定言命法として構築した。リベラル個人主義は、アメリカの法システムに深く埋め込まれた考え方、すなわち社会における個人には、他者とりわけ国家による干渉を受けてはならないさまざまな個人的権利があるという考え方に言及する。こうしたリベラル個人主義とは対照的に、共同体主義は共同体にとっての善に焦点を当て、特に共同体の伝統と協調関係に力点を置いている。共同体主義と同じように、ケア倫理学も道徳的実践において個人主義を中心におくことを拒絶している。しかし、ケア倫理学では共同体の善に焦点が当てられるよりはむしろ、個々の行為者の間の関係性の創造や養育、変容に焦点が当てられている。もちろん上記のような説明は、高度に成熟し、細かいニュアンスに彩られたそれぞれの道徳理論を大ざっぱに単純化したものにすぎない。

10 Tom L. Beauchamp, *Does Ethical Theory Have a Future in Bioethics?,* 32 J. L. Med. & Ethics 209,

209 (2004).

[11] John D. Arras, *The Way We Reason Now, in* Oxford Handbook of Bioethics 54 (Bonnie Steinbock ed., Oxford University Press 2009).

[12] Veatch, *supra* note 8, at 10.

[13] *Id.*

[14] Bouvia v. Superior Court, 255 Cal. Rptr. 297 (Cal. Ct. App. 1986). 障害学者たちは同じことを強調するために、ブーヴィアの事例に加え、しばしば次の二つの事例を引用している。McKay v. Bergstedt, 385 S.E.2d 801 (Nev. 1990); Georgia. v. McAfee, 259 Ga.579 (Ga.1989). マカフィーの事例については本書の第6章で詳細に論じる。

[15] エリザベス・ブーヴィアは、裁判所が彼女の死にたいという訴えを許容した後も、自ら死を選ぶことはなかった[訳注3]。1997年9月7日の60分番組の放送で、彼女は自分の決定について次のように説明している……

マイク・ウォーレス：（ナレーターの声）餓死しようと何度か試みた後、エリザベスはそれがただ肉体的にあまりにも実行困難なものになった、と語った。彼女は苦痛に満ちた緩慢な死を望んでいたのでもないし、公衆に監視され、注目されながら死にたいと思っていたわけでもなかった。それで彼女は残念そうに、自分は静かに生きることを選んだのだ、と語った。

ブーヴィアさん：餓死は簡単な方法ではないわ。

ウォーレス：なってこった。

ブーヴィアさん：何も食べないで、それを続けて、ずっと続けて、なんて無理なのよ。本当に体がめちゃくちゃになってしまうの。私の体はとっくにむちゃくちゃなんだけどね。

Jerry Menikoff, Law and Bioethics: An Intriduction 262 (Georgetown University Press 2001).

[16] *Bouvia,* 225 Cal. Rptr. at 305.

[17] たとえば以下を参照。Jerry Menikoff, *Demanded Medical Care,* 30 Ariz, St. L. J. 1091, 1091(1998); Elizabeth W. Malloy, *Beyond Misguided Paternalism Resuscitating the Right to Refuse Medical Treatment,* 33 Wake Foret L. Rev. 1035, 1037 (1998)

[18] Ronald M. Dworkin, *Autonomy and the Demented Self,* 64 Milbank Q. 4, 10 (Supp. 2 1986).

[19] Gareth Williams, *Theorizing Disability, in* Handbook of Disability Studies, at 124 (Sage Publications, Inc. 2001).

[20] *Id.*

[21] Jonathan C. Drimmer, Comment, *Cripples, Overcomers, and Civil Rights: Tracing the Evolution of Federal Legislation and Social Policy for People with Disabilities,* 40 UCLA L. Rev. 1341, 1348 (1993). 以下も参照。Adrienne Asch, *Disability, Bioethics, and Human Rights, in* Handbook of Disability Studies 297-301 (Gary L. Albrecht et al.eds., Sage Publications, Inc. 2001).（ここでアッシュは、「障害のある人々の第一の権利は、生きることそれ自体に対する権利であり、それとともに障害をもった誰かの人生の価値と妥当性を社会に認めさせることである」と述べている）

[22] N. L. Daniels, Just Health Care: Studies in Philosophy and Health Policy 27 (Cambridge University Press 1985).

[23] Laura L. Rovner, *Disability, Equality, and Identity*, 55 Ala. L. Rev. 1043, 1043-44, (2004) (citing Deborah Kaplan, *The Definition of Disability: Perspective of the Disability Community*, 3 J. Health Care L. & Pol'y 352, 352-353 [2000]); Michelle Fine & Adrienne Asch, *Disability Beyond Stigma: Social Interaction, Discrimination, and Activism*, 44 J. Soc. Issues 3 (1988).

[24] Rovner, *supra* note 23, at 1044 (以下を引用している。 Deborah Kaplan, *The Definition of Disability: Perspective of the Disability Community*, 3 J. Health Care L. & Pol'y 352, 352 [2000]); Richard Scotch, *Understanding Disability Policy*, 22 Pol'y Stud. J. 170, 172 (1994) (以下の本についての書評。 Edward D. Berkowitz, Disabled Policy: America & Programs for the Handicapped [Cambridge University Press, 1987]).

[25] Asch, *supra* note 21,at 300.

[26] *Id.*

[27] *Id.* アドリエンヌ・アッシュは次のように生命倫理学を批判する。「生命倫理学者たちは、それぞれの個人が自ら生きることは耐えがたいと感じる状況を決定すべきだと主張している。しかし生命倫理学者たちが［生きることは耐えがたいと感じている］そうした人々にあえて尋ねてこなかったのは、彼らが耐えがたいと感じているのは何なのかということである。また、生命倫理学者たちは次のことにも触れてこなかった。すなわち、［そうした人々にとって］受け入れがたいのは四肢麻痺や発作、あるいは進行性の神経学的異常ではなくて、そのような状態で生きる際に彼らが直面する社会的なお膳立て［の乏しさ］に起因している可能性があるということだ」。

[28] *Id.* 障害学者や障害者運動の活動家たちにとって、障害をもつアメリカ人法（The Americans with Disability Act, ADA）の成立は大きな勝利であった。それは、障害をもつ人々により良い生活の質（QOL）と社会に意味のある貢献をする機会を与える義務が社会にあるということを、法として認めたものだからである。

[29] *Id.* at 301. エビデンスが示しているのは、「障害のある人々にもっとも近く接して働いている人々でさえ、彼らの QOL について過小評価している」という事実である。Mark Mark G. Kuczewski, Disabilty: An Agenda for Bioethics, 1 AJOB 39(2001).

[30] 以下を参照。Asch, supra note 21, at 302 (citing eleven such studies); *see also* National Organization on Disability, NOD/Harris Survey of Disabled Americans (1994); S. Saigal et al., *Self-Perceived Health Status and Health-Related Quality of Life of Extremely Low Birthweight Infants at Adolescence,* 276 J. Am. Med. Ass'n 492 (1996).

[31] Alison Davis, *Yes the Baby Should Live*, New Scientist at 54 (1985)

[32] Asch, *supra* note 21, at 300

[33] たとえば以下を参照。*Bouvia,* 225 Cal. Rptr. 297; *McKay,* 801 P.2d 617 at 623.

[34] たとえば以下を参照。Paul K. Longmore, *Elizabeth Bouvia Assisted Suicide, and Social Prejudice,* 3 Issues L. Med.141, 144 (1987).

[35] Asch, *supra* note 21, at 311.

[36] Alicia Ouellette, *Disability and the End of Life*, 85 Or. L. Rev. 123, 135 (2006) (citing Paul K. Longmore, *Elizabeth Bouvia, Assisted Suicide and Social Prejudice*, 3 Issues L. & Med. 141 (1987]).

[37] 1996 年のワシントン州［対］グルックスバーグ裁判においても、障害をもつ人生を希望のないものとして描くことで、医師幇助自殺を支持する判決が出された。裁判所は、自分の身体

では移動できないことや失禁のためにおむつを使っていることを例に挙げながら、身体的障害のある人々が「寄る辺ない子どものような状態」で生きていると語った。Compassion in Dying v. Washington, 79 F.3d 790, 814 (9th Cir. 1996). 以下も参照。*McAfee,* 385 S.E.2d at 651（マカフィーの裁判では、人工呼吸器なしでは生きられないものの、必要もなく病院の集中治療室（ICU）に何カ月も収容されている原告について、次のように描写されている。「自発呼吸ができないために、……呼吸はもっぱら人工呼吸器に依存している。記録によれば、マカフィーの状態が時とともに改善する望みはなく、彼の状態を改善することのできる医学的治療はどこにもない」）

38 *Bouvia*, 225 Cal.Rptr. at 3041.

39 *Id.* この「ぞっとするような」表現の文章は、マッケイ事件の法廷で引用された。*McKay*, 385 S.E.2d 801.

40 *Id.*

41 Asch, *supra* note 21, at 312.

42 以下を参照。in re Qninlan, 353 A. 2d 647(1976)（永久に意識を回復しない患者に対する家族による治療中止の決定を認めることについて）：Satz v. Perlmutter, 362 So. 2d 160 (Fla. App. 1978)（終末期患者の生命維持治療の拒否を認めることについて）

43 以下を参照。Stanley S. Herr et al., *No Place to Go: Refusal of Life-Sustaining Treatment by Competent Persons with Physical Disabilities*, 8 Issues L. & Med. 36 (1992).

44 Carol J. Gill, *Suicide Intervention for Persons with Disabilities: A Lesson in Inequality*, 8 Issues L. & Med. 37, 39 (1996).

45 Compassion in Dying v. Wa., 49 F.3d 586, 593 (9th Cir. 1995).

46 Asch, *supra* note 21, at 301.

47 Adrienne Asch, *Recognizing Death While Affirming Life: Can End of Life Reform Uphold a Disabled Person's Interest in Continued Life?,* in Improving End of Life Care: Why has it been So Difficult, A Hastings Center Special Report, at S34 (2005) [以 後、*Recognizing Death While Affirming Life: Can End of Life Reform Uphold a Disabled Person's Interest in Continued Life?*].[48] Asch, *supra* note 21, at 301.

49 *Recognizing Death While Affirming Life: Can End of Life Reform Uphold a Disabled Person's Interest in Continued Life?, supra* note 47, at S33（ここでは、「生命維持治療の中止の決定にあたって患者の自律という考え方に単純に頼ることの危険性」が指摘されている）

50 以下を参照。M. Cathleen Kaveny, *Proper Honoris Respectum: Managed Care, Assisted Suicide and Vulnerable Populations,* 73 Notre Dame L. Rev. 1275 (1998)（この論文では、アメリカの医療施設において医師幇助自殺［が認められた場合］のさまざまな危険性と、それが社会的弱者に及ぼす影響について論じられている）：*Conference of Transcript Socially-Assisted Dying: Media, Money & Meaning,* 7 Cornell J. L. & Pub. Pol'y 267 (1998)（この会議録では、幇助による死に関して「障害者コミュニティからの賛成者および反対者」のさまざまな見解が紹介されている）Stephen L. Mikochik, *Assisted Suicide and Disabled People,* 46 Depaul L. Rev. 987, 999 (1987);Yale Kamisar, *Against Assisted Suicide - Even a J, Cry Limited Form,* 72 U. Det. Mercy L. Rev. 735 (1995).

51 Gill, *supra* note 44, at 39; Pamela Fadem et al., *Attitudes of People with Disabilities Toward Physician-Assisted Suicide Legislation: Broadening the Dialogue,* 28 J. Health Pol. Pol'y & L. 977 (2003);

Longmore, *supra* note 36; Adam A. Milani, *Better Off Dead than Disabled?: Should Courts Recognize a "Wrongful Living" Cause of Action When Doctors Fail to Honor Patients' Advance Directives?*, 54 Wash & Lee L. Rev. 149, 198 (1997).

52 *Recognizing Death While Affirming Life: Can End of Life Reform Uphold a Disabled Person's Interest in Continued Life?*, *supra* note 47, at S33.

53 Asch, *supra* note 21, at 310 (以下を引用している。Dresser & Robertson, *Quality of Life and Non-Treatment Decisions for Incompetent Patients,* 17 L. Med. & Health Care 234-44 (1989)).

54 Asch, *supra* note 21, at 309.

55 *In re* Storar, 52 N.Y. 363, 380-81, *cert. denied,* 454 U.S. 858 (1981).

56 *Id.* 以下も参照。*In re* Westchester County Med. Ctr. (O'Connor), 531 N.E.2d 607, 613 (N.Y. 1988).「なんぴとも、またいかなる裁判所も、他者にとって許容できる生活の質（QOL）がどのようなものであるかについて、代理で判断すべきではない」というストラーとオコナーの判決は、自己決定権を最も重要なものとして擁護する人々からは厳しく批判されてきた。その例としては、Stewart F. Hancock, Jr., *The Role of the Judge in Medical Treatment Decisions,* 57 Alb. L. Rev. 647 (1994). 明らかに、自分の意思を表明する能力をずっと欠いてきた人が医療を拒否するということはけっしてあり得ないのである。

57 Leslie Pickering Francis, *Decisionmaking at the End of Life: Patients with Alzheimer's or other Dementias,* 35 Ga. L. Rev. 539, 551, 569-576 (2001)（以下を引用している。 Ronald M. Dworkin, *Autonomy and the Demented Self,* 64 Milbank Q. 4, 10 [Supp. 2. 1986]).

58 Asch, *supra* note 21, at 310 (以下を引用している。 Dresser & Robertson, *Quality of Life and Non-Treatment Decisions for Incompetent Patients,* 17 L. Med. & Health Care 234-44 (1989)).

59 *Id.*

60 Asch, *supra* note 21, at 311.

61 Kuczewski & Kirschner, *supra* note 1, at 456.

62 生命倫理学を「人を不具にする事業計画」と見なした論文としては、Christopher Newall, *supra* note 1, at 276; Asch, *supra* note 21, at 297.

63 Independent Living Institute, *The Right to Live and be Different* (Feb. 2000), 以下のウェブサイトで閲覧可能。http://www.independentliving.org/docsl/dpi022000.html（23 ヵ国の障害者団体の代表によるこの方針説明書では、生命倫理学の議論について、「偏見に満ちており、私たちの生活の質についてのネガティヴな見方に支配されている。生命倫理学者たちは平等を求める私たちの権利を否定し、それゆえ人権を否定している」と非難している）

64 たとえば以下を参照。The Disability Rag, and Ragged Edge Online, at http://www.ragged-edge-mag.com/.

65 たとえば以下を参照。www.notdeadyet.org.

66 このような抗議の一例を描いたものとして、たとえば以下を参照。http://notdeadyetnewscommentary.blogspot.com/search/label/alicia%20

67 Independent Living Institute, *supra* note 63.

68 たとえば以下を参照。http://notdeadyetnewscommentary.blogspot.com/2009/04/monday-media-interview-on-whats-up-with.html; Independent Living Institute, *The Right to Live and be Different,* (Feb. 2000), 以下のウェブサイトで閲覧可能。http://www.independentliving.org/docsl/ dpi022000.html.

[69] 以下を参照。Kuczewski, *supra* note 29・at 36.

[70] Kuczewski & Kirschner, *supra* note 1, at 456.

[71] Newall, *supra* note 1.

[72] http://notdeadyetnewscommentary.blogspot.com/search/label/alicia%20ouellette

[73] Arthur Caplan, *Odds and Ends: Trust and the Debate over Medical Futility,* 125 Annals of Internal Med. 688 (1996).

［訳注］

1 功利主義は大きく行為功利主義と規則功利主義に分かれる。功利主義は、結果的に関係者ないし社会にとってプラス（益と害の合計）となるものが善であるという考え方だが、行為功利主義は特定の行為がそうしたプラスをもたらすかどうかを基準にするのに対し、規則功利主義は皆が従うことを要求される特定の規則の存在がそうしたプラスをもたらすかどうかを基準にする。

2「消費者レポート（Consumer Reports）」とは、米国で非営利の消費者組織 Consumers Union が 1936 年からずっと発刊している月刊誌で、独自の試験施設で製品やサービスの比較検討調査を行い、その結果をレポートしている。

3 ブーヴィアは、この放送から 10 年以上経った 2008 年時点でも生存していることが報じられている（the Los Angeles Times, May 11. 2008）

第3章

新生児期

生まれたばかりの小さな赤ん坊は可能性のかたまりで、その誕生は多くの場合、喜びと感動をもたらす。しかし障害のある子どもや、健康問題から先行き障害が危ぶまれる子どもが生まれると、受け止めは複雑なものとなる。もちろん、障害をもつ子どもをそうでない子どもとまったく同じ喜びと感動で迎える親もいる。中には、聴覚障害や軟骨形成不全症をもつ子どもの誕生を特別な幸運ととらえ、違いに恵まれたことで豊かな人生を送ることができると喜ぶ親すらいる。しかし多くの親は、子どもに障害があるとか将来その可能性があると知れば、心配し、不安になり、深い悲しみすら覚えるものだ。親の受け止めはそれぞれであるにせよ、障害やその可能性をもつ子どもでは、医療をめぐる意思決定が必要となることが多い。ほとんどの子どもでは定型的な意思決定でこと足りるが、文字通り生死に関わる意思決定となるケースもある。以下の事例研究でも明らかなように、障害のある新生児の救命治療をいつ行うか、いつ拒むかの意思決定は、親の視点からしても分析という視点からも、時として非常につらいものとなる。

法がある程度の指針を示す。1970年代に近代的な新生児集中治療室(NICU)が現れると同時に、生命の危機に瀕する新生児がどんどん救えるようになった。救命の選択肢が増えると、一般の関心は新生児を治療せず死ぬにまかせる医療のプロトコルにも向けられていった。特定の新生児を救命することができるかどうかという問題だけではなく、救命すべきなのかという問題も立ち現われてきたのである。長い間、医師たちは未熟児や障害の可能性のある子どもを死ぬにまかせる決断を含め、新生児については親の選択にゆだねてきた。たとえば1973年に発表した論文で、イェール・ニューヘイヴン病院の二人の小児科医が、障害のある新生児の治療を差し控えるという親の決定を43の症例で受け入れたことを認めている[1]。1977年の研究でも、米国の圧倒的多数の小児科医と小児外科医が、ダウン症候群の新生児を救命するための手術をやらないと親が決めるなら、それを尊重すると答えている[2]。ジョンズ・ホプキンス大学病院が親の要望によってNICUのダウン症候群の新生児に治療をせず死ぬにまかせた二つの症例を受け、ケネディ家財団は「誰を救うべきか？——良心に基づく一つの選択——[3]」と題した映画を作って、それらの症例が提起する問題を取り上げた。映画が描いたのは、十二指腸の上部と胃の下部の間がふさがって食べ物も水分も通らない新生児の実例だった[4]。手術に同意しなければ子どもは死ぬと説明を受けた両親は同意を拒み、ホプキンスの小児外科医たちは親の意思を尊重した。映画は、臨床医と倫理学者たちが治療の差し控えについて何度も議論する場面をとらえつつ、生まれたばかりの赤ん坊が15日間かけてゆっくりと餓死に向かっていく姿を描いていった[5]。その子が寝ているバシネット［籠製のベビー・ベッド］には「経口摂取不可[6]」という指示票が取り付けられていた。

（当時の言葉をそのまま使えば）「欠陥」新生児たちが治療なしに死ぬにまかされている事例が相次いで公になると、論議を呼び、法的措置を求める声が起こった。そうして1982年にいわゆる「ベビー・ドゥ事件」第一例の訴訟が起こった[7]。インディアナ州ブルーミントンで生まれた新生児にはダウン症候群の他に気管食道瘻があり、そのために食道が閉鎖して生命の危機に瀕していた。食道閉鎖は手術で治せるが、ダウン症候群は特定の染色体異常によるもので、治ることはない。他科へ紹介した産科医は両親に「ダウン症では『ただ生きているだけのフニャフニャのかたまり（mere blobs）』になることがあり、一生ダウン症の人をケアするとまず確実に100万ドル近くかかる[8]」と語った。両親はその望みのない将来像を話しあった後に、手術はせず、死ぬまでの間苦しまないようなケアをしてほしい、と決めた。そして、その決定を不服とする病院幹部と小児科医らが、裁判所に訴えたのだった。審問で産科医は、「重症で不可逆な知的障害のために」、仮に手術が成功したとしても「最低限まともなQOLに達する可能性もなかった」と主張した。裁判所は子どもの治療をするかしないかを決める権利は親にあるとの判決を下した[9]。この裁判はインディアナ州で上訴のたびに両親の勝訴となった後[10]、米国最高裁が事件を取り上げるかどうかを検討している間に子どもが死亡した。

インディアナ州のこの事件をメディアがしきりに報道したために、レーガン政権は障害の有無にかかわらず、すべての新生児への治療を義務づける規制に乗り出した。このいわゆる「ベビー・ドゥ規則」には複数の版がある[11]。第1版は、連邦法である1973年リハビリテーション法504条の下に保健社会福祉省が定めた。リハビリテーション法により、連邦政府から資金を受けている医療機関が障害を理由に治療を拒否することは禁じられていると解釈するものだった。この規則は、病院が新生児医療検討委員会を設置するよう促し、「連邦政府により、当施設で障害のある新生児に栄養補給や治療の差別的な差し控えをすることは禁じられています[12]」と書いた大きなポスターをNICUに掲示するよう定めた。ポスターには差別を通報できるホットラインの電話番号が記されており、通報があると「ベビー・ドゥ・チーム」が調査に駆けつけた。「『ベビー・ドゥ・チーム』ある限り、彼らは常に待機し、通報を受けると1時間で空港へと急ぐ。そして国中どこへでも飛んでいっては、いきなり病院に現れる。……まるで外部の会計士による銀行の抜き打ち監査のようだ。記録書類はとり押さえられ、カルテは担当医からとり上げられ、夜を徹して調査が行われた。無辜の新生児の命がかかっている以上、急がなければならないというのが、チームのスタンスなのだ[13]」。ベビー・ドゥ・チームが設置されていた間には、有益な生を送れそうなチャンスがある新生児の命がチームの介入によって救われたケースもあるが、金銭的にも心理的にも大きなコストをかけて、命をわずか数日引き延ばすだけの「通常を超えた外科的手段」を主張して譲らないこともあった。また少数ながら、手術への同意を拒否したために親が子どもの親権を州に引き渡させられるケースもあった[14]。

医師や病院はベビー・ドゥ・チームの手入れを歓迎しなかった。そうしたグループによってベビー・ドゥ規則とチームの正当性を問う裁判が起こされ、最終的に米国最高裁はベビー・ドゥ・チームを生んだ規則を失効させた。「障害のある子どもの治療をめぐる困難な決断に際し、求められてもいない助言を親や病院や州職員に対しておこなう[15]」権限は保健社会福祉省にはない、との判断だった。

しかし、レーガン政権はその判決にひるむことなく、議会の協力を得て第2版のベビー・ドゥ規則を定めた。これは現在も存続し、連邦児童虐待防止法（CAPTA）への修正とされているが、内容は第1版への賛否それぞれの立場をある程度まで折衷させたものである。州の児童保護事業が連邦政府から補助金を受ける条件として、障害をもつ乳児が生命の危機に瀕している場合の治療の差し控えを含め、医療ネグレクトの通報に対応できる体制が求められている。

子どもへの「医療ネグレクト」の可能性があるという通報に対応する手順を定めなければ、州は児童福祉事業への補助金を受けることができないのだ。その対応を他の児童虐待対応の枠組みの中に位置づけることは認められているし、病院や個々の医師に直接的な義務を課すものではなく、子どもを治療しなかったとしても、それによって医師や病院が法的責任（ライアビリティ）を問われることはない。あくまでも児童虐待関連事業への補助金を得る条件として、州に障害をもつ乳児を保護するための手続きを義務づけているにすぎない。実施責任も州にある。それでもなお、この規則はその後も、障害の有無や病状にかかわらず乳児の治療は差し控えないことをよしとする法的前提を設けたものと解されてきた。

ベビー・ドゥ規則の「医療ネグレクト」の定義には、「障害をもつ乳児が生命の危機に瀕している場合に医学的に指示された治療を差し控えること[16]」が含まれていた。「医学的に指示された治療」には、その子どもの生命が危ぶまれる状態のすべてを「改善または修正する」効果が見込まれると、医師が医学的な合理性をもって判断する治療が含まれる[17]。この規則では、治療が医学的に指示されないのは、以下の三つの場合である。①乳児が「慢性的かつ不可逆的な昏睡状態にある」場合。②治療が「死を長びかせるのみ」で、生命を脅かす状態の改善にも修正にも「効果」がなく、「その他、乳児の救命という点から無益」と思われる場合。③治療することが「乳児の救命という点から無益であって、そのような状況下では治療そのものが非人間的なものとなると思われる」場合、の三つである[18]。

もし当時ベビー・ドゥ規則が施行されていたとしたら、インディアナの事例でもジョンズ・ホプキンスの事例でも積極的な治療が義務づけられることになっただろう。実際、ベビー・ドゥ規則ではほとんどの新生児にアグレッシブな治療が求められる。しかし、きわめて未熟に生まれ、助かる見込みがほとんどない新生児にこの規則をどのように適用するかは、議論が分かれるところだ。病院によっては、すべての新生児にアグレッシブな医療が求められると解釈しているところもあるし、出生時の体重がたいへん低く、本人への治療の負担があまりに過剰で助かる見込みがほとんどなければ、積極的な治療をしない病院もある[19]。そのようなケースまで積極的に治療せよとは、おそらくベビー・ドゥ規則も求めないが、裁判所はいまだその点にはっきり白黒つけたことがない。また、この規則からは、どういう場合に治療が無益または無益に等しいのかを決めることも難しい。結局のところ、児童虐待防止法の下では治療の効果と無益の判断は医師に任されることになる。

このように医療をめぐる意思決定においても法においても曖昧にされてきた部分があるために、時として医師の決定は親の決定と食いちがう。この章ではそうした事例を二つ紹介する。最初は、両親が治療への同意を拒んだにもかかわらず、医師たちが新生児の救命のために積極的な治療を行った事例。二つ目は、母親が治療を望んだにもかかわらず、医学的に見て効果がないとして医療提供者が治療を拒んだ事例である。紹介されるのはいずれも新生児の生命にかかわる意思決定が問題となる事例であり、生命倫理学と障害者コミュニティそれぞれの内部でも、また両者の間でも意見が最も大きく分かれている。もしかすると倫理的にも心情的にも本書全体を通じて最も難しい事例かもしれない。それでもなお、この二つが最初に登場するのは、それが人生の最初の瞬間とそれに続く数か月間の問題だからである。

I. シドニー・ミラーの事例

シドニー・ミラーは1990年8月17日に妊娠23週目で生まれた[20]。早期に陣痛が始まったため母親のカーラはテキサス女性病院に入院しており、超音波検査では胎児は629グラムだった。医師たちは陣痛を止めるために薬を使ったが、カーラの状態は悪化し、体温も心拍数も上昇した。産科の担当医は、感染症を起こしているので、これ以上陣痛を先延ばしすると生命にかかわると判断し、陣痛を促進するのが最善の道だとカーラと夫のマークに勧めた。感染症のために、帝王切開も中絶もできないのだ。

その産科医ともう一人の新生児科医は、胎児は生まれてもおそらく生きられないだろうと夫婦に説明した。妊娠満期とは38週から42週のことをいう。38週未満で生まれると、内臓や組織の機能が未熟なために、未熟児特有の一連の問題が生じてくる[21]。23週で生まれた子どもが助かる例はほとんどなく、助かっても重症となる。未発達な肺が正常に機能できないので、助けるためには蘇生を行い、人工呼吸器につながなければならない。蘇生できたとしても、生まれてすぐ数週間にわたって、呼吸逼迫症候群、脳内出血や壊死性小腸大腸炎など複合的な問題が起こる。「皮膚が薄く体液が浸出する。組織はゼリー状で傷を受けやすい。肝臓、腎臓、心臓、各種腺ははかばかしく機能しない。正常な体温を維持することすら非常に難しい[22]」。

ミラー夫妻が受けた説明は、もし助かっても子どもには「脳性麻痺、脳出血、視覚障害、肺疾患、肺の感染、知的障害などの重い障害」が起こる、というものだった。マークの証言によれば、「これほどの未熟児の命を救おうとするなら、できるのは実験的なものになるだろう[23]」と医師に言われたという。カーラも裁判での証言で、蘇生すれば本人にとって「多大な苦痛」となり、「生きている限り、その苦痛が続く」ものと理解したと語っている[24]。

医師たちと長時間にわたって協議したミラー夫妻は、「『積極的な治療をすれば、まず間違いなく生きているかぎり苦痛に満ちた病気と障害を負うことになるだけだ』と言う医師の勧めに従って、看取りのケアを選択した[25]」。そして蘇生はせず、苦しまないように母親の腕の中で自然に息を引きとらせてやってほしい、と頼んだ。マークは蘇生しないと決めたのは「人生で最も難しい決断[26]」だったと証言している。産科医はカルテに「両親はここに及んでは特別なことは何もしないでほしいと希望した」と書き、看護スタッフにも出産時に新生児科医は立ち会わなくてもよいと指示した。そしてマークは産科医の勧めによって、葬儀の手続きをするために病院を後にした。

ところがマークが病院を出た後、看護師の一人が他のスタッフにこの話をし、それをきっかけに会議が開かれることになった。病院の方針では、出生時に500グラム以上の新生児はすべて蘇生させることになっており、出産に際しては新生児科医が分娩室にいなければならないのだ。裁判では、そこで「方針」とされているものは公式な方針ではないとの証言が複数あり、こうした方針があるという主張そのものの正当性が争われたのだが、ともあれ、その時に開かれた会議で、新生児科医が立ち会って、生まれてくる子どもを蘇生させることが決められた。外から戻ってきて病院から計画変更を知らされ、蘇生を許可する文書に署名を求められたマークは、それを拒否した。どうすれば蘇生を止められるかと問うと、奥さんを病院から連れ出す以外に方法はないが、今のカーラの状態では、とてもそんなことはできない、という答えだった。

その夜になってカーラの状態は悪化した。医療チームは合併症の進行を食いとめるために陣痛をうながすことを決めた。薬が投与されて陣痛が始まり、出産が迅速に進められた。シドニーが生まれたのは、両親が最初に「特別な手段」を拒否してから約11時間後のことだった。生まれた女児は615グラム。心臓は動いていた。息をしようと喘ぎ、自分で産声をあげた。見たところ障害もなかった。親の同意がないまま、待機していた新生児科医がまず手動で人工呼吸を行い、それから人工呼吸器をつけた。この医師の説明は以下のようなものだった。

> 生産で、救命の可能性のある新生児です。さらに言えば、必ずしも後になって障害や病気が出るとはかぎらない新生児です。妊娠23週で生まれて、この体重であっても、助かって問題なく暮らしている子どもはいます[27]。

シドニーはまずは治療への反応もよく、NICUに入院となった。しかし生後4日目に、医師たちが予告した通りの合併症が起きる。脳に起きた出血でシドニーの脳は永続的な損傷を負った。脳の出血個所で脳室内の髄液の流れが止まり、いわゆる水頭症となったのである。その後の数週間、脳から消化器へと髄液を流すシャントやその他のラインを挿入する外科手術など、シドニーの水頭症治療の同意書にミラー夫妻は次々と署名した。これらの介入を差し控えることができるかどうかについては誰からも話は出なかった、と二人は主張する。

2カ月間NICUにいた後でテキサスこども病院に転院し、そこを生後6カ月で退院してからは両親がずっと家でケアしている。その間には、シャントの修復や置換のために何度も手術を受けた。7歳の時のシドニーの様子は、「歩くことも話すことも自分で食べることも、座位をとることもできない……目はまったく見えないに等しく、重症の知的障害、脳性麻痺、てんかん発作、四肢に痙性麻痺がある。排泄は自立していない。脳内には髄液がたまらないよう排出するためのシャントを入れ、24時間介護を要する[28]」。14歳になっても改善は見られず[29]、依然として歩くことも話すこともできず、目も見えず、排泄も自立できなかった。ある報告には次のように記されている。「シドニーは笑顔を見せるし、絵や記号を使った意志疎通の能力は欠いているものの、両親とある程度のやりとりができるように見える。ケアが良ければ70歳まで生きるだろう[30]」。

シドニーの両親は、病院とその親会社のHCAを暴行罪と過失で訴えた。前者はシドニーへの治療が両親の同意なく行われたとするもの。後者は、蘇生はしないという両親の決定に反して蘇生させた、との主張である。実験的な治療や薬物が使われなかったら、シドニーは救命されなかったはずだ、というのだ。しかし、ミラー夫妻が訴えたのは医師たちではなく、病院幹部と彼らがこだわった病院の方針だった。1998年1月に2週間にわたって行われた裁判で、両親は、脳出血を起こし結果的に視覚障害と知的障害を引き起こしたのは延命のために行われた治療である、とのエビデンスを提示した。

両親、担当医、病院幹部、何人もの専門家の証言を聞いた後、陪審員は、病院は両親の同意なしにシドニーへの蘇生を行い、病院とHCAの過失が「問題の障害を引き起こした主因である[31]」と結論づけた。陪審員はさらに、HCAと病院の過失は重大で、病院は悪意をもって行動したとも結論した。ミラー夫妻には医療費として2940万ドル、それらの利子として1750万3066ドル、損害賠償として1350万ドルが認められた。

しかしテキサス州の中間レベルの上訴裁判所はその判決をくつがえし、ミラー夫妻に対する一切の金銭支払いを認めなかった。この上訴審でとりわけ重要なのは、テキサス州法は終末期状態の子どもの親に治療の差し控えを認めてはいるが、「その重症度を問わず、終末期状態ではない損傷、奇形、障害をもつ子ども[32]」の治療を差し控える決定権を親に与えたことはないし、「裁判所が、終末期状態でない子どもでの緊急に必要な生命維持治療の差し控えを親に許可する権限を、その他の者に認めることもできない」という判断である。すなわち上訴審は、新生児が終末期の状態でない場合には「緊急に必要な生命維持治療を差し控えるように両親が指示しても、医療提供者にはそれに従う義務はない[33]」と結論づけたのである。そういう場合に裁判所が「損傷を受けて生きることと、まったく生きられないことのいずれかに[34]」決することができない以上、裁判所の命令をとらずとも医療提供者の判断は両親の同意拒否に優先する、としたのだ。

この結論に異を唱える判事が一人いた。彼は、ミラー夫妻の同意拒否を否定するには裁判所の命令を必要とすべきだとの考えを示し、ミラー事件の状況では「子どもの最善の利益とは何かという最も重要な問題は、裁判所が決めなければならない[35]」と主張した。

テキサス州最高裁の判決も両親の決定権を否定したが、その理由は上訴審とは異なっていた。最高裁はこのケースを、「生産であっても、生まれた子どもの状態が悪く非常に未熟であるために、新生児集中治療の発達にもかかわらず予後がきわめて曖昧な場合に、治療を行うかどうかの意思決定にあたって親と医療提供者がそれぞれ果たす役割[36]」を定めることが必要な事件ととらえた。その上で法の定めるところを検証し、まず憲法上の問題としては「乳児の監護、養護、養育の責任は第一に親にある[37]」ことを確認した。一般則としては、親には子どもの治療に同意や拒否の権利があるとの前提がある。しかし、その権利は無制限なものではない、と最高裁は言う。州には子どもを保護する権限があり、児童虐待やネグレクトで親を処罰することもある。また「親が子どもの利益を侵し虐待やネグレクトにつながる選択をする時には、それが実行される前に、州も親とは別途、意思決定を行うことがある」が、「専門的に許容される範囲の医療が選択されているかぎりにおいては、親の選択に裁判所の判断が必要となることは稀である[38]」。州法に基づいて裁判所が親の権利と義務を制約したり、親が拒否した治療に裁判所が保護者（conservator）を任命して同意させた判例からも、州法は親の決定権に制限を認めている。

次に最高裁は、同意なく治療を行った場合、その医師の行為は暴行に当たる、というルールを検討した[39]。よく知った上でその治療を受けるか拒否するかを決定できるよう、親には適切な情報を受けとる権利がある、との前提に基づいたルールではあるが、例外はある、と裁判所は述べた。たとえば「意識がないか、はっきりと同意を与えることができない状態にある患者に、生命または健康を守るために早急な手術が必要な[40]」状況では、患者は同意したものと見なされる。

子どもについても、裁判所が医師に法的な過失を認めた判例は、「緊急の状況」ではないのに親の同意なく乳児に手術をした事例で、「緊急の状況に際して未成年に生命維持治療を提供する医師は、最初に同意を得なかったことの責任は問われない[41]」と書いている。この判例は、こうした状況下で同意があったと見なされるとは言っていないし、ミラー事件でも親が同意していないことを医師たちが知っていた以上、同意があったと見なすことはできないが、「同意なくして治療を提供した医師の行為は暴行に当たるという一般的なルールには例外[42]」があることを認めるものだ。「緊急の状況」が存在するのは、親に相談する猶予も裁判所の介入を求める猶予もない場合であり、そうした緊急の状況では医師は親の反対を押しきって子どもを治療してもよい、と判例は認めているのである[43]。

両親が同意を拒否してから11時間もあったのだから、裁判所の命令をとる猶予はあったとするミラー夫妻側の主張を、最高裁は退けた。シドニー事件のような超未熟児では、出生前に行われた親の決定は「推測に基づいたものであることが避けがたく[44]」、したがって出生前に行われた意思決定は「（シドニーを治療した新生児科医は）緊急の状況に直面していたか[45]」という問題には影響しない。シドニーの状態は生まれてからでなければ適切に評価できないからだ。最高裁は続いて、最善の医療のあり方としては、未熟児では出生前に出生時の評価と「必要となる治療[46]」への親の同意をとることが望ましいことを強調する。しかし、最終的には「緊急の状況が存在する場合には、単に親の同意なく未成年に生命維持治療を提供したことのみでもって暴行や過失とする議論で医師の責任を問うことはできない[47]」。

2009年現在、「シドニー・ミラーは18歳で、歩くことも話すことも自分で食べることも座位をとることもできない。片目はまったく見えないに等しく、もう一方も1メートル程度の範囲しか見えない。脳性麻痺、てんかん発作、頸直型の四肢麻痺がある。知的障害は重度で、生涯にわたって知的能力は乳児レベルと思われる。脳から漏れる髄液を排出するシャントを外科的に頭蓋内に入れている。そのシャントの手入れや置換のため定期的な入院が必要となる。おむつ交換、食事、着替えなどシドニーのニーズに応えて、家族が24時間介護をしている。シドニーの状態が改善することはない[48]」。

A．障害者コミュニティからの見解

障害者アドボケイトはミラー事件に対する自分たちの批判をはっきりと声高に語った。上訴審の審問が行われる日には裁判所の外に何十人もの活動家が集まって抗議行動を行い、また全国20の障害者団体から「法廷の友」［個別の事件について法廷に参考情報や意見を提出することを認められた第三者］の意見書が提出された。その立場は、障害者の人権擁護団体アダプト（ADAPT）[訳注1]のメンバーの一人であるジョン・ホフマンの直截な言葉が表わしているように、「障害のある子どもを死なせるのは間違っている[49]」というものだ。彼らの「法廷の友」意見書はミラー事件を障害に基づく差別ととらえた。その冒頭は以下のように始まる。

> ミラー事件は、医療過誤の問題でも、過失とコモン・ロー［慣習法・判例法］の問題でも、事前指示や同意の正当性の問題でもなく、障害の問題である。この事件の問題は、胎児や新生児の将来のQOLが、医療現場や親の間に広がる社会的偏見によってアセスメントされることであり、そのアセスメントが重症障害のある子どもや大人を価値なきものと考える価値意識に基づいていること

である。

その問題とは、子どもに障害やその可能性があるという一点だけを理由に、出生時の未熟児に治療を差し控えることができるかどうか、であり、最少体重以上のすべての新生児に平等な治療を行い、障害の可能性のある未熟児も差別せず、すべての新生児に適切なケアと治療を提供する、とする病院の既存の医療プロトコルが守られるかどうか、である。すなわちミラー事件は、障害を理由にした差別の問題なのである[50]。

ミラー事件をこのように位置づける意見書は、障害のある子どもにも他のすべての子どもと同じ医療を受ける権利があり、すべての子どもに救命治療を受ける権利がある、したがってシドニーの両親には娘の治療を拒否する権利はない、と主張した。そして、ミラー夫妻の治療拒否の決定は、偏見とまでは言えなくとも障害のある人の生に対する親と医師らの誤った理解による部分が大きいのではないかと疑問を投げかけた。

多くの親はこの事件の申立人のミラー夫妻のように、初めて自分の子どもに重い障害またはその可能性があると知らされた時には、障害についてほとんど何も知らない。生まれたばかりの子どもに障害があるとか将来その可能性があると医師から聞かされると、自分のせいだと強い罪悪感を覚えるなど、おそらく非常に混乱するだろう。そういう時に医師の意見や判断に頼るのも、無意識であるにせよ自分自身の障害者に対するステレオタイプや偏見に頼るのも当然のことだ。それまで障害のある子どもやその親と出会ったことも話したこともないのだから。

社会にある漠然としたステレオタイプ以外には障害の経験も知識もないという点では、大半の産科医もミラー夫妻となんら変わらない。彼らには障害のある友人はいないだろうし、障害のある10代の子どもを連れてプロ・バスケの試合を見に行ったこともないだろう。重い障害のある成人に向かって、あなたは自分の生活の質をどう思いますかと直接訊いてみたこともないだろう。産科医が経験するのは出生時の新生児の治療までで、その新生児が乳幼児となり少年から青年へと成長していく姿に継続して触れることはない。そのために現場の医療提供者の多くは主に医療の外での経験に基づいて「医学的」意見を述べているつもりで、実際は医療者ではない人々が［障害について］抱いているのと同じ社会的なステレオタイプに基づいた意見を述べているのである[51]。

こうしたステレオタイプによって、障害者への救命治療をめぐる医学的判断には、それを否定する方向へのバイアスがかかっており、ミラー夫妻への説明にも、したがって夫妻が救命治療を拒否した選択にも、そのことが影響しているように思える、と意見書は説いた。また、障害のある生に対する医学的なステレオタイプは間違っている、とも主張した。「生まれた時から障害のある人も含めて、障害をもつ成人はほとんどが生きることを選択しているし、彼らの生（生活）には確かな実質（quality）があるのだ。また、ほとんどの障害をもつ子どもの親は自分の子どもを価値あるものと考え、その生（生活）にも確かな実質があると考えている[52]」。

個別の事例としてはシドニー・ミラーの問題だとしても、この事件は実際には障害をもつ人すべての問題である、と意見書は説いた。陪審員の判決が支持されれば、障害のある生は死よりも悲惨だという、すでにその誤りが暴かれた神話を生き延びさせ、ひいては障害をもつ人々に悲劇的な影響を及ぼす、というのである。結論では以下のように書かれている。「われわれはテキサス州のみならず全米のあらゆる年齢の障害をもつ人々と障害をもつ子どもの家族を代表し、当法廷に対して、法の下にわれわれの生に平等な価値を無条件に認めるよう要求する[53]」。

ミラー事件での障害者アドボケイトの意見書の議論は、医師と親が障害のある新生児の医療を否定した事件を障害者の人権擁護の立場から批判する際の代表的なものである。障害学者、ジョセフ・P・シャピロによれば、医療現場はこぞって障害のある生を価値なきものとみなし、過小に評価してきた。

合衆国の歴史を通じて、医師たちはダウン症候群やさまざまな先天異常のある新生児を、生命の危険に瀕してはいないにもかかわらず、日常的に餓死させたりして命を終わらせてきた。それが全米で明るみに出たのはレーガン政権が「ベビー・ジェーン・ドゥ」の親に異議を唱えた1983年だった。

二分脊椎で生まれたロング・アイランドの女児の事例である。重症障害をもつため死なせるのが人間的だとする医師たちに同意した両親が、治療の差し控えを決めたのだった。……1973年に二人の医師が『ニューイングランド医学雑誌』に書いた論文によると、イェール・ニューヘイヴン病院のNICUでさまざまな障害をもつ43人の子どもたちが「有意義な人間らしさを欠いた人生に臨むよりは」と治療せず死ぬにまかされた。また1979年にはカリフォルニアで、ダウン症候群の13歳児、フィリップ・ベッカーの両親が息子の生は生きるに値しないとして命を救うための心臓手術を差し控えたいと求めたのに対して、州裁判所がそれを認めている[54]。

障害学者や障害者運動の活動家は、こうした実態は医療の文化に蔓延する差別的な姿勢の反映だと主張する。たとえば、ベビー・ドゥ規則の正当性を争う訴訟で最高裁に提出された意見書で、知的障害者協会は「ハンディキャップをもつ子どもと、もたない子どもとの治療の差には、ハンディをもつ子どもの生をハンディをもたない子どもの生よりもはるかに価値のないものとみなす医師の判断がそのまま表われている[55]」と書いた。医師の偏見が親の選択を限定しているとの指摘もある。障害のある新生児の治療について決断を迫られる時、親は医師の専門知識と経験に基づいて決めざるをえない。また、そういう場面で親は「頭も気持ちも不安定であるにもかかわらず、すぐに決断するように迫られる[56]」。つまるところ、親の決断は、障害のある生を価値なきものと考える医師から明に暗にかけられる圧力の結果ではないか、というのである。

障害学者のアドリエンヌ・アッシュは、治療が差し控えられるケースで〔その決定に〕影響する要因の一つとして、障害を社会全体の問題ととらえる視点が社会に欠けていることを強調する。

障害のある人々は障害のない人よりも高度な医療を頻繁に必要とするだろう。聴覚障害があれば通訳の支援サービスが必要だろうし、視覚障害があれば文字を読む人や機器が、手を使う作業ができなければ介助者が必要になる……

また障害のある人々の家族にも支援が必要となる。子どもに理学療法、作業療法、言語療法その他のセラピーを行いながらケアしていくには、家族に対して心理的支援、経済的支援の他にも専門職からの支援が必要である。

もし今と違って、こうしたサービスが当たり前に整備されているならば、そして社会が障害のある人々を本気でコミュニティの一員ととらえる真摯な姿勢をもっているならば、われわれは障害のある新生児の医療についてもまったく違う社会の空気の中で意思決定をすることに……なるだろう[57]。

しかし現在の社会の空気では、「障害をもって始まる生は生きるに値しないと親が決めることが許されてしまう[58]」。このように説くアッシュは、親と医師が相談する際に「QOL（生活の質）」をそこに含めるべきではないと主張し、次のように述べる。「もしも生きられる子どもなら、障害があるといえども、治療して生きられるようにしてやらなければならない[59]」。アッシュは、どのような医療技術を駆使しても数週間または数カ月で死ぬことが確実な新生児は別だとし、そういう新生児には「治療が強制されてはならない[60]」と言う。最終的にアッシュは次のように主張する。「障害をもつ人々のニーズに応えなければならないのは、ひとえに彼らが人間だからである。そして最も基本的なニーズとは、生きるチャンスを得ることである。もしも今と違って障害をもつ子どもたちの生が真に価値あるものと見なされるならば、親と医師の決定に介入しなければならない事態もありえない。そういう社会ではすべての市民が生きられるように誰もが努めるからである[61]」。

新生児の治療の差し控えへの批判は、障害者コミュニティには根深い。サム・バゲンストスは障害者の人権擁護の立場からの批判にはかなり懐疑的な障害学者だが、そのバゲンストスですら、「障害のある新生児への治療の差し控えへの批判には十分な説得力がある。……治療の選別的差し控えに対する障害者の人権擁護の立場からの批判は、［医師］幇助自殺と選別的中絶への批判（これにはバゲンストスは異議を唱えている）と同じ構造であるが——そして中絶反対論者の言うことと近似してもいるが——、治療の選別的差し控えへの批判はきわめてもっともである[62]」と書いている。彼の説明によれば、新生児への治療の選別的差し控えを禁じたからといって、それが障害のある人々の自己決定権を損なうことにはならない。なぜなら、「新生児は胎児と違って明らかに『人格』ではあるが、自殺幇助を求める成人と違って、治療の差し控えについて自分の意見を述べることができない[63]」からである。

こうした障害者の視点からは、ミラー事件でテキサスの最高裁が出した判決は明白な勝利と見える。判決は障害のある生よりも死の方がよいとの考えを否定し、シドニー・ミラーや彼女のような子どもたちに生きるチャンスを与えた。この判決によって、これからは親や医師は障害のある新生児の治療を拒否することが難しくなるだろう。それは障害者コミュニティが長年追い求めてきた成果でもある。一方、生命倫理学では、シドニー・ミラーのようなケースをめぐる意見はもっと対立している。

B. 生命倫理学からの見解

障害者コミュニティとは違って、きわめて未熟だが救命の可能性はある新生児の出生に際して、安らかな看取りを選ぼうとする両親の意向を無視して医師が一方的に蘇生を始めてもよいとするミラー訴訟のテキサス州最高裁の結論は、生命倫理学では抵抗に遭う。とはいえ、ミラー事件が提起する問題に対する生命倫理学内部の反応は一様ではない。実際、予後が不透明な超未熟児を治療すべきかどうか、どのように治療すべきかを決めるにあたって、親と医療提供者はそれぞれどういう役割を担うのかという問題は、長い間生命倫理学を悩ませてきた[64]。ミラー事件に関する論文で、ジョージ・アナスはこの問題の難しさを「難治性（intractable）[65]」という言葉で表現した。

ミラー事件への個々の反応を検討する前に、背景にある議論を振り返っておくのがよいだろう。一般論として、生命の危機に瀕した新生児からの治療の差し控えや中止を親が決めることについて、生命倫理学ははるかに肯定的である[66]。生命倫理学では、医師と相談しながら子どもの医療をめぐる意思決定を行う役割を親に求め、一般的には親は医学的に許容される選択肢の中から子どもの最善の利益に沿った選択を行うものと前提されている。また、治療の差し控えが子どもの最善の利益として医学的に許容される選択肢となり得る事例が少数ながらあるという考えも、生命倫理学では抵抗なく受け入れられている。生命倫理学で主として問題とされてきたのは、むしろ重症の新生児や生命の危機に瀕した新生児への過剰な治療であり、そうした治療によって死にゆく子どもにかかる負担のほうだ。たとえば、「特に治療が単に生物学的に生きているだけの状態を引き延ばすような場合や、治療全体の目的がすでに安楽の維持へシフトしているような場合には、時として生命維持を一部差し控えたり、または全然やらないという選択が最も適切だと思えることもある[67]」。つまり生命倫理学は、まず出発点として、生命の危機に瀕した新生児をどこまで積極的に治療するかをめぐる家族の意思決定に［他人が］介入しようとすること自体に、本能的な抵抗を覚えるのである[68]。

とはいえ、親が常に生まれたばかりの子どもの最善の利益にかなう選択をするわけではないことや、新生児には親から独立した利害があり、その利益のために時として医療提供者には親の選択をくつがえす義務が生じることは、生命倫理学者も認識している。ただ、どちらかといえば概念的あるいは哲学的な訓練を受けた生命倫理学者が考えるのは、その利益とは何かという問題であり、義務づけられるべき治療と、親の同意を必要とする治療と、もともと道徳的にみて許容できない治療とを区別するにはどのような倫理的な枠組みが必要かという問題なのである。

ダウン症候群や二分脊椎の新生児が、そうした障害とは直接には無関係な完全に治療可能な病気によって命を脅かされているといった、最初の二つのベビー・ドゥ事件［ベビー・ジョン・ドゥ事件とベビー・ジェーン・ドゥ事件］のような新生児については治療する義務がある、というのが生命倫理学で圧倒的多数のコンセンサスである[69]。知的または身体的に障害のある新生児が治療可能な病気で命が脅かされている場合に治療は義務だとする議論は、多様な形態をとる。ベビー・ドゥ規則の法規制に従うべきだとするもの[70]から、生命の神聖論[71]やQOL判断をさまざまに適用するものまで、いろいろである[72]。その形態は多様であるにせよ、それらの議論には、ダウン症その他の身体的障害をもった子どもが有意の人生を送れるかどうかについて、社会のとらえ方が変わってきたこと、あの映画「誰を救うべきか[73]」で描かれたジョンズ・ホプキンス病院における意思決定プロセスに見られるようなとらえ方がいつまでも幅をきかせているわけではないということが伺われる。ベビー・ドゥ規則の施行中から、あらゆる専門領域の臨床医たちが、ダウン症候群と二分脊椎の子どもは成人して有意な人生を送ることができると気づき始めていた。臨床現場にも社会のとらえ方の変化が反映されており、今では「ダウン症候群や二分脊椎その他一般的な先天異常があるというだけで子どもがスタンダードな治療を差し控えられたという話を聞くことはない[74]」。

一方、さらに難しい問題が生命倫理学では未解決のままとなっている。超未熟児の治療が義務となるのはどういう場合か、という問題である。ダウン症候群や二分脊椎の子どもが治療によって効果的に軽減できる二次的な病気や障害で命を脅かされていた最初のベビー・ドゥ事件とは違い、きわめて未熟に生まれた新生児の医療ニーズは複雑で、予後も非常に不確実である。積極的に治療しても、多くの超未熟児は死ぬか、助かっても重症の知的および身体的な障害のために生きているかぎり身体的に苦しみ続けたり、他人との間で意味のある関わりをもてない[75]。生命倫理学は、積極的な救命技術によって引き起こされる新生児の苦しみを重視する。奇跡の救命物語の裏で、あまりにも多くの子どもたちが長く苦しみ、死を引き延ばされている。そうした典型が「ベビー・アンドリュー[76]」の事例である。アンドリューは1980年代初めに妊娠25週で生まれた。当時、妊娠25週の未熟児は95%が死んでいた。死ぬ確率が高く、両親も望まなかったにもかかわらず、担当医らは6カ月にわたって脳出血、呼吸障害、右足の壊死、壊疽、骨軟化症、複数の骨折、後腹膜線維症、視覚障害、肺高血圧症を治療した。その積極的な治療はアンドリューを救うことはできず、逆に多大な苦しみを与えることとなった。その苦しみについて両親は『ベビー・アンドリューの長引いた死』という本に詳細に書き綴っている。生命倫理学はこの事件に注目した。そして、将来有意な人生を送ることができる新生児が不当に救命治療を拒まれないことを保障しながら、同時に生命の危機に瀕する新生児を過剰医療の危害から護るためにはどのような倫理的枠組みが必要かについて、このアンドリュー事件を中心におきながら、数十年間におよぶ模索が続けられた[77]。その模索はいまだ終わっていない。そうした子どもたちのケアや長期的な予後をめぐっては不確実な部分が多いため、超未熟児の医療をめぐる意思決定のために適切な倫理的枠組みを作るのは簡単ではない。その不確実性は生命倫理学者にとって道徳的に重大だが、その不確実性がどのような意味をもつかこそが激しい議論のテーマとなる。

シドニー・ミラーの事例は、超未熟児の医療に関する決定を迫られる時に親と医療提供者が直面するやっかいな不確実性を表面化させた。ミラー事件をめぐる陪審員評決の後、医療提供者は、親の希望に反して超未熟児の命を救うと、訴えられて巨額の損害賠償を求められる可能性をずっと突きつけられてきたのだが、テキサス州最高裁の判決はそれに5年で終止符を打った。最高裁は、親がQOLをどのように評価するかとは無関係に、治療を行う権限を医師に移譲した。そして、苦しみについてのとらえ方や、子どもの最善の利益保護におけるQOLアセスメントの中心性に対して、正面から問題を提起した。

高名な生命倫理学者であるジョン・ロバートソンとジョージ・アナスの二人が、ミラー事件に関してそれぞれ論文を発表している[78]。異なった分析的枠組みを用いつつも、ロバートソンもアナスも、病院の主張を認めて蘇生の決定をよしとした最高裁の判決を支持する。この点では、少なくとも生命倫理学者たちの一部は、障害者コミュニティと意見を同じくしている。

治療は出生後すぐに行われるべきかという問いについて、ジョン・ロバートソンの立場は断固として、まず蘇生させ、難しい問題はその後で考えよ、というものだ。彼は以下のように書いている。

> 出生時に蘇生をしないでほしいという親の指示は、新生児の状態が医学的にアセスメントされ、その予後が治療の差し控えを正当化することができるまでは、実効力をもたせてはならない。出生直後の限られた期間は、親の同意や拒否にかかわらず新生児科医が自由に蘇生や治療を行い、子どもの状態をアセスメントできるよう、病院と医師を法的に縛ってはならない。この基準で考えれば、ミラー事件での医療チームの当初の対応——出生時に生きている新生児には蘇生をするという対応——は理にかなっている[79]。

ロバートソンの説明によれば、すべての新生児に蘇生を義務づけるルールが必要なのは「障害の有無とかかわりなく生産の子どもはすべて平等に治療されるという一般原則を守るため[80]」だが、彼はその一方で、平等な治療原則と親の自律（parental autonomy）が競合することも認める。ロバートソンの見解では、「生きて他者と関わる子どもの利益を無視して、障害のある子どもが生きるために必要な医療資源を拒絶できるほど、親の決定権は強固なものではない[81]」。

アナスは、ロバートソンよりも出生直後の意思決定には親の裁量をより多く認める用心深い立場をとる。最終的にはアナスもシドニー・ミラーを蘇生させた「とっさの」決断は理にかなったものだったと結論するが、出生前の親の蘇生拒否の決定についてはロバートソンよりも肯定的で、出生後に新生児科医の診断によってその妥当性が医学的に確認されるかぎり尊重されるべきだと考える[82]。この点では、ミラー事件での蘇生決定に対するアナスの考え方は、新生児倫理に関するヘイスティング・センターの特別プロジェクトが認めた「個別アプローチ」と一致している。個別アプローチでは、生まれる前に妊娠週数と予想体重に基づいて親と医師とが話し合い、十分な情報に基づいた意思決定をしておくよう勧める。そして出生後に、親と医師が一緒に子どもの予後を再評価する。それを出生前の決定と比較することによって、親は子どもの最善の利益に基づいて十分に知った上で意思決定をすることができる。親がよく知った上でその場で蘇生はしないと決め、それが医学的には不合理な決定でないならば、親の望みがその後を決する。逆にアセスメントに時間がかかる状況では、医師が親の望みを抑えておくことも正当化される。『ヘイスティング・センター・レポート』の説明によれば、「確実性よりも道徳的蓋然性を求める個別アプローチにも、一定の信頼性はある。もちろん個々のケースで誤った判断をする可能性もあるが、超未熟児のアウトカム（転帰）がどういうものになるかの情報は時間経過とともに医師に集まってくるからだ。誤る可能性があるために慎重な判断が求められるが、誤る可能性があるからといって、それが悲惨な結末に至るまで積極的な治療を義務づけることの言い訳に使われてはならない、と私たちは考える[83]」。

すべての生命倫理学者が、親の望みに反してシドニー・ミラーを治療した医師たちの行為に十分な道徳的正当性があったと考えるわけではない。ミラー事件に担当の専門家として関わった生命倫理学者のウィリアム・ウィンスレードは2009年に事件を再評価し、以下のように結論づけている。

> ミラー夫妻が医師たちから与えられた情報を元に、新生児科医を待機させず蘇生も救命治療も行わないと選択したことは倫理的に許容できる。親のその決定を医師たちが受け入れたことも倫理的に許容できると私は思う。ミラー夫妻はこれから生まれてくる子どもを予想される障害と痛みと苦しみのリスクから護ろうとしたのであり、それらの予想は実際に現実となった。夫妻の選択は信頼できる情報とアウトカム予測に基づいた判断だったのである。救命できるかどうかが不透明で重症障害の確率が高ければ、ミラー夫妻が「特別な手段」と考えていた蘇生をしないと選択したのは、理にかなった分別ある行為だった。
>
> しかし、もしもミラー夫妻が医師らのいうことを注意深く聞いて熟慮した後に「もしも生まれた時に死んでいなかったら、出生時に蘇生してもらいたい」と言ったとしたら、それもまた倫理的に許容できたであろう。理由が生気論［生命現象は物理学や化学に還元できない特別の法則によって支配されているという考え方］であれ、宗教上の信条や希望であれ、または重症障害を負わないことに賭けてみようとするのであれ、夫妻が出生時の蘇生を選択したならば、新生児科医が待機するのは医学的にも倫理的にも義務となっただろう[84]。

このように述べて、ウインスレードは治療については個々の事例ごとにその文脈に沿って決めるべきだとし、その決定をする親の権利を強調した[85]。

同じく、死に瀕しているか昏睡状態の新生児でないかぎり最大限の治療が差し控えられたり中止されてはならないとする考えに強く反対したのは、倫理学者のロレッタ・コペルマンである[86]。コペルマンは、利益／負担分析によって生命維持治療よりも安らかな看取りのケアを選択することを代理人に認める、柔軟で個別化された「最善の利益」スタンダードを強く唱える。

生命倫理学者と障害学者や障害者運動の活動家の間で完全に意見が食い違っていると思われるのは、生きて産まれてきたものの重症障害のある人生を送ることになるだろう超未熟児での、治療中止をめぐる親の決定権の範囲である。QOL 予測に基づいた新生児の治療中止の決定を批判する障害者アドボケイトとは異なり、生命倫理学者が用いるのは治療を中止してもよい場合を定義するための倫理的枠組みであり、それらの枠組みは必然的に QOL のアセスメントを基準とする。アナスとロバートソンはこうした枠組みを二つ提示して、生まれた直後の危機が去った後、助かってもシドニーが知的にも身体的にも重い障害を負うことになることが明らかになった段階で、両親には救命治療をやめる、または差し控えることが許されるべきだった、と説いた。

ロバートソンとアナスは共に、超未熟児の出生前後の治療の意思決定と、その後の数週間における NICU での意思決定とを区別する。二人はシドニー・ミラーの出生時に親の希望よりも救命が優先されたことは支持するが、その後シドニーが重症の脳出血を起こしたことが明らかになった段階では、親に治療について決める法的また道徳的な権限がある、と考える。概念的な問題としては、ロバートソンの方がアナスよりも親の裁量をより厳しく制限することになろう。

ロバートソンは、蘇生と評価を行った後に「その新生児が言葉や身振りなどのシンボルを通じたやりとりや関わりが可能な知的能力を欠いているか、欠くことが合理的に考えて確実と思われる場合には[87]」、治療をしないと決める権利が親にあるものと前提される、と説く。逆に言えば、ロバートソンの見解とは、子どもに最低レベルの知的能力がある場合には親の同意の有無を問わず治療は義務でありうるし、義務でなければならないというものだ。

ロバートソンの見解は、1974 年に神学者であり生命倫理学者でもあるロバート・マコーミックが提唱し、生命倫理学者のアーサー・カプランとシンシア・コーエンが賛同した関係的潜在能力基準（relational potential standard[88]）の変形バージョンである。ロバートソンのこの立場は、多くの生命倫理学者が支持し[89]、1983 年の大統領委員会でも採用された[90]、子どもの「最善の利益」基準を取り入れたものだ。子どもの「最善の利益」基準は、生命の危機に瀕する新生児のケースでは、「家族や地域全体の利益ではなく子どもの利益だけに焦点を絞る[91]」倫理的枠組みがふさわしい、とする。そして、子どもの利益だけに焦点を絞ることで、以下の三つの場合以外には生命維持治療は行われるべきという結論が導かれる。例外となるのは、「(1) 乳児が死に瀕している場合、(2) 治療が医学的に禁忌である場合……、そして (3) 早期に死ぬよりも生き続ける方が乳児にとって悪い場合[92]」である。三番目の条件には必然的にQOL判断が含まれるが、そのアセスメントは子どもの視点からのみ行うこととし、それによって意思決定を行う大人が障害をもつ生に対する自分の個人的な価値観を押しつけることを回避しようとする[93]。新生児から見れば、問題となる利益は生命と安楽であり、したがって意思決定者は治療をやめるか否かを考えるにあたって、子どもが経験することになるであろう取り除くことのできない激しい苦痛を考慮してもよいとされる。

関係的潜在能力基準はさらに、意思決定者の大人に救命治療の差し控えを認める四つ目の状況を挙げている。人との関係がまったくもてないほど子どもの神経損傷が大きい場合である。人との関わりをもつ能力を欠いているなら、その子どもの唯一の利益とは苦しみを避けることであり、そういうケースでは治療を中止しても子どもに危害を与えることにはならない、というのがその論拠だ。ロバートソンは「人と関係性をもつ潜在能力がある[94]」とはどういうことかを定義しようと苦心し、次のように書いている。

> このような基準の下では、脳出血や重症の脳損傷を負った未熟児にはなお治療が求められることになる。このような子どもには他者とある程度のやりとりはできるからだ。重い心身の障害にもかかわらず、こうした子どもたちは触れられたりなでられたりすると、その刺激に反応し、喜びを経験しているように見える。それがさらに触れてもらいなでてもらうことにつながるのであれば、それを「相互作用ないしは関係性」の一形態と考えることができる。たとえばミラー事件でも、シドニーは身体に触れられると微笑み、嬉しそうな反応を見せた。
>
> もし、相互作用や関係性とは言葉や身振りを通じた意味のあるやりとりまたはコミュニケーションのことだととらえるなら、それにはこうした重症障害のある子どもたちよりも高い知的能力が求められる。言葉や身振りを通じた意味のあるやりとり能力をまったく欠いているなら、その人は人間を道徳的な義務の対象とする特徴を欠いており、〔その人に対する〕唯一の道徳的義務は無用の

苦しみを与えないことだ、ということになる。私たちは多くの場合、人間の価値を、言語やジェスチャーを通して他者と意味のあるやりとりをすることを含め、［自分の］利害と経験を意識できる能力に置いている[95]。

ロバートソンはこのように説いて、シドニー・ミラーが言語やジェスチャーを通じた関係をもてるだけの最低限の認知能力をもつ日は来ないことがはっきりした段階で、両親に積極的な治療を拒むことを認めてもよかった、と考える。

一方のアナスは多くの生命倫理学者と同じく、生命の危機に瀕している新生児の治療の中止をめぐる親の裁量権をもっと広く認めている。「NICU にいる超未熟児の治療の決定権を親に認めることは、基本的な法的原則と矛盾しないだけでなく、適正な医療実践とも合致する[96]」。親は意思決定を行う前に、治療チームと子どもの状態について話し合い、治療目標が理にかなった実現可能なものかどうかを見きわめなければならないが、「治療目標を決めるためには、医学的予後、家族状況、そして、子どもの QOL などを合わせ検討しなければならないため、一つの法的ルールまたは医学的ルールがあればすべてのケースに適用できる、というものではない[97]」。むしろ利益／負担分析にも親を加えるべきだが、その分析は曖昧なものとならざるを得ない、とアナスは言う。彼が言うには、重要なことは「どこまでで止めるかという現実的な見通しをもって治療を試みると同時に、子どもの健康状態や予後について、両親と明確で率直な話し合いを定期的に行うことである[98]」。

治療目標を決める際に検討すべき要因に「家族状況」を含める点で、アナスは子どもの最善の利益を決めるにあたっては親の利益も適切に考慮してよいとする倫理学者の一人である。最も強固にこうした説を唱える学派には、ヒルデ・リンデマンとマリアン・ヴェルカークがおり、この二人は、医師にある種の新生児の安楽死を認めるオランダの倫理的枠組み、グローニンゲン・プロトコルを擁護する論文を書いている。グローニンゲン・プロトコルは、医師に以下の三つのカテゴリーに属する新生児を死なせることを認める。すなわち、(1) 救命の可能性がまったくない新生児、(2) 一定期間の集中治療の後に救命できる可能性はあるが、将来像があまりにも悲惨なために「そうした生以外にあり得ず、それに耐えることを強いられるよりは死んだ方が幸せだと判断される」新生児[99]、そして (3) 予後がきわめて悪く「技術に頼らなくても生理的な安定は保てるが、苦痛が激しく、継続しており、和らげることができない[100]」

新生児である。リンデマンとヴェルカークは、「悲劇的なほど重い障害を負った乳児」をめぐるオランダの議論の文脈では道徳的に正当化されるものとしてこのプロトコルを擁護し、「家族は患者の利益以外を考慮してはならない[101]」とする米国の考え方を鋭く批判した。

> ひどく損傷を受けた乳児の治療について親が意思決定する際に……、親はその決定を、何か非人称的で公平中立な「最善の利益」基準によって行うわけではないし、そうすべきでもない。この固有の乳児はこの固有の親の価値構造の中にくるみこまれており、そこからもたらされる固有の自我（selves）の絡み合いの中で親は意志決定を行う。だからこそ、自分の子どもに受け入れられないのはどのようなQOLかを判断できるのは親だけなのである[102]。

著者らは「親の利益、望み、不安を重く受け止める[103]」ことが重要だと説く。こうした見地からすれば、予後が医学的に不確実である以上、親には大きな裁量が認められるべきである。

親の自律を擁護する人の中には、極論を説くアカデミックな生命倫理学者もいる。最も悪名高いのは、1985年の著書『赤ん坊は生きるべきか――障害をもった乳幼児の問題』で「重症障害のある乳児の一部は殺すべきである[104]」と書き、生後28日程度の間に新生児を殺すことを合法化するよう提唱した、功利主義者のピーター・シンガーとヘルガ・クーゼである。シンガーの立場を支持する声はほとんどないし、学問世界の外にはまったく影響もしていないが、ここに含めたのは、彼らの意見に障害者コミュニティが［激しい抗議でもって］反応したからである。1993年の著書『実践の倫理』からシンガーの発言の例を挙げてみよう。

> 生命倫理学の一見解：新生児殺しが正しいのはどういう場合か
>
> 新生児が血友病と診断された場合を想像してほしい。両親は血友病の子どもを育てることを想像すると自信がなく、子どもに生きてほしいとは思えない。この場合、安楽死は擁護できるだろうか？　まず私たちの頭に浮かぶのは断固とした「ノー」である。その新生児は、正常な子どもとまったく同じとはいかないにしても、生きるに値する生を送る可能性があるからだ。「存在優先」バージョンの功利主義はこうした判断を支持する。新生児は存在しているのであ

り、彼の生の幸福と悲惨のバランスが良い方に傾く可能性もある。彼を殺せば、その良いバランスを彼から奪うことになる。

しかし、「総量」バージョンの功利主義では、こうした情報だけでは決めることはできない。総量の観点からは、血友病の子どもの死は、その子が死ななかったら存在しなかったはずの別の子どもの出生につながるか、と問わなければならないのだ。言い換えれば、もしも血友病の子どもが殺されたなら、両親はその子が生きていたら産まなかったはずの次の子どもを産むか、という問いである。もしも産むとしたら、次に生まれてくる子どもは、殺された子どもよりも良い生を生きるだろうか。

多くの場合、この二つの問いのどちらにも同時にイエスと答えられるだろう。障害のある新生児の死が、彼よりも幸福な人生を送る見通しが高い別の子どもの誕生につながる場合には、その障害のある新生児が殺された方が幸福の総量は大きい。次の子どもの幸福な生で得られるものの方が、最初の子どもで失われた幸福な生に勝る。

したがって、総量バージョンの立場では、血友病の新生児を殺すことが他者に悪影響を及ぼさないかぎり、その子を殺すことは正しい。主たる論点は明らかである。障害のある新生児を殺すことは、人格を有する人を殺すことと道徳的に等しくはない。障害のある新生児を殺しても少しも間違っていないという場合はきわめて多いのだ[105]。

シンガーの議論は全面的に個人の将来の QOL に対する主観的なアセスメントに依っており、そのアセスメントがエビデンスや経験に裏づけられているわけではない。

シンガーの議論につきまとう、詳細な分析の欠落とバイアスのかかった意思決定の可能性を問題視する臨床倫理学者の中には、倫理的分析にはしっかりしたエビデンスが必要だと主張する声がある。「患者の最善の利益」「悲劇的なほどの損傷を受けた新生児」「耐え難い苦痛[106]」といった正確さを欠いた曖昧な用語で語られる倫理的枠組みを否定するのも、同じ倫理学者たちである。彼らは、より良い倫理的推論に従えば、親にも医師にも意思決定をめぐる一切の法的裁量を認めず、「あらかじめ分類されている無益の条件に当てはまらないかぎり、救命可能性のボーダーラインにいる新生児に安らかな死を望む（そして選択する）ことは常に不当である[107]」とのルールを支持することになる、と主張する。このエビデンスに基づく倫理的アプローチは出生時の妊娠週数によって未熟児の治療を拒否している病院から歓迎されており[108]、また一部の生命倫理学者もそれを擁護している[109]。

超未熟児の事例をめぐる生命倫理学の視点をこのように概観してきて、はっきり言えることがあるとすれば、それは生命の危機に瀕している新生児の治療をめぐる生命倫理学の議論は複雑かつ微妙なニュアンスに満ちているということだ。ほとんどの論点に逆の論点があり、分析の枠組みはすべてをとらえきれないほど多様なかたちで提案されている。これまで見てきたように、それらの枠組みのいくつかは、ベビー・ドゥ規則に明確に組みこまれた概念である無益性の検討へと進んでいく。次の事例研究が物語るのは、医療をめぐる意思決定のために有用なものとして、この「無益性」という概念を適用し定義することの複雑さである。

Ⅱ. エミリオ・ゴンザレスの事例

エミリオ・ゴンザレスは、2005年11月3日、テキサス州オースティンで妊娠35週で生まれた[110]。生後数週間で神経異常が現れ始め、医師たちはリー脳症と診断した。希少な進行性神経代謝障害で、中枢神経が侵される。たいていはエミリオのように出生後まもなく発病する。最初の兆候は哺乳力が弱い、首がすわらない、全身の衰弱などで、それに食欲喪失、嘔吐、イライラ、泣き続ける、てんかん発作が加わることもある。症状が進むと、乳酸アシドーシス（身体の乳酸値が通常より高くなること）が起こり、呼吸器と腎臓の機能障害に至る。リー脳症には確定検査はなく、症状の着実な進行によって診断する。致死的な疾患であり、治療の選択肢は限られている。チアミンとビタミンB1で中枢神経系の破壊速度を遅らせることが可能な場合もあり、そういう子どもで6、7年生きたケースはあるが、リー脳症に罹るとたいていは3歳までに死亡する。

エミリオの場合、最初の誕生日を迎えるまでには病気の進行が速いことがはっきりしていた。「全般的な発達の遅れと、筋緊張と反射の低下[111]」という重大な症状があり、目が見えず、耳が聞こえず、頭を持ち上げることができず、乳を吸うこともできなかった。2006年12月27日、エミリオは虚脱肺になってオースティン子ども病院の小児集中治療室（PICU）に入院した。呼吸を助けるために人工呼吸器がつけられ、栄養と水分がとれるよう鼻腔チューブが挿入された。人工呼吸器の補助がなければ数時間で死ぬ状態だったが、呼吸器をつけていても、脳が委縮するにつれてエミリオの神経症状は重篤になっていった。彼をケアする人たちには、エミリオが死にかけていること、また苦しんでいることが明らかだった。半昏睡で、手足を動かすことも排尿することもできない。けいれん発作が頻繁に起こり、医療提供者らは「たいへんな苦労をして肺がつぶれるのを防いで[112]」いた。

積極的な治療を数ヵ月間続けた後、医療チームはエミリオの状態が不可逆で、治療を続けることは「治癒の見込みもなく本人の苦痛を長引かせることにしかならない」と判断した。彼らは「現在の治療計画が本人に与える負担は利益を上回って」おり、「積極的な治療計画は……エミリオの基本的な人間としての尊厳を侵し続けているに等しい[113]」と感じていた。治療チームは母親と話をし、人工呼吸を含め積極的な治療はやめて看取りの医療に切り替えるよう勧めた。

しかしエミリオの母親、カタリーナは生命維持治療の中止への同意を拒み、積極的な治療計画の続行を求めた。「神様がお召しになるまで」医師たちがエミリオを生きさせるよう求め、「息子が生きて母親と過ごせる一瞬一瞬にかけがえのない価値がある[114]」と主張した。医療チームと母親の話し合いが続く間、治療は続けられたが、エミリオの病状と治療計画について合意に至ることはできなかった。2007年2月にカタリーナは子ども病院の新生児・小児科倫理委員会に出席したが、ここでも合意は得られなかった。治療がエミリオに危害を及ぼしていると感じる医師たちは、治療中止の意志を固めていた。母親は息子の命を引き延ばすためにその治療の続行を求めて闘っていた。まさしく行き詰まりの状況だった。

その時点で、病院はテキサス州事前指示法（TADA）を持ち出した[115]。TADAは、倫理委員会がそれ以上の生命維持は医学的に不適切だと判断し、委員会の決定通知から10日以内に代理決定者の治療の要求に応じる別の医療機関に転院させることができない場合には、生命維持を中止することを病院に認めている。エミリオは明らかにこの法律の規定に当てはまる。TADAでは終末期状態を「怪我や病気のため、合理的な医学的判断によれば6カ月以内に死が引き起こされる不治の状態[116]」と定義しており、それによるとエミリオは終末期状態である。またTADAが「不可逆」を以下のように定義していることからすると、エミリオの状態は不可逆的でもある。

怪我または病気が［以下のような状態にある場合、それを「不可逆」という。］

（A）治療できる可能性はあるが、治癒することも取り除くこともできない

（B）自分のことを自分でできない要介護状態のままになったり、自分のことを自分で決めることができないままになり、同時に

（C）汎用されている治療基準に即して提供される生命維持治療なしには死を免れない[117]

エミリオの事例における論点は、治療の継続が医学的に適切であるかどうかであった。

病院は法律の求めに従って、3月9日に倫理委員会を開催するとカタリーナに通知した。彼女にも出席が求められ、カタリーナは複数の法律アドバイザーと親族数人と一緒に出席した。倫理委員会では、担当医がエミリオの医学的状態と臨床的状態とを説明し、治療チームのメンバーらが、テキサスの他の病院に当たったがエミリオを引き受けてくれるところはなかったと報告した。委員のメンバーとカタリーナ、その他の出席者が治療チームに質問した後、委員会は解散となり、委員のメンバーだけによるさらなる審議に移った。

3月12日、病院の倫理委員会はエミリオの母親に、彼女がエミリオを治療してくれる他の医療機関または医師を探す猶予は10日間であり、その間は生命維持治療を継続する、と書面で通知した。通知にはさらに次のように書かれていた。「希望する治療を行ってもよいとする医療提供者が10日の期間内に見つからない場合には、すべての積極的な治療手段（人工呼吸器の使用を含むがそれに限定されない）が中止され、患者は看取りのケアのための手段のみを認める治療計画に変更となる可能性があります[118]」。

エミリオを治療してもよいとする医療機関を見つけることができなかったカタリーナ・ゴンザレスは、子ども病院と個々の医師を相手取って最初の訴訟を起こし、エミリオの受け入れ先を見つけなければいけない期間の延長を判事に認めさせた。しかし、受け入れ先は見つからなかった。カタリーナが病院に対して起こした次の訴訟は、TADAが憲法違反であるとの判断と生命維持治療の続行を求めるものだった。これら二つの訴訟の決着までの間、臨床スタッフは医学的に不適切だと考える治療を提供し続けたが、その治療がエミリオを救うことはできなかった。彼は2007年5月19日、二つ目の訴訟の判決が出るの

を待たず、母親の腕の中で息を引き取った。

A．障害者コミュニティからの見解

障害者アドボケイトはシドニー・ミラーの事例でそうしたように、エミリオ・ゴンザレスにも積極的な治療を要求した。しかし、子どもに代わって医療をめぐる意思決定を行う親の権利を疑問視したミラー事件とは違って、アドボケイトはエミリオの事例では少なくとも部分的にはカタリーナ・ゴンザレスの決定権を議論の根拠とした。たとえば、ノット・デッド・イェットの会長、ダイアン・コールマンは以下のように述べている。

> 母親は病院と医師たちの「神のような」立場に反対を表明しているというのに、彼らはその法的責任者の望みに反する行動をとっている。障害者の権利運動は「選択とコントロール」を基本概念として創始された。医学的診断によって医療コミュニティがわれわれの望みや法的に認められた代理人の望みをないがしろにすることがあってはならない[119]。

コールマンはまた、TADA がゴンザレス一家に法的プロセスへの参加の機会を与えなかったことも批判した。「テキサス州の『無益な治療』法がオースティンの子ども〔エミリオ〕に認めるよりも、テキサスの死刑囚の方がはるかに多くの〔法的〕保護を受けている。病院の倫理委員会はすでに開かれ、死の10日時計がチクタク鳴っている。10日経ったら、あなたは死にます、とね！[120]」。最低でも、エミリオの救命治療が中止される前に、母親に裁判所での意見陳述が認められるべきだった、とコールマンは説いた[121]。

フェミニストの障害者人権団体がエミリオの死の数日前にテキサス州知事に宛てて書いた手紙も、親の権利の枠組みで問題をとらえている。

> 親愛なるペリー知事
>
> きたる2007年3月23日金曜日、1歳4カ月のエミリオ・ゴンザレスは彼の命をつないでいる人工呼吸器を、母親の希望を無視して外されようとしています。われわれ、文末に署名した個人と組織は、米国中の障害者の権利活動家とフェミニスト障害者の権利活動家とともに、この行為を残酷で非人間的なも

のであると糾弾します。

エミリオのリー脳症を治療している医師たちは、テキサス州「無益な治療」法の規定の下に、もう少し生きる時間を与えてほしいとの母親カタリーナ・ゴンザレスの望みをないがしろにしました。病院の倫理委員会の支持を得て治療は「医学的に無益」だと決め、金曜日までにエミリオを受け入れる別の病院が見つからなければ人工呼吸器と栄養チューブを外すと決めました。外されればエミリオは死にます。

問題はエミリオの病気の重篤さではありません。われわれが反対しているのは州が認めたエミリオの生命維持の停止であり、またエミリオの人権、市民権と保護の侵害です。またわれわれは、医師たちの「神のような立場」に対するカタリーナ・ゴンザレスの非難にも賛同し、エミリオが生きられるよう求める彼女の闘いこそが生命維持であり生命肯定であると考えます。医師たちの見方とは反対に、われわれは人工呼吸器を使って生きることに尊厳がないとは考えません[122]。

この手紙を書いたフェミニストの障害者アドボケイトは、州および全国規模の障害者団体が集まった大きな連合のメンバーだった。連合は法的な支援を行い、メディアにゴンザレス一家の苦境を知らせるなど、事件に介入していたが、その権利擁護の活動は激しく、敵意に満ちたものだった。エミリオの入院中にオースティンで働いていたある生命倫理学者は、私との個人的な会話の中で、こうした活動家は医師、倫理委員会、TADA を支持する生命倫理学者を、怒りをぶつけるはけ口にしていて「常軌を逸している」と語った。

エミリオの事例で TADA が適用されたことへの怒りに満ちた反応から伺えるのは、医学に基づいて障害のある人々の生を縮めてきた方針に対して、障害学者の間に広がる根強い不信である。エミリオのような事例は一般に「無益な治療」事件と称される。よくある「終末期」のケースでは、患者や患者の代理人が治療を中止したり、前もって止めたりしようとするのが典型だが、「無益な治療」事件ではその反対に、患者や患者の代理人が求める治療に対して、医療提供者がその治療では理にかなった治療目標に達することができないとして、それを拒む。無益性とは、ある意味、医師の切り札なのだ。医師には無益な治療を提供する義務はなく[123]、実際問題として彼らは毎日、無益であることを理由に、要求された治療を断っている。無効または不適切な治療を医師に免除する法律を別途作っている州や、そうした方針を特別に定めている医療機関もあるが[124]、ほとんどの州や医療機関にはそういった仕組みはない。法も方針もないところでは、「無益性」の意味や意思決定のツールとしてのその適用は、病院によっても個々の医師によっても大きく異なっている。エミリオの事例で適用されたテキサス州法TADAなどの法律は、「無益な治療」の判断に一定のプロセスを課す。さらに重要なこととして、それらの法律は、求められた治療の提供を拒否する医師たちに法的保護を与える。また患者と家族にも、「無益性」を根拠に生命維持が中止される前に、通知を受けられることを保証する。

「無益な治療」をめぐる法律と方針は、障害学者や障害者運動の活動家にただならぬ不安をもたらす。「『無益な治療』方針は今日、障害をもつ人々への、現に存在するリアルな脅威であり、活動家たちの懸念が現実のものとなっている具体的な証拠もあると思われる。重症障害をもち金のかかるケアを必要とする生は、まさに経済的な負担と考えられており、医療システムの観点からは、その解決策とは〔そうした人々を〕死なせること、すなわち『治療の中止』や『治療の差し控え』と言い換えられた死なのである[125]」。「無益な治療」論に対する障害者からの批判の本質は、医師の偏見、コストの問題、そして法の下での平等な保護をめぐる三つの懸念である。障害学者はこれらの懸念を掘り下げて論じている。

障害学者たちが嘆きの声をあげるのは、「無益性」判断には医師の偏見がかならず影響しているという点だ。彼らの調査からは、もともと主観的にならざるを得ない「無益性」アセスメントが障害をもつ人に行われる場合には、医学そのもののもつ「障害への嫌悪感[126]」が不利に働いていることが伺われる。たとえば、「無益性」判断における医師の偏見の影響に関して現在得られるデータを検証した障害学者のジェイムズ・ワースは、「無益な治療」論は「障害のある人々に最も大きな脅威を与え[127]」、その脅威は、長年障害者アドボケイトが注目してきた〔医師〕幇助自殺を認める法律以上に深刻である、と結論づけている。「無益な治療」論によって「医師の権限が最大となり、逆に障害のある人々とそのアドボケイトの権限が最小化される[128]」ため、医師の価値観によって「その人が生きるか死ぬかが決定される[129]」ことになるのである。

ワースによれば、障害のある生について医療提供者がどのように考えているかが、その人の臨床での「無益性」判断と関連しており、それが障害のある人の不利益になっているという強力なエビデンスがある。すでにこれまでの研究でも、医師たちは障害をめぐるネガティヴな社会的判断を下す［傾向がある］ことが明らかにされている[130]。障害学者のキャロル・ギルはデータを検証し、次のように結論した。「障害のある人々自身による実際のアセスメントに比べると、医療専門職は障害のある人々のQOLを著しく低く評価する。実際、障害のある生を評価する際の医療専門職と障害のある人々とのギャップは一貫しており、驚くほど大きい[131]」。

ワースによれば、「無益性」判断から価値観による判断を排除しようとしても、その努力は無駄だという。ワースが調べた一連の研究からは「決定の手順や方針が決められている病院であっても」、あるいは医学用語や臨床現場の語り口で「無益性」判断が見えにくく覆われていたとしても、現場での「無益性」判断には一貫性がないことが示されている[132]。彼が検証した研究の一つによると、三例のうち一例で「寝たきりであることが『質的無益性』の指標となっていた[133]」。また別の研究では、研究者らが次のように書いている。「どういうQOLが生きるに値しないかについて、自分自身の価値観を投影させる医師たちの判断には一貫性がなく、恣意的で公平さを欠いている可能性がある」。また「無益な治療」論と医療資源配分との関連についても書いている。「このように、たとえセーフガードがあったとしても、決定要因となっているのは医師の価値観なのである[134]」。医療をめぐる意思決定の多くに価値観が影響しているかもしれないとはいえ、紛れもない事実としてワースが主張するのは、根拠のない社会的判断に基づいて行動していることがすでに何度も証明されてきた人たちが決定権を握っている以上、「無益性」判断は、医療をめぐるその他の意思決定以上に、能力主義などの偏見に基づいている可能性があるということだ。

障害学者や障害者運動の活動家によれば、「無益な治療」論と医療資源配分がつながっているとすれば、「無益性」アセスメントに偏見が入り込む可能性はとりわけ大きい。障害者アドボケイトは、オレゴン州が医療をレーショニング［優先順位による割り当て］制にしようとしたことをしっかり覚えている。1990年代の初め、オレゴン州は優先順位に基づいた明確な医療資源配分プロセスによって、より多くの人に給付を行うという、画期的なメディケイド拡大策に乗り出した[135]。特に独自の試みとして、オレゴン州の官僚は給付対象となるサービスの優先リストを作る過程で、州民の議論と調査を何層にもわたって実施した。なによりその中には、「6種の機能障害と23種の症状をランキングする電話調査を基に作った『ウェルビーイング（健康状態）の質』尺度[136]」があった。その優先順位に基づいて、これまで給付されてきた709種のサービスのうち122種をメディケイドの給付対象から外そうというのが、オレゴン・プランの提案だった[137]。優先されるのは「『症状のない健康状態に戻す』と予測される」サービスであり[138]、この優先順位では、慢性状態も永続的な障害も対象外となる。

オレゴン州はこのプランを実施するため保健社会福祉省に認可を求めたが、同省は、オレゴン・プランは障害のある人々を差別しているとして、1992年にそれを却下した。「ウェルビーイングの質」データは、障害を体験したことのない人々の感じ方に重きが置かれ、「障害のある人々へのステレオタイプに満ちた推測が数値化された[139]」ものだというのが保健社会福祉省の説明だった。そのため、オレゴン・プランには、「ウェルビーイングの質」データではランキングが低い人自身がその低いアセスメントを承服していないのに、そのアセスメントによって彼らへの医療が制限されてしまう危険性がある。言い換えれば、プランの背景として、障害のある人の生は障害のない人の生よりも価値が低いとする色濃い前提があるのだ[140]。そうした偏見は、医療提供における差別を禁止しているADA（障害をもつアメリカ人法）と相容れない[141]と見なされたのだが、現在、「無益な治療」ケースで影響していると考えられているのも、その偏見である。「無益な治療」論では、障害のある人々は「治療に金がかかり過ぎる」と見なされることになるだろう。

「無益な治療」の判断には、オレゴン・プランと同じように患者を症状のない健康状態に戻すサービスが優先され、そのために永続的な障害や慢性病の人々はそれほど重視されない可能性がある。コスト抑制に向けた努力のなかで、障害学者たちが気がかりな動向ととらえている障害のある人々への「サービス抑制」が、「無益な治療」方針によって促進される。キャロル・ギルは次のように説明している。

> 過去20年間、医学教育と臨床現場には、「永続的な」症状のある人々には、それほど「望みがない」わけではない患者と同じ形態と質と量の治療を行っても、必ずしも同じ効果は出ないという考えが根づいてきた。障害のある生それ自体が厄介だという考えをあからさまに表わす医師や看護師その他の医療専門職と接して、不安になったという話を、私は他の障害者から毎週のように聞い

ている。そういう生は不幸だとか、もしかしたら悲劇だとか不公平だとまで考えている人の手に、自分の命を委ねていて安心できるはずがない。終末期の人だけでなく終末期ではない障害の場合にまで人工呼吸器を外したり、抗生剤をやめたり、栄養と水分の補給を差し控えたりする医師が増えれば、われわれのようにテクノロジーを利用し、多大な人的支援を受けて暮らしている障害者に対する医師たちの態度も、当然のこととしてさらに悪くなるだろう[142]。

ギルによれば、医療制度における偏見という問題は、コスト削減策によってさらに悪化する。

マネジド・ケア制度［民間保険会社が医療アクセスとサービス内容を管理する医療の仕組み］の下で、チェックすべきモニターの数が増え、個別に患者と関わる時間が減り、看護師に課される責任が大きくなると、時間も介助の手間もかかる障害のある患者は「歓迎されざる者」となる。これまでも、健康と正常な機能を目指す教育を受けてきた医療専門職が大きな障害のある人の生をそれ自体として厄介なものと見なしてきたことは、まず間違いないだろう。しかし、今ほどそれが一貫して公然と語られたことはなかった。まるで医療の文化における［倫理的な］閾値がだんだん低くなって、われわれ障害者の生の可能性そのものを堂々と疑っても許されるようになったかのようだ[143]。

「無益な治療」方針に対する障害者の人権という視点からの決定的な議論は、障害を専門とする法律の専門家たちからも出ている。たとえば、ハーバードの法学教授マルタ・フィールドは「障害のある新生児の治療の停止や差し控えを積極的に進める規定は……『平等保護条項』［アメリカ合衆国憲法修正第 14 条］違反である[144]」と主張する。「無益な治療」法は特に障害のある新生児だけを対象とするものではないが、新生児の障害の状態を根拠に治療の中止や差し控えを決める権限を医師に与える。フィールドの見解では、国にはこのような規定の差別的な影響を正当化できないため、平等保護の法理はこうした規定を支持しない。「障害のある新生児に対する国の差別には、単に合理的な論拠または国の経費削減という以上の正当化が必要となろう[145]」、とフィールドは述べている。

他にも、「無益な治療」方針につきまとう障害者差別は「障害をもつアメリカ人法（ADA）」によって禁じられている、と説く学者がいる[146]。ADAは「障害による差別の効果をもつ要綱、基準、または管理方法を用いることを禁じている[147]」。医療は明らかにADAの適用範囲であり、障害をもつ人には健常者が受けることのできるすべての医療を受ける権利があり、本人が要求する医療を医療提供者が拒否することはADAの下では差別に当たる、とする判例が少なくとも数例はある。たとえば、ある下級裁判所は無脳症児のケースで、ADAに基づいて〔治療拒否が〕差別だとする論拠を認めた判決を下している[148]。しかし、医療をめぐる意思決定へのADAの適用は複雑であり、裁判所が一律に、医療をめぐる意思決定において障害を考慮することは違法な差別に当たると判断してきたわけではない。QOL判断を組み込んだ「無益な治療」の事例は、こうした法的な議論の有効性をめぐる大きな試金石となるが、訴訟となるケースは少なく、訴訟となっても判決が出る前に患者が死亡して結論に至らないものがほとんどである[149]。

その合法性は別にしても、偏見と〔医療〕資源配分をめぐる懸念はTADAにも当てはまる。TADAの対象者基準では、ほとんどの障害は治療の中止や差し控えの一方的な決定の根拠にならないものの、一方的な治療中止の根拠となる障害もある。TADAは医療提供者に「適用対象」となる患者に対してのみ治療の中止を認めるが、その患者とは具体的にいえば終末期または不可逆な患者である。多くの障害は「不可逆」なものだが、そのほとんどはテキサス法が定義する意味で不可逆ではない。TADAの対象となる不可逆な状態と考えられるには、以下の状態、怪我または病気でなければならない。

（A）治療できる可能性はあるが、治癒することも取り除くこともできない
（B）自分のことを自分でできない要介護状態のままになったり、自分のことを自分で決めることができないままになり、同時に
（C）汎用されている治療基準に即して提供される生命維持治療なしには死を免れない[150]

目が見えないとか精神遅滞といった障害は、条件（A）には当てはまるが（B）にも（C）にも当てはまらない。その一方、四肢麻痺で人工呼吸器に依存している人や発達障害を伴う脳性麻痺で、医療的手段で栄養と水分を摂る必要がある人は、三つすべてに当てはまる可能性がある。「何が『無益な治療』

であるかという点が、こんなにも大まかなままでは、現行のテキサスの無益な治療法は、『QOL』を理由に重症障害のある人からいくらでも生命維持を差し控えたり中止したりしてよいと言っているようなものであり[151]」、それも医療専門職が決めるままのQOLが理由にされるのだ、と障害者コミュニティの専門家たちは主張する。

このように、TADAは障害者たちから批判を浴びてはいるが、仮にシドニー・ミラーの事例で一方的な治療中止の正当化にTADAが用いられていたら起こっただろうと想像される批判ほどには、エミリオの事例での批判は大きな広がりを見せていない。エミリオがTADAの対象となったのは、永続的ではあっても生きることが可能な障害のためではなく、終末期の病状のためだった。差し迫った死が避けがたい状態だったために、QOLの問題よりも終末期の乳児への最善のケアとは何かという問題がクローズアップされた。また、少なくともその可能性が疑われるとして、積極的な治療にかかる費用の問題（テキサスこども病院はこの嫌疑を否定している）もクローズアップされた。死にゆく乳児への治療はどうあるべきかという問題、またそれらの治療の決定におけるコストの問題は、生命倫理学者にとっても難しい。医療チームと患者や代理人との間に解決できない争議がある場合に何が最善の道となるか、生命倫理学者たちは精力的に議論を行っている。

B. 生命倫理学からの見解

生命倫理学において、医師には不適切あるいは無益な治療を提供する倫理的な義務はない[152]――たとえば医師がウイルス感染の患者に抗生剤の提供を拒んでも道徳的、法的、倫理的義務には抵触しない――というコンセンサスは広く見られる。しかし他方では、「無益な治療」を構成するものとは何かについても、「無益性」概念とはそもそも有用なのか（「無益性の有用性」論争）についても、激しい議論がある[153]。心肺蘇生（CPR）を受けた一定のグループでは「救命できて退院に至るものはほとんどいない」との研究結果が複数報告された後に、「（CPRの）広範な普及への反応として始まったのが『無益性』論争だった[154]」。CPRから利益を得られないと思われる患者にもそれを行うことが適切なのかが問われ、さらに、CPR以外にも、求める結果が達成できない、あるいは利益よりも負担の方が大きいと予測される治療についても、医師には申し出る義務があるか、という問題へと拡大していった[155]。その結果、膨大な文献が次々に登場し、何百という論文、書籍、立場表明によって「無益性」の定義とその有用性が議論された[156]。ここでは、それらの文献の要約を試みるよりも、定義論争に簡単に触れ、有用性論争の主な議論を紹介して、特にそれらの議論がエミリオの事例に対する生命倫理学からの反応にどのように影響しているかをもっと具体的に説明することにしたい。

「無益性」に関する生命倫理学の視点について論じようとすると、長年にわたって比較的理論系の生命倫理学者をとらえて離さない大論争を概観することなしには始まらない。すなわち「無益性」という用語をいかに定義するかという問題である。これまでに少なくとも三つの「無益性」の定義が出てきている。最初の定義はきわめて狭く、「望まれる生理学的効果を患者に生むことができない」場合にのみ、提案された治療は無益であるとするものだ[157]。この「生理学的無益性」は、先に述べた抗生剤のような少数の例にのみ存在する[158]。この狭義の定義の提唱者は、治療差し控えの理由に医療提供者が主観的な価値観を用いることを防ぐには、限定的な定義が必要だと主張する[159]。たとえば、州の資金による生命倫理機関「生命と法に関するニューヨーク州タスクフォース（研究作業班）」は、「無益性」の分析にQOL判断を組み込むことを拒否した。そうでなければ、医療をめぐる良き意思決定に必要とされる信頼が損なわれる、という説明だった[160]。

二つ目の、より広い「無益性」概念は「質的無益性」に関するものである[161]。この概念の下では、提案されている治療が「全人的存在としての患者に何の利益も[162]」もたらすことができないならば、その治療は無益とされる。その基準は「単にその治療によって個別の生理学的効果が生じるかどうかのみではなく」、「一人の人としての患者がその治療から利益を受け、それを喜ばしいことと認識できるどうか[163]」である。この概念の下での「無益な治療」の典型例は、高齢で重症の認知症がある女性への胃ろうの使用である[164]。「チューブを入れれば女性の余命を延長できるだろうが、本人の（認識できる）利益は何ももたらさないだろう[165]」。「質的無益性」概念に固執する人たちは、〔このケースで〕胃ろう設置を提案する義務は医療提供者にはないと説く。

三つ目の「無益性」概念は「量的無益性」である[166]。介入が患者を利する見込みが極端に小さい場合、その治療は量的に無益だと言われる[167]。「言い換えれば、ある治療に利益の可能性があるとしても、その利益を得られる蓋然性があまりに小さいならば、その治療は無益とみなすことが適切である[168]」。「量的無益性」の例の中には、他の方法では治療できないタイプのがん患者に対して、効果があるのは1000回につきたった1回であることが証明されている、きわめて高価な骨髄移植が含まれる。「量的無益性」を定義するための定則を提案する生命倫理学者もいる。たとえばシュナイダーマンとジェッカーは、「試みられた直近100回のうち一度も効果がなければ、治療は無益と考えられるべきだ[169]」という定義を提唱している。

医師には無益な治療を提供する必要がないならば、臨床現場の問題として、また方針や法律の問題としても、「無益性」の定義についての合意があることが不可欠と思われる。そのための努力は1990年代に行われたが、実証主義的な研究によれば、この種の努力からも一律の臨床実践は生じないことが明らかとなった[170]。「無益性」判断におけるバラつきは医療機関によっても、医師によってすら存続したのである。無益性を定義する概念上の困難と実践上の困難の双方を了解しつつ、なお医師の職務完結性（integrity）のために医師には患者に申し出る選択肢を限定することが許されるべきだと確信する生命倫理学者たち[171]の議論は、そのためにあらかじめ決められた公平なプロセス［を作成すること］に向けられることになった。プロセスに透明性を取り入れ、権力の濫用を防ぎ患者を保護する手段として倫理委員会のコンサルテーションを導入するという試み[172]がなされたのである。「無益性」判断を主導するのは専門家の判断であるにせよ、そうした手続きのルールによって、臨床での誤った判断や偏った判断の防止に必要なチェックとバランスが可能となる。エミリオ・ゴンザレスの事例で適用されたテキサス州法は、このモデルに基づくものである。

TADAの施行にあたり、テキサス州議会は「無益」という用語そのものを使うことなく［実際には］その概念を適用することによって、定義をめぐる議論をうまく回避した。つまり、テキサス議会は、医療提供者が治療の提供を拒んでもよい状況を個別に定義する努力を放棄して、治療が医学的に見て妥当かどうかの判断を医学的アセスメントにゆだねているのである。TADAは濫用に対するセーフガードとして、生命維持治療の継続が医学的に不適切であるか否かを医療提供者が判断する際に多層的なプロセスを用いるよう求める[173]。そのプロセスによって、医療提供者が生命維持治療の継続を望む患者またはその代理人の要求を拒否する場合には必ず、患者または代理人には倫理委員会に話を聞いてもらえる機会が保証される。倫理委員会の審査が行われている間は、生命維持治療を提供しなければならない[174]。しかしながら、TADAは「医学的に不適切」の定義もしなければ、倫理委員会の審査に基準を適用することもしない。このように同法は専門家の医学的判断にすべてをゆだねて、それによって、特定の事例で何を医学的に不適切または無益とするかについては医療提供者によって判断が異なるという事態を招いている――そればかりか、そうなるだろうと予想すらしている。「同法は、裁判所にも医学的無益性の判断を求めない。その判断は医学の専門家にゆだねられており、それをチェックするのは倫理委員会または『医療』委員会のコンサルテーション・プロセスである[175]」。

テキサス議会が定義という難題を回避するために純粋なプロセス・メカニズムを用いたために、ゴンザレス事件に同法が適用されるにあたって起こってくる問題は、それだけ重要なものとなる。それは、「無益性」概念は有用なのか、あるいは適切なのか、という問いである。「無益性」の定義についての生命倫理学の文献が多いことから、生命倫理学には「無益性」は有用な概念であるとのコンセンサスができていると考える人がいるかもしれないが、そう考えるのは間違いだろう。生命倫理学者のアーサー・カプランは、「無益性」の有用性論争を、医療専門職の職務完結性（integrity）と患者の自律の権利との対立として、簡潔に要約している。

> 「無益性」の有用性提唱者たち（適切にも無益主義者たち（futilitatians）と名づけられている）〔功利主義者（utilitarian）と音をかけている〕は、無益な治療を医師が提供し続けると、その先に起こるのは、医学的専門職の崩壊以外の何ものでもないと見ている。このグループによれば、〔医師の〕専門職としての職務完結性（integrity）には、エビデンスと専門知識と臨床経験から、特定の状況下での特定の医療介入が的はずれで効果も意味もないと知っていること、そしてそれを患者に説明できることが求められる。批判者たちからは、どの程度の確率のどういう〔治療〕目的なら追求するに値するかについて医師が個人的な価値観を押しつける根拠がない以上、医学的無益性を臨床実践と不可分のものとすることは、よく言っても不道徳だという反論が出ている。これらの批判者によれば、さらに悪いことに、こうした決定はミスリーディングでもある。多様な種類の患者の統計情報が特定の患者のアウトカム予測に利用できることは、きわめて少ないからだ[176]。

カプランの要約は、「無益性」の提唱者と反対論者の間の根本的な不一致を正確に指摘している。すなわち「医師は無益（TADAでは「不適切」[178]）と見なされた治療の一方的な制限を決定する道徳的また法的な権限を享有するか、享有するとしたらそれはどういう根拠によるか、という問題[177]」なのだ。結局、医師の決定権ないし専門職としての職務完結性（integriry）と「患者の自己決定権または自律（代理人によって表現されることも多い）[179]」のどちらが相対的に重要であるか、という議論に帰着する。「このように、その他の利益や要因も議論には含まれるものの、根本的な争点は、患者は希望するが医師は利益がないと考える治療に関して、最終的に決定権を行使するのは誰か、それは患者なのか医師なのか、という問題である[180]」。その問いに、TADAは断固として専門職の決定権だと答える。つまり、テキサス議会は、患者または患者の代理人の要求は、それが専門職の職務完結性を侵す場合には認められない、と決定したのである。その決定の結果として、州法が医療提供者に権限を付与し、エミリオの事例で医師たちはその権限を行使しようとしたのだった。

無益性をめぐる生命倫理学の論争はエミリオの事例でも展開された。アーサー・カプランは病院側に味方した。カプランは「家族がどうしても事態を正しく理解できない場合がある」と言い、「子どもを無益な状況で苦ませる権利を親に認めてはならない[181]」と述べる。このような事例では、無用の苦しみを防ぎ、尊厳のない死に手を貸すことを避けるために、医師には家族の望みを拒否する道徳的な義務がある、とカプランは説くのである[182]。しかしシカゴ大学の小児科医で医療倫理学者であるレニー・ロスはこれに反対する[183]。エミリオの生が生きるに値するかどうかを決められるのは、医師ではなくエミリオの母親であるべきだと説くロスは、「よいQOLとは何かを判断する私とは一体だれなのか？」と問い、「これが自分の子どもであれば私は何カ月も前に人工呼吸器のプラグを抜いていただろう。でもこれは私の子ではないのだ[184]」と述べている。

ハーバード大学の倫理学者で医師でもあるロバート・トゥルーグも、エミリオの事例での一方的な治療中止に反対した[185]。トゥルーグは、場合によっては一方的な治療中止を支持する立場の議論を系統的に検討することによって、その議論がエミリオの事例にも耐えうるかどうかを検証した[186]。たとえば、症例によっては苦痛があることが一方的な治療中止を正当化しうるが、エミリオのケースでは正当化できない、と彼は言う。トゥルーグによれば「機械による呼吸を要する患者は常に安楽にすることが可能[187]」であり、苦痛があることはエミリオでは問題にはならない。またコストへの考慮もエミリオのような事例では大した問題ではない、と彼は説く。「仮に、通常の無益性の定義にあてはまる状況の患者への生命維持を一貫して拒否したところで、それで節約できる金はわずかだろう。意外に思われるだろうが、その背景にはいくつかの事実がある。こうした事例は比較的まれであり……要求通りに生命維持を続けたとしても患者はたいてい短期間のうちに死ぬ（エミリオの場合もそうだった）[188]」。最後にトゥルーグは、「エミリオの生命維持を続行することには道徳的な疑義があるという主張は、単に臨床家の価値観は正しく、ミセス・ゴンザレスの価値観は間違っていると主張しているにすぎない[189]」と述べる。もしそれが積極的な治療で解決できるなら、価値観の衝突はエミリオの母親の望む方向で解決すべきである。多くの倫理学者と同様に、トゥルーグもほとんどの争議は調停によって解決できると確信している。もっとも、エミリオの場合のように、どうしても解決困難なケースがあることは認める[190]。そういう事例では、特にエミリオの事例においては、医師は「相手が間違っているという確信がある場合でも、他者の選択を許容する自分の許容度を高める努力をすべきである[191]」とトゥルーグは説いている[訳注2]。

Ⅲ．所見

シドニー・ミラーやエミリオ・ゴンザレスのような事例について考える際に、私が最も目を引かれるのは、障害の意味や「無益性」の有用性をめぐる理論上の論争が、マークとカーラのミラー夫妻、カタリーナ・ゴンザレスその他、重病の乳児の親たちが体験する現実[192]からいかにかけ離れているように見えるか、という点である。カタリーナ・ゴンザレスの言葉（「私はこの子をとても愛しています。だからこの子のために闘わなければならないのです」「それが親の仕事です。親は息子や娘のために闘うのです。誰にも勝手な指図はさせないし、親に代わって決めることも許しません[193]」）を読んでも、マーク・ミラーの言葉（「私たちは思いやりのあるケア……人間的なケアを選んだのです[194]」）を読んでも、私の頭には障害学者フィリップ・ファーガソンとアドリエンヌ・アッシュの思慮深い言葉が浮かんでくる。「障害のある子どもが生まれる時に起こる最も重要なできごととは、子どもが生まれることである。ある夫婦が障害のある子どもの親となる時に起こる最も重要なできごととは、夫婦が親になることである[195]」。実際のところ、これらの事例で、病気の赤ん坊の親たちは、わが子のために正しいことをしてやろうと最善を尽くしているのである。親の自律についてどのような考えの持ち主であろうと、医療資源の分配、苦痛、良い死、生命の神聖性、障害という概念、障害への偏見について、あるいは、そもそもシドニーやエミリオのような乳児を障害児と考えることの是非について、どのような考え方をしている人であろうと、重病で死んでしまうかもしれない危機に直面したわが子のために最善の意思決定をしようとすれば、どんなに愛情深い親も間違いなく苦しむだろう。もちろん、その中には障害への偏見に影響された決定もあれば、生命を救いたい一心の幻想から資源を無駄に使い、子どもに現実の苦痛をもたらす決定が行われることもあるだろう。しかし、「生命の神聖性」アプローチをどこまでも厳格に採用するのでないかぎり、正しい答えは一つしかないと主張するのは難しい。子どもが苦しまないようにしてやりたいと親が望むのも、愛するわが子が死にかけている時にせめて可能な限り一瞬でも長く生きてほしいと望むのも、しごく当たり前のことだ。どんな決定をしても、それを親の身勝手だと非難することは可能である。治療をしない決定をすれば、親はそれによって生涯の介護義務から逃れられるのだし、積極的な治療を選択すれば、親は生命を救いたい一心の幻想や、子どもを苦しめてでも死にゆく子どもにしがみつきたい欲望にふけることもできる。同時に、それらの決定を擁護することも可能だ。それらの事例は多くの次元であまりにも複雑なので、公式的に解決できるようなものではない。

ミラーとゴンザレス両事件におけるテキサス州式の解決方法は、医師たちの専門家としての判断に任せる、というものだった。ミラー事件では、それにより両親の明示的な希望に反して出生直後の蘇生を医師に認めることとなった。ゴンザレス事件では、それにより母親の明示的な希望に反して治療の中止を医師に認めることとなった（中止の決定が実行される前にエミリオは死んだが）。医師は専門家としての判断を行使すると信頼できるだけ強固な議論が、テキサス州にはあるのかしれない。たとえば、それにより専門職の職務完結性（integrity）が守られる、限りある資源の無駄な誤用を防ぐ、医療専門職が道徳的に問題ありと感じる治療プロトコルに無理やり参加させられる道徳的な苦悩を最小限にする、などだ。しかし、医師は教育や経験、確実で実証可能な（ということにされている）エビデンス、さらに最善の対処法（ベスト・プラクティス）に基づいて専門家としての判断を行使すると信頼できるし、また信頼すべきだと保証されたとしても、それは障害学者や障害者運動の活動家には、大した慰めにはならない。それどころか、医学的判断は障害に対する偏見を確実に排除する、客観的で信頼のおける方法だとする議論は、障害学者らの教説と真っ向から対立する。また、多くの生命倫理事件を取り巻く「有毒で問題の多い環境[196]」を作ってきたのも、医療専門職の意思決定に障害への偏見があるというエビデンスを医学と生命倫理学がまともに取り合ってこなかったという事実に他ならない。

なぜ障害者たちの批判に対して一部の生命倫理学者がまともに取り合わないか、その事情を説明するには、ミラーとゴンザレス両事件に対する障害者コミュニティからの反応を細かく比較するとよいかもしれない。障害者たちの立場は、一見すると議論の信憑性を損なう自己矛盾に満ちている。たとえば、ゴンザレス事件で親の選択権を支持したことは、親の望みを不適切だと見なしたミラー事件の後では空疎に聞こえる。この矛盾によって、障害者アドボケイトは整合性がなく結果志向だという非難が起こってくる。たとえば、親の権利が大事だというが、それは障害者アドボケイトが認める方向にその決定権が行使される時にだけ大事であるにすぎない、といった非難だ。まさしくこの自己矛盾を理由に、障害者アドボケイトはまともに取り合わず無視すべきだと、哲学的な訓練を受けた倫理学者から言われた経験が、私には一度ならずある。また「議論」の形態にも問題がある。先日、とりわけ障害者に配慮の厚い高名なある生命倫理学者と話した時に、その人が私に言ったのは、生命倫理学という分野には、学術会議や病院に割って入り、抗議によってあえて悶着を起こそうとするような人たちをまともに相手にする者はいない、ということだった。

しかし、私は障害者からの批判を無視することは間違いだと思う。障害学者たちは伝統的なアカデミックな言語で、伝統的なアカデミックな手段を通じて意思疎通を行ってきたことを忘れてはならない。彼らは自分たちの主張を裏づけるために、説得力のある実証的なエビデンスも提示してきた。学会にも上院議会の公聴会にも訴訟にも参加してきた。問題は、法廷以外の場所では、彼らの声は聞いてもらえず、まともに相手にもされないことだ。そのために彼らはメディアで注意を引こうと大きな声を張り上げ、抗議するのである。そのメッセージの形態に目を奪われず、その向こう側にあるものにまで目を向けてみれば、哲学教育を受けた私の件の同僚だって、いったいどうしてこの人たちはこんなに腹を立てているのか、と問うてみるくらいできるのではなかろうか。実際、それを問い、そしてそれに対応すべく行動を起こすことは生命倫理学者に課せられた義務だと言ってもよいくらいだ。歴史的に疎外され虐待されてきた人々が言いたいことを聞いてもらうために大声を張り上げざるをえないからといって、その事実によって彼らを軽蔑するのではなく、それを警告として受け止めなければならないのだ。すべての立場の人が言いたいことを聞いてもらえて、すべての関係者の利害関心が尊重されて初めて、敬意ある議論が可能となるのである。

また私は、障害者アドボケイトの立場の矛盾をあまり重要視することも間違いだと思う。私が思うには、障害者アドボケイトの一貫性のなさは、原理の欠落というよりも文脈のなせるわざだ。一つの学問分野としての生命倫理学が「実質的な道徳的及び政策的問題に対する立場[197]」を表明したり、「プロパガンダを推し進め、法制定に影響を与えようと試みること[198]」を避けようとしたりするのとは対照的に、障害者コミュニティは法的代弁を敢然と引き受ける。障害者コミュニティのリーダーの多くが法学教育を受けており、彼らが個々のケースにおいて、弁護士はクライエントに最も有利な議論を展開するものだというスタンスに立つことからも、その教育が伺われる。弁護士はケース・バイ・ケースで熱意に満ちた代理を務めるよう教育を受けており、それは固有のケースにおける固有のクライエントに最も有利な、固有の議論を強調することを意味する。事件が異なれば異なった議論の流れを強調するのは、すぐれた弁護活動の一部である。また多くの場合、弁護士が無関係な問題に関して真っ向から矛盾する立場を取ることは、他のクライエントに不利に影響する大きなリスクがないかぎり、〔弁護士の〕倫理規則でも認められている[199]。したがって、障害者アドボケイトがカタリーナ・ゴンザレスの事件では親の選択権を尊重し、ミラー事件では治療を求めるという明確な基準をもった規則の尊重を主張したことは、弁護活動の問題としては、驚くに当たらない。二つの事例は事実関係が異なっており、一方で行われた議論が他方で行われた議論をただちに無効にするということにはならない。いずれの事件でも、目指す結果は死なせないことであり、同じなのである。このように、事件によって一貫性を欠いていることは、古典的な弁護活動の機能の一つと理解することもできる。

生命の危機に瀕した新生児の事例に底流する障害者アドボカシーのレトリックは一貫しており、それは障害者の視点からの批判の中心にある中核的な主張でもある。障害学者や障害者運動の活動家が訴えている中心的な内容は、障害のある生についての誤った認識が障害のある人々に有害な影響を及ぼしている、というものであり、障害のある人々が――とりわけ障害のある乳児が――どのようなQOLになるかという不正確な予見に基づいて隔離され、不当な扱いを受け、死ぬにまかされる医療現場において、特にその危害は大きいというものだ。その訴えは歴史的に見ても正確であり、それが現在でも同じであることは、堅実な実証データと説得力のある理論分析によって裏づけられている。医療現場では障害への偏見が続いており、その裏づけになっているのがQOLについての懸念を重視する生命倫理学者が作った意思決定の枠組みだと知れば、障害者コミュニティの中には恐怖や不信、怒りが生まれる。その恐怖と不信と怒りが、公にものを言う時の怒りに満ちた言い方（怒りの話法）や抗議となって顕われるのだ。個々の事例では、その恐怖と不信から、親が医師から提供される情報を完全に疑ってかかり、そのためによく知った上で意思決定をすることができなくなることもあるかもしれない。だからこそ私には、医療をめぐる良き意思決定に関心のある者なら誰であれ、医療の文化には障害への偏見が根強いというエビデンスを出してくる研究をあなどらないことが大事なように思われる。たしかに、医療をめぐる意思決定における偏見の役割にはさらなる研究が必要だし、キャロル・ギルたちの研究によるデータにも、アップデートの必要はある。しかし、たとえこのような限界があるにせよ、障害者アドボケイトから出てきたエビデンスから、生命倫理学者、とりわけ良い倫理には良い事実が大切だと主張する生命倫理学者に求められているのは、障害について実証されていない予見に基づいた意思決定を避けるべく、意思決定の枠組みと教育実践を見直すことである。

こう書いたからといって、障害者アドボケイトが時に主張する「すべてに当てはまる唯一の正解（＝どんな時もすべての新生児に最後まで積極的な治療をするのが正しい）」というアプローチを生命倫理学者が採用すべきだと言うつもりはない。長年の経験から、死にゆく乳児の苦しみを引き延ばすべきではないことは分かっている。この点では、シドニー・ミラーやエミリオ・ゴンザレスのような症例の複雑さがわかっている生命倫理学者たちの方に明らかな強みがある。生命倫理学者は病院の病棟に出入りできる。彼らは［病院や医療の］内部の人間であり、それによって外の人間にはもてないアクセスと経験をもてる。現実のケースに直接かかわる者として、これらの症例には、きわめて不透明な医学的予後を前に最善の決定を行おうと模索する現実の親と現実の医師と、そして同時に現実の赤ん坊が存在しているのだということを、生命倫理学者は否が応でも知っている。生命倫理学者として、また小児科医として、ジョン・ラントスは以下のように考察する。

> 心そそられる哲学的、法的、経済的な諸原則を意思決定の指針として検討する一般論ではなく、特定の子どものための特定の意思決定に焦点を当てて考える場合には、その決定で何が道徳的に重要かは変わってくる。哲学的な論理を展開し、実践のガイドラインや法的枠組みを作り、費用対効果分析を洗練させていくことと、息ができず苦しんでいる小さな赤ん坊を目の前に、特定の治療について危害よりも利益の方が大きいかどうか決めたり、その治療は赤ん坊と家族にどういう意味があるだろうかとか、それをしようとする自分はどういう人間なのだろうと考えたり、二つの選択肢から一方を選ぼうとすることとは、まったく別である[200]。

健常者である親は障害のある子どもを死なせようと考えるものだ、という懸念を障害者アドボケイトは口にするが、生命倫理学者は病院の内部に入りこみ、臨床家と密接にかかわることを通して、そう単純には言えないことを理解している。臨床家たちの報告には「短期的には成功するというわずかな見込みを最後の頼みにして治療をするか、治療を差し控えるかの選択を求められた時、……たいていの親はほとんどの場合に治療することを選ぶ[201]」とある。「医師または親の一方だけが治療の差し控えを望むケースはまれ[202]」であり、現実問題としては、ほとんどのケースがコンセンサスによって決められている。「コンセンサスが得られなければ、治療は継続する[203]」のだ。仮に障害学者や障害者運動の活動家が病院内に居場所を得られるとしたら、治療中止の一方的な決定が行われるケースはほとんどないことに安堵するのではないだろうか。中には、赤ん坊が積極的な治療にあえぎ苦しむ姿を見、正しいことをしようと悩む医師と親を見て、治療中止の決定はすべて障害者差別だという非難が事実として正確ではないことに気づく人もいるだろう。

それが公正な評価かどうかは別にして、障害者アドボケイトは、新生児の治療の差し控えにおける医師たちの偏見が永続しているのは生命倫理学者のせいだと考えている。こうした立場の議論で［批判の］的になっているのは、ピーター・シンガーの功利主義的立場である場合が多い[204]。最近私が参加した学術会議でも、生命倫理学の分野で著作があり、自身も障害をもつ学者であるトム・コッホが、ピーター・シンガーの功利主義的なものの見方が生命倫理学の考え方の中心となっている、とくり返し主張していた[205]。彼が言わんとしているのは、障害のある乳児を治療せず死ぬにまかせることを親に許しても道徳的には問題はないと、医師たちに教えているのは生命倫理学者だ、ということだ。コッホは刊行された論文でもこの主張を繰り返しているが、その論文は主流派の生命倫理学には次のような仮定がある、と批判している。

> ……身体的属性と知的能力ともに優れてはいないにせよ、少なくとも正常な人には優越性［がある］。身体または知的能力が限られている人は、自律的な社会参加が制約される度合いに応じてある程度まで人格を喪失する。この観点から、極度に［そうした能力が］限られている場合には（正常からの負の逸脱が大きい場合には）、それほどまでに制限つきの個人は治療しないという義務へと帰結する[206]。

この論文で、コッホは生命倫理学の考え方をピーター・シンガーの考え方と同一視しているが、障害のある新生児に対するピーター・シンガーの立場が生命倫理学の主流派の考え方において重要な役割を果たしていると主張するのは、コッホひとりではない[207]。

この点で、生命倫理学は「ピーター・シンガー問題」を抱えている。9.11のハイジャック犯がイスラム教徒の代表ではないのと同じく、ピーター・シンガーは生命倫理学の代表ではない。すでに詳述したように、生命の危機に瀕した新生児を治療するかしないかをめぐって、生命倫理学には豊かで、微妙な色合いに満ちた議論がある。この議論に障害学者が加われば、こうした困難事例にもその専門知識をもたらし、議論はより豊かなものとなるだろう。もっとも、シンガーの功利主義的立場だけが議論の俎上に上ると思われているかぎり、このような対話はありえない。障害者運動の活動家、ハリエット・マクブライド・ジョンソンはピーター・シンガーに真っ向から論戦を挑んでいったが、障害学者や障害者運動の活動家のほとんどは、自分が死ぬにまかされていた方が親は幸せだったかどうかという議論に加わるなど、考えただけでひるんでしまう。障害のある乳児を殺すことを認めるシンガーのラディカルな立場を、生命倫理学が日常的に、声を大にして、力を込めて糾弾することが大切だと私には思われる。赤ん坊はかけがえのない存在だ。赤ん坊は独立の人間であり、たとえ早く生まれ過ぎたとしても、致命的な病気を持って生まれたとしても、長くは生きられないにしても、それは変わらない。失われたのが、そうした病んで脆弱な小さな人間の生命の一つにすぎないとしても、それは悲しい出来事であり、親にも医療スタッフにも、その子に関わった誰にとっても悲しい出来事なのだ。私は哲学者ではないが、それでも不愉快で差別的な議論を目にすれば、それと分かる。生命倫理学者の中にいる哲学者たちに、私はあえて求めたい。彼らはピーター・シンガーの議論と対決し、なぜ彼の議論が誤りなのかを説明すべきである。シンガーが展開するアカデミックな思考実験から距離を取るために、生命倫理学が協調した努力を払うなら、おそらく、障害者コミュニティの専門家たちも貢献できる生産的な対話に向けて、障壁を取り除く一助となるだろう。

生命の危機に瀕した新生児をめぐる意思決定のたびに、障害学者や障害者運動の活動家らが障害への偏見を探し、排除しようと躍起にならずに済むためには、「無益な治療」方針とエミリオ・ゴンザレスの事例で適用されたテキサス州法のような法律の影響を検討することが重要である。テキサス州の事前指示法は、アウトカム重視の医療を尊重する医師の専門家としての判断に依存しており、そうした医師の判断に決定的な重きを置く。このような仕組みは、どんなアウトカムが見込まれるかのアセスメントに医師が偏見を持ちこまないという信頼なしには、けっして受け入れられることはない。「医学的無益性」に関するデータには使えるだけの信憑性があると主張したところで、信頼を欠いては、障害者アドボケイトから疑いの目を向けられるだけだ。彼らにとって、ベビー・ドゥ事件の数々で医師たちが公言したこと（「ダウン症候群の人の中には『ただ生きているだけのフニャフニャのかたまり（mere blob）』がいる[208]」とか、「最低限の適切なQOLの可能性すらゼロ[209]」など）は忘れられない記憶となっている。医療の姿勢がその後どれほど変わったとしても、ベビー・ドゥ事件の数々が残した傷は今もなお、あまりに深く、あまりに生々しく、完全には癒えていない。

こうした理由により、私は、係争解決のためには、硬直した「無益な治療」法よりも調停の方が優れた解決方法だと説くナンシー・ドゥブラーをはじめとする生命倫理学者たち[210]に同意したい。ドゥブラーたちは、弱い立場にあり懸念を抱えている人々と医療文化の間に信頼を築くという点で、ごく少数の困難ケースでは［親に］要求された治療を提供する選択の方がよい、と示唆している。もちろん、医療に使える資源が有限であることや医療改革が国の重要課題であることを考えれば、新生児をめぐるケースに「無益な治療」方針は不要だと考えるのは現実的でないかもしれない。しかし私の考えでは、医療改革が避けがたく、限りある［医療］資源の公正な分配プロセスが早急に必要とされているがゆえにこそ、超未熟児と死にゆく乳児をめぐる少数の困難ケースでは、少なくとも当面の間、「無益な治療」方針を棚上げすべきだろう。これらのケースが招く反発は大きすぎるし、いわゆる「ベビー・ドゥ」事件での不当な扱いの歴史もまだ記憶に新しすぎる。

しばらくの間、「無益性」に関する哲学論議を棚上げすれば、おそらく、少ない資源をどのように分配するのが最善かについて、ぜひとも必要な対話、配慮に満ちた努めて包摂的（inclusive）な対話がなされうる余地が生まれるのではないだろうか。その対話は信頼があって初めて可能となるもので、その信頼への道は険しい。そこには妥協と透明性が求められる。しかし、このように考えてくると、障害のある人々が政策決定に関わるようになり、障害者の立場が真剣に受け止められるようになれば、広くコンセンサスを得られる解決方法もありそうだ。このようなコンセンサスは、別の限られた資源、たとえばドナー臓器の分配の方針でも最後には可能になった。臓器は、健康状態と見込まれる利益とを考慮に入れつつ、無関係な障害関連の要因は除外する仕組みで分配されている[訳注3]。この臓器分配制度は障害者コミュニティでもそれなりに受け入れられている。理論的には、新生児の延命のための積極的な治療をいつ行うかについても、同様のコンセンサスは可能だろう。

生命の危機に瀕した乳児の事例は難しい。それらの事例については議論しなければならない。科学にも、それぞれの事例の固有の患者にも、不透明なことが多い中で、「すべてに当てはまる唯一の正解を与える」明確な基準をもった規則はふさわしくない。しかし、個別のアセスメントを認める枠組み、とりわけ主観的アセスメントや価値判断が含まれる枠組みでは、信頼が不可欠である。その信頼を築くには、超未熟児に関して病院内部で生命倫理学者が行っている、複雑で微妙な色合いに満ちた議論の場に、障害学者と障害者運動の活動家を含めるとよいのではないだろうか。すべての利益関係者が会話に参加し、すべてのエビデンスが検討されれば、どう転んだところで議論はこれまでよりは豊かなものとなるだろう。

対立は避けがたいかもしれない。「無益性」の定義や、「無益」は有用な概念か否かという点ですら、生命倫理学者が合意することはまずあり得ないのだから、生命倫理学者と障害者コミュニティの専門家が「生活の質（QOL）」または「救うに値する命」を構成するものは何かについて、またはそれらが有益な概念か否かという点で、合意することも同じく、あり得ないだろう。一方の端には「生命の神聖性」を絶対視する人々がいて、もう一方にいるのは意思決定には個々の家族の価値観やニーズも考慮すべきだと説く人々なのだ。しかし対立があるのが事実だとしても、だからといって対話をやめ、専門分野を横断して学ぶことをやめてはならない。現実には、両者の「内戦」といったレトリックから受ける印象ほど対立が深いわけでもない。知的障害または身体障害をもつ新生児に、少なくとも意味のある関係性をもちシンボルを用いた思考ができる可能性が残っている場合には、救命のためにあらゆる努力を払うべきだとする障害者アドボケイトに、大半の生命倫理学者は同意する[211]。しかし、この点で対立する場合でさえ、多様な障害をもった多くの人々がどんな生活を送っているか、QOL の可能性については、障害学者と障害者運動の活動家が親と医療専門職に教えられることがあるのは明らかだろう。なによりも、NICU の日常的な医療の中にこうした対話をどうやって組み入れていったらよいか、検討することには価値があるのではないだろうか。

［注］

1 Raymond S. Duff & A. G. M. Campbell, *Moral and Ethical Dilemmas in the Special- Care Nursery,* 289 New Eng. J. Med. 890, 894 (1973).

2 以下を参照。Shaw et al., *Ethical Issues in Pediatric Surgery: A National Survey of Pediatricians and Pediatric Surgeons,* 60 Pediatrics 588, 590, Table 4 (1977).

3 ビデオテープ : "Who Should Survive?: One of the Choices on Our Conscience" Joseph P. Kennedy Foundation,. 1972)（配給元は以下。Bono Film & Video Services）, http:// virgobeta.lib.virginia.edu/catalog/u3630315.

4 ジョンズ・ホプキンス大学病院の事例の詳細な背景については、以下を参照。Armand Antommaria, "*Who Should Survive?: One of the Choices on Our Conscience": Mental Retardation and the History of Contemporary Bioethics,* 16 Kennedy Inst. Of Ethics J. 205-4 (2006).

5 Gregory E. Pence, Classic Cases in Medical Ethics; Accounts of Cases That Have Shaped Medical Ethics, with Philosophical, Legal and Historical Backgrounds 218 (McGraw-Hill Humanities/Social Sciences/Languages 4th ed. 2003).［グレゴリー・E・ペンス（宮坂道夫、長岡成夫訳）『医

療倫理 1』『医療倫理 2』みすず書房、2000&2001 年］[訳注4]

[6] Antommaria, *supra* note 4, at 214.

[7]「ベビー・ドゥ事例」とは、乳児（たいていは新生児）が命を救うことのできる治療を拒否されたケースの総称である。

[8] Pence, *supra* note 5, at 220.

[9] *Id.*at 200.

[10] Infant Doe v. Bloomington Hosp., 464 U.S. 961 (1983).

[11] 以下を参照。 Pence, *supra* note 5, at 221.

[12] *Id.*

[13] *Id.* at 221-2.

[14] *Id.* at 222; 以 下 も 参 照。John Lantos & William Meadow, Neonatal Bioethics: The Moral Challenges of Medical Innovation, 70 (Johns Hopkins University Press 2009).

[15] Bowen v. Am. Hosp. Ass'n 476 U.S. 610, 611 (1986).

[16] 45 C.F.R. § 1340.15(b)(1) (1990).

[17] 45 C.F.R. § 1340.15(b)(2) (1990).

[18] 45 C.F.R. § 1340.15(b)(2)(i-iii) (1990).

[19] J.J. Paris et al., *Ethical and Legal Issues, in* Assisted Ventilation of the Neonate 81 (Jay P. Goldsmith & Edward Karotkin eds., 4th ed. 2003).

[20] 事件の事実関係はテキサス州最高裁の判決文（Miller v. HCA Inc., 118 S. W.3d 758（2003））とシドニー・ミラーと両親によりテキサス州最高裁に提出された再審請求（以下で入手可能。2001 WL 34378193）による。

[21] 以下を参照。Sadath A. Sayeed, *The Marginally Viable Newborn: Legal Challenges, Conceptual Inadequacies, and Reasonableness*, 34 J. L. Med. & Ethics 600 (2006); Craig A. Conway, *Baby Doe and Beyond: Examining the Practical and Philosophical Influences Impacting Medical Decision-Making on Behalf of Marginally-Viable Newborns,* 25 Ga. St. U. L. Rev. 1097 (2009).

[22] Neil Campbell, *When Care Cannot Cure: Medical Problems in Seriously Ill Babies, in* Bioethics: An Anthology 303, 304 (Helga Kuhse & Peter Singer eds., Wiley-Blackwell 2d ed. 2006).

[23] 以下の再審請求。Miller v. HCA, Inc., No. 01-0079, 2001 WL 34378193, at *8 (Tex. April 12, 2001).

[24] *Id.*

[25] Mark Miller, "Letters," 35 Hastings Center Rep. 4 (Jan./Feb. 2005).

[26] *Id.*

[27] *Miller*, 118 S. W. 3d at 763.

[28] *Id.* at764.

[29] John A. Robertson, *Extreme Prematurity and Parental Rights after Baby Doe,* 34(4) Hastings Center Report 32, 35 (2004).

[30] *Id.*

[31] *Miller,*118 S. W. 3d at 764.

[32] *Id.* at 765.

[33] *Id.*

[34] *Id.*

[35] *Id.*

[36] *Id.* at 766.

[37] *Id.* at n. 19（以下が引用されている。Prince v. Mass., 321 U.S. 158 (1944)）

[38] *Id.* at 766-7.

[39] *Id.* at 767.（以下が引用されている。Gravis v. Physicians & Surgeons Hosp., 427 S.W.2d 310, 311 (Tex. 1968)）.

[40] *Id.*

[41] *Id.*

[42] *Id.*

[43] *Id.*

[44] *Id.* at 769.

[45] *Id.*

[46] *Id.* at 770.

[47] *Id.* at 771-2.

[48] William J. Winslade, *Personal Reflections on Extremely Premature Newborns: Vitalisrn, Treatment Decisions, and Ethical Permissibility,* 25 Ga. St. U. L. Rev. 931, 938 (2009).

[49] Dave Reynolds, *Protesters Rally Outside Courtroom in Sydney Miller Hearing,* Inclusion Daily Express, April 5, 2002, 以下のウェブサイトで閲覧可能。 http://www.inclusiondaily.com/news/advocacy/sidneymiller.htm#040502.

[50] 被告人側の法廷の友としてのノット・デッド・イェットその他の発言要旨。Miller v. HCA, Inc., 118 S.W.3d 758 (2003) (No. 01-0079), 2002 WL 32349030 at *2-3.

[51] *Id.* At *8.

[52] *Id.* At *10.

[53] *Groups Support Rights of Children with Disabilities in "Wrongful Life" Case,* Inclusion Daily Express, March 22, 2002, 以下のウェブサイトで閲覧可能。 http://www.inclusiondaily.com/news/advocacy/sidneymiller.htm#032202.

[54] Joseph P. Shapiro, No Pity: People with Disabilities Forging a New Civil Rights Movement .273-4 (Three Rivers Press 1993).［ジョセフ・P. シャピロ（秋山愛子訳）『哀れみはいらない――全米障害者運動の軌跡』現代書館、1999 年］

[55] 請願者側の法廷の友としての全米知的発達障害者連盟その他の発言要旨。Bowen v. Am. Hosp. Ass'n, 476 U.S. 610 (1986) (No. 4-1529), 1985 WL 669102 at *7.

[56] Samuel R. Bagenstos, Law and the Contradistions of the Disability Rights Movement 100 (Yale University Press 2009).

[57] Adrienne Asch, *On the Question of Baby Doe,* Health PAC Bull. 8 (1986).

[58] *Id.* at 9.

[59] *Id.*

[60] *Id.*

[61] *Id.*

[62] Bagenstos, *supra* note 56, at 114-15.

[63] *Id.*

[64] Robertson, *supra* note 29, at 35; Sayeed, *supra* note 21; Conway, *supra* note 21; Duff & Campell, *supra* note 1.

[65] George J. Annas, *Extremely Preterm Birth and Parental Authority to Refuse Treatment -The Case of Sidney Miller*, 351 New Eng. J. Med. 2118 (2004).

[66] 一般的には以下を参照。Lantos & Meadow, Neonatal Bioethics, *supra* note 14.

[67] 以下を参照。Committee on Bioethics, *Guidelines on Forgoing Life-Sustaining Medical Treatment,* 93 Pediatrics 532 (1994)[以後、Forgoing Life-Sustaining Medical Treatment]

[68] たとえば以下を参照。A President's Commission for the Study of Ethical Problems in Medicine and Biomedical and Behavioral Research, Deciding to Forgo Life-Sustaining Treatment 215 (U.S. Gov't Printing Office 1983)（「重大な問題が関わっており、かつ介入によって必要以上の負担なしにより良いアウトカム（転帰）を達成できる場合を除いて、公共政策は家族の意思決定に州が介入することに抵抗すべきである」)。

[69] Richard A. Mccormick, *To Save or Let Die: The Dilemma of Modern Medicine,* 229(2) JAMA 172 (1974).

[70] Robertson, *supra* note 29.

[71] Mccormick, *supra* note 69.

[72] Arthur Caplan & Cynthia Cohen, *Standards of Judgment for Treatment, in* Life Choices: A Hastings Center Introduction to Bioethics 214 (Georgetown University Press 2d ed. 2000).

[73] たとえば以下を参照。Antommaria, *supra* note 4.

[74] 以下で引用されたノーマン・フォストの発言。*The Pillow Angel Case-Three Bioethicists Weigh In,* http://www.scientificamerican.com/article.cfm?id=the-pillow-angel-case-th. [訳注5]

[75] 「生存可能性のボーダーラインである妊娠 23 週から 24 週では、半数かそれ以上のケースで死亡する。救命できた場合でも、視覚障害、水頭症、脳性麻痺、言語障害や知的障害など、重い心身の障害を負うことが多い」Robertson, *supra* note 29, at 35.

[76] 以下を参照。Robert & Peggy Stinson, The Long Dying of Baby Andrew (Little Brown & Co. 1983).

[77] 一般的には以下を参照。Thomas H. Murray & Arthur L. Caplan, Which Babies Shall Live? Humanistic Dimensions of the Care of Imperiled Newborns (Humana Press 1985); Caplan & Cohen, *supra* note 72, at 6-19;；施行から 25 年の「ベビー・ドゥ規則」の今日的意義を考察したものとしては、以下を参照。Charity Scott, *Baby Doe at Twenty-Five,* 25 Ga. St. U. L. Rev. 801 et seq. (2009)：未熟児の周産期の臨床管理をめぐる係争点を検討したものとしては、以下を参照。Geoffrey Miller, Extreme Prematurity: Practices, Bioethics, & the Law（Cambridge University Press 2006）.

[78] *Id.*; Robertson, *supra* note 29; Annas, *supra* note 65.

[79] Robertson, *supra* note 29, at 38.

[80] *Id.* at 36.

[81] *Id.* at 38.

[82] Annas, *supra* note 65, at 2121.

[83] Caplan & Cohen, *supra* note 72, at 13.

[84] Winslade, *supra* note 48, at 945.

[85] 親の選択にゆだねることを支持したものとしては、以下も参照。Kenneth Kipnis, *Harm and Uncertainty in Newborn Intensive Care,* 28 Theoretical Medicine and Bioethics 393 (2007).

[86] ベビー・ドゥ規則に関する倫理的視点を論じたシンポジウムとして、*Baby Doe at Twenty-Five,* 25 Ga. St. U. L. Rev. 801 (2009).

[87] Robertson, *supra* note 29, at 38.

[88] Caplan & Cohen, *supra* note 72.

[89] たとえば以下を参照。Paris et al., *supra* note 19 at 81（「医学、法学、倫理学の文献にはすでに、新生児医療において重視されるべきは親の望みでも医師の決定でもなく新生児の最善の利益である、とのしっかりしたコンセンサスがある。……これを現場に当てはめると、致命的な異常がある場合、［治療しても］その子どもへの負担だけが圧倒的に厳しいような時は、それ以上の治療を施す義務はない、ということだ。」）

[90] President's Commission for the Study of Ethical Problems in Medicine and Biomedical Research, *Deciding to Forego Life-Sustaining Treatment* (1983) 197-230, http://www.bioethics.georgetown.edu/pcbe/reports/past_commissions/deciding_to_forego_tx.pdf.

[91] Caplan & Cohen, *supra* note 72, at 31.

[92] *Id.* at 15.

[93] *Id.*

[94] Robertson, *supra* note 29, at 37.

[95] *Id.*

[96] Annas, *supra* note 65, at 2122.

[97] *Id.*

[98] *Id.* at 2123.

[99] Hilde Lindemann & Marian Verkerk, *Ending the Life of a Newborn: The Groningen Protocol,* 38 Hastings Center Report 42, 44 (2008).

[100] *Id.*（以下が引用されている。E.Verhagen & P.J. J. Sauer, *End-of-Life Decisions in Newborns:An Approach from the Netherlands,* 116 Pediatrics 736, 736-9 [2005]）.）

[101] *Id.* at 50.

[102] *Id.* at 49.[訳注6]

[103] *Id.* at 50.

[104] Helga Kuhse & Peter Singer, Should the Baby Live? The Problem of Handicapped Infants (Oxford University Press 1985).

[105] Peter Singer, Practical Ethics 185-186, 191(Cambridge University Press 1993).［ピーター・シンガー（山内友三郎、塚崎智監訳）『実践の倫理〔新版〕』昭和堂、1999年］[訳注7]

[106] Frank A. Chervenak & Laurence B. McCullough, *Are Their Babies Different from Ours?,* Letter to the Editor, 38 Hastings Center Report 6 (2008).

[107] Sayeed, *supra* note 21, at 604.

[108] たとえば以下を参照。J.W. Kaempf et al., *Counseling Pregnant Women Who May Deliver Extremely Premature Infants,* 123(6) Pediatrics 1509 (June 2009)（「極度に未熟な出生体重の子が生まれそうな妊婦のカウンセリングに用いられる、医療スタッフのコンセンサスのためのガイドラインを作成・実施」した体験を述べ、「家族ごとの選好の説明とそれぞれの子どもたちの出生

直後の（immediate）アウトカム」とを提供している）

109 Ken Kipnis, *Harm and Uncertainty in Newborn Intensive Care,* 28 Theor. Med. Bioeth. 393, 393-12 (2007).

110 Harris C.Jacobs, *The Texas Advance Directives Act - Is It a Good Model?,* 33 Seminars In Perinatology 384, 388 (2009).

111 Seton HealthCare Network Neonatal/Pediatric Ethics Committee, *Ethics Committee Report Form for Patient Emilio Lee Gonzales* 2 (2007), 以下のウェブサイトで閲覧可能。 http://www.northcountrygazette.org/documents/PediEthicsCommitteeReport.doc.

112 Lifeethics.org, *Leigh's Disease (Long Post on End of Life and Baby Emilio Gonzales),* March 19, 2007, 以下のウェブサイトで閲覧可能。 http://www.lifeethics.org//2007/03/leighs-disease-long-post-on-end-of-life.html.

113 June Maxam, *Saving Emilio,* N. Ccountry Gazette, March 18, 2007, 以下のウェブサイトで閲覧可能。http://www.northcountrygazette.org/articles/2007/031807SavingEmilio.html.

114 Verified Complaint at Ex. B to Ex. 1, Gonzales v. Seton Family of Hospitals, No. A07CA267 (W.D.Tex. filed Apr. 4, 2007), at 27.

115 Texas Advance Directives Act

116 Texas Health and Safety Code § 166.001 (13).

117 Texas Health and Safety Code § 116.001 (a).

118 Maxam, *supra* note 113, at 2.

119 *Id.*

120 *Id.*

121 *Id.*

122 Amber FRIDA による Feminist Response in Disability Activism (F.R.I.D.A.) への投稿エントリー。http://fridanow.blogspot.com/2007/03/online-petition-for-emilio-gonzalez.html (March 20, 2007, 20:28 EST).

123「医師には、専門職としての最善の判断において患者に利益があるという合理的な見込みがなければ、その治療をする倫理的な義務はない」American Medical Association, *AMA Policy on End-of-Life Care,* Opinion E-2.035 Futile Care,（以下のウェブサイトで閲覧可能。http://www.ama-assn.org/ama/pub/physician-resources/medical-ethics/about-ethics-group/ethics-resource-center/end-of-life-care/ama-policy-end-of-life-care.shtml.）

124 Va. Code Ann. § 54.1-2990; N.M. Stat. Ann.§ 24-7A-7; Md. Health-General Code Ann. § 5-611; Cal. Prob. Code § 4735; Tex. Health & Safety Code Ann. § 166.046 (Vernon 2007).

125 *Why Disability Rights Activists Oppose Physician Assisted Suicide*, Ragged Edge Online, Jan. 18, 2006, http://www.raggededgemagazine.com/departments/closerlook/000749.html.

126 Martha A. Field, *Killing "the Handicapped" - Before and After Birth,* 16 Harv. Women's L.J. 79, 88 (1993).

127 James L. Werth, *Concerns about Decisions Related to Withholding/Withdrawing Life-sustaining Treatment and Futility for Persons with Disabilities,* 16 J. Disability Pol'y Stud. 31, 33 (2005).

128 *Id.* (以下を引用している。 Ann Alpers & Bernard Lo, *When is CPR futile?,* 273 J.A.M.A. 156-8 [1995]).

[129] *Id.* at 31.

[130] *Id.* at 32.

[131] *Id.*

[132] *Id.*

[133] *Id.* at 33.

[134] *Id.*

[135] オレゴン・プランの詳細とその設計に用いられたプロセスについては、以下が事実関係の詳細と倫理的分析の両方を提供している。The November-December 1992 Hastings Center Report.

[136] Paul T. Menzel, *Oregon's Denial: Disabilities and Quality of Life,* 22 Hastings Center Rep., Nov.-Dec. 1992, at 21.

[137] *Id.*

[138] Daniel M. Fox & Howard M. Leichter, *State Model: Oregon. The Ups and Downs of Oregon's Rationing Plan,* 12 Health AFF., at 66, 68 (1993).

[139] Menzel, *supra* note 136, at 21.

[140] Fox & Leichter *supra* note 138.

[141] 医療とADAの複雑な関係についての入手可能な説明としては、以下を参照。Sara Rosenbaum, *The Americans with Disabilities Act in a Health Care Context, in* Institute of Medicine: The Future of Disability in America 426 (Marilyn Jane Field & Alan M. Jette eds., National Academies Press 2007)（以下のウェブサイトで閲覧可能。http://www.ncbi.nlm.nih.gov/bookshelf/br.fcgi?book=nap11898&part=a2001315cddd00239.）

[142] Carol J. Gill, *No, We Don't Think Our Doctors Are Out to Get Us: Responding to the Straw Man Distortions of Disability Rights Arguments against Assisted Suicide,* 3 Disability & Health J. 31, 36 (2010).

[143] *Id.*

[144] Martha A. Field, *Killing "The Handicapped" - Before and After Birth,* 16 Har. Women's L. J. 79, 100 (1993).

[144] *Id.*

[146] 以下を参照。Mary A. Crossley, *Medical Futility and Disability Discrimination,*81 Iowa L. Rev.179, 182 (1995); Philip G. Peters, *When Physicians Black at Futile Care: lmplications of the Disability Rights Laws,* 91 Nw. U. L. Rev. 798, 817 (1997).

[147] 42 U.S.C. 、12112(b)(3)(A).

[148] *In re* Baby K., 832 F. Supp. 1022, 1028-1029 (E.D. Va. 1993).

[149] たとえば以下を参照。Betancourt v. Trinitas. Hosp., 2010 WL 3186158 (N.J. Super. Ct. App. Div. 2010).

[150] Tex. Health & Safty Code Ann. § 166.002(9) (Vernon 2007).

[151] National Catholic Partnership on Disability, *NCPD BOARD STATEMENT ON "FUTILE CARE",* Aug. 22, 2008, http://www.ncpd.org/policy/church/ncpd/statements/futilecare［以後、*NCPD BOARD STATEMENT*］.

[152]「医師には、専門職としての最善の判断において患者に益があるという合理的な見込みが

なければ、その治療をする倫理的な義務はない」American Medical Association, *A. MA Policy on End-of-Life Care,* Opinion E-2.035 Futile Care（以下のウェブサイトで閲覧可能。http://www.ama-assn.org/ama/pub/physician-resources/medical-ethics/about-ethics-group/ethics-resource-center/end-of-life-care/ama-policy-end-of-life-care.shtml.）［注 123 と全く同じ］

[153]「無益性」をめぐる論争の検証については、以下を参照。Tom L. Beauchamp & James F. Childress, Principles of Biomedical Ethics 167-8, 220-1, 278 (6th ed., Oxford University Press 2009); Crossley, supra note 146 at 182-203; Judith F. Daar, *A Clash at the Bedside: Patient Autonomy v. a Physician's Professional Conscience,* 44 Hasting L. J. 1241, 1248-9 (1993); Peters, supra note 146, at 801-804.

[154] Peters, *supra* note 146, at 801. たとえば以下を参照。Susanna E. Bedell et al., *Survival after Cardiopulmonary Resuscitation in the Hospital,* 309 New Eng. J. Med. 569 (1983); Leslie J. Blackhall, *Must We Always Use CPR?,* 317 New Eng. J. Med. 1281 (1987); William A. Gray et al., *Unsuccessful Emergency Resuscitation - Are Continued Efforts in the Emergency Department Justified?,* 325 New Eng. J. Med. 1393 (1991); George E. Taffet et al., *In-Hospital Cardiopulmonary Resuscitation,* 260 J. Am. Med. Ass'n 2069 (1988).

[155] Peters, *supra* note 146, at 801.

[156] たとえば以下を参照。Crossley, *supra note* 146; Lisa L. Dahm, *Medical Futility and the Texas Medical Futility Statute: A Model to Follow or One to Avoid?,* 6 Health Law. 25 (2008); Peters *supra* note 146; Thaddeus M. Pope, *Involuntary Passive Euthanasia in U.S. Courts: Reassessing the Judicial Treatment of Medical Futility Cases,* 9 Marq. Elder's Advisor 229 (2008).

[157] Crossley, *supra* note 146, at 187; 以下も参照。Peters, *supra* note 146, at 802.

[158] Crossley, *supra* note 146, at 187-8.

[159] *Id.* at 188.

[160] Alicia R. Ouellette, Timothy Quill, Robert Swidler, Thaddeus Mason Pope, & Nancy Dubler, A *Conversation About End-of-Life Decisionmaking,* 14 NYSBA Health L.J., Fall 2009, at 91.

[161] Crossley, *supra* note 146, at 188.

[162] *Id.*

[163] *Id.*

[164] *Id.*

[165] *Id.*

[166] *Id.*

[167] *Id.*

[168] *Id.*

[169] Howard Brody, *Medical Futility: a Useful Concept?, in* Medical Futility and the Evaluation of Life-Sustaining Interventions 1, 3 (Marjorie B. Zucker & Howard D. Zucker eds., Cambridge University Press 1997).

[170] *Id.* at 3.

[171] Tom Tomlinson & Howard Brody, *Futility and the Ethics of Resuscitation*, 264 J. Am. Med. Ass'n 1276, 1278-1279 (1990).

[172] Brody, *supra* note 169; Council on Ethical and Judicial Affairs, American Medical Association,

Medical Futility in End-of-Life Care, Council Report, 281 J. Am. Med. Ass'n 937 (1999); Robert L. Fine & Thomas W. Mayo, *Resolution of Futility by Due Process: Early Experience with the Texas Advance Directives Act,* 138 Annals Internal Med. 743 (2003).

[173] Tex. Health & Safety Code Ann. § 166.046.

[174] *Id.* § 166.046(a).

[175] Robert L. Fine, *Medical Futility and the Texas Advance Directives Act of 1999,* 13 Baylor U. Med. Center Proc., April 2000, at 144, 146, 以下のウェブサイトで閲覧可能。 http://www. ncbi.nlm. nih.gov/pmc/articles/PMC1312296/pdf/bumc0013-0144.pdf.

[176] Arthur L. Caplan, Editorial, *Odds and Ends: Trust and the Debate over Medical Futility,* 125 Annals Internal Med., Oct. 15, 1996, 688.

[177] Crossley, *supra* note 146, at 190.

[178] Tex. Health & Safety Code Ann. § 166.046(e).

[179] Crossley, *supra* note 146, at 190-1.

[180] *Id.* at 190.

[181] Elizabeth Cohen, *Fight over Baby's Life Support Divides Ethicists,* CNN, April 25, 2007, http://www. cnn.com/2007/HEALTH/04/25/baby.emilio/index.html.

[182] *Id.*

[183] *Id.*

[184] *Id.*

[185] Robert D. Truog, *Tackling Medical Futility in Texas*, 357 New Eng. J. Med. 1 (2007).

[186] *Id.* at 1.

[187] *Id.*

[188] *Id.* at 2.

[189] *Id.*

[190] *Id.* at 3.

[191] *Id.*

[192] ある家族の感動的な物語としては、以下を参照。Barbara Farlow, When What Seems Broken is Perfect, at www.livingwithtrisomyl3.org/entry.php/381-Essays-by-Barbara-(Annie's-Mom)-Trisomy-13-Parents.

[193] Cohen, *supra* note 181.

[194] Mark Miller, *Neonatal Care for Premature Infants,* Letter to the Editor, 35 Hastings Center Rep., Jan.-Feb. 2005, at 4.

[195] Philip M. Ferguson, *Mapping the Family: Disability Studies and the Exploration of Parental Response to Disability, in* Handbook of Disability Studies 373, 375 (Gary L. Albrecht et al. eds., Sage Publications, Inc. 2001).

[196] Mark Kuczewski & Kristi Kirschner, *Bioethics and Disability: A Civil War?,* 24 Theoretical Med. & Bioethics 455, 455 (2003).

[197] *Bylaws of the American Society for Bioethics and Humanities,* Article III, Section 4.1, 以下のウェブサイトで閲覧可能。http://www.asbh.org/about/bylaws.pdf.

[198] *Id.* at Article III, Section 2.2.

[199] Model Rules of Prof. Conduct R. 1.7 cmt. 9 (2007).

[200] John D. Lantos & William L. Meadow, Neonatal Bioethics: The Moral Challenges of Medical Innovation 7 (Johns Hopkins University Press 2006).

[201] *Id.* at 7.

[202] *Id.*

[203] *Id.* at 120.

[204] たとえば以下を参照。Tom Koch, *The Difference That Difference Makes: Bioethics and the Challenge of "Disability"*, 29 J. Med. & Phil. 697 (2004)（ピーター・シンガーの功利主義的エートスが、［もっぱら］自律を強調するような生命倫理学の一派のなかで主流となっている、と説いている）

[205] 以下も参照。Tom Koch, *The Difference That Difference Makes: Bioethics and the Challenge of "Disability"*, 29 J. Med. & Phil. 697, 700-703 (2004)（シンガーに至る生命倫理学の理論的ルーツをたどっている）

[206] *Id.* at 698.

[207] たとえば以下のウェズリー・J・スミスの投稿を参照。*Peter Singer values Thriving,* http://bioethics. com/?p=5618(Oct. 31,2008).

[208] 他科に紹介した産科医、ウォルター・オウエンズを引用したものとして、以下を参照。Gregory E. Pence, Classical Cases in Medical Ethics: Accounts of Cases that Have Shaped Medical Ethics, with Philosophical, Legal, and Historical Backgrounds 220 (McGrawll-Hill, 4th ed, 2004)

[209] *Id.*（他科に紹介した産科医ウォルター・オウエンズの証言を引用しているが、その証言は彼の診断を繰り返している）

[210] 以下を参照。Nancy Neveloff Dubler & Carol B. Liebman, *Bioethics: Mediating Coriflict in the Hospital Environment,* 59 Disp. Resol. J. 32 (2004).

[211] 子どもが「自分自身で証拠を示す［治療につれて良くなって助かるか、治療しても悪くなって死に向かうか、その子なりの転機がはっきり予測できるようになる］」まで治療するというアプローチを説明したものとして、以下を参照。John Lantos & William Meadow, Neonatal Bioethics: The Moral Challenges of Medical Innovation, 10, 92 (Johns Hopkins University Press 2006)

［訳注］

1 ADAPTは最初、American Disabled for Accesible Public Transit（アクセシブルな公共交通を求めるアメリカ障害者グループ）として発足。その後、ADAPTの略称はそのままにして、American Disabled for Attendant Programs Today（今日の介助プログラムを求めるアメリカ障害者クループ）に改組。

2 ここで言及されているトゥルーグの論文については、児玉のブログの下記のエントリー（http://blogs.yahoo.co.jp/spitzibara/41937465.html）で概要をとりまとめている。また、トゥルーグの論文に対する腎臓専門医ケネス・フィッシャーからのブログでの批判を別エントリー（http://blogs.yahoo.co.jp/spitzibara/41968489.html）で紹介している。なお、トゥルーグは2011年11月にマサチューセッツ大学医学部で医学的無益性について講演しており、その内容も下記の2本のエントリー（http://blogs.yahoo.co.jp/spitzibara/64492392.

html　とそれに続くエントリー）で取りまとめている。

3 小児科医で生命倫理学者のディヴィッド・マグナスは2007年7月のシアトル子ども病院の小児科生命倫理カンファレンスの講演において、神経発達障害の程度によって、障害のある子どもを臓器移植の候補リストに載せない判断をする病院があることを指摘している。講演の詳細については、児玉のブログの下記の2本のエントリー（http://blogs.yahoo.co.jp/spitzibara/19863698.html　とそれに続くエントリー）を参照いただきたい。

4 ウーレットが挙げているのはペンスの著書の第4版だが、邦訳書は第3版の翻訳。

5 ノーマン・フォストは同じ記事の中で、重症重複障害をもつアシュリー（第4章を参照）をめぐって「シボレーのエンジンを搭載したキャデラック」「フリーク」などの差別的な表現を用いている。また彼は、重症障害児への治療をめぐって非常にラディカルな「無益な治療」論の論者でもある。たとえば2007年7月13－14日に開かれたシアトル子ども病院による小児科生命倫理カンファレンスでの講演とパネルにおいてフォストは、重症障害のある子どもへの治療の「無益性」判断は基本的には社会がその治療をコストに「値する」と認めるかどうかの問題だと説く一方で、医師が「無益」と判断した場合には裁判所の関与を求めず、専門職としての裁量で中止または差し控えを実行するよう、会場の医師たちに向けて呼びかけている。そこでも「重症障害児は昔から殺されてきたが、生命倫理学の議論が始まり倫理委員会制度ができてそれが変わり、今では障害を理由に標準的な医療を拒まれる子どもはいない。生命倫理学が主に子どもの利益を考えるとしても、それ以外に家族やコストについても考えなければならない」などと述べた。その後2010年には、フォストが倫理委員会の委員長を務めるウィスコンシン大学病院は、障害児者が肺炎など救命可能な病気になった際に家族に治療の中止や差し控えを勧めているとして、同州の障害者の保護と権利擁護システム、Disability Rights Wisconsin（DRW）から提訴されている。ノーマン・フォストは必ずしもウーレットが言う「社会のとらえ方の変化」を「反映」した臨床医ではない可能性があることには、注意が必要だろう。

6 ウ―レットの引用は this particular baby as nested within these particular parents（この固有の親にくるまれている固有の乳児）となっているが、原文は this particular baby as nested within the value structure of these particular parents（この固有の親の価値構造の中にくるみこまれている固有の乳児）。

7 シンガーの著書からの引用部、第1パラグラフの最後に原文9行分の削除がある。また最後のパラグラフの冒頭 Therefore, if killing……be right to kill him. の一文は、原文では直前パラグラフに続いている。また同書191ページからの引用は The main point is clear……から後。その他、フレーズの削除を含め、何箇所か原文との間に細かな違いが見られる。

第4章
児　童　期

障害のある子どもたちの医療現場での体験は、医療以外の人生体験と同じく多様である。障害のある子どもたちの多くは学校に通い、友達と遊び、スポーツチームに加わって豊かで欠けるところのない生活を送る。そういう子どもたちが医師と関わるのは、健康な子どもたちと同じく定期検診程度のことにすぎない。一方、とりわけ発達に障害のある子どもでは、身体的には健康であっても知的発達と社会的発達に遅れがあるかもしれない。また、障害と関係するものもそうでないものも含め、健康問題のために定期的に医療を受けなければならない子どもたちもいる[1]。すべての親がそうであるように、障害のある子どもについても親が主たる意思決定者である。病気の治療をするかどうか、テクノロジーを使って機能を矯正したり改善したりするかどうか、いつどのようにそれを行うかは親が決める。また特定の身体的な特性や障害から派生する社会的ニーズに対処するかどうか、それをいつどのように行うかも親が決める。多くの子どもの医療をめぐる意思決定と同様に、障害のある子どもの医療をめぐる親の意思決定プロセスもたいていは特別なものではない。医師と相談し、医学的に理にかなった選択肢のリスクと利益をはかりにかけた上で、親としてわが子の最善の利益になると思う決定をするのである。

医療現場において親の意志決定に他とは違った重要性が与えられているのは、ただ便宜や習慣によるものではない。わが子のために医療をめぐる意思決定を行う親の権利は合衆国憲法修正第14条のデュー・プロセス条項[2]によって保護されている。この権利は絶対的なものではないが、十分に確立されている[3]。親に適性がある限り、「通常は、国が家族のプライベートな領域にまで踏み込んで、その親が自分の子どもの育て方に関して最善の決定を行う能力をさらに問題視する理由はない[4]」。このように、憲法は、医療の選択を含め親が子どもに代わって選択する際には「親は子どもの最善の利益に沿って行動する[5]」

との前提によって、適性ある親の権利を保護している[6]。つまり、親は子どもの最善の利益に沿って行動するとの前提があるために、子どもの医療をめぐる親の意思決定の多くは、詮索されたり制約されたりすることを免れているのである。それによって子どもの健康や命が脅かされる場合には、治療を拒否する親の選択を裁判所が無効とすることも時としてはあるが[7]、親が医学的に認められた選択肢を子どもの治療に選ぶかぎり、まずもって裁判所が介入することはない[8]。このように法は通常は困難な意思決定を親にゆだねているのである。

本章では、障害のある子どもの医療をめぐってなされた親の意思決定の合法性、倫理性、道徳性が問われた事例を二つ示す。最初の事例は障害を軽減するためのテクノロジーを利用しないと親が決めた事件。二つ目は重い障害のある幼い子どもの身体を作り替えるために過激な手術と医療介入を用いると親が決めた事件である。前者では司法の審査が入ったが、後者には入らなかった。しかし、後者の事例、すなわちアシュリー・Xの事件は、生命倫理学と障害者の権利運動の間で起こった最も大きな論争の一つである（したがって、本書の事例研究で取り上げている多くの事例に比べて、はるかに進んだ議論が行われている）。二つの事件では——リー・ラーソンの息子たちの事件でもアシュリー事件のいずれでも——、医療の役割について、また障害が意味するところについて、異なった視点に立てば特定の事例に対する見方も変わるということが、驚くほどくっきりと浮き彫りにされている。

I．リー・ラーソンの息子たち

リー・ラーソンの二人の息子、カイロンとクリスチャン[9]は2002年にそれぞれ2歳と3歳だった。ラーソンはろう者で、シングル・マザーだった[10]［注9にあるように息子たちの姓はロビンソン］。

カイロンもクリスチャンも母親のように重症の聴覚障害があり、一家にとっては生まれながらに身につけた言語も主たるコミュニケーションの手段もアメリカ手話（ASL）だった。ラーソンは家族がろう者であることにも、自分たちがろう文化の一員であることにも誇りを感じていた[11]。ろう文化は固い絆をもった社会的組織を形成しており、そこでは通常、目で見る言語としてASLが共有されている[12]。ろう文化で「特徴的なのは、ろう者はろうであることをよいことだととらえる点である。……妊娠中のろう者は、自分たちの言語や文化、ろう者ならではの体験を共有できる子ども、すなわち、ろうの子どもが生まれることを望む[13]」。

しかし、カイロンとクリスチャンが通った学校には、ラーソンのようなろう文化に対する強い思いはなかった。学区にあるASL重視のプログラムは定員がすでに一杯だったために、兄弟はろうの子どもたち向けに音声言語プログラムしかないシャウニー・パーク小学校に入学した。そのプログラムでは手話を使わず音声言語によるコミュニケーションとなるため、カイロンとクリスチャンは教職員や他の子どもたちとも事務職員とも意思疎通がとれなかった。そのためシャウニー・パーク小学校では兄弟の勉強が遅れることを心配し、二人に人工内耳を埋め込む手術を受けさせるようラーソンに勧めた[14]。

人工内耳は、人によって程度は違うにせよ、ろう者に聴覚を獲得させるテクノロジーの一つであり、単に音を拡大する補聴器とは機能が異なっている。人工内耳は発話や音を電気エネルギーに変換し、それを使って残存する内耳の聴覚神経線維を刺激する。耳の近くの頭蓋内に埋め込まれるが、内側だけでなく外側にも装置がある。耳の外に据えられたマイクが音を拾うと、その音は他の個所で信号に加工され、送信機によって皮下に埋められたレシーバーに送られる。レシーバーが信号を電気刺激に変換し、それが聴覚神経に送られる。そうして聴覚神経が刺激されることによって、人工内耳の使用者は音に代わるものを体験することができ、音声言語の能力を身につける可能性が生じる。人工内耳を埋めた人がどの程度まで音声言語の能力を身につけられるかは、埋める年齢（早く入れる方が遅く入れた人よりも音声言語能力は身につけやすい）と埋めた後の音声言語訓練の量によって異なる。実際、聴覚訓練士らは、人工内耳のスイッチを入れた後は、家庭でも学校でも音声によるコミュニケーションのみの環境とするよう強く勧めている。つまり、ろうの子どもで人工内耳がうまくいくかどうかは、親が細かく観察し、フィードバックを行って望ましい発語パターンを強化していけるかどうかという点にもかかっている。人工内耳で最善の結果を得るためには、埋め込みを決断した家族が音声言語に徹してASLを使わないことが求められるのである[15]。アメリカ食品医薬品局（FDA）は2000年にこうした装置の埋め込みの許容年齢を1歳に下げた[16]。FDAによると、2009年4月段階では世界中で約188000人、米国ではざっと41500人の成人と25500人の子どもが人工内耳を装着している[17]。

広く使われているとはいえ、人工内耳にリスクが皆無なわけではない。費用は何千ドルもかかるし、効果の点で問題もある。また手術が必要になるので、そこには常にリスクが伴う[18]。合併症の報告もまれなことではなく、顔面神経の損傷、髄膜炎、脳脊髄液の漏れ、内耳の外リンパ液の漏れ、感染、立ちくらみや眩暈、耳鳴りのほか、残存聴覚が失われることもある[19]。また人工内耳によって、ろうの子どもが聴者となるわけではない。人工内耳によってどの程度まで音声言語を話す能力や、聞いて理解する能力が発達するかは、人によって実にまちまちだ。音声言語や音声言語と手話との組み合わせでコミュニケーションをとる聴者の親を持つ子どもの方が、ろうの親の子どもよりも音声言語で話す能力ははるかに高くなりがちでもある。このようにリスクや効果への疑問があるにもかかわらず、聴覚訓練士たちは、補聴器による音声拡大では聞こえないろうの子どもたちに人工内耳を強く勧めている[20]。

子どもたちに人工内耳を入れてはどうかと学校から提案されたラーソンは、人工内耳について調べ、さまざまな人に相談した。そして最終的に、メリットはあるかもしれないがデメリットの方が大きいと判断した。子どもたちがもっと大きくなってから自分で決めればよいという結論を出しつつも、今のところは息子たちに「自分ではないものになろうとするのではなく、しっかり自尊心を持って成長[21]」してほしいと望んだのだった。また、「ろう文化の一員」としてASLでのコミュニケーションを続けてほしいとも思っていた[22]。元夫、すなわち子どもたちの父親もラーソンの決断に賛成し、そのことはラーソンから学校幹部にも伝えられた[23]。

2002年、ラーソンは旅行で町を離れることになり、息子たちをろうの友人に預けて行った。不幸なことに、その友人が子どもたちを虐待したようである。学校幹部は、ラーソンが子どもたちをその友人に託したのはネグレクトだったと告発した。州が告発状を出し、裁判所も、身体的な虐待を行うような人にケアを託したことは子どもへのネグレクトに当たると判断した[24]。子どもたちの親権は裁判所によって一時的に州に引き上げられた。ラーソンの同意を経て二人は里子に出され、ラーソンの方は親権を取り戻すべく、子育て教室を受講することになった[25]。二人を一時的に預かった里親はASLを使わず、少年たちとは音声言語でコミュニケーションを図った[26]。

裁判所は少年たちに訴訟後見人（guardian ad litem）を任命したが、その後見人は里親とも学校幹部ともつながりのある人物で、二人に人工内耳埋め込み手術を受けさせる方向で動いた[27]。彼は人工内耳埋め込みの命令を裁判所に求める申請書を提出し、手術をすることが子どもたちの最善の利益であると説いた。申請書には「……持てる力を人生で最大に発揮するためには人工内耳を」と書かれ、また「『最も効果が大きい期間』は生後4歳まで……[28]」とされていることから、急ぐ必要があるとも訴えている。

後見人による請願は異例のことだ。州法では、ラーソンには今なお子どもの医療をめぐる意思決定をする明確な権利があり、そこには選択的治療（救命に必要とされるわけではない治療）を拒否する権利も含まれている。子どもたちが一時的に里親に預けられているからといって、その権利が減じられるものではないし、人工内耳は救命のための治療ではない。州当局の関係者は誰も代理人の申請を支持しなかった。現に、少年たちの里子案件を監督するミシガン州家族独立局からは裁判官に対して、局の方針では「子どもが里親に出されているか否かにかかわらず、選択的手術を受けさせるかどうかの判断は」親にさせることになっているとの明確な説明が行われた[29]。それにもかかわらず、州の検察官は後見人の側につき、人工内耳手術を受けさせないというラーソンの決定は一種の医療ネグレクトであり、手術への同意拒否は医療における緊急事態を引き起こしていると主張した[30]。

事件は障害者コミュニティでもろうコミュニティでも大きな反響を呼んだ。人工内耳による聴覚障害の軽減を母親が拒否したら、裁判所によって一種の医療ネグレクトだと判断される可能性が現実味を帯びたのである。それに対して、活動家たちは大挙して抗議のための行動を起こした[31]。

ろう者や障害者の権利擁護の活動家がぎっしりつめかけた法廷で、判事は数日にわたって証言を聞いた[32]。検察官による後見人への質問では、音声言語を身につければ教育でも就職でも機会が増え、それによって「健康で幸福でノーマルな人生[33]」を送ることができる利益があるので、少年たちは人工内耳を入れるべきだ、と後見人が証言した。州側が証人として出した専門家は、人工内耳を使わず、ろうのままでいると脳の言語処理領域が完全な発達を遂げられないため、二人は持てる力を十分に発揮することができなくなる、と証言した。後見人はまた、人工内耳が少年たちにとって最も有効となる期間はすでに終わろうとしているので急がなければならないと主張し、他にも複数の専門家がろうの子どもの言語発達には人工内耳が不可欠だと証言した[34]。

ラーソンと弁護士が反論した。息子の手術を断るにあたっては、リスクと利益、治療の選択肢を検討し、じっくり考えて慎重に決めたことだ、とラーソンは証言した。ミシガン州ろう者協会からは、音声で話せることは言語をもつことと等しくはないこと、脳の適切な発達を保障するのは言語へのアクセスであり、音や音声言語へのアクセスではないことについてのエビデンスが示された。ラーソン家で使われている目で見る言語、手話で脳の十全な発達は可能なのだ[35]。ボストン大学のろう研究の専門家、ロバート・ホフマイスターはその法廷で、人工内耳が言語習得や学校の勉強でラーソン家の子どもたちに利益をもたらすという保証はない、と述べた。研究によれば、「実際のところは、さいころを振るようなもの」で、先天的なろう者である子どもたちに埋められた症例のほとんどで人工内耳の利益はきわめて少ない[36]。

ミシガン州の障害者の保護と権利擁護サービス（MPAS）もラーソンを擁護し、親の権利の問題として事件をとらえる「法廷の友」の意見書を提出した。MPASの主張は、人工内耳手術に同意するか拒否するかを決めることができるのはラーソンのみである、とする。またMPASは、人工内耳が彼女の子どもたちの最善の利益にならないと考えるのはラーソン一人ではなく、障害者コミュニティにおいては広く意見の一致するところである、とも述べた。ワシントン州の〔障害者の〕保護と権利擁護システム（WPAS）も家族の決定権の重要性を強く訴え、以下のように述べた。「すべての家族がそれぞれ独自でユニークなものだが、障害のある子どもの家族は日常的に家族〔のあり方〕を揺るがすような障壁にぶつかり、そのたびに自分たちの家庭における『正常』とは何かを定義し直して、周囲とどのように関わっていけばよいか新たに考えることを迫られる。外部の者から結果論で批判を受けることも日常茶飯事であり、それは家族の文化形成にも影響している[37]」。

判事は最終的に、不承不承ながらラーソンの言い分を認める判決を下した。判決には「法廷は人工内耳が少年たちの最善の利益である点には疑いをもたないが、決定する権利は自分にあり、（手術が法廷によって命じられた場合には）術後のケアには加わらないとの（ラーソンの）断固とした主張にも細心の注意を払った[38]」と述べられている。また、法が明確に規定するところでは、緊急事態でないかぎり裁判所が医療をめぐる親の決定に介入することはできないが、人工内耳への同意拒否は緊急事態には当たらない、とも記された[39]。

A．ろうコミュニティ、障害者コミュニティからの見解

ろう者アドボケイトと障害者アドボケイトは一丸となり、リー・ラーソンへの支援活動を激烈に展開した。裁判所から人工内耳埋め込みの命令を求める申請が行われたことで、障害者コミュニティとろうコミュニティの双方がこれまで恐れてきたことが現実となる可能性が出てきたのである。彼らが恐れてきたこととは、障害に対する医学のとらえ方が法の中に根づいてしまうことだった。この申請が認められれば今回の判決が法的な前例となり、障害のある人が意味のある社会参加を果たすためには医療による矯正が必要だとの「根拠」に基づいて、親がろうのような特性を軽減しないのは医療ネグレクトだと見なされることになる[40]。

ろうは矯正が必要な欠陥であるとする考え方そのものが、ろうと障害者のコミュニティの理念とも、そこで説かれている考え方とも真っ向から対立する[41]。第２章で論じたように、障害の問題はヒトとしての標準から逸脱した身体をもつ個人の内にあるとする考え方を、障害学者や障害者運動の活動家らは否定する。問題は、障害をもつすべての人々が社会の当たり前の一員として生きられるように社会ができていないことにある、と彼らは主張する。この考え方によれば、障害の問題の解決とは身体的な差異のある人を変えることではなく、障害者の完全な社会参加が可能となるように社会、法、教育その他を整備していくことによって図られる。現に、コミュニティへの参加を阻む社会的障壁（バリア）が克服されれば損傷（impairment）が必ずしも障害とならない事例として、障害学者やろう学者がよく引き合いに出すマーサズ・ヴィニヤードというマサチューセッツ州沖の島がある。昔から先天的なろう者の多いマーサズ・ヴィニヤードでは、誰もが手話で会話をした[42]。そのため、ろう者は排除されることなく、地域生活で困ることもなかった。ろうの島民はろうでない島民から特別視されることなく、仕事も社交もろうでない人たちと同じようにこなしていた。一つだけ同じでなかったのは学校で、聴者の子どもたちよりもろうの子どもたちの方が成績が良い傾向があった点だ[43]。こうしたマーサズ・ヴィニヤードの実例から、ろう学者、障害学者や活動家らが導き出すのは、差異を受け入れ、能力に違いのある人々を一切排除しないための意識的な努力をする社会においては、ろうは障害にはならない、という教訓である。

こうした障害の社会モデルによる議論は、リー・ラーソンの事例に対する活動家キャル・モンゴメリーの反応にはっきりと見てとれる。

> ……もしもこの事件の関係者全員がろうを多様性の一つと考えていれば、こんな事態はけっして起こることはなかった。
>
> 少年たちが現在また将来的に被る不利の理由が、本人たちのろう（そして、ろうの親がわが子のろうを受け容れていること）にあるのではなく、われわれの聴者中心社会にあるのならば、彼らにあるがままの自分に誇りをもたせ、ろう者として生き抜いていくスキルを教える方がよほど理にかなっている。マジョリティである聴者の責任を問う考え方に立つ多くの人が、場合によっては人工内耳を優れものと認める立場の人も含め、このたびの（州の証人となった専門家の）立場には激しい反発を覚えている。
>
> しかし、この事例を裁判所に訴え出た人たちが、耳が聞こえなければ一人前の構成員と認めようとしない社会の姿勢のせいで不利が起こるとはとらえず、少年たちに聴覚障害があるせいで不利になると考えているために、多くの人には人工内耳こそが障害への解決策と見えてしまう。そして、人工内耳手術を認めないことは、少年たちに他人より劣った不幸せな人生を強いることのようにも見えてしまう[44]。

また別の活動家は以下のように解説している。「医療支配層の人々（medical establishment）は一貫して、ろうであることは悲劇であるとわれわれに言い続けてきた。そして、ろうの子どもの脳の言語中枢はアメリカ手話でも発達するし、言語能力も認知能力もその子どもそれぞれの能力に応じて十分に発達する、ということを認めようとしない。人工内耳以外にも有効な選択肢があるということを頑として認めないのだ[45]」。

たしかに、ろうコミュニティの中でも人工内耳は特に論議を呼ぶ問題である。成人したろう者の多くは自分自身も人工内耳を選択し、子どもにも埋めさせるが、特にろうの活動家や支援者はどんな場合でも人工内耳を使うことには強く反対する。人工内耳に反対する議論はさまざまである。ろうであることそのものに価値があると主張する人もいる。そういう人たちは、ろうを人種や性別などと同じく人格の重要な構成要素、アイデンティティを定義する要素の一つと見なす。したがって、彼らにとって人工内耳を用いることは、子どもたちからアイデンティティの重要な一部を奪い去ることに等しい。こうした見方によれば、ろうの子どもたちのろうを否定することは、成熟した言語と芸術と伝統をもつ豊かなろう文化への扉を開く鍵を奪うことなのである[46]。こうした議論はろうを人種、性別、性的志向のようなアイデンティティの中核的な特性になぞらえることが多い。一例として、米国ろう者協会の前会長の次のコメントがある。

> 私は今のこの自分に満足で……「矯正」されたいとは思いません。イタリア系アメリカ人がWASP［アングロサクソン系でプロテスタントの白人］になりたいと望むでしょうか？　われわれの社会では白人の方が黒人よりもいい思いをしているというのは誰もが認めるところですが、だからといって黒人が手術を受けて白人になろうとすると思いますか？[47]

その他の人工内耳反対論には、ろうを治療が必要な病気として扱うことは、ろう者を聴者よりも劣った存在であるとのメッセージとなるため、ろう者に対して侮蔑的かつ差別的である、という主張もある。また、人工内耳が広く普及すると、それはある意味で文化の抹殺となる、と説く人もいる[48]。たとえば、ハーラン・レインは次のように述べている。

> もちろん、多くのろうの子どもたちに人工内耳手術を受けさせようとするプログラムがろう者世界の文化を破壊しようと意図しているわけではない。しかし、国連の（民族的、宗教的及び言語的マイノリティに属する人々の権利に関する）宣言とジェノサイド条約（集団殺害罪の防止及び処罰に関する条約）には、マイノリティの言語と文化を保護し涵養することが人類の利益であることが謳われており、マイノリティとしてのろう者世界の言語と文化というとらえ方さえできれば、こうした人工内耳手術プログラムから生じる価値観の衝突に注意をうながすことができるはずだ[49]。

しかし、こうした反対論に説得されて、ほとんどの親が人口内耳に反対だというわけではない。ろうの子どもたちの大半は聴者の親のもとに生まれてくるし[50]、聴者の親の大半は子どもに適応があれば人工内耳を選択する[51]。成人ろう者も多くが自分自身にも子どもにも人工内耳を選択している。賞をとったキュメンタリー映画「音と怒り」（“Sound and Fury”）のテーマもまさにそこにある。ろうの娘ヘザーの人工内耳手術に反対だったろうの両親が、最終的には気持ちをひるがえし、ヘザーだけでなくもう一人の子どもにも自分たち夫婦にも人工内耳を埋めるまでを描いた作品である[52]。

ろうコミュニティ・障害者コミュニティでは、どんな場合にも人工内耳に反対する人もいれば、自分にも子どもにも人工内耳を選択する人もいるが、ある一点については広く意見が一致している。それは人工内耳を用いるという意思決定には倫理的な問題があり、細心の注意を払って慎重に決定すべきである、という点だ。ろう学者、障害学者や活動家たちは、子どもへの人工内耳を検討している人には、曖昧な用語を使わずに、これまでにわかっている埋め込みのリスク（神経損傷、感染、髄膜炎、死ぬ場合すらあること）と、さらに文化的、心理的に失われるものについてもきちんと説明すべきだと提言している[53]。たとえばクレア・ラムゼイは次のように注意を呼びかける。「もし私たちが子どもを『壊れた耳とそこにくっついている子ども』と見なすのではなく、一人の人としての丸ごとでとらえるなら、人工内耳がその子どもの心理的発達（とりわけアイデンティティの形成）、学力の伸びや、社会生活に及ぼす影響についても考えざるを得ない[54]」。したがって、親に過大な期待を抱かせてはならない。人工内耳がろうに生まれついた子どもを聴者にするわけではないのだ。親には「人工内耳には患者が音を感得する能力を高める可能性があるが、患者には依然として重症の聴覚障害が残り、音声言語で話せるようになる範囲も限られたものに留まることを十分に知らせなければならない[55]」。

さらに、おそらくは最も重要な点として、人工内耳を埋めた子どもたちが心理的な葛藤を経験する可能性があることも、親にきちんと説明しなければならない。人工内耳を埋めた子どもたちは「手話を使わないのでろう者ではない。かといって……自分を聴者だとも思えない[56]」ために、家族から独立していくにつれて「自分をどちらにも属すことのできない不安定な存在と感じる」ようになることが多い。その気持ちについて、ある大学生は「普通に聞こえている聴者だというフリをするのは、気持ちの上でとても疲れます[57]」と語っている。音声言語のみで育てられたろう者がしっかりした自尊感情を身につけて、最も自然で快適なコミュニケーション手段を奪われたことからくる心理的葛藤の終わりを経験できるのは、そのろう者が成人してから手話を学んで習得した場合だけだ[58]。ろうや障害者運動の活動家が子どもに人工内耳を選択する親に対して、生まれた時から子どもたちをろう文化とろう者と接触させるよう、また早くからASLを教えるように促しているのはそのためである[59]。

このように、ろうコミュニティの内部でも人工内耳についての意見はさまざまであることを考えれば、リー・ラーソンを支援するアドボカシー活動において、親の権利という意見の一致しやすい問題に焦点が絞られたのも驚くに値しない。たとえば、ろうコミュニティ・アドボカシー・ネットワークのクローディア・リーは、この事件の論点を「われわれが人工内耳に同意か不同意か、親の選択に同意か不同意かという点ではなく、親の権利の問題である[60]」と説明している。MPASも「法廷の友」の意見書で、「ミシガン州法でも連邦政府の憲法その他の法律でも、またそれらの判例においても、家族は米国社会を形成する中心単位として尊重され認められている。子どもに代わって医療をめぐる重大な意思決定を行う権利をラーソンさんから奪うことは、その社会の成り立ちにひびを入れることであり、またラーソンさんから子どもたちと再び一緒に暮らす可能性を奪うことにもなろう」と述べている[61]。MPASはさらに次のように説いた。「親が子どもの障害を誰によってどのように治療してもらうか決めた内容について、傍からとやかく言って、当法廷を含めた『外部者』が家族の中核部分に介入することが許されるなら、それは家族が置かれた困難な状況をとらえて、その家族の中核を脅かす行為に等しい[62]」。

米国ろう協会（NAD）は一貫して、障害のある子どもの親が子どもの医療をめぐる意思決定を行う権利に焦点を絞る立場をとってきた[63]。人工内耳埋め込み手術を選ぶか否かを問わず、NADは十分な情報を得た上で子どもに代わって意思決定を行う親の権利を尊重する。そして、意思決定が真に十分な情報を得た上でなされることを保障するために、「NADは医師、言語訓練士、その他の関連専門職に対して、親が十分にわかった上で決定できるように、有資格のろうの専門家をはじめ、その他の適切な機関に紹介するよう強く求める。それは、単に医療や手術についての決定をはるかに超える諸々を考慮した上での意思決定となるからである。このような意思決定には、どの言語を選び使うか、どの学校のどのプログラムで学ぶか、どのような訓練の場があるか、心理的社会的発達についてはどうか、テクノロジー装置や支援機器の使用をどうするかが含まれる[64]」。

B．生命倫理学からの見解

リー・ラーソンの息子たちの事件は障害者コミュニティを大きく動かした一方、生命倫理学の方ではあまり注目されずに終わったように見える。もちろん生命倫理学が人工内耳の問題を考えてこなかったということではなく——現に考えてきた——、ただこの事件に対して公的な論評や学術的な文章の形で反応することがなかったにすぎない。ラーソンの事例に特に触れたものはないが、人工内耳と小児科の医療倫理については参照可能な論評がたくさんある[65]。それらから判断すると、息子たちの人工内耳手術を拒んだリー・ラーソンの選択は生命倫理学内でも論議を呼ぶものと思われる。親の自律の問題としてラーソンの選択を支持する生命倫理学者や臨床家も多いが、中にはラーソンの手術拒否は倫理的に問題があるので介入が必要または許容されうるとして、ミシガン州の検事や後見人を支持する学者もいるだろう。

生命倫理学の内部には（医療一般においてと同様に）、親の選択への尊重が根づいている。法と生命倫理学の基本原則とは、治療の提供または差し控えは法的に有効な同意または拒否に基づいて行われなければならない、というものだ。同意または拒否が法的に有効であるためには、十分な情報を得た上での自由な意思決定でなければならない。また意思決定能力のある人、つまり提案されている治療について理解し、治療が目指すところや治療に伴って起こること、そこに伴うリスク、その他の治療の選択肢についても理解できる人による意思決定でなければならない。法においては、多くの場合、子どもは自分の医療をめぐる意思決定の能力を欠いているので、治療に同意するかどうかは親が決めることになる。生命倫理学者は、子どもも成熟するにつれて医療をめぐる意思決定に重要な一員として加わってくるべきだと考えているが[66]、リー・ラーソンの息子たちのように幼い場合は、医療をめぐる意思決定に子ども本人が意味のある形で参加することはできない。こうした理由から、幼い子どもの医療についての適切な意思決定者は親であると見なされるのである。

子どもに代わって意思決定をおこなう親には、関連要因をすべて勘案することが求められる。たとえば、リスク、利益、他の治療の選択肢、その特定の子どもの痛みへの許容範囲、その子の病歴やこれまでの成育歴など、治療がどのような経過をたどるにせよ、その進展に応じて、あらゆる要因を考え合わせた上で、子どもの最善の利益に沿った判断をしていくことが求められるのだ。ある特定の治療について、それをすることとしないことのどちらが子どもの最善の利益であるかを決めるためには、それぞれの要因の相対的な重要性を見きわめることが必要となる。自律尊重原則を第一に重視する臨床家や生命倫理学者は、こうした見きわめは親が主観的に行うものだから、それぞれの宗教や家族やその他の価値観に応じて、治療の選択肢の中から親が決めればよいと考える傾向がある。言い換えれば、自律の重視とは価値中立であることであり、それが主たる意思決定者による決定か代理決定者の決定かを問わず、他者の選択には介入しないことを義務ととらえるのである。したがって、子どもに多大な危害が及ぶような意思決定が行われるごく例外的な状況を除き[67]、自律尊重原則は親の選択を尊重し、それに従うことを要求する。子どもにとって何が最善かを判断できる最適任者は結局のところ親であり、臨床家も生命倫理学者も親の選択は子どもの最善の利益にかなっているという前提に立つのである。

価値中立であることによって親の自律を尊重する姿勢は、親が医師の勧める治療方針とは違う選択をしたケースで裁判所が親の選択を問題視しない判決を出した多くの判例にもはっきりと見てとれる[68]。医師で生命倫理学者のダグラス・ディクマは、子どもの医療において本当に問われるべきは、治療のどの選択肢が子どもの最善の利益であるかではなく、むしろ「親の決定が許容されても害を及ぼさない境界線を同定する[69]」ことだと説明している。多くの場合、その境界線が越えられるのは、単純な輸血拒否の事例のように、治療拒否が直接的に子どもの命を脅かす時である。特定の治療の医学的な効果に疑問がある場合や、ある介入に治療上の価値がないとする筋の通った批判がある場合には、生命倫理学ではその介入は行うことも回避することも共に許容されると教える[70]。

人工内耳は明らかに救命治療ではない。「奇跡の」という売り文句がつくことは多いが、現在の人工内耳技術では、装用する子どもは感染、髄膜炎、神経損傷を含む大きなリスクにさらされることになる。さらに、言語習得年齢になる前にろうとなった子どもでは、よく見積もっても効果には疑問が残る。これらの理由から、治療としての価値——病気や損傷を治癒または予防する効果という意味で——も疑問である。現在の人工内耳技術がそういうものである以上、自律に基づくスタンダードな生命倫理学の判断によれば、子どもに使わせるかどうかは親の選択の問題と見なされることになるだろう。

もちろん別の考え方をする生命倫理学者もいる。より客観的な「最善の利益」判断を採用して、人工内耳が医学的に適切と思われるろうの子ども全員に埋め込むべきだと主張する学者もいる。たとえば、オーストラリアの生命倫理学者、ジュリアン・サヴレスキュは以下のように主張している。

ある夫婦が現実に存在する子どもに人工内耳を埋めさせないならば、その夫婦はその子どもから、手話コミュニティに参加できる能力を保ちつつ同時に音声言語や音や音楽を聴いて主流の文化に参加する機会を奪っているのである。それは子どもの幸福を減じることである。これは聴者の子どもを持つろうの夫婦が、子どもを自分たちと同じようにしたいと考えてろうにすることに似ている。後者が実際に行われるならば、それは児童虐待である。

もっとも、子どもに人工内耳をつけさせないことも、同じような結果をもたらしうるため、虐待に近いと言える。片足を切断した子どもに、杖を使えば上手に歩けるからという理由で義足をつけさせないことがネグレクトに当たるのと同じことだ。

決定能力を有する成人の場合には、人工内耳を埋め込むか、ろうのままであることを選ぶか、選びたければろうになることも含めて、自分で決めさせればよい。私はこれまで、物議を醸す選択であっても個人による自己決定の自由を強く擁護してきた[71]。しかし親が子どもの代理で決定することについては、妥当な原則が二つある。一つには、その介入が子どもの利益になる蓋然性が高くなければならない。この場合には、人工内耳を使うことはろうのままでいることよりも子どもの人生をよりよいものとすることが見込まれる。

次に、子どもが自分で決める権利が保護されるべきである。この場合、聴く能力をもっていることは、ろうであるよりも一つの強みになる。聴者がろうになるのはよくあることだが、ろうの人が長じて聴者となることはめったにないからだ。人工内耳を埋めた子どもは後にそれを取り外すことも、スイッチを切ることもできるし、聴者の文化が気に入らなければ大人になってから拒絶することもできる。再びろうにもどることはできるが、ろうの子どもを長じて聴者にすることは簡単ではない。

私の知る限り、聴者の成人が自由意思でろうになることを選んだ例はない。しかし、もしそれを選ぶとしたら実現するのは簡単なことだ。それならば人工内耳によってろうの子どもは選択肢を与えられるのである。大人になってから、ろう者と聴者のどちらになりたいかを選択できるのだから。

自由ないし自律の尊重と与益のいずれの観点からも、人工内耳の埋め込みは法的に義務づけることが望ましい[72]。

サヴレスキュの主張には、「最善の利益」判断を標準化された規範と共通の目標に基づいた客観的な判断と見なす考え方が表れている。そうした目標の一つが、彼に言わせれば、子どもが自分で決める権利の保護なのである。

倫理学者のディーナ・デイヴィスも、親には子どもに将来の選択肢を残しておいてやる道徳的な義務があるという点でサヴレスキュと見解を共にしている。「開かれた未来への子どもの権利」というジョエル・ファインバーグの概念を採用しつつ、デイヴィスは親の自律の尊重よりも子どもの潜在的な自律の保護の方が重要だと説く[73]。デイヴィスとファインバーグは権利を四つのカテゴリーに分けている。第一に、殺されない権利など、成人と子どもが等しく有している権利がある[74]。次に、一般には子どもと「子どものような」成人のみが有している権利がある。食べ物や住まい、保護など基本的なニーズで他者に依存していることから生じる権利である[75]。ファインバーグはこれらを依存権と呼び、そこには食べさせてもらい、養育してもらい、保護してもらう子どもの権利も含まれる。三つ目に、宗教の自由など、成人によってのみ行使される権利がある[76]。そして最後に、ファインバーグは「子どもが成人するまで取り置かれる権利」として「信託された権利」というカテゴリーを設定する[77]。

信託された権利には、子どもが「自己決定能力のある成人として十分に成長した時[78]」に最終的に自分のものとなる「予期的な自律権[79]」が含まれる、とファインバーグは主張している。

例として、配偶者を選ぶ権利がある。子どもとティーンエジャーはこのような権利を行使する法的また社会的根拠を欠いているが、成人すればその権利をもつことは明らかである。それゆえに、その子どもには今現在、誰かと強制的で解消不能な婚約をさせられない権利がある[80]。

ファインバーグによれば、信託された権利は子どもがそれらを行使できるようになる前に侵害されてしまうことがある。

その権利を侵害する行為は、子どもが自律した成人となった時に重要な選択肢のいくつかがすでに閉じられている事態を、今現在において決定づけてしまう。未だ子どもである間の彼の権利とは、成熟して選択肢の中から決める能力をそなえた自己決定する成人となるまで、これら将来の選択肢が開かれたものとして残されていることである[81]。

親には、大人になった時に自分で行使できるように、子どもの信託された権利を今保護してやる道徳的な義務がある。信託状態にある権利を親が侵害しようとする時には、国が介入すべきだとファインバーグは主張する。「子どもには親からの現在の侵害に抵抗して自分の将来の利益を守る法的能力がないため、その作業が代行されなければならない……[82]」。

この「開かれた未来」アプローチを用いて、確実にろうの子どもを産むために受精卵遺伝子診断（着床前診断）を用いる事例を論じたデイヴィスは、親がろうを選択することは子どもに道徳的な危害を及ぼすと説く。ろうを障害と見なすにせよ文化と見なすにせよ、ろうを選択することそのものが開かれた未来への子どもの権利を侵害するからだ。

ろうが子どもの将来の職業、結婚、文化的選択肢を大きく狭める障害であるとしたら、意図的にろうの子どもを作ることは道徳的な危害となる。ろうの活動家が主張するように、ろうが文化だとしたら、その文化の外部で活動する選択肢を限定されるろうの子どもを意図的に作ることは、やはり道徳的な危害となる[83]。

デイヴィスの論法に従えば、親が「子どもを狭いグループの人々や限定された職業選択の中に永続的に閉じ込めてしまう……[84]」選択をする場合には、医療提供者はそれに同意してはならない。

ただし、デイヴィスはすべての子どもに人工内耳を装用させようとはっきり主張しているわけではない。とりわけ現在の人工内耳技術では、彼女が法やその他の規則での義務づけに反対する可能性も低くはない。それでもデイヴィスが人工内耳埋め込みに同意する親を支持しているのは明らかである[85]。実際のところ、生命倫理の出版物に障害学者やろう学者が発表した論文を例外として、生命倫理学で学者が書いたものはすべて、テクノロジーによってろうを軽減する親の決定権への強い支持を示唆している。

たとえばニール・レヴィは、いかなる親からも、ろうの子どもに人工内耳を使おうとする機会を奪ってはならないと説いている[86]。レヴィは、ろうによって引き起こされる不利は社会によって起こされたものだから社会を変えることによって対応すべきだという主張を「障害者の議論（disability argument）」と呼び、これを検討した上で最終的には拒絶する。彼は、ろうによって引き起こされる不利の多くは社会を変えることによって対応できることは認めるが、ろうには少なくとも以下のような面がある、と主張する。「……［ろうによる障害は社会的に生み出されたものであるとともに］先天的な障害でもある。たとえば、車のクラクションや火災報知機の警告音に至るまで、人々に危険を知らせる方法が音に依存していることが多いという事実によっても不利を被る[87]」。この不利は、ライトの点滅で警告音に代えるなどの方法で社会を変えたとしても、完全に取り除くことはできない。レヴィはろう文化が価値ある実在の文化であり、人工内耳がその文化の存続を脅かすものであることも認める。しかし、それでもなお彼は、子どもをろう文化で育てよと求めるろう文化に対して、ろうの子どもをもつ聴者の親は何ら特別な義務を負っているわけではない、と説く。ろうの成人に対しては、ろう文化が強制されることはないからだ。これら相反する価値観を勘案して、レヴィは以下のように結論している。

> ろう者がろう者間で自らに課す制約はろう文化を保存する必要性から正当化されるとしても、ろうの活動家や支援者には、ろうであることの負担を聴覚障害のある子どもに強要する権利はない。ろう文化が存続する限り、ろう者は事実上、孤立した恵まれないマイノリティのままであり、したがって、その文化にまつわるコストも相対的に大きいままとなるだろう[88]。

結局、生命倫理学ではリー・ラーソンの息子たちの事例についてのコンセンサスはない。

価値中立の自律原則を適用し、医療をめぐる意思決定における親の選択を支持する多くの倫理学者は、リー・ラーソンには自分の息子に人工内耳は装用させないと決める権利があるとの障害学者らの主張に同意するだろう。一方、親には子どもに開かれた未来を保障する道徳的義務があるという根拠から、それに同意しない倫理学者もいるだろう。生命倫理学者がコンセンサスに至ったと見えるのは、人工内耳を用いるという親の選択は倫理的にも道徳的にも擁護できるものだという一点である。興味深いことに、［他の点については］意見が分かれている、ろうと障害者のコミュニティでも、人工内耳を用いるという選択を認めるという点ではコンセンサスに至っている。しかし、ろうと障害者のアドボケイトの立場は生命倫理学の立場とは相容れない。生命倫理学者が親には人工内耳を用いると決める道徳的な権限があるという点で一致し、そうした親の決定を問題とする学者がほとんどいない一方で、障害者とろうの活動家らは人工内耳を用いるという［親の］選択にも倫理的な問題があると見なすのである。

次の事例研究でも、テクノロジーを使って障害の影響を軽減しようとする親の選択の範囲が問われる。

Ⅱ．アシュリー・Xの事例

アシュリー・X[89]は白人の女児で、2004年には6歳、ワシントン大学子ども病院の患者だった[90]。アシュリーには原因不明の重篤な発達の障害があり[91]、知的発達が乳児段階から先に進むことはなかったが、その理由は医師たちにも説明できなかった[92]。担当医たちはこの症例を報告した際にアシュリーの状態を以下のように説明している。

> 6歳時点で、座位をとることも自力歩行も言葉を使うこともできない。栄養は胃ろうに依存しており……ケアと情愛に対して声を出し笑顔を見せるなど、明らかに他者には反応する。担当専門医らの意見を総合すると、アシュリーの認知と神経発達の基本線は将来的に大きく改善することはない[93]。

二人とも大学教育を受けたアシュリーの両親は、娘を家でケアしており、医師たちはアシュリーが「家族の一員として尊重され、とても愛されている[94]」と述べた。両親は「アシュリーはとても愛らしく、寝かされた場所にたいていは枕をしてじっとしている」ので、「枕の天使」と呼んでいた[95]。両親はまた、アシュリーが家にいることが自分たちにとってどれほど大切であるかについて、次のように書いている。

> アシュリーは私たち家族にたくさんの愛をもたらしてくれ、私たち家族をつなぐ絆です。アシュリー抜きの生活など想像もできません。アシュリーは仕

草がかわいらしく、私たちが相手をするとよく笑顔になり、喜びを表現します。家族のことをちゃんと認識できていると思いますが、確信はもてません。アシュリーには健康な妹と弟があり……私たちはできるかぎり体位を変え、背中をさすり、優しく話しかけ、人と会ったり遊びに行く時には連れて行き、アシュリーが楽しめる工夫（音楽とかテレビなど）をしています。そうしていると、アシュリーのおかげで私たちの心におのずと愛が満ちてくるのです。彼女は私たちの生活の宝物なのです！[96]

重症障害のある多くの子どもたちと同様に、アシュリーには早期に思春期の兆しが見られた[97]。６歳ですでに陰毛が生えはじめ、乳房芽も見られたため[98]、両親は思春期の始まりを案じていた[99]。医師たちは「思春期の始まりが娘の将来について両親の不安を呼び醒ましたのは明らかだった[100]」と書いている。両親には、将来、娘がさらに成長すれば、家で介護してやることができなくなるという不安があった[101]。アシュリーの両親は娘をずっと家に置いてやりたいと望み、介護を「他人の手に」ゆだねたくないと考えていた[102]。

両親はアシュリーの主治医たちに選択肢について相談し[103]、親と医師は一緒になって、アシュリーの成長を抑制して彼女の性的な発達を外科手術で止める計画を立てた[104]。その計画は主として三つの医療から成る。子宮摘出、乳房摘出[105]、それからエストロゲン（女性ホルモン）の大量投与で永続的に成長を止めようというのである[106]。子宮摘出によって生理をあらかじめなくす。乳房摘出で乳房の発達、成熟を防ぐ。エストロゲン療法で成人した時の推定身長と体重に達することを防ぐ[107]。これらの医療の目的は、アシュリーを子どもサイズに留めて、両親が在宅介護を続けることができるようにすることだった[108]。

両親は次のように説明している。

生理痛がなく、成熟した大きな乳房がない方がアシュリーには身体的によほど快適ですし、常に横になっている彼女には小さく軽い身体の方がふさわしく、それによってあちこち移動させてもらいやすくなります。

身体が小さく軽い方が家族の行事やイベントにも参加させやすくなります。食事時とかドライブ、肌を触れ合ったり甘えたりするなど、そうしたさまざまな機会にくつろぎ、家族と触れ合い、安心し愛されていると感じることがアシュリーには必要なのです。ちょうど目を覚ましている時の赤ちゃんが家族のいる同じ部屋にいて、家族がしていることを見たり聞いたりすることで注意がそちらに向けられて、赤ちゃんがそれを喜ぶのと同じです。アシュリーにも楽しいことや興味を引かれることなど、赤ちゃんのニーズが全部あり、家族の声を聞くと落ち着きます。さらにアシュリーの精神年齢を考えると、9歳半の身体の方が成熟した女性の体よりもふさわしいし、その方が尊厳も統一性（integrity）もあります[109]。

医師たちは両親の選択を支持したが、そうした介入には前例がないことを考えて[110]、病院の倫理委員会に諮った[111]。子ども病院の倫理委員会（以後、「委員会」と略す）はさまざまな領域の医療者、医療倫理の素養のある地域のメンバー、病院の弁護士の一人から成り[112]、「倫理的懸念が起こりそうな治療または医療のあり方について指針を求める臨床医と家族に向けて、強制力を持たない勧告[113]」を行っている[訳注1]。委員会はアシュリー本人とその家族および担当医らと「1時間以上[114]」会った。提案された介入のリスクと利益をめぐる議論は「苦しみながら徹底的に行われ、当初は提案を支持するか否かをめぐってメンバーの意見が大きく分かれた[115]」と、委員会の報告書には書かれている。

委員会は、提案された介入の中心的な三つの部分それぞれについて、想定されるリスクと利益を検討した。エストロゲンの大量投与については、想定されるリスクとして「深部静脈血栓症リスクの増加、体重増加と吐き気が起こる可能性[116]」がある点を認めた。エストロゲンによる成長抑制の想定される利益としては「身体が大きいよりも小さい方が、ベッド、車椅子、車、浴槽間の移動や褥そう予防のための体位交換その他[117]」、アシュリーの介護が容易となる点を認めた。委員会はさらに「この介入は標準的な医療ではなく、おそらくは重症の知的障害のある若年層の患者の管理における『新規開拓領域』となる[118]」懸念があることも挙げている。

子宮摘出のリスクとして挙げられたのは「麻酔、外科手術、術後の回復期間、それらに短期の不快と苦痛が伴うこと」であった[119]。想定される利益の中には「生理、身体的な不快感、衛生問題、生理の意味を理解できない人の混乱と不安感[120]」の回避が含まれた。子宮摘出には「患者が性的虐待を受けて妊娠する可能性を完全に排除する[121]」という付随的な利益もある、と委員会は書いた。また、ワシントン州法では子宮摘出には裁判所の審査が必要であるとも書いた[122]。

委員会は乳房摘出について、想定されるリスクは「患者の乳房の発達が初期段階であるため、きわめて小さい[123]」とした。アシュリーの乳房組織切除の想定される利益としては、「心地よさ、すなわちQOLの改善。家族には大きな乳房になる人が多く、嚢胞性繊維症とがんの病歴があること[124]」ことを挙げた。また委員会は「車椅子に座った時にアシュリーの上体を支えるストラップは、発達した時には乳房の真上にくる」と述べると同時に、乳房摘出については「発達障害のある未成年の患者では明らかに標準的な医療ではなく、身長抑制と同様にこうした患者の管理における『新規開拓領域』となる[125]」ことへの懸念を述べた。

非公開で議論を重ねた末に、委員会はエストロゲンの大量投与、子宮摘出、乳房摘出はすべて倫理的に許容できるものだとのコンセンサスに至った。「想定されるアシュリー自身への長期的な利益はリスクよりも大きい、それらの治療ないし介入により彼女のQOLを改善し、家庭介護を容易にし、予見できる将来に施設入所を回避できる、との委員のコンセンサス[126]」が得られた。

委員会の承認を得たことで、この治療は司法による審査もそれ以上の議論もなしに実施された[127]。外科医がアシュリーの子宮と乳房芽を切除し、手術では「何事も起こらなかった[128]」。盲腸も切除した[129]。その後、アシュリーの肌に貼ったパッチによってホルモンの大量投与が始められた[130]。治療は1年以上続き、アシュリーの成長が永続的に止められたところで終了した[131 訳注2]。身長は4フィート5インチ（約135センチ）、体重は78ポンド（約35キロ）になっていた。両親は自分たちのブログで、「アシュリー療法」のコストはホルモン療法、子宮摘出、乳房摘出を合わせて約3万ドルで、すべてが保険で支払われたと報告している[132 訳注3]。

アシュリーに関わった二人の医師、ダニエル・ガンサーとダグラス・ディクマはこの事例について論文を書き、広くメディアの注目するところとなった[133]。その論文において、ガンサーとディクマは、これが「古くからあるジレンマへの新たなアプローチ」であり、さらに「親から要望があった場合には（重症障害のある）子どもたちに実施できる治療の選択肢[134]」だと、この介入を自讃している。一方、興味深いことに、この論文は医師らによるエストロゲン療法と子宮摘出の利用を論じながら、アシュリーの乳房芽と盲腸の摘出については報告も説明もしていない[135]。

ガンサーとディクマはこれらの介入がもたらす倫理的問題についても考察している[136]。特に検討されているのは、成長抑制と子宮摘出は患者に利益をもたらすか、何らかの危害をもたらすか[137]、という点である。彼らの議論は委員会の報告書をなぞるが、同時に提案された介入の他の選択肢も検討している。たとえば、ガンサーとディクマは子宮摘出以外に生理をコントロールする方法として、経口薬または注射による選択肢について検討するが、彼らの結論は「子どもを産みたいというリアルな願望をもつことはない、こうした重症障害児では」子宮摘出の方が「生涯にわたってホルモン注射をし続ける費用と苦痛と不便から患者と介護者が免除される[138]」という点で勝っている、というものだった。さらに、子宮を摘出すれば、成長抑制のためのエストロゲン大量投与期間中プロジェストロンを投与する必要がなくなり、血栓症のリスクが下がることを追加している[139]。

メディアのインタビューで、ディクマ医師は、さらにこれらの医療がアシュリーの最善の利益にかなうと同意した理由について、以下のように説明した。

> 成長抑制療法について考えると、主な利点は身体が小さなままだということによるものですが、抱き上げやすくなるので、本人も他人の手によらず両親からの介護を長く受けることができます。両親は自分たちで娘を抱きあげてハグし、車椅子に載せてやりたいと心から望んでいるのです。自分たちが遊びに出かける時に、アシュリーに介護者をつけて残していくことを考えるのではなく、車まで運んで一緒に外出することを考える親なのです。手術で子宮を摘出することについては、生理によってトラウマを抱える重症障害児がたくさんいます。そんなところから出血する理由が彼らには理解できませんから。11～12 歳の普通の子どもなら、それが正常な発達として起こることだと説明もできますが、こういった障害のある子どもにそれを理解させることは不可能です。家族はアシュリーにそんな体験をさせたくなかったのです。アシュリーは、これまでにも血を怖がったことがある幼い女の子なのです[140]。

医師たちの論文に続いて、両親はブログを立ち上げ、「アシュリー療法」とともに、アシュリーのためにその療法を実施してくれた医師らを称賛した[141]。そのブログでは、だいたいガンサーたちの論文での議論が繰り返されている[訳注 4]。また、ガンサー論文が書かなかった乳房摘出の決断についても、両親のブログは以下のように詳細に語っている。

　授乳するということのないアシュリーには発達した乳房は必要なく、乳房があっても彼女に不快をもたらすだけでしょう。母方の家系からも父方の家系からもアシュリーは大きな乳房となると思われるので、なおさらです。（たとえば）アシュリーには 19 歳で乳房を小さくする手術を受けた叔母がいます[142]。

さらに「［車椅子からベッドなどへの］移動やケアのさなかに介護者が胸に触れることを考えると、大きな乳房はアシュリーを介護者に対して『性的な存在』とし、虐待の可能性が生じる[143]」とも両親は主張する。

そのブログと論文によって大きな論争が起き、メディアも騒いだ[144]。特に触れておきたいのは、子どもの障害への対処法として同様の［医療的］介入を探した、そして受けたとアシュリーの両親のブログに報告した人たちの多さである[145]。2008 年段階で少なくとも 12 人の子どもたちに同様の措置が行われたと報告されている[146 訳注5]。

A．障害者コミュニティからの見解

アシュリーの事例に関する論文と両親のブログによって、アメリカ国内では大きな論争が起きた。アシュリーに行われた介入に最も大きな反対の声を挙げたのは、障害者の権利運動の団体だった[147]。医療支配層（medical establishment）が障害のある人々にひどい扱いをしてきた歴史を考えれば、これらの団体からの反発はもっともなものである。強制不妊、生涯にわたる施設収容、そして障害のある人々に行われた実験と、あまりにもひどい虐待が行われてきたために、障害者の権利擁護にかかわる人々の間では障害者の医療に対して、あからさまな不信が広がっている[148]。たとえば、ある障害者アドボケイト団体が述べているように、「『与益』と『善意』がしばしば障害者コミュニティに厄災をもたらしてきた。歴史を通じ、『本人のために』という言葉によって障害者への差別が始まり、正当化されてきた[149]」。それゆえ、アシュリーの事例が報道されるや否や、障害者の権利擁護コミュニティが激しく批判し、警戒し、抗議したことも驚くに当たらない。

障害者運動の活動家の一部は、アシュリーの両親の動機を批判した[150]。たとえば、障害者の権利擁護団体であるノット・デッド・イェット（まだ死んではいない）の広報官は、「これは基本的に、介護者の便宜に合わせて子どもに過激な肉体改造を行うという問題である[151]」と述べた。シラキュース大学人権政策センターの所長であるスティーヴン・テイラーは、「ただ介護しやすくするために、障害のある人や子どもに侵襲的な医療を行うことは非倫理的であり受け容れがたい[152]」と書いた。

その他にも、アシュリーの障害に成長抑制と手術で対処するのはアシュリーの基本的権利を否定しており、アシュリーや同じような障害児を人間扱いしていない、との批判があった[153]。たとえば、あるアドボケイトは次のように書いている。

> これは子どもの基本的人権の否定である。子どもには、単に第三者のニーズを満たす目的で、基本的な生理的機能に望みもしない無用の操作を加えられることのない基本的人権がある。……重症発達障害のある子どもたちは、何よりもまず第一に人間である。その子どもの身体的発達に手を加えることは、そうした措置を受ける子どもたちを「人間」以下のものに格下げすることである[154]。

他にも、「メッセージは明らかだ。障害者は人間ではない、というのだ。障害者は重大な欠陥を抱えているから、これからは極端な方法を使って肉体改造をやろうというのだ[155]」と激しく非難する声もあった。

この介入の効果と安全性を疑問視した活動家もいた。「6歳の子どものこの先の発達は多くの要因によって変わるため、成人したアシュリーの医療的、社会的、また日常のニーズを確実に予見することができない以上[156]」、この介入によってアシュリーが在宅で介護されるとの保証はない、と彼らは主張した。エストロゲンを重症障害児に投与することには、未知のリスクがあると警告する声もあった[157]。

また、この事例が危険な前例となって、命を救うために必要でもないのに新たに侵襲的な医療が障害のある人々に対して正当化されていく可能性がある、と主張した活動家たちもいた。たとえば、あるブロガーは「次は何が起こるだろう？」と書いた。「マヒした脚には皮膚病と血栓症のリスクがあるから切断しましょう、というのだろうか？[158]」。同様の反応として、アシュリーの肉体改造を正当化する論理について以下のように書いた障害者の権利運動からの声明書［ポジション・ペーパー。法的、倫理的問題についてのある団体の見解を示した書類］もある。

子どもの体重が、（その子どもの肥満というよりは）両親の加齢に伴う体力低下によって問題となるとしたら……バリアトリック手術［胃を縛って縮小する手術］または厳格な摂取カロリー制限が治療法とされるだろう。それでも不十分ということになれば、子どものサイズを縮小するという目標には「両足切断療法」が適用されるだろう。そしてそれは、けっして自分の足で歩くことはない患者だという事実によって正当化されてしまうのだ[159]。

こうした議論に基づいて、米国中の障害者団体が障害のある子どもたちへの成長抑制と手術の一時停止を求めた[160]。米国知的・発達障害学会（AAIDD）の声明がこれらの団体の見解をよく表している。

もし未だ不透明な将来の問題について親が心配するあまり、子どもの医学的な最善の利益だけを主たる関心事としてしまうならば、関係者の意図がどんなに尊いものであったとしても、個々人への医療が急速に変質することは、残念ながら火を見るよりも明らかだろう。……この医療が許容範囲と判断されるなら、大きな悲劇への扉を開くことになるとわれわれは考える。この扉は閉じておく方がよい[161]。

障害者運動の活動家や団体がアシュリーの事例に抗議すると同時に、連邦政府の資金援助を受け、障害のある人々への虐待やネグレクトが疑われる場合に調査の権限を与えられている州の監視機関 WPAS（ワシントン州障害者保護とアドボカシー・システム）が「アシュリーに何が起こったのか[162]」について調査を開始した。そして WPAS の報告書は、ワシントン州法で義務づけられている裁判所の命令なしに実施された点で、子宮摘出はアシュリーの憲法で保障された権利とコモン・ローで保障された権利とを侵害したと結論づけた[163]。また報告書の結論は、乳房芽の外科的切除とホルモン療法についても、「発達障害のある人に実施される前に、医療機関とは独立した裁判所の判断と許可が必要である[164]」とも書いた。

さらに WPAS はシアトル子ども病院と、将来の予防策についても交渉した。

WPASの報告書を受け、子ども病院はアシュリーの子宮摘出を医師らに許可する前に裁判所の命令をとらなかった過ちを認めた[165]。さらにシアトル子ども病院は、発達に障害のある子どもの成長を抑制したり生殖器官を摘出したりする医療介入を行う際には必ず事前に裁判所の命令をとること[166]、また成長抑制が要求された事例はすべてWPASに通知することで合意した[167]。この合意はシアトル子ども病院にしか適用されないが、WPASの報告書はこの手続きが世界中で採用されるように勧告している[168]。

B. 生命倫理学からの見解

アシュリー事件は生命倫理学者たちを手こずらせた。生命倫理学の顔として一般に知られるアーサー・カプランは真っ先に公に発言した一人だ。子どもの頃にポリオを患ったカプランの仕事には障害者からの批判に配慮したものが多い。アシュリー事件に関するカプランの論評もそうした配慮が明瞭で、障害者コミュニティからの批判とそっくりなものとなっている。

> 親の主張の中心は、子ども自身のために永久に子どものままに留め置くことを決めた、というものである。私にはその両親のロジックは理解できる。さらに、自分で動くことができない人は大きいよりも小さい方が良い生活を送れるだろう、と医療チームの意見が一致したのも理解できないわけではない。しかし、このような「ピーター・パン療法」は道徳的に間違っていると私は思う。
>
> 6歳の身体のサイズの方がアシュリーを動かしやすいのは事実だろう。しかし同時に、まっとうな社会なら、身体の大きさに合わせた車椅子やバスタブや在宅支援をこうした家族に提供できるはずだ。アシュリーの身体を小さいままに留めるのは、社会の不備、すなわちアメリカ社会が重症障害児とその家族のために十分なことができていない事実を、薬物で解決しようとするものである。
>
> たしかに、虐待から守るという点ではアシュリーが性的に発達した大人にならない方が良いかもしれない。しかしそれは女性なら誰にでも言えることだ。乳房を手術で切除してしまうのは、単にアシュリーを不具にすること（maiming）にすぎず、やってはならないことである。アシュリーに必要なのは家庭での安全な環境であり、いつかその日が来たならば、施設での安全な環境である。危険から守るために乳房を切り落としてしまうというのは、正しい

答えでも唯一の答えでもない。

重症障害のある子どもや青年と暮らしている親や家族は多い。私とて重症の自閉症の子どもを持つ親から、身体的に子どもに対応できる自信がないという不安の声を聞いたことは一度や二度ではない。知的障害のための自傷や他害行為を案じる親もいる。

アシュリーと両親が直面している問題は恐ろしくリアルなものだが、誰かを永遠に子ども時代に凍結したままにしておくのはその解ではない。アシュリーの家族のような人々に必要なのはより多くの支援であり、よい多くの資源、介護の過酷なプレッシャーからのより多くの休息、そして自分たちが逝ってしまった後も娘がどこかで安全に温かくケアされるという何がしかの希望なのである。

アメリカはその約束を、アシュリーにもアシュリーの親にも、その他多くの重症の知的障害や病気に直面する子どもたちとその親にも、今なお果たしていない。われわれはその約束を果たさなければならない[169]。

他にも数人の生命倫理学者がカプランに同意したり、アシュリー事件での判断についてカプランとは別の批判を述べたが、時間の経過とともに事件はさらに深く分析され、当初は非難の声ばかりであったのに対し、次第にこの症例に関わった倫理委員会を支持する声の方が（大多数ではないにせよ）大きくなっていった。米国中の生命倫理学者たちが、小児科医の生命倫理学者、ベンジャミン・ウィルフォンドの発言に同感であると語った。ウィルフォンドは、最初にアシュリー事件について知った時には「ちょっと驚いた」が、その後両親の立場を理解できるようになった、と認めたのである[170 訳注6]。

流れが変わり始めたのは、影響力の大きな『ヘイスティングス・センター・レポート』に掲載されたアシュリー事件に関する最初の論文[171]からのことだった。その論文で、マシュー・リアオ、ジュリアン・サヴレスキュとマーク・シーハンは、事件を慎重に分析するには、「アシュリー療法」と呼ばれるようになった医療の組み合わせを他の議論で行われているように包括的に検討するのではなく、それぞれの介入ごとに検討する必要があると説いた。そしてアシュリーの成長を抑制するためのエストロゲン大量投与の利用に従来の「最善の利益」分析を行い、アシュリーの「生まれながらの状態と社会的状況の今後の予測からすれば」その介入は倫理的に許容され得ると結論づけた。それによって、身体が小さい方が両親はアシュリーをケアしやすく家族のイベントにも参加させてやりやすいという主張を受け入れたのである。次に、両親の行動はアシュリーのためだけではなく自分たちの便宜のためでもある可能性を認めながらも、親のそうした動機は子どもの医療をめぐる意思決定の道徳と倫理の分析を必要とするものとは本質的に無関係である、と結論した。「介護者の便宜を計ったり、介護者の利益を増進するために行動することは、必ずしも不正ではない」。なぜなら「動機は子どもの医療の正当化の一つにすぎないし、また道徳的義務にも通常は、それを果たすために多大な犠牲を払わなければならないほどの負担を求めるべきではない[172]」からだ。注目すべき点は親の動機ではなく、こうした医療が子どもの利益を増進するかどうかである、と著者らは主張した。アシュリーのような障害のある子どもたちの利益について、著者らは以下のように結論づけている。「自宅で自分の家族にケアしてもらう利益のためには、在宅に留まりそこでの介護を可能にするための負担が決定能力のない要介護状態の当人にかかるのもやむをえないだろう[173]」。また著者らは、社会資源がもっと得やすければアシュリーの親も家での介護は可能だったろうと認めつつも、次のように結論した。「それらの資源が現在適切に提供されていない以上、アシュリーの親は自分たちに残された唯一の選択肢を選んでいると考えられる、という理由でアシュリー療法を擁護する人たちは正しい。結局のところ、必要な社会資源もなく医療も受けられないとなれば、アシュリーは二重に害されてしまうのだ[174]」。

一方、リアオらはアシュリーに行われた乳房と子宮の摘出については別の結論を出した。子宮摘出により生理痛が回避され、妊娠と子宮がんの可能性がなくなる、乳房摘出によって不快な大きな乳房にならず、線維腫にもがんにもならない、車椅子に座る時のストラップで胸を圧迫されることもなくなる、という両親の正当化は時期尚早で誇張されているとして、受け入れなかった。リアオらは手術の身体リスクと彼らが「ジェンダーの消去（gender elimination）」と呼ぶものによる尊厳への侵害の両方に注目し、手術によってアシュリーの身体に手を加える前に、生理痛には鎮痛剤を飲ませ、車椅子を改造するなど、手術よりも侵襲度の低い方法が試みられるべきだったと説いた[175]。

小児科医で生命倫理学者であるジョン・ラントスもリアオらのように、アシュリーに行われたエストロゲン療法と外科的介入とに一線を画した[176]。しかしラントスはリアオらとは違い、アシュリーの両親からの要望への対応を決めた過程に透明性が欠けることと、子どもの子宮摘出が裁判所の命令なしに行われたことの違法性を問題とした。ワシントン州法で定められ、倫理委員会も求めた裁判所の許可なしにアシュリーの子宮摘出を医師らに許可したことについては、シアトル子ども病院も過ちを犯したと認めている、とのラントスの指摘は正しい[177]。この手続き上の過ちによって、この事例は「アシュリーのような子どもたちの子宮摘出への社会からの強い禁忌を問うよりもむしろ、医師と病院の傲慢と隠ぺい体質のサンプルとなった[178]」とラントスは主張する。彼はさらに、2006年の最初の論文がアシュリーの乳房芽の摘出に言及せず、その後の論文でも乳房芽の摘出には触れないままエストロゲン療法に焦点が絞られている事実からも、その隠ぺい体質は繰り返されている、とも主張する[179]。ディクマがずいぶん後になって出した乳房摘出への正当化論が皮相的なものであることから、著者らが乳房芽に触れなかったのは作為的なものだったとラントスは示唆している。ディクマの正当化とは、乳房芽の摘出はすでに男児には行われてきたのだから実験的な医療ではない、というものだった。それに対してラントスは以下のように追及した。「論文著者らには、一例でよいから文献を出してもらいたいものだ。大きな乳房は不快だろうという懸念から思春期の女児に予防的乳房切除が行われたという症例に言及した文献が、一つでもあると言うなら出してもらいたい[180]」。

ディクマも他の生命倫理学者もラントスの追及に答えることはできなかった。それにもかかわらず、生命倫理学における全国規模の学術会議や文献では、重症の知的障害のある子どもたちの成長と性的発達を抑制するために薬物と外科的介入を用いることは倫理的に許容できるという、ある種のコンセンサスができていった[181]。たとえば、『米国小児科学会誌』に掲載された論文で二人の内分泌医と二人の生命倫理学者とが次のように結論している[訳注7]。

> 成長抑制は、われわれの分析によれば、重症の知的障害があり自力歩行ができない子どもとその家族のQOLを向上させる可能性のある、革新的で十分に安全な療法であると考えられる。小児科医やその他医療提供者は、3歳くらいの段階で将来に向けたアドバイスの中にこうした選択肢の説明も含めるべきである。その上で親が選択するならば、成長抑制療法の臨床的にも有意な利益が実感されるものとなるであろう[182]。

アシュリーに行われた一連の介入の利用を支持する議論には、少なくとも二つの形態がある。一つは親の権利と価値中立であることを強調する議論である。この議論はアシュリーに用いられた一連の介入を、本質的には障害のある子どもたちの親が毎日行っているありきたりの医療をめぐる意思決定としてとらえる。たとえば、アシュリー療法の批判者への反論として、ディクマとフォストは6歳児への成長抑制、子宮摘出、乳房摘出を、障害児への医療で用いられる盲腸摘出手術、へんとう腺と腫瘍の摘出、胃と気管への管の挿入、胃底皺襞形成、脊椎固定、腱切離にくり返しなぞらえている[183]。彼らの主張は、通常の医療介入については「親は見込まれる利益と負担を比較して、経験を積んだ医師と一緒に子どものための意思決定を行うことが認められるべきである[184]」というものだ。小児科医で生命倫理学者のベンジャミン・ウィルフォンド医師も以下のように述べて、この意見に同意する。

> この症例では、背が低いことは子どもにとって利益です。他にも、子どもへの利益の可能性を考えて背を高くすることを決める親はいます。そこで私は、これらの症例に共通しているのは、子どものためを考える意図だろうと思います[185]。

こうした議論によれば、アシュリーに用いられたタイプの医療介入では、その介入が子どもの利益になるとする、それらしい主張が行われるかぎりにおいて、親の決定権を尊重するのが適切なのである。その利益には医学的なものと社会的なものとがあり得る。

> 一般に社会的なものと定義される障害や状態の治療のツールとして医療は広く用いられている。たとえば、顔の血管腫のレーザー治療、歯並びの矯正、ニキビの薬物治療、不妊への薬物療法などを考えてみればよい。問題がどれほど「医学的な」ものであるかにこだわっても、ある介入は妥当でそれ以外は妥当ではない理由をはっきりさせることはできない。問われるべきなのは、医療介入が安全で患者の利益の増進とQOLの改善に効果があったかどうか、である[186]。

こうした議論によれば、医療提供者の協力を得て、親がこのアセスメントを行えばよい。医療提供者の役割は「親が自分たちの価値観と信念に沿って自分の子どもを育てられる環境を創りだすこと[187]」なのであり、生命倫理学者はこうした事例を扱う際には価値中立に留まらなければならない。成長抑制療法のシンポジウムで一人の生命倫理学者が説明したように、「生命倫理学者は医師たちにどうすべきかを指示することはありません。……ただそれをどのように行うべきかをアドバイスするだけです[188]」。小児科医で生命倫理学者のレニー・フリードマン・ロスも、生命倫理学者は親の選択に介入すべきではないと説き、したがって成長抑制でも医師は家族の選択を尊重すべきだと主張する。「わが子に最善を尽くしてやりたいと必死になっている家族なのだ。……アウトカム（転帰）についてのデータが出てくれば役には立つだろうが、前提は親の自律の尊重でなければならない[189]」。

アシュリーに行われた意思決定と、他の子どもたちにも同様の介入を用いることを支持する二つ目の議論は、障害と介護者への障害の影響を論拠とするものである。成長抑制、乳房切除、子宮摘出の最も確信的な提唱者であるディクマとフォストは、これらの介入が妥当となる唯一の理由はアシュリーの障害であるときっぱり明言している[190]。二人が「正常な子ども」と呼ぶ患者が対象であれば、尊厳、自律、生殖権、女性らしい身体になる権利が問題となるだろうが、アシュリーの事例ではそれは当たらないとして、彼らはそうした懸念を却下する[191]。メルレ・スプリッグスも同じ意見を述べている。「アシュリーの認知と脳神経系の能力の低さによって、彼女の利益をめぐる議論は、アシュリーは苦痛を感じるか否かという点に限定される[192]」。ピーター・シンガーもアシュリーには尊厳はないと主張する。シンガーは、乳児にも、また知的能力が乳児程度である高齢者にも、尊厳をもつことはできないと説いてみせる。赤ん坊は可愛い。しかし赤ん坊に尊厳はない、と彼は言うのだ。「明らかに人間の乳児より進んだ知的レベルで機能しているにもかかわらず」、犬や猫でも同様である。もしもわれわれが犬や猫に尊厳を認めないのであれば、乳児や乳児に等しい知的能力の持ち主にどうして尊厳を認めなければならないのだろう？[193]

アシュリーの状態を考え、彼女の障害が介護者に課す負担を考えれば、アシュリーの介護を容易にするという理由でこれらの介入は許容できる、と擁護派は主張する。これらの介入によって、アシュリーの両親は他人を家に入れる必要も、車椅子を改造する必要も、家にリフトを取り付ける必要もなくなるだろう、というのである。私はこうした議論を「家族の最善の利益」論と呼ぶことにする。「家族の最善の利益」論は、生命倫理学者ヒルデ・リンデマンが「家族のロマンス」ととらえる考え方を拒否する。「家族のロマンス」とは、親には子どもの最善の利益に即して行動する道徳的義務があるという考え方である[194]。

> アシュリー・Xの事件において、家族のロマンスは、両親はアシュリーの最善の利益に訴えることによってのみ正当化され得るとの要求となって表れている。親自身のニーズも、いつかアシュリーの兄弟が担わなければならない介護負担を案じる親の思いも、口にすることは許されず、相手にもされない[195]。

リンデマンによれば、「家族のロマンス」はフィクションである。生涯にわたって関係を結ぶといっても、親が子どものためにあらゆる意思決定を担えるものではない。最も一般的な状況においてであっても、子どもに関する親の行為の動機が常に子どもの最善の利益を考えたものである必要はない。むしろ、……われわれが子どもを送り出す世の中では、誰もがみんな互いにゆずり合わなければならない。そこでは、たとえ最年少の子どもであれ、家族のロマンスにおける最も弱い存在であれ、家族が自分のニーズのためだけに生活してくれることを期待できる人は誰もいない[196]」。リンデマンによれば、「より倫理的にものを考えるためには、『家族のロマンス』と、それに伴う無条件の許容と『最善の利益』原則という幻想とを棄てればよい。そして、その代わりに具体的な問いを問うことだ。たとえば、親が子を晒すことが許容される危害の限度はどこか。もっと具体的にいえば、われわれが人の身体の形の統合性（integrity）という特定の観念に付与している倫理的な意義について、など……[197]」。リンデマンによれば、家族が実際にどのように介護を担っているか、重症障害のある子どもたちの親が直面する負担とはどういうものかをきちんと認識すれば、社会的にも経済的にも十分な支援を受けられない親がなぜ子どもの障害に成長抑制のような解決策で対応しようとするのか、なぜ親がそうすることが道徳的に許容され得るのかについて、もっと率直な議論ができるようになるだろう[198]。

Ⅲ. 所見

リー・ラーソンの息子たち事件とアシュリー・X事件が提起した問題は、障害者と生命倫理学それぞれのコミュニティの内部でも、また両者の間でも激しい議論となった。大勢としては、生命倫理学者は身体的な損傷とそれが介護者に及ぼす影響を軽減する人工内耳や成長抑制のような介入を親が選択することを認める。障害学者と障害者運動の活動家は、こうした介入は過ちであり、社会の中に根強い不平等を表すものだととらえる。子どもへの人工内耳の装用を禁じようとまで主張する障害学者や障害者運動の活動家がいる一方で、生命倫理学者の一部はすべてのろうの子どもに装用させるべきだと説く。障害学者と障害者運動の活動家のほとんどが重症障害のある子どものケアのために親が成長抑制、乳房摘出、子宮摘出を用いることは防ぐべきだと考える一方で、かなりの数の生命倫理学者が成長抑制介入は倫理的に許容される選択肢だと考えている。ここで改めてさまざまな議論を繰り返すことも、それらの分析の背景にあるそれぞれの価値観を指摘することも無用だろうが、障害に配慮した生命倫理学（disability-conscious bioethics）を構築しようとする際に念頭に置いておけば役立つであろういくつかの論点を強調しておきたい。

まず第一に、人工内耳と成長抑制に関する議論には一定のコンセンサスがある。たとえば、障害者の側も生命倫理学の側も、ほとんどのケースでは子どもに代わって決定を行う親の権利を認める。意見が分かれるのは、親の選択をどのような場合にどのように制約するべきか、という点だ。しかし、親が十分な情報を得た上で行う選択の尊重は第一の原則であると同時に、障害者と生命倫理学という二つのコミュニティ間での議論の出発点でもある。また障害のある子どもの親には社会的な支援と障害者の生活についての教育、子どものための選択肢が必要だという点でも両者の意見は一致している。ここでも意見が分かれるのは、その詳細だ。障害学者と障害者運動の活動家は社会支援と、親と障害者コミュニティとの接触、とりわけ当該の子どもと似た障害をもつ障害当事者との接触を強調する。生命倫理学者が強調するのは医療の選択肢、それらの身体的なリスクとそれに伴う利益であり、たいていは親にどういう選択肢を提示するかは医療専門職の判断にゆだねる。しかし、どちらのコミュニティにも、医療制度を利用しながら子どもを育てるにあたって、障害のある子どもの親には障害のない子どもの親よりも多くの支援と教育が必要だろうという認識はあるように思える。

これらの二つの重要な問題——たいていの場合に親が子どもに代わって意思決定を行うのは認められるべきである、また子どもが良い人生を送るチャンスを保障されるためには、障害のある子どもの親には教育と外部からの支援が必要である——にコンセンサスがあるならば、そこにこそ和解と協働への出発点があるのではなかろうか。もちろん、和解に向けた努力を始めるにも、まずは両者の間に信頼がなければならない。私の考えでは、信頼とは、両者間の軋轢の背景にある同盟関係や恐怖や価値観をすべての関係者が認識し理解して、初めて得られるものである。自らの仲間意識や不安や障害のある子どもたちの問題に関する価値観を認識するという点では、私には生命倫理学者の方に努力すべきことがあると見える。

障害学者や障害者運動の活動家らはずっと以前から、医学と医療提供者そして障害軽減を意図した医療技術への懸念と懐疑を訴えてきた。ラーソン事件とアシュリー事件に如実に表れているのは、その懸念と懐疑である。障害のある人々が生きている現実の姿に関する重大な誤解に基づいて、医療提供者が従来から障害のある人々に対して否定的な、虐待的ですらある扱いをしてきた事例は数多く報告されており、この二つの事件も障害者サイドはその新たな事例と受け止めた。こうした医療不信のバイアスを認識しているからこそ、彼らはそのバイアスによって議論が流されないよう気をつけてきた。

たとえば、人工内耳をめぐるコミュニティ内部の議論において、障害学者や障害者運動の活動家らが自らの医療への懸念と懐疑といかに格闘しているかは、すでに見てきた通りだ。人工内耳を埋めた子どもにどのような利益があるとしても、その子どもは代償に苦しむ、と彼らは主張する。しかし、この代償を認めつつも、子どもに人工内耳を選択する親の権利を受け入れ、支持する障害学者や活動家もわずかながらいる。実際のところ、障害者コミュニティの主流の立場は、テクノロジーは悪だとするものでもテクノロジーを避けるべきだとするものでもない。テクノロジーを利用する意思決定には倫理的な問題があり、そうした決定は慎重に、障害学者や障害者運動の活動家に相談しながら行うべきだ、という立場である。彼らに相談すれば、人工内耳を装用した子どもがどのように音声コミュニケーションのスキルを身につけていくにせよ、それを補うためには視覚言語が必要になることが親にも理解できる。彼らが提唱しているのは、真の意味でインフォームド・コンセントとなる意思決定が保障され、親の選択で人工内耳を埋めた子どもたちにより良い結果が得られるように、親に人工内耳についての情報提供を行い、それによって人工内耳を装用する子どももしない子どもも幸せになれるよう守るための具体的な戦略なのだ[199]。たしかに、多くの活動家が成長抑制は一旦ここで禁止すべきだと求めているとはいえ、ディスアビリティ・ライツ・ワシントン［DRW. 前述の WPAS がその後に改称］はそれよりも穏当な結論を出している。アシュリー事件を詳細に検討した結果、DRW は障害のある子どもたちへの濫用を防ぐ手段として、成長抑制の細かいモニタリングと裁判所の監視を含む慎重なアプローチを提唱した。

このように自らのバイアスと格闘する障害者サイドに比べて、生命倫理学者たちは自らが既成制度としての医学との同盟関係というバイアスをもっていることについて率直に語ることもなく、それに気づくことすら稀である点で、はるかに遅れている。かつては、医学に蔓延する「医師がもっともよく知っている（doctor-know-best）［から黙って医師に任せておけ］」という文化に挑戦的な問いを投げかける理論体系を提示した哲学者や神学者もいたが、今では生命倫理学はすっかり医療体制の内部に埋め込まれてしまっている。臨床倫理学者は病院内で地位を得て働いている（そのために大変な努力もした！）。回診をし、カルテを書き、他の医療職からコンサルテーションを求められる。アカデミックな倫理学者が他の医療専門職と一緒に医学生の教育に当たる。倫理委員会は病院の方針を策定し、困難な事例を検討する中心的な役割を担っている。換言すれば、生命倫理学者は医療チームの一員であり、内部の人間なのだ。同時に、医療提供者である医師と看護師もまた同様に生命倫理学の内部に取り込まれている。現に、アシュリーに行われた成長抑制、乳房摘出、子宮摘出を最も強硬に擁護する多くの生命倫理学者は医師である。

医療チームの一員である現在の生命倫理学者は、医療の提供において一定の役割を担いつつ医療そのものは医療専門職にゆだねており、彼らが医学や医療で正統的となっている考え方に異を唱えることはめったにない。その代わりに、生命倫理学者はインフォームド・コンセントと患者の選択の尊重という問題を重視する。たとえば、よく知った上での選択として特定の介入を拒否する患者を彼らは支持するだろうし、新興医療技術が登場すれば、倫理的なジレンマの可能性があるのではないかと、すぐにも分析に取りかかるだろう。しかし、同僚の医療専門職がいったん「標準的医療」とか「医学的に妥当」と見なした介入については、そこでどのような選択が行われようと、生命倫理学の関心事になることはほとんどない。過去二十年間に、医学的に妥当とされた治療を自発的に利用するという選択をした場合に生命倫理学者が異を唱えた事例はほとんどなく、あっても散発的である[200]。

人工内耳と成長抑制をめぐる事例にも、このように生命倫理学者が医学や医療で正統的となっている考え方を問い直したがらない傾向が見て取れる。医学・医療的なものの見方に異を唱えるのではなく、生命倫理学者はむしろそうした物の見方を自らに取り込むか、あるいは医療専門職に判断をゆだねる。人工内耳については、その利用は標準的な医療にすぎず、そこには倫理的な問題は生じないというのが生命倫理学者らの論文の前提である。生命倫理学者が人工内耳について論文を書く際の論点は、なぜ子どもへの人工内耳を拒否してはならないかという点に絞られる。彼らが案じるのは「(子どもを) 小さなグループの人々の中に永久に閉じ込める[201]」ことや子どもに障害のある人生を運命づけること[202]である。そうした議論は、子どもを「[標準に近づくように] 矯正する」利益は介入の医学的リスクよりも大きいという医学の障害観や人工内耳の医学的な正当化論を [無反省に] 取り込んでいる。もちろんリスクの問題も議論されるべきだが、もっと気がかりなのは、人工内耳装用の子どもがアメリカ手話を教えられずに育てられた時に抱える問題が、人工内耳をめぐる生命倫理学の議論からすっぽり抜け落ちていることだ。リー・ラーソンの息子たちの事例が生命倫理学者の間では興味を引かなかったことを思い出してほしい。

同じように、生命倫理学が実は医学・医療的な物の見方に [無反省に] 従っているのだということがわかれば、アシュリーのケースでの成長抑制、子宮摘出、乳房摘出をめぐる生命倫理学者らの議論もわかりやすい。当初はこれらの介入の斬新な使い方が問題視されたが、そのうちに医師と両親の判断を尊重しようという方向に移っていった。これらの介入を支持する議論は、これらを含めた諸々の介入を支持する医学論文での議論とまったく同一で、結局は「医療介入が安全で効果的で、患者に利益をもたらし QOL を改善すると思われるかどうか[203]」というコスト/利益分析になるのである。障害のない子どもなら、こうした医療介入の使い方は虐待的とみなされるのではないかとの懸念は、医療による正当化論で一蹴されてしまう。すなわち、身体的な差異が治療の差異を正当化するのであり、したがってアシュリーの事例には倫理問題は存在しない、と。

アシュリーの治療を行った病院は将来的な成長抑制には慎重なアプローチをすることを受け入れたが、生命倫理学者らはこのアプローチからも同様に距離を置いた。成長抑制を支持する生命倫理学者らに広がりつつあるのは、裁判所も行政も成長抑制については親の決定に口を出すべきではないとのコンセンサスである。こうしたスタンスもまた、法と弁護士を自らの専門職としての自己完結性 (integrity) と職務遂行への脅威ととらえる医療専門職のスタンスとぴったりと重なっている。

私が見るところでは、生命倫理学者らが医学・医療的な物の見方に〔無反省に〕従っていることによって、生命倫理学の分析にはギャップが生じている。もし生命倫理学者に、医療の現場ですべての人々が尊重されるよう障害学者と障害者運動の活動家らと共に考えてみようという気が少しでもあるなら、医学や医療で正統的となっている考え方を問い直すことをためらってはならない。生命倫理学者が障害を医学的な問題と見なし続けるかぎり、「医学的な解決方法が最もふさわしいことになるだろう[204]」。しかし困ったことに、医学的な解決方法が常に最もふさわしいとは限らない。ろう者や障害者らが示したエビデンスで明らかなように、障害を軽減する医学的に妥当とされる方法ですら問題を引き起こすことがあり、時には子どもにトラウマを残すこともある。たとえば、ろうコミュニティのなかでも、聴者として成長した体験をもった人々のように、子どもの時に人工内耳を埋めた人が手話やろう文化に触れることなく育てられると、心理的なトラウマが生じることが報告されている。しかし親が聴者だと、手話を犠牲にして人工内耳を選択することがわが子を害する可能性については知るすべがない。人工内耳を埋めて手話は教えないという、まさにそういう子育てを医療専門職が勧めるからである。仮に介入そのものは医学的に妥当とされているとしても、障害を軽減するために用いる介入が引き起こす危害についても親がきちんと自覚できるよう、生命倫理学者は努力すべきではないだろうか。生命倫理学者がインフォームド・コンセントを重視するというなら、最低でもそれくらいは必要ではないだろうか。

付録：人工内耳に関する
米国ろう協会（NAD）の声明書（ポジション・ペーパー）[205]

専門家の研修

ろうの子どもを持つ親が最初に出会うのは昔からずっと医療専門職である。その専門知識は貴重だが、主として医療の専門性の範囲にのみ限定された知識である。医療専門職はろうの子どもの教育、心理、社会生活、言語生活におけるニーズという、医療の専門領域を超えた、より大きな問題に関する専門家と見なされるべきではないし、またそうした専門家の機能を担うべきでもない。

医療専門職は耳の内部の謎に関しては専門家であるにせよ、ろうの子どもたちや成人の内面生活に関する専門家ではない。ろう者の心理、社会、教育、文化、コミュニケーションといった側面と、［これらの側面のニーズがバランスよく満たされた］総合的健康モデルについても、すべての医学部のカリキュラムで、とりわけ耳鼻咽喉学では大きく時間を割いて教えるべきである。また人工内耳センターの多職種スタッフ全員に就労後（in-service）研修を実施し、ろうの子どもの親や人工内耳を検討している成人への助言やカウンセリングの方法論を指導すべきである。これらの研修を行うのは、ろうや難聴の子どもや成人、その家族の相談に乗ることやそうした人とコミュニケーションを図ることについて学んだ、資格も能力もあるカウンセリングのプロでなければならない。

補聴器のメリットの早期評価

人工内耳の埋め込みの前に補聴器の試用が必要だということは、広く理解され、当たり前とされている。進化したデジタル補聴器も試用すべきである。米国ろう協会としては、この段階で客観的な検査と、経験を積んだ専門家による行動とコミュニケーション技能の観察によって適切な評価が行われるためには、試用方法をおざなりにせず十分な期間にわたって試用することを推奨する。子どもにそれ以前の聴覚体験がなく、そのために何が聞こえているかを伝えることができない場合には、このアセスメントは複雑なものとなる。したがって試用期間は個々に異なってくるだろう。客観的な聴力アセスメントと補聴器の試用については、医学界でも教育界でもさらに研究が進められることを強く求める。

人工内耳チーム

候補者のアセスメントと手術を行うのは、専門家チームが緊密な協働関係にあり、そのチームで埋め込み後も長期にわたって支援ができる医療機関でなければならない。人工内耳センターとしての責任を果たすためには、人工内耳に見込まれる利点を説明する際に、リスク、限界、そして長期に装用することから起きてくる諸問題についても説明する慎重さが必要である。ろうの子どもの親や成人のろう者が非現実的で過大な期待を抱かないような支援を行わなければならない。小児か成人かを問わず、埋め込みにおいても、その後の長期にわたる医学、聴覚学、心理、社会、情緒、教育、職業それぞれの面での適応においても、不可欠なのはリハビリテーション専門職、心理学者とカウンセラーを含めた多職種スタッフをそろえた人工内耳センターへのアクセスである。またセンター職員はろうの専門家と協働しつつ、ろうの専門職を学校や支援職とつなげていかなければならない。人工内耳を埋めた子どもの子育てには、専門職、親、教育者、そしてカウンセラーがチームとなって協働する必要がある。成人が人工内耳を装用した場合の長期支援も同様である。さらに装用がうまくいかなかった場合には、それを認め、人工内耳に代わる言語訓練の戦略を提供することは、そのチームの道徳的義務である。

ハビリテーション

人工内耳を装用する重要なプロセスとしてハビリテーション（habilitation）がある。子どもの家庭と学校双方の生活の全般に、人工内耳を使いこなすためのさまざまな戦略が浸透していくためには、親と専門家が長期に渡ってそのプロセスに尽力しなければならない。装用したばかりの子どもには聴覚だけによって音声言語を理解することはできないことを心得ておくことが重要である。したがって親と専門家は手話を使い続けて、子どもの年齢相応の心理的、社会的発達、また認知と言語の発達を保障すべきである。

保険適用

NAD は医療保険会社にも、補聴器と補聴器に関連した支援サービスも公平・公正に保険の適用範囲とするよう求める。

メディア

レポーター、ジャーナリスト、ニュース番組の司会者や、新聞、テレビ、映画のディレクターには、自らの素材についてもっと慎重に予見をもたず調査し準備するよう求める。現状では、偏向せず事実に基づいて報道するという姿勢への改善が早急に必要である。

研究

人工内耳が機能していない装用者の詳細な分析をはじめ、長期的研究が不可欠である。今後は、しっかりコントロールされてインプラント・メーカーと無関係な、偏向のない研究によって、児童期の埋め込みの長期的アウトカム（転帰）について、聴覚とコミュニケーション能力の発達、知的発達と学校での成績、心理的、社会的、情緒的な適応状況、人間関係能力を調査すべきである。人工内耳を埋めず、代わりに支援サービスを受けている子ども、特に手話が主要なコミュニケーション方法である子どもとの比較研究も行われる必要がある。人工内耳を装用した子どもと装用していない子どもの比較結果は、きちんと教育を受けた素人ならわかる言葉で、ろう者にも、装用した子どもの親にも、支援職の専門家にも、また人工内耳を検討中の人にも広く届くように公開されるべきである。

親

親がろうのわが子を愛し、心から気遣っていることをNADは疑うものではないが、人工内耳埋め込み手術をする決断が子どもに代わっての代理決定である以上、人工内耳装用に見込まれる利益、リスク、それらにまつわる諸問題のすべてについて親がきちんと知識を持っていることが必要となる。知識を身につけるのは非常に重要なプロセスで、その間、親には人工内耳のメリット・デメリットと関連の諸問題について偏りのない情報を受け取る必要があり、同時にその権利がある。NADは、親がよく知った上で決めたいと望んでいることを承知している。また幸せに暮らしているろうや難聴の成人や、ろうや難聴の子どもの親と話をする機会があれば、そうした親の役に立つだろう。

ろうそれ自体は不可逆である。人工内耳を埋め、それで音が知覚できるようになったとしても、その子どもは依然としてろうであり、人工内耳はろうの治療法ではない。ろうの子どもが生まれた瞬間から親に求められる最も重要な責任とは、子どもの発達と幸福の丸ごとを常に念頭に置き、全体的な発達と幸福に向けて力を尽くすことである。ろうの子どもが発達段階にある間、人工内耳装用の子どももそうでない子どもも、普通学級に入った（meinstreamed）子どももそうでない子どもも、ろうの伝統、ろうとろう者の歴史、特に人生のさまざまな領域で成功してきたろうの人々の物語や語りといった、ろう研究教育が受けられなければならない。

支援サービス

適応検査と意思決定プロセスを経た後に実際に手術が行われても、それは単なる始まりにすぎないことを親は心得ておかなければならない。手術をスタートとして、子どもには生涯にわたる適応努力が始まり、親にも何年間かにわたって努力が求められる。人工内耳を埋め込んだ子どもも依然としてろうであり、教育面、心理面、聴覚面でのアセスメントと、音声言語訓練（speech training）、言語支援サービスが長期的に必要となる。家族と子どもへの支援サービスは、子どもと家族を丸ごとの全体でとらえる障害者教育法（IDEA）の基準に沿って提供されるべきであり、カウンセリング・サービスを含めた心理面での支援が受けられることが不可欠である。こうしたサービスは子どもが発達していく年齢ではずっと行われなければならないし、成人するまで続ける必要があることもまれではない。

視覚環境

NADは、人工内耳装用の有無を問わず、ろうの子どもたちのために革新的な教育プログラムが組まれることを常に支援し提唱してきたし、今後もそうし続ける。こうしたプログラムを組むことにより、子どもたちの聞き話すスキルは、手話と英語を使うダイナミックで相互作用的な視覚環境で積極的に支援しなければならない。最後に、NADは次のように主張する。コミュニケーション方法と文化の多様性こそがわれわれの社会に固有の強みであり、ろう者、難聴者と聴者それぞれが相互に敬意をもって協力することが、結局のところはわれわれみんなを利することとなる。

［注］

1 以下を参照。Federal Interagency Forum on Child and Family Statistics, *Children with Special Health Care Needs,* http://www.childstats.gov/americaschildren/special1.asp.

2 Parham v. JR., 442 U.S. 584 (1979).

[3] *Id.* at 604（「人生の困難な決定を行うために必要ではあるが子どもには欠けている成熟、経験、判断能力を親は有しているとの前提」という記述がある。また、「親子の愛情の絆によって、親はわが子の最善の利益に沿って行動する」が、一方でこの前提が存在するのはひとえに「ネグレクトや虐待が発見されていない」かぎりにおいてのことだ、という記述がある）；以下も参照のこと。Prince v. Massachusetts, 321 U. S. 158, 166（1944）（「私たち（裁判所）にとって、乳児の監護、養護、養育の責任は第一に親にあるとすることが基本である」と主張している）

[4] Troxel v. Granville, 530 U.S. 57, 68, 69 (2000)；以下も参照のこと。*Parham,* 442 U.S. at 602（「われわれの憲法制度は子どもを『国の所有物』とする考え方を拒否して久しい」と述べられている）（以下を引用している。Pierce v. Soc'y of Sisters, 268 U. S. 510, 535 [1925]）。親が適性を欠いている、または十分な世話をしないとみなされた場合には、国はもっと積極的に介入する可能性がある。たとえば以下を参照のこと。Sampson, 278 N. E. 2d 918（N. Y. 1972）（子どもに顔の手術を受けさせ、母親の宗教上の反対を退けて輸血を受けさせるよう命じている）

[5] *Parham,* 442 U.S. at 602.

[6] *Troxel,* 530 U.S. at 68-9.

[7] たとえば以下を参照。Jehovah's Witnesses v. King County Hosp. Unit No. 1 (Harborview), 390 U.S. 598 (1968), *aff'd per curiam,* 278 F.Supp. 488 (W.D. Wash. 1967)（輸血しなければ死ぬことになるケースで、輸血を拒否した親の決定がくつがえされた）；Custody of a Minor, 379 N. E. 2d 1053（Mass. 1978）（副作用は小さく、受けなければ確実に死ぬことになるケースで、親の反対を退けて子どもに化学療法を受けるよう命じた）

[8] たとえば以下を参照。Tenenbaum v. Williams, 193 F.3d 581 (2d Cir. 1999); *In re* Hofbauer, 393 N.E.2d 1009 (N.Y. 1979)（8歳の息子に通常の抗がん剤を行わず、ラエトリルと特殊な食事療法で治療するとの親の決定に裁判所は介入しないとの立場をとった）；Hudson, 126 P. 2d 765（Wash. 1942）（二人の医師が子どもの健康のために奇形の両腕を切除するよう勧めたにもかかわらず、母親が切除手術を拒んだケースで、どちらを選んでもリスクはあるとして、母親には手術を拒む権利があるとの立場をとった）

[9] Michigan Protection and Advocacy Service, Inc.'s Amicus Curiae Memorandum of Law Asserting No Jurisdiction, In the Matter of Kyron & Christian Robinson, No. 01-0702-00 NA at 5（以後、*Amicus Curiae Memorandum of Law in the Mater of Kyron & Christian Robinson*）

[10] Cal Montgomery, *The Cochlear Implant Trial,* Ragged Edge Online, Oct. 4, 2002, 以下のウェブサイトで閲覧可能。http://www.ragged-edge-mag.com/extra/deaftriall.html（以後、*The Cochlear Implant Trial*）

[11] Theresa D. Mcclellan, *Deaf mom gets the 'no' she wants,* The Grand Rapide Press, Oct. 5, 2002, at A 1, 以下のウェブサイトで閲覧可能。http://www.bridges4kids.org/articles/2002/10-02/GRPressl0-5-02.html.

[12] 「音と怒り（Sound and Fury）」いうドキュメンタリー映画はろう文化を見事に紹介している。二人の兄弟――一方がろう者でもう一方が聴者――の物語を追いながら、聴者である子どもたちに人口内耳手術を行うかどうかの決断をめぐって、二人がそれぞれの妻と共に葛藤する姿を描いている。

[13] Harlan Lane & Michael Grodin, *Ethical Issues in Cochlear Implant Surgery: An Exploration into*

Disease, Disability, and the Best Interests of the Child, 7 Kennedy Inst. Ethics J., Sept. 1997, at 231, 234.

[14] Mcclellan, *supra* note 11.

[15] 以下を参照。Lane & Grodin, *supra* note 13, at 235-6；たとえば以下を参照のこと。Harlan Lane, *Ethnicity, Ethics, and the Deaf-World,* 10 J. Deaf Stud. & Deaf Educ., Summer 2005, at 291, 299- 300; Adam B. Zimmerman, *Do You Hear the People Sing? Balancing Parental Authority and a Child's Right to Thrive: The Cochlear Implant Debate,* 5 J. Health & Biomed. L. 309, 317-18 (2009).

[16] National Institute on Deafness and Other Communication Disorders, *Cochlear Implants,* Aug. 2009, 以下のウェブサイトで閲覧可能。http://www.nidcd.nih.gov/health/hearing/coch.

[17] *Id.*

[18] Lane, *supra* note 15, at 299-300; Zimmerman, *supra* note 15, at 318.

[19] Food & Drug Admin., *Benefits and Risks of Cochlear Implants,* 以下のウェブサイトで閲覧可能。http://www. fda.gov/MedicalDevices/ProductsandMedicalProcedures/ImplantsandProsthetics/ Cochlearlmplants/ucm062843.htm.

[20] たとえば以下を参照のこと。Baylor College of Medicine, *Cochlear Implants,* 以下のウェブサイトで閲覧可能 http://www.bcm. edu/oto/jsolab/cochlear_implants/cochlear_implant.htm (last visited July 8, 2010).

[21] Mcclellan, *supra* note 11.

[22] *Id.*

[23] *Id.*

[24] *Amicus Curiae Memorandum of Law In the Matter of Kyron & Christian Robinson, supra* note 9, at 5.

[25] Mcclellan, *supra* note 11.

[26] *Id.*

[27] *Id.*

[28] *Arnicus Curiae Memorandum of Law In the Matter of Kyron & Christian Robinson, supra* note 9, at 9.

[29] Jon Hall, *Michigan Judge Rules Deaf Boys Needn't Undergo Surgery,* Boston Globe, Oct. 5, 2002, at A3, 以下のウェブサイトで閲覧可能。http://www.bridges4kids.org/articles/2002/10-02/Globe10-5-02. html.

[30] Mcclellan, *supra* note 11.

[31] Cal Montgomery, *Ripples, A Tide, An Ocean,*Ragged Edge, Nov. 2002, 以下のウェブサイトで閲覧可能。http://www.raggededgemagazine.com/1102/1102ft3.html.

[32] *The Cochlear Implant Trial, supra* note 10.

[33] Montgomery, *supra* note 31.

[34] *Id.*

[35] *The Cochlear Implant Trial, supra* note 10.

[36] *Id.*

[37] *Arnicus Curiae Memorandum of Law In the Matter of Kyron & Christian Robinson, supra* note 9, at 4.

[38] Mcclellan, *supra* note 11.

[39] *Id.*

[40] たとえば以下を参照。*Amicus Curiae Memorandum of Law In the Matter of Kyron & Christian Robinson,*

supra note 9, at 12-13 (2002). 以下も参照のこと。Montgomery, *supra* note 31（この請願が認められた場合に、将来的に障害のある子どもを持つ親に対していかに重大な影響を及ぼす前例となるかが説明されている）

41 ろう文化に関するさらに詳細な情報としては、以下を参照。Lane, *supra* note 15. たとえば以下を参照。Margaret Usha D'Silva et al., *Deaf is Dandy: Contrasting the Deaf and Hearing Cultures,* 13 Intercultural Comm. Stud. 111 (2004); Tingting Gao, *A Neglected Culture: How Cochlear Implants Affect Deaf Children's Self-Esteem,* 6 Dialogues@ru 79, 87 (2007), http://dialogues.rutgers.edu/vol_06/essays/documents/gao.pdf; Claire L. Ramsey, *Ethics and Culture in the Deaf Community Response to Cochlear Implants, 21* Seminars Hearing 75 (2000); Claire L. Ramsey, *What Does Culture Have to Do with the Education of Students Who Are Deaf or Hard of Hearing?, in* Literacy And Deaf People: Cultural And Contextual Perspectives 47 (Brenda Jo Brueggemann ed., Gallaudet University Press 2004); Robert Sparrow, *Defending Deaf Culture: The Case of Cochlear Implants,* 13 J. Pol. Phil, May 2005, at 135.

42 一般的には以下を参照。Nora Ellen Groce, Everyone Here Spoke Sign Language: Hereditary Deafness on Martha's Vineyard (Harvard University Press 1985).

43 *Id.*

44 *The Cochlear Implant Trial, supra* note 10.

45 Equal Access Communication, Inc., *2002 Grand Rapids Cochlear Implant Case,* Oct. 4, 2002, 以下のウェブサイトで閲覧可能。http://www.equalaccesscommunication.com/2002GrandRapidsRally/index.htm.

46 たとえば以下を参照。Lane, *supra* note 15, at 292-294; Lane & Grodin, *supra* note 13; Sparrow, *supra* note 41.

47 以下においてロスリン・ローゼンからの引用。Edward Dolnick, *Deafness as Culture,*The Atlantic Monthly, Sept. 1993, at 38, 以下のウェブサイトで閲覧可能。http://gallyprotest.org/atlantic_monthly.pdf.

48 たとえば以下を参照。Sparrow, *supra* note 41, at 135-6.

49 Lane & Grodin, *supra* note 13, at 238.

50 National Institute on Deafness and Other Communication Disorders, *Quick Statistics,* 以下のウェブサイトで閲覧可能。http://www.nidcd.nih.gov/health/statistics/quick.htm（「ろうとして生まれてくる子ども10人のうち9人が聴覚に障害のない親の下に生まれている」）

51 たとえば以下を参照。Gao, *supra* note 41, at 84（ろうの子どもを持つ聴者の親の大半が「わが子が聴者の世界に溶け込みやすいようにと人工内耳を迷うことなく選択する」ことが記されている）

52 Karen Putz, *'Sound and Fury' Update: A Family Comes Together Again,* Hands & Voices (2005), http://www.handsandvoices.org/articles/misc/V8-4_soundfury.htm.

53 Ramsey, *supra* note 41, at 77-8.

54 *Id.* at 78.

55 *Id.*

56 *Id.* at 79.

57 Gao, *supra* note 41, at 87.

58 Andrew Restuccia, *Michael Schwartz: Multiple Communication Methods Assist Deaf Law Professor in and Outside of the Classroom,* The Daily Orange, Mar. 7, 2010, http://www.dailyorange.com/2.8691/michael-schwartz-multiple-communication_methods-assist-deaf-law-professor-in-and-outside-of-the-classroom-1.1237578; Mary C. Holte & Maria C. Dinis, *Self-Esteem Enhancement in Deaf and Hearing Women: Success Stories,* 146 AM. Annals Deaf, Oct. 2001, at 348, 352-53; Gao, *supra* note 41, at 87-88.

59 Gao, *supra* note 41, at 87.

60 Montgomery, *supra* note 31.

61 *Amicus Curiae Memorandum of Law In the Matter of Kyron & Christian Robinson, supra* note 9, at 4 (2002).

62 *Id.*

63 National Association of the Deaf, *Cochlear Implants,* 以下のウェブサイトで閲覧可能。http://www.nad.org/issues/technology/assistive-listening/cochlear-implants. 以下に再掲。Addendum, *Infra*, at 188.

64 *Id.*

65 たとえば以下を参照。*The Cochlear Implant Tria, supra* note 10; Mcclellan, *supra* note 11, at Al; Lane & Grodin, *supra* note 13, at 234-236; Lane, *supra* note 15, at 291, 299-300; Zimmerman, *supra note* 15, at 317-18; National Institute on Deafness and Other Communication Disorders, *supra* note 16.

66 たとえば以下を参照。Rachel Bulford, *Children Have Rights Too,* 314 BMJ 1421-2 (1997); Wilma C. Rossi et al., *Child Assent and Parental Permission in Pediatric Research,* 24 Theoretical Med. & Bioethics, March 2003, at 131-8.

67 たとえば以下を参照。*Custody of a Minor,* 379 N. E. 2d 1053.

68 たとえば以下を参照。Hofbauer, 393 N. E. 2d 1009.

69 Douglas S. Diekema, *Parental Refusals of Medical Treatment: The Harm Principle as Threshold for State Intervention*, 25 Theoretical Med & Bioethics, July 2004, at 243, 244.

70 David Benatar, *Non-Therapeutic Pediatric Interventions, in* The Cambridge Textbook of Bioethics 127, 128 (Peter A. Singer & Adrian M. Viens, eds., Cambridge University Press 2008).

71 以下を参照。Julian Savulescu, *Autonomy, the Good Life and Controversial Choices, in* The Blackwell Guide to Medical Ethics17-37 (Rosamond Rhodes et al. eds., Oxford: Blackwell Publishing 2007).

72 Practical Ethics（実践倫理学）へのジュリアン・サヴレスキュの投稿。以下のウェブサイトで閲覧可能。http://www.practicaleth_icsnews.com/practicalethics/2009/07/refusing-cochlear-implants-is-it-child-neglect. html (July 13, 2009).

73 Dena S. Davis, *Genetic Dilemmas and the Child's Right to an Open Future,* 28 Rutgers L. J. 549 (1997).

74 Joel Feinberg, *The Child's Right to an Open Future, in* William Aiken, Whose Child? Children's Rights, Parental Authority, and State Power 124, 125 (1980); 以下も参照。Philip Fetzer & Laurence D. Houlgate, *Are Juveniles Still 'Persons' Under the United States Constitution? A New Theory of Children's Constitutional Rights,* 5 Int'l J. Child. Rts. 319 (1997)（権利を有することと、権利を享受することの違いが強調されている）

[75] Feinberg, *supra* note 74, at 126.

[76] *Id.*

[77] *Id.* at 125-6. ローレンス・D・ホウルゲイトは以下でも同様の議論を展開している。*Three Concepts of Children's Constitutional Rights: Reflections on the Enjoyment Theory,* 2 U. Pa. J. Const. L. 77 (1999).

[78] Joel Feinberg, Harm to Others: The Moral Limits of the Criminal Law (Oxford University Press 1984)（ある人があることに利害があるとは、その結果によってその人に「利益または損失がもたらされる場合」のことをいう、と説明されている）

[79] Feinberg, *supra* note 74, at 126.

[80] Dena S. Davis, *The Child's Right to an Open Future: Yoder and Beyond,* 26 Cap. U. L. Rev. 93, 94 (1997).

[81] Feinberg, *supra* note 74, at 126.

[82] *Id.* at 128.

[83] Davis, *supra* note 73, at 575.

[84] *Id.*

[85] Dena S. Davis, *Cochlear Implants and the Claims of Culture? A Response to Lane and Grodin,* 7 Kennedy Inst. Ethics J., Sept. 1997, at 253-8.

[86] Neil Levy, *Reconsidering Cochlear Implants: The Lessons of Martha's Vineyard,* 16 Bioethics 134 (2002).

[87] *Id.* at 140.

[88] *Id.* at 152.

[89] アシュリー事件をめぐるこの節の内容のほとんどは以下の私（ウーレット）の論文に初出。Alicia R. Ouellette, *Growth Attenuation, Parental Choice, and the Rights of Disabled Children: Lessons from the Ashley X Case,* 8 Hous. J. Health L. & Pol'y 207 (2008) (copyright © Alicia R. Ouellette).

[90] Daniel F. Gunther & Douglas S. Diekema, *Attenuating Growth in Children with Profound Developmental Disability: A New Approach to an Old Dilemma,* 160 Archives Prediatric & Adolescent Med. 1013, 1014 (2006).

[91] *Id.*

[92] *Id.*

[93] *Id.*

[94] *Id.*

[95] Ashley's Mom and Dad, *The "Ashley Treatment," Towards a Better Quality of Life for "Pillow Angels;'* 以下のウェブサイトで閲覧可能。http://ashleytreatment.spaces.live.com (last visited June 19, 2008)［以後、Parents' Blog］[訳注8]

[96] *Id.*

[97] Gunther & Diekema, *supra* note 90, at 1014.

[98] *Id.*

[99] *Id.*

[100] *Id.*

[101] *Id.*

[102] *Id.*

[103] *Id.*

[104] *Id.*

[105] 両親はこの介入について、それほどあからさまでない「乳房芽の切除」という表現を使っている。Parents' Blog, *supra* note 95; The "Ashley Treatment, *"Towards a Better Quality of Life for "Pillow Angels,"* 以下のウェブサイトで閲覧可能。 http://pillowangel.org/Ashley%20Treatment%20v7.pdf (last visited Dec. 30, 2007). しかし、シアトル子ども病院の倫理委員会はその倫理審査において、この措置を「乳房摘出」としている。以下を参照。David R. Carlson & Deborah A. Dorfman, Disability RightsWashington, Investigative Report Regardibg the "Ashlar Treatment " 6, 7, 19 (2007)（特別 CHRMC 倫理委員会の会議とコンサルテーション［2004 年 5 月 4 日］の模様と、シアトル子ども病院倫理委員会の倫理に関する意見が説明されている）[訳注 9]。

[106] *Id.* at 7.

[107] *Id.*

[108] Gunther & Diekema, *supra* note 90, at 1014.

[109] Parents' Blog, *supra* note 95.

[110] Gunther & Diekema, *supra* note 90, at 1014.

[111] *Id.*

[112] Mission Statement for the Ethics Committee of the Children's Hospital & Regional Medical Center, *in* Carlson & Dorfman, *supra* note 105, at exhibit H.

[113] Carlson & Dorfman, *supra* note 105, at 13.

[114] Special CHRMC Ethics Committee Meeting/Consultation 2 (May 2004), *in* Carlson & Dorfman, *supra* note 105, at exhibit L（以後、Committee Meeting）

[115] *Id.* at 3.

[116] *Id.* at 2.

[117] *Id.*

[118] *Id.*

[119] *Id.*

[120] *Id.*

[121] Committee Meeting, *supra* note 114, at 2-3. この結論は表現に問題があると思われる。どう考えても、子宮摘出によって、誰かが性的虐待を受ける可能性を完全に排除することはできない。

[122] *Id.* at 3.

[123] *Id.*

[124] *Id.*

[125] *Id.*

[126] *Id.*

[127] 子ども病院は後に、アシュリーの子宮摘出について裁判所の審査を求めなかったことは誤りだったと認めた。Carol M. Ostrom, *Children's Hospital Says It Should Have Gone to Court in Case of Disabled 6-year-old,*Seattle Times, May 8, 2007. 委員会の報告で提案された介入の中でも、子宮摘出については裁判所の審査が必要だと注記されたことから、担当医たちは特に子宮摘出

について問い合わせをしているが、アシュリーのケースでは不妊を目的としたものではなく、その他の目的によるものなのでそうした審査は必要ないとの回答だった[訳注10]。

[128] Gunther & Diekema, *supra* note 90, at 1014.

[129] Parents' Blog, *supra* note 95（「外科医は手術中に盲腸も摘出しました。盲腸炎を起こす確率が一般の人で5%あるためですが、この追加措置でリスクが増えたということはありません。アシュリーは盲腸炎を起こしても、そのために起こる苦痛を伝えることができません。私たちが感染に気づく前に盲腸が腫れて破れてしまうと、重大な合併症が起きることになります」)

[130] 以下を参照。Gunther & Diekema, *supra* note 90, at 1014.

[131] *Id.*

[132] Carlson & Dorfman, supra note 105, at 15 (以下を引用している。 Parents' Blog, supra note 95).

[133] Gunther & Diekema, supra note 90.

[134] *Id.* at 1013.

[135] *Id.* at 1014.

[136] *Id.*

[137] *Id.* at 1014-16.

[138] *Id.* at 1015.

[139] *Id.* at 1015-16.

[140] Amy Burkholder, *Ethicist in Ashley Case Answers Questions,* CNN. Com, Jan. 11, 2007, http://www.cnn.com/2007/HEALTH/01/11/ashley.ethicist/index.html.

[141] *Id.*

[142] Parents' Blog, *supra* note 95.

[143] *Id.*

[144] 概要については上記の両親のブログを参照。(事件に関する多様なメディア記事や引用がリンクされている[訳注11])

[145] 両親のブログを参照（「PillowAngel @ hotmail.com に送られた何千通もの個人的な e メール」のいくつかが掲載されている)。

[146] *Id.*（自分の子どもに成長抑制療法を行った 12 人の親とのやりとりがあったと報告すると同時に、2008 年 5 月のハワイでの小児科倫理カンファレンスに参加した医師が「12 人かそこらの」事例を公表したことを報告する e メールがアップされている[訳注12])

[147] たとえば以下を参照。Elizabeth Cohen, *Disability Community Decries "Ashley Treatment",* CNN. COM, Jan. 11, 2007, 以下のウェブサイトで閲覧可能。http://edition.cnn.com/2007/HEALTH/01/11/ ashley.outcry/.

[148] 障害者の視点から医療的支配を考察した広範な議論については、以下を参照。James A. Charlton, Nothing About Us Without Us: Disability Oppression and Empowerment (University of California Press 1998); Handbook of Disability Studies351-514 (Gary L. Albrecht et al. eds., Sage Publications, Inc. 2001)（障害者としての体験を記録している）; Mary Johnson, Make Them Go Away: Clint Eastwood, Christopher Reeve, and the Case Against Disability Rights (The Advocado Press, Inc. 2003); Harriet McBryde Johnson, Too Late to Die Young: Nearly True Tales from a Life (Henry Holt and Co. 2005); Joseph P. Shapiro, No Pity: People with Disabilities Forging

a New Civil Rights Movement12-40 (Three Rivers Press 1993)（障害のある人々が受ける扱いを「タイニー・ティム［障害のある人を幼児のように無能で非力な存在として扱うこと］」と「スーパー・クリップ［障害のある人を（逆に）超人的な存在と見なすこと］」の二つに分類している）

[149] Dave Reynolds, *Advocates Speak Out and Call for Investigations Over "Ashley Treatment,"* Inclusion Daily Express (Jan. 12, 2007), 以下のウェブサイトで閲覧可能。 http://www. inclusiondaily.com/archives/07/01/12/011207waashleyx.htm.

[150] *Id.*

[151] *Id.*

[152] *Id.*

[153] *Id.*

[154] *Id.*（TASH（障害者の権利擁護アドボケイト）理事長、ライル・ローマーが The Archives of Pediatrics and Adolescent Medicine［ガンサー＆ディクマ論文を掲載した小児科学会誌］の編集者たちにあてた書簡が引用されている）

[155] William Peace, *The Ashley Treatment and the Making of a Pillow Angel,* Counterpunch (Jan. 18, 2007), 以下のウェブサイトで閲覧可能。 http://www.counterpunch.org/peace01182007.html（障害のある人々の身体を切断することの倫理と社会問題を論じている）

[156] Position Statement, Bd. of Directors of the Am. Assoc. on Intellectual & Developmental Disabilities, *Unjustifiable Non-therapy: A Response to Gunther & Diekema (2006) and to the Issue of Growth Attenuation For Young People on the Basis of Disability,* http://www.aamr.org/Policies/board_positions/growth.shtml [以後、AAIDD Board Position Statement].

[157] *Id.*; Jeffrey P. Brosco & Chris Feudtner, *Growth Attenuation: A Diminutive Solution to a Daunting Problem,* 160 Archives Pediatric & Adolescent Med. 1077, 1077-8 (2006).

[158] William Peace, *Protest from a Bad Cripple - Ashley Unlawfully Sterilized,* Counterpunch, May 26, 2007, 以下のウェブサイトで閲覧可能。http://counterpunch.org/peace05262007.html.

[159] AAIDD Board Position Statement, *supra* note 156.

[160] たとえば、同上ならびに以下を参照；*Chicago Area Advocacy Groups Meet with AMA to voice Opposition to "Ashley's Treatment",*Catalyst (Coalition of Citizens with Disabilities in Illinois, Springfield, IL), (Mar. 2007), 以下のウェブサイトで閲覧可能。http://www.ccdionline.org/newsletter. php?article_id=32&（フェミニスト・レスポンス・イン・ディスアビリティ・アクティビズム（FRIDA）やノット・デッド・イェット（NDY)、シカゴ・アダプトといった障害者団体が「アシュリー療法」を今後は一時停止するよう要求したことが報告されている）；F.R.I.D.A., Feminist Response In Disability Activism, http://fridanow.blogspot.com/search?q=Ashley%27s+Treatment（“Ashley's Treatment”でブログ検索のこと）（「アシュリー療法」に関する FRIDA のスタンスに関連する記事が一覧になっている）；Not Dead Yet, http://notdeadyetnewscommentary. blogspot.com/search?q=Ashley%27s+Treatment（“Ashley's Treatment”でブログ検索のこと）（「アシュリー療法」に関する NDY のスタンスに関連する記事が一覧になっている）

[161] AAIDD Board Position Statement, *supra* note 156.

[162] Carlson & Dorfman,*supra* note 105, at 1.

[163] *Id.* at 27.

164 *Id.* at 1.

165 Press Release, David Fisher, Children's Hosp. Med. Dir., Growth Attenuation Press Conference (May 8, 2007)［以後、Hospital Press Release］以下のウェブサイトで閲覧可能。http://www.seattlechildrens.org/home/about_childrens/press_releases/2007/05/002039.asp.

166 Carlson & Dorfman, *supra* note 105, at exhibit T.

167 Hospital Press Release, *supra* note 165, at 2.

168 Carlson & Dorfman,, *supra* note 105.

169 Arthur Caplan, Commentary, *Is 'Peter Pan' Treatment a Moral Choice?: Debate Over Stunting a Disabled Child's Growth Pits Comfort Against Ethics*, MSNBC, 以下のウェブサイトで閲覧可能。http://www.msnbc.msn.com/id/16472931

170 *Surgery to Stunt Girl's Growth Sparks Debate: Parents Say Drastic Treatment Allows Them to Take Better Care of Their Child*, MSNBC, http://www.msnbc.msn.com/id/16473471

171 S. Matthew Liao et al., *The Ashley Treatment: Best Interests, Convenience, and Parental Decision-Making,* 37 HASTINGS CENTER REP., Mar.-Apr. 2007, at 16.

172 *Id.* at 17.

173 *Id.* at 18.

174 *Id.* at 19.

175 *Id.* at 18-19.

176 John Lantos, *It's Not The Growth Attenuation, It's The Sterilization!,* 10 Am. J. Bioethics 45 (2010).

177 Press Release, David Fisher, Children's Hosp. Med. Dir., Growth Attenuation Press Conference (May 8, 2007), 以下のウェブサイトで閲覧可能。http://www.seattlechildrens.org/home/about_childrens/press_releases/2007/05/002039.asp.

178 Lantos, *supra* note 176, at 45.

179 *Id.* at 45-46. たとえば以下を参照。David B. Allen, et al., *Growth-Attenuation Therapy: Principles for Practice,* 123 Pediatrics, June 2009, at 1556; Douglas S. Diekema & Norman Post, *Ashley Revisited. A Response to the Critics,* 10 Am. J. Bioethics 30 (2010).

180 Lantos, *supra* note 176, at 46.

181 以下を参照。Seattle Growth Attenuation and Ethics Working Group Report, *Evaluating Growth Attenuation in Children with Profound Disabilities: Interests of the Child, Family Decision-Making and Community Concerns,* http://www.seattlechildrens.org/research/initiatives/bioethics/events/growth-attenuation-children-severe-disabilities. 2009年1月にワシントン大学トゥルーマン・カッツ小児科生命倫理センターの主催で開かれた成長抑制に関するシンポジウムで、ダグラス・ディクマ医師は主要な子ども病院二つで倫理委員会が成長抑制を詳細に検討し、アシュリーと同じような障害をもった子どもに適用するなら倫理的な問題はないと結論づけた、と述べた。American Journal of Bioethics 2010年1月号の“Ashley Revisited: A Response to the Critics（アシュリー再考――批判者への反論）”と題した論文において、二人の生命倫理学者が次のように結論づけている。「多くの個人や団体がアシュリーの両親と医師による決定と、その決定を支持した病院倫理委員会を批判してきた。反対論の中には誤った事実関係や誤解に基づくものもあるが、重要な懸念も指摘されている。本稿の目的は、事件とその問題を簡単に振り返り、アシュリーに行われた治療が非倫理的である理由として提示された25

の明確かつ有意な論点に応えることにある。重要な懸念がいくつか指摘されてはいるものの、これらの懸念はアシュリーの症例で用いられた介入が本人の最善の利益に反すると考えるに足るものではなく、またそれらの介入により利益となる対象として慎重に選んだ患者からも将来的に同様の治療をしてはならないと禁じるに足りるものでもない、というのがわれわれの結論である[訳注13]」

[182] Allen, *supra* note 179, at 1556.[訳注14]

[183] 以下を参照。Diekema & Fost, *supra* note 179, at 34-7.

[184] *Id.* at 40.

[185] *Surgery to Stunt Girl's Growth Sparks Debate: Parents Say Drastic Treatment Allows Them to Take Better Care of Their Child,* MSNBC, http://www.msnbc.msn.com/id/16473471［注170と同一］

[186] Diekema & Fast, *supra* note 179, at 37.

[187] Benjamin S. Wilfond, *The Ashley Case: The Public Response and Policy Implications,* 37 Hastings Center Rep., Sept.-Oct. 2007, at 12-13.

[188] Emi Koyama, *Why I Am Suspicious of Bioethics,* Hastings Center: Bioethics Forum,Feb. 18,2010, http://www.thehastingscenter.org/Bioethicsforum/Post.aspx?id=4492#ixzzOrgCNeTPz

[189] Lainie Friedman Ross, *Growth Attenuation by Commission and Omission May Be Ethically Justifiable in Children with Profound Disabilities,* 161 Archives Pediatrics & Adolescent Med., Apr. 2007, at 418.

[190] Diekema & Fost, *supra* note 179.

[191] *Id.* at 39.

[192] Merle Spriggs, *Ashley's Interests Were Not Violated Because She Does Not Have the Necessary Interests,* 10 Am. J. Bioethics 52, 53 (2010).

[193] Peter Singer, *A Convenient Truth,* N.Y. Times, Jan. 26, 2007, 以下のウェブサイトで閲覧可能。http:// www.nytimes.com/2007/01/26/opinion/26singer.html?_r=1&scp=1&sq=A%20Convenient%20Truth&st=cse.

[194] Hilde Lindemann & James Lindemann Neslon, *The Romance of the Family,* 38 Hastings Center Rep., July-Aug. 2008, at 19.

[195] *Id.*

[196] *Id.* at 21.

[197] *Id.*

[198] *Id.*

[199] 章末の付録「人工内耳に関する米国ろう協会（NAD）の声明書（ポジション・ペーパー）」を参照。

[200] 過去20年間において、生命倫理学が医学の主流の考え方に批判的な問いを投げかけた最も大きな議論は、性器の性別が曖昧な新生児へのいわゆる性器正常化手術だった。

[201] Davis, *supra* note 73, at 575.

[202] *Id.*

[203] Diekema & Fost, *supra* note 179, at 37.

[204] Sara Goering, *Revisiting the Relevance of the Social Model of Disability,* 10 Am. J.Bioethics 54, 55 (2010).

[205] National Association of the Deaf, *Cochlear Implants*, http://www.nad.org/issues/technology/assistive-listening/cochlear-implants.

［訳注］

1 アシュリーのケースを検討した「特別倫理委員会」は、ここでウーレットが解説している病院常設の倫理委員会ではない可能性がある。

2 アシュリーにエストロゲン大量投与が続けられた期間は約2年半である。ウ—レットの誤解は、当初のガンサーとディクマによる論文が投与開始時期と終了予定時期を明記せず「現在1年とちょっとやったところ」「成長は終わりに近づいている」と曖昧な書き方をしていることによるものと思われる。

3 WPASの調査報告書の添付資料Rで、2004年7月の入院時の請求金額だけで26389ドル15セントであり、その後に行われたホルモン療法の費用は含まれていないことを考えると、実際の総額は3万ドルを大きく超えていたのではないかと考えられる。

4 注意深く読むと、両親のブログに書かれていることはガンサーたちの論文の「繰り返し」ではなく、主治医たちの論文を事実上、訂正・補足するものとなっているが、ウ—レットをはじめ多くの論者がこの事件では親と主治医が最初から同じ考えだったと思い込む錯誤を犯している。

5 その後2012年3月に父親がガーディアン紙のインタビューで詳細を語った。世界中で既に6人が「アシュリー療法」を終了したと彼は語り、そのうちの2人の親が匿名で同紙のインタビューに応じた。アシュリーの父親は、他に現在実施中の子どもが少なくとも6人いる、検討中や今後に向けてやりたいと望んでいる親は多数いる、とも語っている。また、2014年5月には、ニュージーランドの8歳の重症児チャーリー・フーバーの事例が報道された。

6 ウーレットは言及していないが、ウィルフォンドは問題の医療介入をアシュリーに行った病院の小児科医である。事件のその後の展開にも積極的に関わっており、けっして中立な立場の生命倫理学者とは言えない。

7 ウーレットは言及していないが、著者の一人はダグラス・ディクマ。

8 その後、このアドレスにある当初の両親のブログは閉鎖され、内容が縮小された以下の別ブログが開設されている。http://www.pillowangel.org/　変更時期は不明。

9 この報告書を出したのはWPAS（Washington Protection and Advocacy System）。その後、DRW（Disability Rights Washington）に名称が変更された。

10 担当医が問い合わせをしたというウーレットの理解は正確ではない。倫理委員会の後で委員長とディクマ医師とが両親に対して裁判所の判断を仰ぐ必要があることを伝え、両親が自分たちの雇った弁護士に相談したところ、弁護士からそういう趣旨の回答があった、というのが正確な事実関係である。病院側は違法性を認めた記者会見では、そうした過ちの原因として「病院内のコミュニケーションに問題があった」と説明した。

11 両親のブログがリンクしているのは肯定的な発言や記事のみであることに注意する必要がある。

12 その後、親のブログの変更によってこの情報は削除された。当時の掲載内容については、児玉のブログの以下のエントリーにある。http://blogs.yahoo.co.jp/spitzibara/58369567.html

13 ウーレットは言及していないが、『アシュリー再考——批判者への反論』と題した論文の著者の１人はアシュリーの担当医ダグラス・ディクマである。もう１人も、一貫してディクマと共に成長抑制療法推進の中心的な役割を担ってきたノーマン・フォスト。ウーレットが「２人の生命倫理学者」と、あたかも中立な生命倫理学者によって書かれたもののように紹介しているのは理解に苦しむところである。

14 この論文の著者４人のうち２人は上記ディクマとフォスト。ウーレットが成長抑制を倫理的に妥当とするコンセンサスが広がっていったとする根拠として引用しているのは、当該症例の担当医と彼と同じ立場に立つ医師によって書かれた論文である。

第5章
生殖年齢期

2005年、ロンドンのトラファルガー広場の第4台座に設置された高さ11.5フィート（約3.5m）、重さ13トンの彫刻が公開された。「妊婦アリソン・ラッパー」と名づけられた、英国人の彫刻家マーク・クインの作品である[1]。作品のテーマでありモデルでもあるアリソン・ラッパーがヌードで石膏取りをしたのは、息子パリスの妊娠7カ月の時だった。パリスは1999年に生まれ、ずっとラッパーが育てている。ラッパーはアザラシ肢症と呼ばれる障害のために生まれつき両腕がなく、両脚が短い。英国の障害児施設で成長した彼女は才能ある芸術家であり、その作品はそういう身体で生きてきた彼女の体験をテーマにしている。しかし、クインが作成したラッパーの妊娠裸像が公に展示されたことは、世論の怒りを買うこととなった。

「妊婦アリソン・ラッパー」への反発の中には、障害のある女性が子育て中の性的な存在であることに対する驚き、困惑、嫌悪が含まれていた。世の中のありとあらゆる種類の障害めぐって、そうした障害のある何百万もの人々が健康な性的関係を享受し、なにごともなく子どもを育てている事実があるにもかかわらず[2]、障害のある人はセクシュアリティと無縁な（asexual）存在であり、子育ての能力がどこかで欠けているとの思い込みは根強い。障害の種類を問わず、障害のある人はみんな「子どものような、セクシュアリティをもたない、あるいは過剰にセクシュアルな、依存的で、無能で、受け身で、女でも男でもない（genderless）存在と見なされ、そのために『養育や生殖の役割……』[3]」には不向きだと考えられる。その思い込みは、社会科学者らがスティグマの「拡大」と呼ぶものの結果かもしれない。「ある一つの能力が損なわれると、あたかもすべての領域が損なわれているかのように、他者は拡大して認識してしまう[4]」。そして、このような思い込みが偏見に転じる。

歴史的にも、障害に対する偏見によって優生思想に基づく法律が作られ、知的障害や身体障害のある人々に不妊手術が義務づけられた[5]。依存的で反社会的な存在となるに違いないと考えられる人々には支援の負担が予測されるため、その負担から社会を「守る」ために、「精神薄弱」の人々に子どもを産ませないことを主たる目的とし、米国中で州による強制不妊法が施行されたのである。そこには社会を守るだけでなく、適性を欠いていると推測される親に育てられると子どもに何が起こるかわからないので、そうしたリスクから子どもたちを護るという目的もあった。1971年まで法規文書として残っていた、そうした強制不妊法によって、20世紀の初頭に6万人以上が犠牲となった[6]。

最終的に強制不妊法は非難を受けて廃止され[7]、障害に基づく差別を禁止する法律が成立して[8]、生殖と子育てをめぐって憲法に保障されるプライバシーの範囲も明確となったが[9]、それにもかかわらず、障害のある人たちの生殖と子育てには、機器の面でも、社会的、経済的にも、人々の意識においても、そして法的にも、依然として障壁が多い。優生的な不妊手術法の背景にあった偏見は、現代においても、障害のある人々、特に障害のある女性に対して子どもを産み育てることをあきらめさせる、またその機会を与えないという形で続いている。子どもの頃からそれはすでに始まっている、と障害者アドボケイトで障害学者のバーバラ・フェイ・ワックスマンは言う。「障害のある子どもに送られるメッセージとは、あなたたちのセクシュアリティ体験は性的な被害体験となりますよ、というもので……悦びとか親密さとか、互いの理解が深まるとか、自分の身体を愛おしいと感じるといった、良いことだって起こりますよ、というメッセージはそこには一つもない[10]」。障害学者のキャロル・ギルは次のように解説する。「障害のある女性は役割をはく奪されている。われわれは労働者になることも、恋愛の対象になることも、介護者になることも、母親になることも期待されていない。社会的には、私たちは子どもというわけではないが大人でもなく、男ではないが本当の女でもない、宙ぶらりんの存在というわけだ。そういう執拗かつ隠微な抑圧を受け続けると、自分の置かれている状況を理解して、そこから抜け出ようと行動を起こすことは難しいこととなる。闘うためには『これが私』という意識（the very sense of self）が必要だが、抑圧はまさにその意識を奪い去っていくからである[11]」。

知的障害のある人と身体障害のある人とでは、セクシュアリティと子どもを持つことに対する否定的な姿勢が及ぼす影響は異なっている。知的障害、精神発達遅滞、精神病のある人では、親となる適性を欠いているとの前提があり、歴史的にも子どもが生まれるとすぐに親権が取り上げられてきた。さらに自分で意思決定する能力を欠いている人々には、本人を護るためだとして不妊手術や隔離が行われ、異性と交際することも子どもを持つことも阻まれてきた。障害のある人々は医師の診察室でも、彼らはセクシュアルな存在ではなく親となるべきではないと決めつける姿勢と直面する。医師は他の女性になら普通にするリプロダクティブ・ヘルス（性と生殖に関する健康）についての質問を、運動障害その他の身体障害のある人にはほとんどしないし[12]、子宮がん検診やマンモグラム［乳がんの検査］をしてほしいとはっきり求めたとしても拒否されることもある。たとえば、ポリオの後遺症で電動車椅子を使っている女性は以下のような体験を報告している。

> 私が尊敬する主治医も何人かの専門医も、みんな私の自宅近くの大きな大学病院の医師である。しかし、最近、その病院で婦人科への紹介を求めたところ、診察台に上がるための介助者を自分で見つけてこないかぎり診察は受けられない、と言われてしまった。ここは世界に名を馳せる巨大病院である。今は障害をもつアメリカ人法（ADA）の時代である。それなのに私は依然として、障害の問題を自分で解消しないかぎり産婦人科を受診することができず、他の女性とはまるっきり違う扱いを受ける。それを知り、私はうんざりしている。普通の市民として必要なものをただ当たり前に求めることは私には許されないのだと、またも思い知らされた気がする。私には婦人科受診が必要なただの女性であることは許されない。道は自分で切り開かなければならないのだ[13]。

女性の基本的な検診に必要な医療機器へのアクセスが保障されていないことは、障害のある女性に現実に影響を及ぼしている。障害のある女性がアクセス可能な機器を備えた医療機関を見つけられなかったために、治療可能ながんが診断されずに命取りになったいくつかの事例を法学教授のエリザベス・ペンドが報告しているが、これは読むに値する法学論文である[14]。差別禁止法ができても、その問題は解決していない。ペンドが報告しているように、医療アクセスへの建築物バリアをなくすよう求めたADAができて20年経ったというのに、訴訟に訴えて強制しないかぎり[15]、自分で移動できない障害者にも使える診察台やマンモグラフィー装置を医療提供者は備えようとしない。

障害のある人々が依然として性と生殖に関する医療サービスを受けられない

状況には、障害に対する医学的なとらえ方が影響している。「障害が病気と同一視されると、病気に関連づけられるもののことごとくが障害にも持ち込まれることになる。たとえば病人は通常の責任を免除され、何かを産み出すことを期待されないとともに、おそろしい病気の進行の犠牲者と見なされ、その病気の進行にくわしい専門家の命令に従うよう求められる。これは女性の場合には、女性性をもたない無性的な存在として扱われることに通じていく。そして、［障害のある女性は］性役割をもたず、親密な関係や性的［感情］表現への欲求をもたず、性的なパートナーの対象にもならない、したがって性と生殖に関する医療サービスも必要ない存在だという認識が作り出されていく。重症身体障害のある一人の女性が、研究目的のインタビューに答えて次のように語ったことがある。「私はいつも自分の性別はニュートラルだと感じていました。女性でもなく男性でもなくて。女性として接してもらったことがないから、自分が何者なのかわからないんです[16]」。

障害のある人が親になっても、子どもを育てることはできないと言われる。特に知的障害や精神障害のある人の場合、州によっては文字通り親権をはく奪されることもある[17]。そうではない場合、［親としてふさわしくないという］メッセージはもっと隠微なかたちで送られる。学者であり活動家でもあるウイリアム・ピースは電動車椅子を使って行動しているが、彼が語る次のような体験談はどの点から見ても、目にそれと分かる障害のある人が親になると起こりがちな典型事例だろう[18]。

> 息子が生まれた時、私は、障害についての社会的な規範［障害者とはこのようにあるはずだ（あるべきだ）という規範］を著しく侵害することになった。私は高学歴で、はっきりものを言い、職業にもつき、妻があり、さらに父親になったのだ。こうした普通の人生経験はどれも、かつては障害のある人とは無縁なものと考えられてきた。親が障害者である世帯が約800万もあると推計されている現在でも、それが世間のイメージなのだ。父親になった私は人目を引く存在になった。子どもが生まれると、私はいきなり「世間の見世物」的な存在と化し、匿名性の内に隠れることができなくなった。友人も家族も、見ず知らずの人たちも、私が出会う人という人がみんな、私の子育てやケア能力について私見をもっているのだ。それを口にすることをためらった人は一人もなかったし、私にぶつけられる質問は唖然とするものばかりだった。自分がいきなりプ

ライバシーを失ったことも、私には他の人間を世話する能力などまったくないと決めつけられていることもショックだった。私の能力がこうしたたえまない攻撃にさらされれば、そこにあるメッセージは明明白白だ。私のように身体がマヒしている人間には親になる資格がない。私には障害があるのだから子どもを育てるべきではない、と言われているのだった[19]。

医療提供者の対応はさらにひどいことが多い。先日私が出席した学術会議でピースが語ったのは、障害のある親が子どもを救急外来に連れて行くと必ず体験する出来事だ。息子が中学校時代に転んで腕に切り傷を負った際、ピースは車で息子を救急外来に連れて行った。すると、スタッフも受付の看護師も診察する医師もみんな、子どもに向かって、治療のことは誰に電話すればよいか、両親に連絡するにはどうしたらよいか、と尋ねた。ピースは車椅子で息子の側にいるのに、誰もがピースを子どもとは関わりのない別の患者だと思い込んでいたのである。

ピースの話は典型例であり、やっかいな問題を投げかけている。そこから伺えるのは、医療提供者には、障害のある人は患者であり人ではないという思い込みがいかに根深く植えつけられているかということである。とはいえ、特に重度の知的障害のある人の場合、その人の受けた損傷が実際に子育ての能力に関わることもあるし、それ以外にも、身体的な損傷のために子どもを作れなくなったり、医学的に妊娠が難しくなったりすることもあるのを認識しておくことは大切である。ただ、〔このように〕身体または知的な障害が実際にその人の子どもを産み育てる能力に影響する場合と、社会や周囲の人たちに誤った思い込みがあるために障壁ができる場合とを区別するのは容易ではない。本章では、その難題と取り組む二つの事例を紹介する。最初の事例は多少古いが、知的障害のある女性に対する非任意の不妊手術（involuntary sterilization）をめぐる基本的な事例である。二つ目は、障害のある人々が妊娠するために生殖補助クリニックに支援を求めたエピソードなどから作った架空の事例である。障害の性格が異なっているために、この二つの事例が提起する問題は、ある意味ではまったく別物である。しかし、多くの重要な点で、両者はまったく同じ問題を提起しているとも言える。

Ⅰ．ヴァレリー・Nの事例

1985年にカリフォルニア州最高裁の判決が出た時、ヴァレリー・Nは29歳だった[20]。ダウン症候群で生まれたヴァレリーは子どもの時からずっとそうしてきたように、実家で母親と継父と暮らしていた。知的障害は重度だった。IQは30で読み書きはできず、選挙登録や法廷での手続きの基本的な仕組みを理解することもできないように見えた。ヴァレリーに卵管結紮の不妊手術を行うために、両親が自分たちを彼女の後見人に任命するよう法廷に求めた時も、ヴァレリーは自分の周りで起こっている事態を理解できていない様子で、自分の希望として述べたのは、両親と暮らし続けたいということだけだった。

ヴァレリーの両親が不妊手術を求めた理由は、それによってヴァレリーのQOLが上がると考えたからだ。「私たちがもう世話をしてやれなくなる時のために、その準備の一つとして社会的な活動を広げてやるべく[21]」、夫妻はヴァレリーに心構えをもたせようとしているのだ、と母親は証言した。しかし、その努力は難航していた。ヴァレリーはセックスに関心がある一方で、身体的にも精神的にも妊娠できる状態にはないからだ。その結果、両親は、目を離さずに監視してもらえないかぎり、娘を新たな社会活動に参加させることができない。自ら性的な接触を求めて妊娠してしまう恐れのために、娘の生活が制約されすぎていると両親は感じていた。それなら不妊手術を受けさせれば、ヴァレリーはもっと豊かな生活を送れるようになる、というのだ。母親の説明によれば「ヴァレリーは注意深く監視されているので、マスタベーション以上の性的な行動に出たことはありません。でも同世代の男性に対しては積極的で愛情たっぷりの態度をとります。道を歩いていても男性に寄っていって、抱きしめたりキスしたり、座っている人の膝に乗りたがったりします[22]」。ヴァレリーが男性に自分から性的行動をとらなくなるよう、両親はセラピーと行動変容を試してみたが、効果はなかった。また手術以外の避妊方法もあれこれ試してみた。母親は「ヴァレリーには10代の初めからピルを持たせていますが、飲むのを嫌がって具合が悪くなりました。そこで医師から卵管結紮を勧められたのです。ペッサリーのような避妊具は使えないし、膣に器具を挿入するような診察は嫌がってさせないし……[23]」と証言している。

ヴァレリーをこれまで診てきた主治医は両親の請願を支持した。彼は、「妊娠すればヴァレリーには精神的な危害が生じることになるので、（卵管結紮は）推奨できるし、医学的にも適切である[24]」と証言した。1年前から毎週ヴァレリーと関わっている子育てカウンセラーも書面で意見を提出し、「妊娠を防ぐには卵管結紮が適切な方法」であり、ヴァレリーが成人男性に対して不適切な愛情表現で接するところを彼女も見たことがある、と申し立てた。カウンセラーは「妊娠するとヴァレリーが『大きな心理的ダメージを被ることになる』ので、両親がその可能性を避けるには過剰な制約もやむを得ないと考え、その結果、細かく監視されることによってヴァレリーは社会的人間関係を作る能力を阻害されることになった、というのが私の意見である。またヴァレリーの精神遅滞は重度なので、他の避妊方法は、確実に妊娠しないようにするために利用できる選択肢とはならないと考える[25]」と書いている。

ヴァレリーの代理人には弁護士が任命された。弁護士はエビデンス〔根拠となる文書〕を出さなかったものの、「妊娠を避けるための、もっと侵襲度の低い別の方法を用いるべきだ……[26]」と主張し、さらにこの訴訟における主要な論点を提起した。同意能力のない被保護者への不妊手術を認める法的権限がカリフォルニア州裁判所にあるかどうか、という問題である。その権限はないとする彼の主張の根拠は法規制だった。「長期にわたって行われてきた不名誉な優生的不妊手術に終止符を打つために、また代理人と保護者に自らが代理し保護する者に不妊手術を行う権限を認めないために[27]」、カリフォルニア州の立法者たちは「発達に障害があり自己決定能力のない人」の不妊手術を全面的に禁止する法的枠組みを作ったのである。ヴァレリーの事例を検討した予審裁判所は、その規定を条文に書かれてある通りに適用し、同裁判所には両親の求める解決法を聞き入れヴァレリーの卵管結紮を許可する権限がないとして、両親の請願を却下した。両親はカリフォルニア州最高裁に上訴した。

上訴審は詳細にわたって法令の分析を行った後、立法の意図は明確であるとした。すなわち、「自身で同意を与えることができない被保護者の非治療的不妊手術については、検認裁判所にも州立病院職員にも、それを許可する権限はない[28]」。そして、その結論からは、重症障害のある人の不妊手術を禁じる法的枠組みは合憲なのかどうか、というもう一つの問題が生じる、と述べた。

両親は、不妊手術の禁止はヴァレリーから生殖に関する選択の権利を奪っている、と主張した。ヴァレリーの弁護士は、カリフォルニア州の法的枠組みは他者の意思によって不妊手術を強制されることからヴァレリーを保護するものだと主張した。そしてカリフォルニア州最高裁はこの事例について、そのいずれとも違うとらえ方をした。「ヴァレリーが現在もまたこれからも、子どもを持つかどうか、またどの避妊方法にするか、選択できるようになることはけっしてない。それは、悲しいが歴然とした真実である。それならば問題は、ヴァレリーには彼女に可能なかぎり最も充実し最も報いの多い人生を生きるという自分の利益を守るべく、自分に代わって、この場合は保護者である両親によって意思決定をしてもらう憲法上の権利があるかどうか、である[29]」。ヴァレリーの両親は保護者として彼女のために多くの選択を行う明確な法的権限をすでに有していることに、裁判所は留意した。たとえば、「異性との接触を遠ざけることも含め、他の避妊方法を娘に強いることができる。しかし、彼女にとっては最善である可能性のある、特定の一つの選択肢だけは利用することを禁じられている。不妊手術を受けることによる避妊という選択肢は、自分で選択する能力をもつすべての女性が利用できるにもかかわらず[30]」。

結婚と生殖に与えられた憲法上の保護を強調しつつ、裁判所は次のように説明する。「発達に障害があり決定能力のない女性にも、そうした能力のある女性と同様に、望まない妊娠という負担を負うことなく満足や充実を感じられる人生を求める利害関心がある[31]」。「もしも州が彼女の状態に適した唯一安全で信頼できる避妊方法を禁じるならば、彼女のハビリテーション［障害のある人の社会適応］の機会は制限され、充実した人生を送る自由も制約されることが避けがたい[32]」。したがって裁判所は以下のように結論した。「不妊手術という選択肢を全面的に禁止する法的枠組みは、合衆国憲法修正第14条とカリフォルニア憲法第1条第1節で保護されたプライバシーと自由権を発達障害のある人々から許しがたいほどはく奪するものである[33]」。

しかし、不妊手術へのアクセスという決定的な問題では両親の主張を認めたにもかかわらず、裁判所はその請願を却下した。むしろ代理人が不妊手術を決定する権限に厳しい制約を課した。不妊手術が本人の生活の改善のために必要だとするエビデンスと、より侵襲度の低い避妊法が利用できないとのエビデンスを提示しないかぎり、代理人が不妊手術を選択することは認められない、と判断したのである。ヴァレリーの事案では、ヴァレリーが実際に妊娠する可能性があるとの十分なエビデンスが証言からは認められず、その他の侵襲度の低い避妊方法が利用できないとのエビデンスも存在しない。裁判所は、ピルやその他の方法は娘には適していないという母親の証言には満足しなかった。そして、事実確認がさらに必要だとして、予審裁判所に差し戻した。

三人の判事が反対意見を述べた。一人は、「発達に障害のある人の不妊手術をめぐる悲しい歴史の現実」を検討した上での州法である以上、自分なら州法の定めに従い「慎重に憲法の認める範囲で裁決する[34]」との意見だった。もう一人は、発達に障害のある人の生殖の権利をマジョリティの側が言い立てることにも、「代理決定としての同意[35]」というフィクションにも反対した。こうした反対意見から見れば、ヴァレリーの不妊手術を支持する立場で行われた証言が反映しているのは、かつて大規模な不妊手術を正当化してきたのと同じ価値観であり主張にすぎない。かつての不妊手術の歴史が閉じられたのは、こうした正当化論では不十分だという判断がなされたからであるにもかかわらず。

> 妊娠するとヴァレリーには心理的な危害が及ぶという結論には具体的な根拠が存在しない。もしもその危害が同様の障害のある人なら誰にでも生じるとされるなら、そうした人々に大規模な不妊手術が行われていく可能性はより具体的な様相を帯びる。実際、ヴァレリーの医学的、心理的な状態が、発達に重篤な障害があり同じような環境で暮らしている他の女性と大きく異なっているとの医学的エビデンスは何一つ提示されていない[36]。

反対した三人目の判事は、決定能力を欠いた人に選択と同意という概念を適用するのは無意味であり、州には州民が子どもを産む基本的権利を守る義務がある以上、不妊手術に同意できない人々への不妊手術を禁じた州法はその義務の適正な行使である、と主張した[37]。

A．生命倫理学と障害者のコミュニティからの見解

ヴァレリーの事例をめぐって法廷そのものは意見が割れたが、その多数意見（法廷意見）についても下された判決についても、今では特に賛否が分かれることはない。ヴァレリー訴訟の後、州裁判所と議会は一貫してカリフォルニア州裁判所の決定をなぞり、個々の事例で裁判所が不妊手術を認めることができる一定の手続きを作った[38]。加えて、障害者サイドの専門家も生命倫理学サイドの専門家もこの結果に満足しているように見える。実際のところ、非任意の不妊手術問題に関しては一貫した議論が行われているので、ヴァレリーの事例

に対する反応だけを別セクションを設けて論じる必要もないくらいだ。それほど、ヴァレリーの事例やその他の非任意の不妊手術については、本書で取り上げた事例が提起する問題の多くとは違って、広範なコンセンサスがある。

まず議論の入り口として、強制不妊法は生命倫理学のコミュニティからも障害者のコミュニティからも等しく糾弾される。障害のある人々への敬意の問題としてであれ、自律と与益原則の尊重の問題としてであれ、いかなる人々にもなんらかの同意なしに不妊手術が行われてはならないことはコンセンサスとなっている。障害学者たちは、知的障害も含め障害のある人々は立派に親になり得るという多くのエビデンスを提示している。また平等と人道主義に基づいて、障害の有無や種類を問わず、すべての人が親となる機会を等しく認められるべきだと説いて、同様に説得力のある議論も展開している[39]。その点では生命倫理学者たちも同意見であり、強制不妊法とキャリー・バックのような事例でのその適用については、容赦ない批判が行われている[40]。

強制不妊法の適用ではなく［非任意の］不妊手術への許可が求められたヴァレリーの事例に関しても、両者はいくつもの点で意見を同じくするように見える。まず、ヴァレリーは知的障害のために手術その他の不妊術に同意することができないという点には、誰も異論がないように思われる。不妊手術を自己決定できるヴァレリーの能力に関して両者で意見が分かれる点があったとしても、可能な場合には可能な範囲でインフォームド・コンセント［よく知った上での同意］が得られるよう「予定されている介入の方法とその意図とを患者に伝えるあらゆる努力が払われなければならない」というところでは一致するだろう[41]。ヴァレリーの事例で議論が分かれるのは、ヴァレリー以外の誰かが本人に代わって不妊手術に同意することができるどうか、できるとしたら、どのような状況であればできるかという点である。

さらに、障害学者や障害者運動の活動家の大多数と、生命倫理学者のおそらく全員が、不妊手術を全面禁止する州法を否定したカリフォルニア州裁判所の判決を正しかったと考えている。障害学者や障害者運動の活動家からは当初、障害のために自分のセクシュアリティや生殖に関する自己選択が難しい人の非治療的不妊手術を全面禁止とするという明確な基準をもった規則（bright-line rule）を作ろうとする反射的な反応も見られたが、その後は、「不妊手術へのアクセスは重要な権利であり、それは精神遅滞のある人にも——インフォームド・コンセントを与えることのできない人であっても——自分の生殖能力を守る自由と同様に保障されるべき権利である[42]」との認識が広がっていった。たとえば障害学者のウイリアム・ピースは、非任意の不妊手術に対して自分が当初は反射的に反対したことを考え直し、現在では、場合によって重症の知的障害のある人の不妊手術は「許容される。ただし、『より侵襲度が低い一時的な避妊や生理のコントロールの方法が選択肢として選べないことが明確にされ、公正な意思決定プロセスが保障されるべく手続き上のセーフガードが整備された後でのみ』許される[43]」と考えている。

障害学者や障害者運動の活動家は今なお、本人の同意なしに障害のある人に不妊手術を用いることには慎重な姿勢を保っているが、全面禁止を主張する人はごく一部だ[44]。現在は、アドボケイト団体や障害学者のほとんどは、「裁判所の命令により、被代理人に同意する能力がなく、かつ不妊手術が被代理人本人の最善の利益であると認められるかぎりにおいて[45]」裁判所に――親や代理人にではなく――非任意の不妊手術を許可することを認める法律を提唱している。「不妊手術を受ける権利を、その権利を自分で行使することのできない人から奪ってしまえば、障害のために自分よりも恵まれた他者に完全に依存せざるを得ない人々をさらに貶めることになる[46]」。

たいていの場合、医療をめぐる意思決定に裁判所の判断を仰げという主張は生命倫理学からの抵抗を受けるが、非任意の不妊手術に関しては、これまでそういうことが起こったことはない。事実、先のピースの意見表明そのものが、自分の立場を説明するにあたって、小児科医の倫理学者であるダグラス・ディクマ――いわゆる「アシュリー療法」の中心的な提唱者〔本書第4章参照〕――の論文を直接引用している。ディクマはアシュリー事件に関わる3年前、『精神遅滞と発達障害研究レビュー（Mental Retardation and Developmental Disabilities Research Reviews）』に「精神遅滞のある人への非任意の不妊手術――倫理的分析の試み」と題した論文を発表している。そこでディクマは、その他の医療介入とは異なり「不妊手術は、他の介入よりも大きな危害を及ぼし得る以上、その他の介入よりも高いレベルの正当化が求められる[47]」と主張した。また、知的障害のある人に不妊手術を行うためには、不妊手術がその人の最善の利益であること、その人の最善の利益を得るために他のより侵襲度の低い選択肢はとれないことを、明白で説得力のあるエビデンスで示されなければならないとも説いた。そのためにディクマは、経口避妊薬、筋肉注射、ノルプラント〔肌下埋め込み型の避妊薬〕、経皮避妊薬パッチ、プロジェステロン放出膣内留置製剤など、「不妊手術のように侵襲度が高くもなく不可逆でもない一連の選択肢[48]」を検討するよう医療提供者に勧める[49]。侵襲度が低く永続的でない別の選択肢の検討が重要なのは、ディクマによれば、将来なんらかの新しい避妊手段が開発される可能性が常にあるからだ。したがって、どんな人に対しても、実際に必要になる前から不妊手術が行われてはならない。ディクマの論文は、本人の同意なしに不妊手術が行われる可能性のあるケースではかならず、公正な意思決定プロセスが重要であることを強調する。彼は、問題となっている人の評価が中立の専門家によって行われるよう求め、裁判所の命令を必要とする場合を含め、必ず当該地域の法規定を遵守することの重要性を説いている[訳注1]。

生命倫理学者のノーマン・カンターも、同意なき不妊手術には同様に慎重な姿勢をとっている。憲法で保護された自由権はしばしば自律的な選択と同一視されるが、彼はそれらを根拠として、障害のある人々にも、たとえ自律的な自己選択ができない人々に対しても、不妊手術へのアクセスが認められるべきだとする強力な議論を展開する。

> 自律的な選択という意味での自由だけが重度障害のある人にとって重要な唯一の自由というわけではない。もちろん通常はそこに自律的な選択も含まれるが、憲法で認められた基本的権利にすら、憲法上の構成要素がいくつかあり、こうした構成要素は重度障害のある人に大いに関係している。たとえば、医療介入を拒否する権利を考えてみよう。この権利は、今では［合衆国憲法］修正第 14 条のもとで基本的自由権の一つとして確立されている。この自由は少なくとも三つの構成要素からなる。自己決定の利益（治療についての選択をすること)、健康についての利益（治療をめぐる意思決定によって実質的な利益を得ること)、身体的統合性の維持という利益（身体への不必要な侵襲を受けないこと）である。……これらのうち、重度障害のある人には自己決定は行使できないが、治療を拒否する権利を裏づける他の二つの利益、すなわち健康と身体的統合性の維持をめぐる利益は、重度障害のある人にもなお存在している。生まれたときから決定能力をもったことのない障害者に代わって、代理人が本人の自己決定を行使することはできないが、治療を拒否する権利の範囲に含まれている他の二つの構成要素については、代理人がそれを有意に実行することができる。良心的な代理人なら、ある医療介入が重度障害のある人に実質的な利益（健康）を増進するか、また検討されている医療介入によって患者の身体

的統合性が（または尊厳が）必要以上に損なわれることはないかを見きわめようと努力するだろう。

同様の分析は……不妊手術をめぐる意思決定にもあてはまる。こうした医療の選択肢については、たとえ自己決定が不可能だとしても、けっして同意能力をもつことのない人にも重要な潜在的利益（身体の統合性、身体的健康、生殖能力）が存在するのである[50]。

こうした理由により、代理決定によって可能となる一連の選択肢から不妊手術を全面的に排除することは許容できない、とカンターは言う。ダニエルズはヴァレリー事件の判決を引用して、「自己決定能力のない人の利益、すなわち生殖の選択が基本的な自由権として認められることを要請する利益は……（不妊手術に）自発的に同意を与えることができる女性の利益と異ならない[51]」と主張する。不妊手術が「障害のある人の長期的な幸福、尊厳、より実り多い人生を促進する[52]」と思われる場合には、不妊手術も選択肢の一つでなければならないのだ。

加えてカンターは、不妊手術を受けられるようにすることにより、障害のある人々の「尊厳への侵犯（dignitary harm）」が回避される、とも言う。

利益となり得る医療が国家によって代理意思決定権の範囲から全面的に排除されれば、重度障害のある人々は尊厳を侵されることになる。想定される医学的な反応をめぐってあり得る利益と危害の比較検討ではなく、医学的な状態を［介入によって］変えないことが代理意思決定者に求められることになれば、その結果の影響を受ける障害者は人として扱われないこととなる。……決定能力のある患者なら利益がありそうな選択肢を選ぶことが認められる同じ医学的状況にありながら、障害のある人はまるで物体のように扱われることになってしまうのである[53]。

カンターは「重度障害のある人々には、本人の利益に沿って行動する良心的な代理人によって医療をめぐる重要な意思決定を行ってもらう権利が認められるべきである[54]」と説くが、一方で、［代理意思決定の］濫用を防ぐためには、実質を伴う手続き上のセーフガードが必要であることを強調する。

善意の代理選択を保障する憲法上の枠組みにおいて、州は、「最善の利益」のように、障害者を代理意思決定権の濫用から守るための制限基準を明記するのみならず、それ以上のことをしなければならない。州に求められるのは、代理人が重度障害のある人々に代わって選択を行うことを認めるだけでなく、同時に、障害のために他者に依存している人々を代理人による決定権の濫用から保護することである。州は、代理決定権行使基準の許容範囲を大きく逸脱する場合は刑法を用いて罰し、また本人の利益に沿わない代理決定に対しては民法上の仕組みを用いて積極的に介入し、代理人に取って代わって意思決定を行うことになろう。すでに多くの州には、児童保護と成人の保護・代理制度を監督する機関があり、必要に応じて医療をめぐる代理意思決定を監督する役割を担うことができる……

代理意思決定についての基準を慎重に明示することに加えて、州はそれらの基準を確実に実行させるべく、手続き上のセーフガードを設けることができる。親や後見人（guardian）による代理決定に、たとえば施設内審査委員会（IRB）のような独立の機関による審査を義務づけることもできる。そうした仕組みによって、当該事例の事実関係と、それら事実関係に対して代理意思決定者が適切に意思決定の基準を用いたかどうかの両方を、詳細に検証することができる。また、不妊手術をめぐる意思決定のケースでは、公正な意見聴取の手順を踏む責任を負った裁判官に意思決定権を託すことができる。不妊手術をめぐる意思決定の意見聴取で一般的に求められるのは、決定能力のない本人の利益を代理する訴訟後見人（a guardian ad litem）の任命と、独立した［双方に利害関係のない］医学の専門家の指名である。その他、考えうるセーフガードとして、代理意思決定者が用いる証明責任の基準を調整する方法もある。たとえば、終末期と不妊手術をめぐる意思決定ではしばしば、決定能力のない本人の利益のために特定の医療が指示されることについての、明白かつ確信を抱くに足る証拠が求められる。このようなセーフガードは、利益が見込まれる代理意思決定を全面的に禁じることなく、障害のある人々への代理決定の濫用を防止する手段となる[55]。

障害学と憲法の専門家であるマーサ・フィールドも、裁判所による審査の重要性を強調する。「親あるいは後見人や介護者が裁判所の許可を取ることなく不妊手術について勝手に決めることはできない。これは今日、非任意の不妊手術をめぐる手続き上の最も基本的な保護要件であると考えてよいだろう[56]」。裁判所の関与が不可欠なのは、フィールドによれば、「裁判所の関与がなくとも同意なき不妊手術の基準と制約は明記されているかもしれないが、いくら私心なき代理意思決定者であっても、それらを自分が実際に満たしているかどうか自分で見きわめられる人は誰もいないからだ。裁判官は通常、特定の論争に直接の利害関係を有していないため、親、後見人、介護者がそうしたルールを守るよう監督することが可能である[57]」。

しかし、フィールドは裁判官にも「偏見があり欠点がある[58]」ことを認め、厳格な基準を課すことによって裁判官の裁量を制限しようとする。カンターが「不妊手術の文脈における最善の利益とは、具体的には、その他の避妊方法の選択肢がどれだけ使えるかという問題や……障害のある人の心身のニーズが焦点となる[59]」と主張したように、フィールドも不妊手術の意思決定では「患者のニーズのみが……検討されるべきである[60]」と述べる。彼女の説明によれば、

> すべての人の生殖をめぐる意思決定において、家族と社会がそれぞれ自らの利益を守ろうと介在してくることがあるが、わが国の立法者たちはこれまでのところそういう政策を取ってこなかった。もし最初の妻が養わねばならない子どもを2人抱えているならば、別れた夫が［次の妻との間に］さらに子どもを作ることに、彼女は［養育費支払い能力が低下することへの懸念から］異議を唱えることができて然りだろう。家族全体を眺めれば、夫に不妊手術を行うことが［2人の子どもの養育費を確保するという］家族と社会の利益にもなるかもしれない。しかし、そうした問題へのアプローチははっきりと否定されてきた。生殖をめぐる意思決定は一貫して個人の選択の問題と見なされてきたのである。実際、その原則の適用範囲は広く、夫ですら妻が中絶するという意思決定に口をはさむことはできないし、国家が夫への通知を必要とするという規定を設けることもできない。中絶するかどうかの選択は、それが自らの身体に関わる女性個人のものなのである。
>
> 障害のない人には生殖をめぐる意思決定にこのような明確な方針が採用されているのだから、知的障害のある人々の場合にも、家族の利益や公共の利益を優先する決定を行うべきだとの主張にはまったく理がない。この問題については、法は少なくとも理論上は、知的障害のある人々に対してその他のすべての人と異なる扱いをすべきではないと明言している。そんなことをすれば、公共

の利益のために優生的な不妊手術を行った過去の伝統をなぞり、平等な扱いを保障する私たちの憲法に矛盾することになってしまう[61]。

アシュリーの事例（第4章を参照のこと）がトップニュースになるまでの生命倫理学者たちの意見は、意思決定能力のない人々に平等な扱いを保障するとは、不妊手術が問題となった場合に介護者ではなく本人のニーズだけに焦点をあてて最善の利益を検討することだという点で、フィールドや障害学者たちと一致しているように見えた。しかしアシュリーの事例で見られたパラダイム・シフトは今のところ、不妊手術のケースでの生命倫理学の分析に影響を及ぼしてはいない。

さまざまな種類の障害のある人々に対して〔健常者と〕平等に扱うことについての問題は、次の事例でも提起されている。

Ⅱ．イーガン夫妻（ボブとジュリー）の事例

この事例研究を始める前に、二点ばかり予備説明をしておこう。まず、これは仮想事例である。本書で取り上げている他の事例とは異なり、この「事例」は、カンファレンスで語られる体験談や生殖補助技術（ART）へのアクセスに関する文献[62]で常にほのめかされている現象など、私のさまざまな体験を総合したフィクションである。仮想事例を使う理由は単純で、引用できるような固有の事例が刊行物になっていないからである[63]。

次に、障害のある胚や胎児を作ったり壊したりすることへの問題提起を避けるために、私はあえてこの〔仮想〕事例を使っている。この事例を構築するにあたっては、未だ産まれ出ていない者への危害とか、胚の道徳的地位とか、中絶をめぐるポリティクス、アイデンティティの在否といった議論の泥沼に踏み込むことなく、障害のある人々の生殖に医療が果たしている役割だけに問題を絞って考えられる内容にすることを目的とした。本書のまえがきで説明したように、それらは障害学にとっても生命倫理学にとってもきわめて重要な問題ではあるが、ここでは本題からずれており、またあまりに複雑な問題でもある。それらの問題を掘り下げることは本書の限界を超え、むしろ障害のある成人にとって同程度に（もしくはそれ以上に）重要な他の問題領域から目を逸らせてしまうことになるだろう。これを賢明な行為ととるか臆病な行為ととるかは読

者にまかせ、私としてはそれらの問題はまたの日に譲ることにする。さて、今はまず、その「事例」の話をしよう。

後に夫婦となるジュリーとボブが出会ったのは大学だった。ジュリーは、妊娠30週より前に生まれた子どもに時として起こる未熟児網膜症で目が見えなかったが、杖と盲導犬を使って自立生活を送る優秀な学生だった。ボブの方はそれほど成績優秀ではなかったが、素晴らしいアスリートだった。卒業するとすぐに二人は結婚した。ジュリーは学生時代にもボブと結婚してからも病的なうつ状態で受診した経験があり、何年間も三環系抗うつ薬と何種類もの選択的セロトニン再取り込み阻害薬を飲んでいた。

結婚して数年経った頃、イーガン夫妻は子どもを作ることにした。半年間、共に努力したが妊娠することはかなわず、その理由は彼らにはわからなかった。ジュリーはかかりつけ医に相談し、簡単な予備検査を受けた。ジュリーには妊娠できない明らかな問題は見つからなかったため、医師は夫妻が住んでいる地域で唯一の不妊専門医にジュリーを紹介した。二人は受診予約を取ったが、ボブが交通事故でC6脊髄を損傷してしまったため、計画は中断されることになる。

その事故のせいでボブの両脚は完全にマヒした。腕も思うようには動かせなかったし、手はさらに不自由だった。ペンで紙に書くなどの細かい動作はできない。しかし、その他の点ではボブは自分の障害に適応できている。電動車椅子を使いこなし、車も改造して、ジュリーを乗せて介助なしに自分で運転する。一定期間のリハビリを経て、マサチューセッツ州職員としての仕事にも復帰した。

事故から2年経ち、ジュリーとボブは子どもを作る努力を再開しようと決めた。ボブには性行為は可能で、精子も生殖機能を保っていたが、マヒした男性の多くがそうであるように、射精することができなかった[64]。ボブの精子を使うためには医療の力を借りるしかないと考えた二人は、事故の前に不妊問題をかかえていたことを思い出し、ボブが負傷する前に予約したのと同じ専門医の受診予約を取った。予約の時間に行くと、聞き取り担当者から問診用紙に記入を求められ、ジュリーはコンピューターを使って記入してもよいかと尋ねた。二人は、ボブが読み上げてマウスの位置を合わせ、ジュリーがキーボードを打つ、というやり方で書類に記入する方法を編み出していたが、どちらもペンで紙に書くというやり方はできない。二人がその場で使えるコンピューターはなかったので、聞き取り担当者が代筆で用紙に記入した。記入を求められたのは、二人の生殖歴、現在の健康状態、既往歴に関する多くの質問への回答だった。イーガン夫妻はそれぞれの障害について説明し、ジュリーのうつ病歴を明かし、それ以外は健康だと申告した。二人の障害は遺伝するものではなく、ただ妊娠するために手助けが必要なだけなのだ、と。

ジュリーとボブは記入が終わったら医師に会えるものとばかり思っていた。しかし、受付の職員からは、二人の回答を検討した上で引き受けると決めたら医師から連絡する、と告げられた。何日か経っても連絡がなかったので、ジュリーが電話をかけた。電話に出た看護師は、医師は引き受けないことにしたと言った。ジュリーは、「それは保険の問題ですか、それなら二人ともしっかりした保険に入っているし、保険の対象とならない体外受精（IVF）治療の費用を払うだけの貯金もあります」と言ったが、看護師の答えは変わらず「ノー」だった。医師が引き受けないと言っているのは、ジュリーには妊娠できる可能性がないということかと問うと、看護師は今度も「ノー」と答えた。看護師からは、他のクリニックを探すしかないという以上の説明はなかった。

その看護師がイーガン夫妻に言わなかったことがある。それは、不妊専門医がイーガン夫妻を患者として引き受けるかどうか悩んだ、ということだ。二人のデータから、ジュリーもボブもIVF（体外受精）の候補としてはまったく問題はなかった。そこに疑いはないものの、医師はイーガン夫妻に生殖補助を行うことに深いためらいを感じたのだった。簡単に言ってしまうと、医師は生まれてくる子どもの子育てにリスクがあるのではないかと案じたのである。目が見えず、うつ病歴のある母親と四肢麻痺の父親に乳幼児の子育てをまかせたら、子どもが怪我をする場面など、いくらでも頭に浮かぶ。専門医仲間の中には、単身者の親や50歳を超えた女性にはART（生殖補助）治療はしない方針の医師もいる。単身者の親や高齢女性のもとに生まれた子どもは人生のスタートから不利を背負うことになる、というのが理由だ。そういう意味では、少なくとも、イーガン夫妻のもとに生まれる子どもも多くの不利に直面することだけは確かだ、と医師は考えた。

その医師は医学生時代に、医師は引き受ける患者を選ぶことはできるが、人種や障害を理由に患者を差別するのは違法だ、と教えられた。文献ではカリフォルニア州の判決がよく取り上げられている。レズビアン・カップルへの治療を拒否した不妊クリニックの行為が違法な差別とされた判例である[65]。しかし、その判例がイーガン夫妻に当てはまるとも思えなかった。

医師は根が慎重な人だったので、イーガン夫妻を患者として引き受けなければならない法的責任が自分にあるかどうか、弁護士に相談した。弁護士は、断ろうかと考える理由はジュリーが盲目でボブが四肢麻痺だからか、と尋ねた。医師は言った。「いいえ。私が気にかかるのは生まれてくる子どものことなのです。目が見えない女性が健常な男性と結婚しているというなら、治療をすると思います。四肢麻痺の人が親になりたいと言ったって、健康な親がもう一人いて子どもの安全が保障されるなら治療するでしょう。でもこの夫婦の場合、リスクはあなどれないという気がするんです。たとえば、子どもが車道に走り出たら？　家が火事になったら？　この二人のどちらかが子どもを安全なところに連れ出せるでしょうか？　ジュリーが産後うつになったら？　その時、ボブはどうやってオムツを替え、ベビーベッドから子どもを出すというのでしょう？　ペンすら持てないのに。この夫婦にどうやったら安全な子育てができるのか、私にはどうしてもわからないのです」。

弁護士の説明は、医師が理解していた通りだった。つまり、医師と患者の関係は任意かつ個人的なものであり、その関係に入るかどうかは医師が決めてよい。その理由は法律で禁じられている以外なら何でもよい。ただし障害は法律で禁じられた理由の一つである[66]。しかし弁護士は、イーガン夫妻を断ることがそうした法の下で障害者差別に当たるかどうかははっきりしない、とも言った。医療に関しては、裁判所は医師による差別を問うことに積極的ではない。それは、治療を提供するにあたって医師は患者の心身の状態を考慮に入れないわけにいかないからだ。たとえば糖尿病の治療を求める患者を耳が聞こえないという理由で拒むとか、HIV 陽性だからといってクリニックでの歯科治療を受けさせないなど、患者の医療ニーズと全く無関係な差別行為をしないかぎり、この規定で差別と見なされることはない[67]。イーガン夫妻の場合、医師の治療を必要とする理由はボブの脊髄損傷である。それならば、求められている治療に障害が関係しており、したがって医師が引き受けるかどうかを決める際にボブの障害を考慮に含めることは適正である。

さらに重要なこととして、仮にイーガン夫妻の治療を断ることが障害に基づく差別だという論を張ることができるとしても、まずあり得ないことが起こって誰かに問題視された時には、「直接的な脅威」に対する防衛という論法を使えばよい、と弁護士は説明した。「直接的な脅威」に対する防衛論とは、「他者の健康または安全に対する直接の脅威」を回避するために必要であれば、医師には障害をもつアメリカ人法（ADA）の下で障害者差別となる行為が許されるという議論[68]である。「直接的な脅威」論は、「障害のある個々人に対する差別を禁じる重要性」と「他の人々を重大な健康と安全へのリスクから守る[69]」必要との間に折り合いをつける。この弁護の論法が当てはまるのは患者本人、第三者、他の医療提供者、そして将来生まれてくる可能性のある子どもである[70]。イーガン夫妻のケースで医師が案じているのは、生まれてくる可能性のある子どもへの直接的な脅威である、と弁護士は言った。したがって、イーガン夫妻の治療を引き受けないとする決定は擁護可能だ、というのだ。

法的に問題がないことに安心し、どんな患者も拒んではならないとする医業のルールも見当たらないことから、医師はイーガン夫妻の治療を断ることに決めた。

A．生命倫理学と障害者コミュニティからの見解

イーガン夫妻の事例は仮想的なものではあるが、障害学と生命倫理学の文献からは、この事例が提起する最も重要な問題について両者の間にしっかりしたコンセンサスがあることが伺われる。すなわち、親に障害があることを理由にART（生殖補助技術）への障壁が設けられることには、倫理的にも法的にも問題がある、という考え方である。生命倫理学者の中には、専門職の自律を尊重する立場から、イーガン夫妻の事例での医師の行為をひかえめに弁護してみる人もいるかもしれない。しかし、論文や書籍を発表している生命倫理学者なら――ARTへのアクセス問題について物を書いている学者の多くは、法学を学んだ生命倫理学者である[71]――イーガン夫妻の事例に登場する医師は、生殖補助技術への夫妻のアクセスを拒んだことによって倫理的にも法的にも義務を怠ったという考えで一致すると思われる。それらの立場を詳細に考察する前に、まず背景となる情報を概観しておきたい。

ART提供者はさまざまなスクリーニングの方法を使って、親になりたいと希望する人の治療を引き受けるかどうか、求められている治療を提供するかどうかを決めるが、その中には、親になろうとする人に障害があることが直接的または間接的にスクリーニングの対象となる場合がある。「生まれてくる子どもの安全とよき生活環境を確保し、将来の母親の健康リスクを避ける[72]」べく、

生殖補助技術の提供者は通例の手順として患者に――必要に応じてパートナーにも――性病、HIV ステイタス［エイズウィルス感染の有無］、病気、伝染病、遺伝病などさまざまな健康状態のスクリーニングを行う[73]。健康状態のスクリーニングは、親になろうとする人と ART 提供者に、治療や妊娠によってどのようなリスクが生じるかという情報をもたらし、それによってよく知った上での意思決定と治療計画が可能となる。ART 提供者は生まれてくる子どもの生活環境に関係する周辺的な問題についてもスクリーニングを行う。たとえば、虐待、精神障害、自殺企図、知的障害、身体的健康状態、結婚離婚、同性愛、身体障害に関する家族歴である[74]。

臨床家が用いるスクリーニングの基準は一律ではない。ART プログラムでのスクリーニング実態を調査したある研究からは、そのプロセスに大きなばらつきがあることが明らかになっている。

> 回答した ART プログラムの責任者の 55％が、HIV 陽性の女性への技術提供は「おそらく断る」、または「ほぼ間違いなく断る」と答えている一方で、妊娠すればその結果として死亡する確率が 10％ある糖尿病の女性についても、55％が HIV の場合と同じ回答をした。夫が今いる子どもを身体的に虐待している場合には、その夫婦の治療を「おそらく断る」、または「ほぼ間違いなく断る」と答えたのは 81％。妻もパートナーもいない男性は「おそらく断る」、または「ほぼ間違いなく断る」と答えたのは 53％。代理母に妊娠してもらいたいと望むゲイのカップルは「断る」と答えたのは 48％。……・妻の側に自殺未遂の経歴がある夫婦を「断ることはない」、または「ほとんど断らない」と回答したクリニックは 60％。夫婦とも知的障害がある場合についても 68％が同様の回答をした。最後に、双極性障害のある女性は「断らない」と回答したクリニックが 66％、交通事故で夫婦とも視力を失っている場合には「断らない」と回答したクリニックは 91％だった[75]。

この調査データは、生殖補助医療業界に一定のコンセンサスが広がっていることを反映している。ART 提供者には、妊娠することになる患者の健康を保障するだけでなく、治療が行われ成功した場合に生まれてくる子どものよき生活環境も保障する専門職としての義務があるというコンセンサス[76]とともに、子どもの生活環境は親になる患者の子育ての能力予測によって左右される、という確信がある。そうでなければ、圧倒的に多くのクリニックが片方に子どもを虐待した経歴がある夫婦は断ると回答していることや、交通事故で（つまり遺伝病ではなく）視力を失った夫婦は断るというクリニックが少数ながら存在することが説明できない。この調査で挙げられたさまざまな患者像への回答のバラつきからはっきりと見てとれるのは、ART を希望する患者の適性アセスメントが驚くほど主観に基づいており、そこには障害があると子育て能力が損なわれるという、検証されてもいない思い込みが含まれているという驚くべき現実である。

合衆国では、不妊専門医がどのように選別基準を作ればよいかという点で指針となる法律もなければ、専門家集団からのガイドラインも出ていない[77]。ART 提供者が障害を根拠に患者を選別することに法的制約をかけているのは、差別を禁じる州法と連邦法のみである。これらの法律の中で最も重要な ADA（障害をもつアメリカ人法）は、生殖補助の専門家を含めた民間の不妊クリニックや不妊専門医などの臨床医に対して、障害を根拠に差別することを禁じているが、その一方で同法には例外や曖昧さがあり、そこでは障害のある人々に他の人々と異なった扱いをすることがほぼ間違いなく認められているのである。たとえば、求められている治療が自分の専門領域外となる場合や、患者の障害のためにその治療には医学的な効果がないと思われる場合、そして治療を提供すれば第三者に直接的な脅威となると考えられる場合には、ADA は求められている治療を医師が拒否することを認めている。しかし、実際の医療現場でこれらの例外を適用するのは、きわめて複雑な問題となる。障害と医療をめぐる意思決定とは避けがたく絡まり合っているからだ。医療提供者は患者個々の状態と予後のアセスメントを行う際に患者の障害を考慮しなければならないし、治療計画も患者の障害の状態にきちんと基づいたものでなければならない。その結果、医療提供者に対して ADA で差別が問われることはめったになく、問われても差別が認定されることはさらに少ない。裁判所はこれまで、医療提供者の治療をめぐる意思決定に障害者差別を問う訴えを、一貫して却下してきた[78]。それらの訴訟で、治療提供者の側が、その症例で患者の障害が治療にどのように影響するかを個別に考慮することなく、患者に障害があることを理由に［治療拒否を］決めたのだと認めたこともなかった。

障害を理由に ART を拒否することは ADA によって禁止されていると法学者たちは主張しているが[79]、ADA は生殖補助業界に対してほとんど実効力を及ぼしていない。法学教授で生命倫理学の専門家でもあるジュディス・ダーは次のように説明する。「治療が差し控えられている理由は患者の人種、民族的出自、既婚か未婚かの別、あるいは性的志向であるとあからさまに口にして『〔障害者差別の〕動かぬ証拠』を残すような医師は、まずいないだろう。圧倒的多数の医師が、医師の〔専門職としての〕自律性に基づいて治療拒否を正当化するだろう。医師の自律性が理由なら、患者個人の性質とは無関係であり、患者の特質のように許されざる差別につながることもない〔というわけだ〕[80]」。このように、不妊専門医たちは患者の〔親になる〕能力が自分にはどう見えるかを基準にスクリーニングを実施し続けるだろう。どこかの医師がうっかりいつもより率直な発言をしてしまったために、相手（患者）が自分なりの思いから行動を起こし、裁判所が関与してくることにでもならないかぎり、こうしたスクリーニングが止むことはない。加えて、生殖補助産業を監督する責任や、医療の文脈でADAを守らせる責任を負う規制主体が存在しないため、差別的な治療拒否までがノーチェックのまま続いていくことだろう。

合衆国の専門職組織は、生殖医療以外の分野では法と倫理の原則を守らせるために大きな役割を果たしてきた。にもかかわらず、生殖補助産業ではそれと同じ役割を果たしてこなかった。専門職組織は、専門医認定を受けた不妊専門医が、障害の有無を問わず患者に生殖補助医療に平等なアクセスを提供するよう求めていないし、既存のガイドラインは平等なアクセスを提唱してはいるものの、強制力はない。たとえば、米国生殖補助医療学会（ASRM）倫理委員会は、患者の適否スクリーニングに主観的なアセスメントが用いられることの倫理と道徳性という問題を取り上げて、報告書を刊行している[81]。高名な生命倫理学者と生殖補助医療の専門家から成る委員会が2009年に刊行したものだ。その報告書の結論は、生殖補助サービスの提供者は、子どもに十分なケアが行われないという「十分な根拠のある判断に基づいて、子どもを産むことを希望する患者から生殖補助サービスを差し控えてもよい」が、「稀な症例を除き」、障害のある人々を総体としてサービス拒否の対象としてはならない、というものだった[82]。しかし、この見解は単なる心構え論にすぎない。生命倫理学の分析をアクセス問題に適用するとどうなるかは分かっても、生殖補助医療の専門家のスクリーニングにおける差別をいかに規制するかという問題には答えていない。

生殖補助医療の専門家が自分たちには生まれてくる子どもの福祉を推進する

義務があると考えていることと、不妊専門医のスクリーニング行為には法的にも専門家組織としての制約もないことを考えると、イーガン夫妻の事例は非現実的なケースではない。しかし、もし同様の事例が障害学者と生命倫理学者の注意を引くようなことがあるとすれば、イーガン夫妻の事例で医師がとった行為には広く批判が起こることが予想される。

ARTへのアクセス問題に関する障害者運動の視点ははっきりしている。障害者コミュニティは長年、親としての能力に医学的、社会的、法的スクリーニングが行われていることを懸念してきた。問題があるのは強制不妊法だけではないのである。障害は子育ての能力を損なうという思い込みが広がっているために、障害のある人々は気がかりなほどの割合でわが子の親権を失っている。たとえば、カリフォルニア州でこんな事例がある。ジープの事故で四肢麻痺になったウィリアム・カーリーに対して、事実審裁判所は彼がそれまで独力で育ててきた男の子たちの親権を、会いに来たこともなければ子どもたちのためになんら支援をしたこともない元妻に移すことを決めた[83]。裁判所が親権を移すと決めた根拠となったのは、ウィリアムの身体障害と、それによって良い父親となるための能力に悪影響があるとの推測だった。事実審の裁判官の判断とは、「ウィリアムの身体障害のために、彼は『おそらくは子どもたちに話をしたり物事を教えてやったり勉強を見てやることはできても、それ以外は何もしてやれない。それらをしてやれるのは良いが、それだけでは足りない』というものだった。つまるところ、裁判官は『いろんなところへ連れて行ってやり、リトルリーグの野球に付き合い、一緒に釣りに行く』ことのできる親がいる方が子どもたちにとってはより良いではないか、と考えたのである[84]」。この判決は上訴審でくつがえされたが、カーニー訴訟の事実審の決定には、障害者コミュニティが批判してきた世間一般の共通理解が如実に表れている。それは、障害のある人には子育てをすることも、愛情を注ぐことも、親になることもできないという偏見に基づいたとらえ方である。

障害学者と障害者運動の活動家はこうしたとらえ方を批判する。彼らがよく引用するのは、カーニー訴訟におけるカリフォルニア最高裁の判断である。下級裁判所の判決をくつがえし、最高裁は親と子の関係を広く、身体的なケア以上のものととらえた。その判決によると、障害のある親は子育てができないとするステレオタイプは「親と子の関係の本質をとらえそこなっている点で間違っている。現在の心理学では、子育ての本質は……人格形成期を通じて、またしばしばその後にも親が子どもに与える倫理的、情緒的、知的アドバイスのうちにあるということが明らかになっているが、これは賢明な家族ならおそらく昔からずっと知っていたことだ[85]」。いくつもの語りと研究を通じて、障害学と障害者運動は、障害のある人々が優れた親であること、障害のある親に育てられた子どもたちが安定した生活を送り、教育を身につけて安全に育つことを証明し[86]、このエビデンスに基づいて、障害のある人々は他の成人と変わらず親となるにふさわしいとの前提に立つべきだと主張する。したがって、障害当事者の視点からすれば、障害のある人のART利用は他の誰とも平等な基準によるべきなのである。子育て能力についての予見は、障害のある人々が「家族を形成する[87]」ことを阻む不当な障壁となるため、判断のプロセスから排除されるべきなのだ。

生命倫理学者もまた、障害のある人々のART利用に壁を設けることには問題を感じている。しかし、少ないながら議論されている中では、母子いずれかに障害に関連した健康懸念があるなら、ARTへの利用制限は正当化できるとされている。生命倫理学の議論で問題になるとすれば、それはARTアクセス問題に関わる三つの利益の間の重みのバランスをどのようにとるかという点だ。つまり「(子育て能力が最低限しかない親のもとに) 生まれてくる子どもが健康な家庭環境を与えられるという利益と、……不妊の人々が子どもを持つために必要な医療サービスを受けられるという利益と、ART提供者が治療を行う患者を選ぶことに感じる道徳的な責任感[88]」の三つである。

米国生殖補助医療学会 (ASRM) の倫理委員会は、これらの利益それぞれに何らかの重みが与えられなければならないと結論した。同委員会は妥協点を見出すべく、「生まれてくる子どもの幸福は、生殖補助サービスの提供の可否を決める際に他の利益を上回るべき倫理的懸念である[89]」かどうかを議論し、上回るべき倫理的懸念であると結論した。生殖補助技術によって生まれた子どもに及ぶ危害は、逆の場合にはその子どもが生まれてくることがないのだから、サービスを提供しない正当な理由にはなりえない、とする哲学的な議論は、「何が倫理的な行為かを決めるにあたって、子どもの福祉を狭くとらえすぎている[90]」として却下された。

> 厳密に言えば、生殖補助治療によって子どもが生まれてくることが可能になった以上、治療の結果としてその子どもに「危害が生じる」ことはないかもし

れないが、こうした治療をめぐる倫理的なアセスメントでは、子どもに将来的な危害がおよぶ懸念を考慮に入れるべきだとわれわれは考える。人によっては、子どものよき生活環境が損なわれるという一点だけでこの結論は十分正当化できるという意見もある。よき生活環境を欠いた子どもは他者への多大なコストと負担となると指摘する人もある。加えて、受胎することそのものや子育て環境に、生まれてくる子どもへの大きな受傷リスクがあるような場合には、子どもを産み育てるという親の側の権利は［よい生活環境を得るという子どもの権利と］どのように整合するのかという問題も、理解が難しい。

これらは簡単に判断できることではなく、医療提供者も行政も慎重に判断するべきである。子どもが幸福に暮らして意味深い人生を送ることと、親が豊かで責任ある子育てを経験することとが両立できる社会状況はさまざまに存在する。生まれてくる子どもの生活環境への懸念が倫理的なアセスメントや施策の選択肢に含められることへの疑問の数々については、通常の医療や社会の事情を大きく超えて考えるべき問題であり、こうしたアセスメントでは、関係する諸要因を慎重に検討した上で結論を出すべきである[91]。

委員会はさらに、「医療専門職の自律には……医師が子育てをするのに不適と考える人には治療をしない選択をすることが（差別禁止法を遵守する範囲で）含まれる[92]」と結論した。生まれてくる子どもの利益および不妊症の人々が子どもを産む利益と、相対立する専門職の自律との兼ね合いについては、委員会は「生まれてくる子どもへの重大なリスクが明らかな症例では、開業医は、そうした子どもの出生あるいは育成を可能にするようなサービスを提供しない選択をしても不当ではなかろう[93]」と結論づけた。また、「障害のある人の大半には子どもを育てる能力も資格も十分にある。単に障害があるというだけで子育てができないと決めつけてはならない[94]」と注記した。「治療拒否の理由が、子育て能力への根拠のない疑念や障害に関するステレオタイプであるなら[95]」、ADAは生殖補助の提供者が障害のある人へのサービスを断ることを禁じている、とも書いている。米国生殖補助医療学会（ASRM）倫理委員会によれば、「親としての適性が懸念される重大で客観的な根拠」とは、たとえば「コントロールされていない精神病、子どもまたは配偶者虐待、薬物濫用[96]」などである。

ジュディス・ダー、カール・コールマンなど生命倫理学での著作のある法学者らは、ASRM 倫理委員会に比べると、ART 提供者が患者を拒む裁量をそれほど大きく認めない[97]。たとえばダーは、以下のようにART提供者の自律をそれほど尊重していない。

> たしかに、状況によってはARTを拒む医師の裁量が必要になる場合があるという点には同意するが、その理由はASRMが明記している根拠とは違う。ARTサービスを断る権限を認める根拠が医師による患者の子育て能力の予測であるなら、それは単なる推測にすぎず、それでは子どもへの懸念という言い訳で純然たる差別を覆い隠すことも容易になってしまう。それよりも、ART提供者に治療拒否の権限を認めるのは、その治療によって患者の健康が損なわれると考える場合に限るべきである。不可逆な病状の患者への無益な治療の拒否が集中治療の専門医に認められるべきであるように、ART提供者にも正当な理由があれば人に危害を与えると考えるサービスを差し控えることが認められるべきである。もちろん、これでは拒否の裁量権は明らかに小さなものになるが、それでもまったくないわけではない。たとえば、症状がコントロールできていない精神病者や薬物濫用歴のある女性は穏やかな妊娠期間を過ごすことにはならないだろう、とART提供者が結論づけるのは無茶なことではない。妊娠すればその身体的また心理的な負担から自分や他者を傷つけることになるかもしれない。同様に、女性が虐待を受けている場合は妊娠中にさらに虐待が悪化するとの研究がある[98]ことからも、配偶者の虐待を受けている女性では、ますます暴力が増長する恐れがある。

コールマンは、ダーとは異なり、医師らが生まれてくる子どもへの影響を考慮することを認める。ただし、「ART希望者が子どもを産むかどうかを決める際に検討する要因のすべてを、医師が検討し直す[99]」ことには反対する。「医師免許をもった専門職として、医師は社会が公正だと認める、合理性のある（rational）検討のみを行うべき[100]」であり、それはたとえば、子どもの健康に対して親の障害に直接的に起因する悪影響があるかどうかという判断である。健康への懸念は、患者の子育て能力の影響への懸念とは別ものだとコールマンは言う。子育て能力の欠落によって「ARTを差し控える決定を正当化するなら、それは並々ならぬ欠落でなければならない」が、それは「特に障害のある人の子育ての能力の予測は誤りと偏見に陥りやすいためだ。たとえ患者の障害のために子育て能力が十分ではない場合にも、不十分なところを家族や友人、その他支援のネットワークで補うことができる」とコールマンは言う[101]。

それぞれアプローチには違いはあるが、ASRM倫理委員会もダーやコールマンも、イーガン夫妻の事例に生命倫理学の分析を適用することによって、同じ結論を導き出す。治療拒否には倫理上の問題があった、という結論である。ジュリーとボブはこういう親になるだろうと医師が漠然と感じるだけでは、彼らのどんなに緩やかな基準をもってしても治療拒否は認められない。どんなに医師の自律を重んじる生命倫理学者でも、障害のある人の子育て能力についての偏見に満ちた予測から医師がARTを拒否してもよいとは考えない。このように、イーガン夫妻の事例が提示する、狭く限定された問題に関しては、生命倫理学者も障害学者や障害者運動の活動家も意見が一致しているのである。

Ⅲ. 所見

知的障害や身体障害のある人が生殖年齢に達した際に直面する問題の多くは、本書の射程をはるかに超えている。たとえ生命倫理学を広く定義したとしても、子育て支援をどのように提供すべきか、その費用は誰が負担すべきか、それらの支援はどうあるべきか、親権をめぐる係争はどのように解決すべきかなど、生命倫理学の領域を超える問題が多々ある。しかし、診察室での障害に対する態度と機器の問題、意思決定能力を欠いた人々の不妊手術の問題、生殖補助技術へのアクセスの問題など、本書で提起した問題のいくつかは、明らかに生命倫理学の領域の問題である。これらの事例研究を考察して私が最も驚かされるのは、機器の障壁、〔医療者の〕問題のある態度、ウイリアム・ピースのような親を人として扱わない医療職を育てる医学教育の不備など、私から見れば最も切迫しているが簡単に解決もできる問題に、生命倫理学がいかに注意を払ってこなかったか、ということだ。生命倫理学の文献には、障害のある胎児を中絶することの倫理問題[102]や、着床前の遺伝子診断や操作[103]のような最先端技術の利用をめぐる倫理問題の議論があふれている。ARTもまた新たな技術であり、そのアクセスにも関心はもたれてきたが、その一方で、障害のある人々が性と生殖に関する医療サービスを求め、あるいは子どもを持ちたいと望んだ場合にどういう体験をしているかについて、生命倫理学の文献は奇妙なほどに何も語っていない。むしろ生命倫理学者の関心は――少なくとも刊行された文献や学会等で見るかぎり――新しく革新的な技術とドラマチックな終末期の症例へと向かいがちである。

このような生命倫理学の近視眼的な傾向は、とりわけ生殖に関わる問題と障害のある人々を考える際には問題があると私には思われる。子どもを持ち親となることの喜びと難しさなど、今さら語る必要もないほど当たり前のことだ。思春期に大人の身体になり、誰かと性的関係をもつようになり、妊娠を避けたいと望み、子どもを持ちたいと願い、そして受胎の瞬間を経て、さまざまな妊娠体験をし、やがて親として自覚をもち成長し、日々の子育てをしながら暮らす。これらはみんな人として生きることに含まれる基本的な体験である。家族を作る権利の重要性は合衆国最高裁にも認められ[104]、また国際的な条約でも明記されている[105]。それにもかかわらず、アクセス不能な診察室や、障害のある人の生殖能力や子育て能力を理解できない医師などといった単純な障壁のために、多くの人々が生殖に関する権利を十分に行使するために必要なケアを受けられないでいる。これらの障壁をなくすために、生命倫理学者は障害学者や障害者運動の活動家らと協働することができるはずだ。簡単に取り除くことができる障壁の問題を取り上げようとしない生命倫理学の驚くべき無関心は、優先順位に問題があることを示している。生命倫理学者に障害学者らとこうした障壁を取り除くための協働をさせるならば、両者の間に信頼を築くためにも大きな一歩となるだろう。

この章の事例について、もう一つ関連する指摘をした上で、私は両者の協働にふさわしい領域を具体的に提案したい。この章を通じて述べてきたように、生殖や、性と生殖に関する医療サービスへのアクセス問題は、生命倫理学者と障害学者らの間で意見が異なるよりも一致することの方が多い領域である。もちろん、家族の問題、医療提供者の自律、生殖に関連した事例での裁判所の関与が、どういう役割を果たすべきかについて論争がないわけではない。しかしここでは両者とも、他の事例研究のように絶対的な立場（常にXへのアクセスを拒否する、常にXへのアクセスを認める）を求めているわけではない。むしろ論争の焦点は、対立するさまざまな懸念は考えるべき重要な問題だと両者ともに認めた上で、その間で何を重視するかという問題にある。これまで見てきたように、両者とも考えているのは、関係者のいずれにも健康リスクがないよう、あるいは偏見のかかったステレオタイプで結論が導かれないように努めながら、妥当な場合にはアクセスを保障しようということだ。障害者コミュニティからも生命倫理学コミュニティからも、明らかに医療の汚点となる偏見をなくすよう医学教育の改善を訴える声が挙がっている。私の目には、これらこそ両者の対話のあるべき姿と映る。すなわち建設的で前向きな、そして敬意ある対話である。

コンセンサスと節度ある対話というのは、別途取り上げて検討すべき問題でもある。このような対話と、その他のより対立的な対話との違いはどこにあるのだろう。最もわかりやすいのは、不妊手術に関する意見の大まかな一致である。非任意の不妊手術をめぐる事例は、終末期医療をめぐる事例でも同様なように、たやすく怒りに満ちた大声の応酬となり、感情的な反発から柔軟なやり取りができない、ということがかつてはあった。しかし、少なくとも現在の議論ではそういうことはない。一つの説明としては、時が経ったことが挙げられるだろう。強制不妊法の撤廃に対する当初の反応は、一定の人々への不妊手術を全面的に禁止する極端な法律の制定だったが、時とともに全面禁止では不都合だとわかってきた[106]。非任意の不妊手術については、どちらのコミュニティも胎児の遺伝子操作やアシュリー療法よりもはるかに前からずっと考えてきたのである。時とともに防衛的な姿勢がゆるみ、反発からの極端な主張には問題があることも見えてきて、議論は以前よりも微妙な色合いに満ちた繊細なものとなった。

それでもなお私は、最も大切なのは、関係者全員が相手側の人々の恐怖や懸念を真摯に考えなければならないと率直に認めることだと思う。不妊手術に関して言えば、その濫用への障害者コミュニティの懸念を、医療と生命倫理学の専門家がありえないとして一笑に付さないこと。逆に、一定の人々への不妊手術を全面禁止してしまえばそれらの人々個々への害になり得るという医療と生命倫理学の専門家の懸念を、障害者コミュニティも一笑に付さないこと。互いに相手の懸念を正当なものと認め、検討する必要があると認めることによって、さまざまな立場の関係者が互いに敬意を示すことができる。まずはお互いに敬意を示すことで、互いに声の大きさを競い合うような議論では起こりえない建設的な対話の余地が生まれるのだ。

生殖年齢期の医療アクセスの問題に関して互いに尊重する余地があることを考えれば、私は生命倫理学者が障害者運動の活動家と手を組むことだって大いにありうると思う。障害学者のキャロル・ギルは行動を起こそうと呼びかけている。「医師やその他の医療専門職は、私たちのような障害のある女性の価値観やその生活の全体像について、もっと情報を仕入れなければならない。そうすれば私たちは、自分のことを解決すべき医学的問題であるかのように感じながらクリニックを後にするのではなく、女性であると感じながら帰ることができるだろう。特に産科医と婦人科医には、私たちのジェンダーとセクシュアリティを肯定し、余すところのない情報提供と性と生殖に関する医療サービスのすべての選択肢の提供を保障するよう、教育をしなければならない[107]」。この教育においては、生命倫理学者にも果たすべき役割がある。医学校の教育スタッフとして、生命倫理学者はカリキュラムを作り、障害者問題を教えることができる。障害学者や障害者運動の活動家を教室に招いて講師にすることができれば、なおよいだろう。

異なった人々と直接に触れあうことほど教育効果のあるものはない。「妊婦アリソン・ラッパー」像は公に展示されることによって、人々の思い込みや予見を問い直し、対話を迫り、そして障害者に対する姿勢を変えた。もしも救急外来の医療スタッフの医学教育の中に、さまざまな障害を抱えて子育てをしている親たちと直接に接する機会があり、それによって適性のある親とはこういうものだという彼らの予見がくつがえされていたならば、ウイリアム・ピース親子の体験は違うものになったのではないだろうか。違っていたはずだと私は思う。私自身、この本に結実した研究の全過程を通して、障害のある人々との間でこれまで育んできた付き合いや友情によって、私の障害への理解がいかに強力に変更を迫られてきたか、という体験がある。

仮に生命倫理学者と障害学者や障害者運動の活動家らの協働の努力が、ハードルの低い問題――リプロダクティブ・ヘルスへのアクセスを阻む機器やスタッフの姿勢――への取り組みに終わるとしても、その努力は障害のある人々が医療制度に対して抱いている不信の念を和らげるだろう。キャロル・ギルは次のように説明する。

> 何かがちょっと変わることによって、障害のある女性の生活が大きく改善することがある。たとえば、婦人科クリニックが障害のある女性にもアクセス可能となる、あるいは障害のある女性の存在が認められるなら、それはエンパワメントになる。20年間も婦人科の検診を受けたいと望んできた身体障害のある一人の女性が語る、次の体験を考えてみてほしい。彼女は障害のある女性を専門に診ているクリニックをやっと見つけた時、「初めて女性として認められたと感じました」と言う。彼女は障害者にも使える診察台のこと、スタッフの

押しつけがましくなく敬意に満ちた介助のこと、常に本人の意思を尊重し、診察の状況を鏡で見るよう勧めてくれた医師のことを熱く語る。そして、何よりも感激したのは、異質な存在や欠陥者として扱われたり、まして解決すべき問題として扱われたりすることがなかったことだ、と言う。婦人科クリニックで、こんな態度で受け入れてもらった経験はなかった。彼女は、これならイースト感染［カンジダ症のこと。カンジダ菌により局部に炎症が起こる］を起こして、また行くことになったって構わない、と書いた[108]。

臨床倫理学者にもこの協働において果たすべき役割がある。医師たちが結託して不当なステレオタイプを根づかせるのを止めなければならない。障害があると「その障害の後ろにあるその他の特徴の全てが不明瞭となり、その人の社会的アイデンティティが障害者という狭いカテゴリーでくくられてしまう[109]」といった「偏見が生まれるプロセス」を医師たちは自覚していないかもしれない。臨床現場の倫理学者は病棟内にいるだけに、こうした偏見が生まれるプロセスに気づき、それについて教育することができる。さらに、ノーム・カンターは次のように書いている。

代理人と医療スタッフには、一般に拡がる（障害者に対する）偏見やステレオタイプな誤解が代理意思決定に影響することがないよう（指導しなければならない）。また、代理意思決定が患者のケアをめぐる標準的な許容範囲を超えていると思われる場合には、（倫理委員会や裁判所の）判断を仰ぐ義務があることを医療スタッフに指摘しなければならない[110]。

性と生殖に関する医療サービスへのアクセス問題にある友好的な空気を生かし、障害者コミュニティと生命倫理学コミュニティがそれを協働の端緒とするならば、両者が次の問題に目を向ける時には誠実と信頼という配当が支払われることだろう。もちろん、私が提案する協働作業からは当面のところ、障害のある胚の意図的な廃棄という対立含みの問題は除かれているが、それでもなお私はこの協働にはやってみる価値があると思う。

[注]

[1] この彫刻における障害の表現について思慮深い分析をしている文献としては以下を参照。Ann Millett Gallant, *Sculpting the Body Ideals: Alison Lapper Pregnant and the Public Display of Disability, in* The Disability Studies Reader (Lennard J. Davis ed., Routledge 2010). ラッパーとラッパー像に対する世論の反応については以下も参照。Cahil Milmo, *The Woman on the Plinth: The Story of Alison Lapper,* The Independent(March 17, 2004), また、以下のラッパーの自伝も参照。Life in my Hands (Simon & Schuster Ltd. 2005).

[2] 合衆国だけでいえば、障害のある人に子どもがある世帯は全体の15%である。Ability Mag., *New National Center for Parents with Disabilities,* http://www. abilitymagazine.com/news_NCPD. html (last visited Sept. 17, 2010). 身体障害のある親に比べて、精神障害のある親は子どもの親権を認められない場合が多い。Susan Stefan, *Accommodating Families: Using the Americans with Disabilities Act to Keep Families Together,* 2 St. Louis U. J. Health L. & Pol'y 135, 140 (2008).

[3] Women With Disabilities Australia (WWDA), *Parenting Issues for Women with Disabilities in Australia: A Policy Paper by Women With Disabilities Australia,* May 2009, at 11（8つの研究が引用されている）。

[4] Adrienne Asch, *Foreword to Disability, Reproduction & Parenting,* 2 St. Louis U. J. Health L. & Pol'y 1, 7 (2008)（以下が引用されている。Beatrice A. Wright, Physical Disability: Psychological Approach [Harper Collins 1960]）; Erving Goffman, Stigma: Notes on the Management of Spoiled Identity (Touchstone 1986)［アーヴィング・ゴッフマン（石黒毅訳）『スティグマの社会学——烙印を押されたアイデンティティ』せりか書房、1980年］.

[5] 強制不妊の歴史に関する詳細な議論については第1章を参照。

[6] 以下を参照。N. C. Ass'n For Retarded Children v. North Carolina, 420 F. Supp. 451, 457-458 (M.D.N.C. 1976); Cook v. State, 495 P.2d 768, 771-772 (Or. Ct. App. 1972); Erika T. Blum, *When Terminating Parental Rights Is Not Enough: A New Look at Compulsory Sterilization,* 28 Ga. L. Rev. 977, 989-990, 1000-1005 (1994). 以下も参照のこと。*In re* Simpson, 180 N. E. 2d 206, 208 (Ohio Law Abs. 1962).

[7] 以下を参照。Skinner v. Oklahoma, 316 U.S. 535 (1942)（常習的犯罪者の強制不妊手術を認める州法は合衆国憲法修正第14条の平等な保護を受ける権利を侵害するという議論がある）

[8] たとえば以下を参照。Section 504 of the Rehabilitation Act of 1973, 29 U.S.C. § 794 (2000); Fair Housing Act, 42 U.S.C. 、3601 (2000); American with Disabilities Act of 1990, 42 U.S.C. § 12101 (2000).

[9] たとえば以下を参照。Meyer v. Nebraska, 262 U.S. 390 (1923); Pierce v. Soc'y of Sisters, 268 U.S. 510 (1925); Prince v. Massachusetts, 321 U.S. 158 (1944); *Skinner,* 316 U.S. 535 (1942); Griswold v. Connecticut, 381 U.S. 479 (1965); Eisenstadt v. Baird, 405 U.S. 438 (1972); Roe v. Wade, 410 U.S. 113 (1973).

[10] Anne Finger, *Forbidden Fruit,* New Internationalist, July 1992, 以下のウェブサイトで閲覧可能。http:// www.newint.org/issue233/fruit.htm. 四肢麻痺の女性が医師のアドバイスを求め続けて妊娠にこぎづけた直接体験を語ったインパクトのある書籍として、以下がある。Heather Kuttai, Maternity Rolls(Fernwood 2010).

[11] Carol J. Gill, *Becoming Visible: Personal Health Experiences of Women with Disabilities, in* Women with

Physical Disabilities: Achieving and Maintaining Health and Well-Being5, 6 (Danuta M. Krotoski et al. eds., Paul H. Brookes Pub. Co. 1996).

[12] 以下を参照。*Id.* at 8-9；Barbara Faye Waxman, *Up Against Eugenics: Disabled Women's Challenge to Receive Reproductive Health Services,* 12 Sexuality & Disability, June 1994, at 155.

[13] 以下からの抜粋。Elizabeth Pendo, *Disability, Equipment Barriers, and Women's Health: Using the ADA to Provide Meaningful Access,* 2 St. Louis U.J. Health.L.& Pol'y 15, 16 (2008); Isaacson Kailes, *The Patient's Perspective on Access to Medical Equipment, in* Medical Instrumentation: Accessibility and Usability Considerations 3, 5 (Jack M.Winters & Molly Follette Story eds., CRC Press 2006).

[14] Pendo, *supra* note 13.

[15] *Id.* at 33-41（アクセス可能な医療機器が備えられてないことを問題にしたADA訴訟について報告している)。機器による障壁はリプロダクティブ・ヘルスだけに影響するわけではない。 以下を参照。Kristi Kirschner, *Structural Impairments That Limit Access to Health Care for Patients with Disabilities,* 297 J.A.M.A. 1121 (2007).

[16] Margaret A. Nosek, *Wellness among Women with Physical Disabilities, in* Women with Physical Disabilities: Achieving and Maintaining Health and Well-Being *supra* note 11, at 17-18.

[17] 実際、ローラ・ロススタイン教授は、「ハンディキャップのある親の親権をめぐる案件では、司法も親が適性を欠いていると前提していることが多い」と説得力をもって主張してきた。Laura F. Rothstein, Rights of Physically Handicapped Persons 185 (McGraw-Hill 1984). ロススタインによると「親が適性を欠いているという司法の前提は、障害の種類によって異なった形で表現されることが多い。たとえば、ろう者の場合には子どもの言語スキルを刺激することがうまくできないと思われるし、視覚障害のある親の場合には、子どもにちゃんと注意を払ったり、しつけすることができない、脊髄損傷の親の場合には子どもを十分に監視することができない、と見なされる」。*Id.* 以下も参照。Michael Ashley Stein, *Mommy Has a Blue Wheelchair: Recognizing the Parental Rights of Individuals with Disabilities,* 60 Brook. I. Rev. 1069 (1994)（身体障害のある人たちが障害のために子どもの親権を失った事例が報告されている）

[18] きわめて感動的な体験談としては、以下を参照。Bigger Than the Sky: Disabled Women on Parenting (Michele Wates & Rowen Jade eds., Women's Press, UK 1999).

[19] William Peace による Bad Cripple への投稿エントリー。http://badcripple.blogspot.com/2010/05/being-parent-with-disability.html (May 13, 2010, 9:16 EST).

[20] *In re* Valerie N., 40 Cal.3d 143, 707 P.2d 760, 219 Cal. Rptr. 387 (1985).

[21] *Id.* at 148.

[22] *Id.* at 149.

[23] *Id.*

[24] *Id.*

[25] *Id.*

[26] *Id.* at 150.

[27] *Id.* at 143.

[28] *Id.* at 155.

[29] *Id.* at 160.

[30] *Id.*

[31] *Id.* at 163.

[32] *Id.*

[33] *Id.* at 160-161.

[34] *Id.* at 170.

[35] *Id.* at 171.

[36] *Id.* at 172.

[37] *Id.* at 174-175.

[38] 実際、米国ではコロラドを除く全州が、重症の認知障害のある成人が不妊手術を受けられる何らかの手続きを定めている。ヴァレリー訴訟より前に、コロラド州最高裁は奇妙な判決を出しており、コロラド州法は本人の同意なき成人の不妊手術を禁じているが、親は障害のある子どもの不妊手術に同意してもよい、とした。以下を参照。*In re* A.W., 637 P.2d 366 (Colo. 1981).

[39] たとえば以下を参照。Stein, *supra* note 17, at 1085.

[40] たとえば以下を参照。Paul A. Lombardo, *Taking Eugenics Seriously: Three Generations of ??? Are Enough?,* 30 Fla. St. U. L. Rev. 191, 201-205 (2003).

[41] Committee on Bioethics, American Academy of Pediatrics, *Sterilization of Women Who Are Mentally Handicapped,* 85 Pediatrics, May 1990, at 868.

[42] Martha A. Field & Valerie A. Sanchez, Equal Treatment for People with Mental Retardation: Having and Raising Children 80 (Harvard University Press 2000).

[43] William J. Peace, *Ashley and Me,* Hastings Center: Bbioethics Forum, June 22, 2010, http://www.thehastingscenter.org/Bioethicsforum/Post.aspx?id=4742.

[44] 女性障害者団体、ウイメン・ウィズ・ディスアビリティズ・オーストラリアは2009年5月に「オーストラリアにおける障害のある女性の子育て問題」と題した白書を出し、医学上の必要がある場合を除いて不妊手術の全面禁止を説いた。白書で表明されているその他の立場と異なり、不妊手術全面禁止への呼びかけだけは、議論や説明で裏づけられていない。

[45] Disabled Politico による Disaboom というブログへの投稿エントリー。以下のウェブサイトで閲覧可能。http://www.disaboomlive.com/Blogs/disabled_politico/archive/2009/03/02/indiana-house-bill-2290-would-bar_involuntary-sterilization-of-people-with-disabilities-in-indiana.aspx (Mar. 2, 2009, 15:15 EST). たとえば、イリノイ州で同様の法律を提唱しているものとして、以下を参照。Equip for Equality and F.R.I.D.A. (Feminist Response in Disability Activism), http://www.ourfrida.org/uncategorized/anti-sterilization-bill-needs-you/.

[46] Eric M. Jaegers, Note, *Modern Judicial Treatment of Procreative Rights of Developmentally Disabled Persons: Equal Rights to Procreation and Sterilization,* 31 U. Louisville J. Fam. L. 947, 976 (1993).

[47] Douglas S. Diekema, *Involuntary Sterilization of Persons with Mental Retardation: An Ethical Analysis,* 9 Mental Retardation & Dev. Disabilities Res. Rev. 21, 26 (2003).

[48] *Id.* at 23.

[49] *Id.*

[50] Norman L. Cantor, Making Medical Decisions for the Profoundly Mentally Disabled 37-38 (MIT Press 2005).

[51] *Id.* at 38（以下を引用している。*In re* Valerie N., 707 P.2d 760, 772 [Cal. 1985]）; Wentzel v.

Montgomery Gen. Hosp., 447 A.2d 1244, 1258 (Md. App.1982).

52 *Id.* at 65.

53 *Id.*（以下を引用している。Philip Peters, *The State's Interest in the Preservation of Life: From* Quinlan *to* Cruzan, 50 Ohio St. L.J. 891, 960-961 (1989)）.

54 Norman L. Cantor, *The Relation Between Autonomy-Based Rights and Profoundly Mentally Disabled Persons*, 13 Annals Health L. 37, 79 (2004).

55 *Id.* at 69-71.

56 Field & Sanchez, *supra* note 42, at 90.

57 *Id.*

58 *Id.*

59 Cantor, *supra* note 50, at 59.

60 Fields & Sanchez, *supra* note 42, at 101.

61 *Id.*

62 たとえば以下を参照。Carl H. Coleman, *Conceiving Harm: Disability Discrimination in Assisted Reproductive Technologies,* 50 UCLA L. Rev. 17 (2002); Judith R Daar, *Accessing Reproductive Technologies: Invisible Barriers, Indelible Harms,* 23 Berkeley J. Gender L. & Just. 18 (2008); Andrea D. Gurmankin et al., *Screening Practices and Beliefs of Assisted Reproductive Technology Programs*, 83 Fertility & Sterility, March 2005, at 61; Kimberly Mutcherson, *Disabling Dreams of Parenthood: The Fertility Industry, Anti-discrimination, and Parents with Disabilities,* 27 Law & Ineq. 311 (2009); Richard F. Storrow, *The Bioethics of Prospective Parenthood: In Pursuit of the Proper Standard for Gatekeeping in Infertility Clinics,* 28 Cardozo L. Rev. 2283 (2007).

63 私が調べたところでは、ARTへのアクセスに関して障害を理由にした差別が問題となった訴訟はたった1件しか見つからなかった。しかも手続き上の理由で却下された事件である。原告側も自分たちに特定の障害があると明言したわけではなく、単にスクリーニングの用紙に記入を拒んだという事件だった。以下を参照。Shells v. Univ. of Pa. Med. Ctr., 1998 WL 134220, at 2 (E.D. Pa. 1998).

64 脊髄損傷によるセクシュアリティと生殖への身体的な影響に関するデータについては、以下を参照。Dan DeForge et al., *Sexuality and Reproductive Health Following Spinal Cord Injury,* Summary, Evidence Report/Technology Assessment: Number 109. AHRQ Publication Number 05-E003-1, Agency for Healthcare Research and Quality, Dec. 2004, http://www.ahrq.gov/clinic/epcsums/sexlspsum.htm.

65 North Coast Women's Care Med. Group, Inc. v. San Diego Superior Court, 44 Cal. 4th 1145, 189 P.3d 959 (Cal. 2008).

66 Coleman, *supra* note 62, at 31-32（「患者選別の決定をめぐる医師の裁量への最も重要な制約は、ADAの第3章である。ここでは、個人開業医の診察室を含め、公共施設での障害者差別が禁じられている」と記されている）。以下も参照のこと。42 U.S.C. §12181(7)(F)(2000)（公共施設の定義には「医療提供者の診察室」が含まれている）。

67 以下を参照。Bragdon v. Abbott, 524 U.S. 624 (1998); Coleman, *supra* note 62, at 144.

68 42 U. S. C. §12182(b)(3)(2000)

69 *Bragdon*, 524 U.S. at 649.

[70] 以下を参照。Coleman, *supra* note 62 at 43-44（将来生まれてくる子どもへの「直接的脅威」論による弁護を論じている)。

[71] たとえば以下を参照。*id.* at 31-43; Daar, *supra* note 62; Storrow, *supra* note 62.

[72] Gurmankin, *supra* note 62 at 64-65.

[73] *Id.* at 63.

[74] *Id.* at 63, 65.

[75] Mutcherson, *supra* note 62, at 316-317（ガーマンキンが報告した以下の調査結果が要約されている。*supra* note 62, at 62-65）

[76] Gurmankin, *supra* note 62, at 63（プログラム責任者の 64%が、「患者に妊娠補助を行う前に、親としての適性を検討する責任が自分にはあると確信している」と回答したことが示されている）

[77] 法学教授のキンバリー・マチャーソンは以下のように示唆している：

この米国の明確さの欠如とくっきりとした対比を見せるのが英国である。英国ではヒト受精・胚機構（HFEA）が規制監督機関として機能し、子どもを産むことを望む人に生殖補助サービスを提供する前に子どもの福祉がどうなるかについて検討するよう、サービス提供者に明確な規定で義務づけている。このアセスメントには、「生まれてくる子どもまたはすでにその家庭にいる子どもへの身体的、心理的、または医学的な深刻な危害をもたらす可能性の高い」諸要因が含まれる。HFEA はサービス提供者に対して、「生まれてくる子どもまたはすでにその家庭にいる子どものいずれかが、深刻な身体的または心理的な危害またはネグレクトを経験することになる可能性の高い状況が、過去または現在に患者（必要があればパートナー）に何らかの形であれば、それらについて」考慮するよう求めている。提供者は、「生まれてくる子どもが成人するまで［親が］ずっと世話をすることができないと思われるような、あるいはその家庭にいる子どものケアを現在すでに大きく損なっているような」状況はすべて検討しなければならない。この文脈においてHFEA が特に言及しているのは、子どもを産もうとしている人の「知的または精神的な状態」、「薬物またはアルコール中毒」、そして「生まれてくる子どもが重い病気や障害を負う確率が高いと思われる既往歴……などが患者にあれば、そのすべて」である。

Mutcherson, *supra* note 62, at 318. たしかに、引用されている HFEA の規定には英国の生殖補助産業への厳格な規制が見てとれるが、それによって、子どもを産もうとする人の「身体的または精神的状態」が子育て能力にどのように影響するのか、そもそも影響するのかどうかという問題が不妊専門医に明確に提示されているとは、私には思えない。

[78] たとえば以下を参照。U.S. v. University Hosp., 729 F.2d 144 (2d Cir. 1984)（リハビリテーション法の第 504 条を適用）；*In re* Baby K, 832 F. Supp. 1022, 1028-29 (E.D. Va. 1993), 他の根拠で認められたものとして、16 F.3d 590 (4th Cir. 1994); Glanz v. Vernick, 750 F.Supp. 39, 46 (D. Mass. 1990); Lesley v. Hee Man Chie, 250 F.3d 47, 55 (1st Cir. 2001). また以下と比較。Bragdon v. Abbott, 524 U.S. 624, 649 (1998).

[79] Coleman, *supra* note 62, at 33（「［その事例が「違法な障害者差別」に当たるか否かを審査することができるための］案件をまずは確立するべく、患者が問題提起するのを促進するためには、裁判所は『障害』と『障害を根拠とした差別』を ART をめぐる意思決定の文脈で広く解釈すべきである。このようなアプローチが必ずしも違法な差別の認定につながるわけ

ではないが、それによって医師が患者の治療を拒む理由には裁判所の審査が必要となるだろう」と主張している）

[80] Daar, *supra* note 62, at 65.

[81] The Ethics Committee of the American Society for Reproductive Medicine, *Child-Rearing Ability and the Provision of Fertility Services,* ASRM Ethics Committee Report, 92 Fertility & Sterility, Sept. 2009, at 864 [以後、Committee Report].

[82] *Id.*

[83] Carney v. Carney, 598 P.2d 36 (Cal. 1979).

[84] Stein, *supra* note 17, at 1083.

[85] *Carney,* 598 P.2d at 44.

[86] たとえば以下を参照。Bigger Than the Sky: Disabled Women on Parenting, *supra* note 18; Richard Olsen & Harriet Clarke, Parenting and Disability: Disabled Parents' Experiences of Raising Children (Policy Press 2003); Stein, *supra* note 17;Women with Physical Disabilities: Achieving and Maintaining Health and Well-Being, *supra* note 11;WWDA, *supra* note 3, at 15-16, 19-20.

[87] WWDA, *supra* note 3, at 23（以下が引用されている。Universal Declaration of Human Rights art. 16, G.A. Res. 217A (III), at 71, U.N. Doc A/810 [Dec. 10, 1948]）; International Covenant on Civil and Political Rights art. 23, March 23, 1976, 999 U.N.T.S. 171; International Covenant on Economic, Social and Cultural Rights art. 10, Jan. 3, 1976,993 U.N.T.S. 3; Convention on the Elimination of All Forms of Discrimination Against Women art. 16, Sept. 3, 1981, 1249 U.N.T.S. 13; Standard Rules on the Equalization of Opportunities for Persons with Disabilities Rule 9, G.A. Res. 48/96, Annex, 85th plen. mtg. Dec. 20, 1993; Convention on the Rights of Persons with Disabilities art. 6, 23, May 3, 2008, 189 U.N.T.S. 137.）

[88] Committee Report, *supra* note 81, at 865.

[89] *Id.*

[90] *Id.*

[91] *Id.* at 865-866.

[92] *Id.* at 866-867.

[93] *Id.* at 866.

[94] *Id.*

[95] *Id.*

[96] *Id.* at 865.

[97] 以下も参照。Storrow, *supra* note 62（生命倫理学の諸原則によって、障害のある人々へのARTサービスの門番として機能する生殖技術提供者の権利が制限されると結論づけている）

[98] Daar, *supra* note 62, at 67-68.

[99] Coleman, *supra* note 62, at 60.

[100] *Id.*

[101] *Id.* at 60-61.

[102] 序章で説明した理由から、出生前の問題についてはまたの日を待つこととし、意図的に議論から外している。

[103] たとえば以下を参照。Judith F. Daar, *Embryonic Genetics,* 2 St. Louis U. J. Health L. & Pol'y 81

(2008).

104 以下を参照。Eisenstadt v. Baird, 405 U.S. 438, 453 (1972)（「もしもプライバシー権に何らかの意味があるとすれば、それは既婚・未婚を問わず、子どもを産んだり作ったりする意思決定のように個々人に基本的な影響のある事柄に関して、政府からの不当な介入を受けることがない権利のことである」）

105 以下を参照。Universal Declaration of Human Rights art. 16, G.A. Res. 217A (III) at 71, U.N. Doc. A/810 (Dec. 10, 1948); International Covenant on Civil and Political Rights art. 23, March 23, 1976, 999 U.N.T.S. 171; International Covenant on Economic, Social and Cultural Rights art. 10, Jan. 3, 1976, 993 U.N.T.S. 3; Convention on the Elimination of All Forms of Discrimination Against Women art. 16, Sept. 3, 1981, 1249 U.N.T.S. 13; Standard Rules on the Equalization of Opportunities for Persons with Disabilities Rule 9, G.A. Res. 48/96, Annex, 85th plen. mtg. Dec. 10, 1993; Convention on the Rights of Persons with Disabilities art. 6, 23, May 3, 2008, 189 U.N.T.S. 137.

106 Cantor, *supra* note 54, at 51-53（強制不妊法の歴史について議論している）

107 Gill, *supra* note 11, at 12.

108 *Id.* at 11.

109 Irving Kenneth Zolo, *Self, Identity, and the Naming Question: Reflections on the Language of Disability, in* The Social Medicine Reader 77, 80 (Gail E. Henderson et al. eds., Duke University Press 1997).

110 CANTOR, *supra* note 50, at 59.

［訳注］

1 ウーレットは気づいていないようだが、アシュリー事件でのディクマの言動がことごとくこの論文の主張に反していることは、たいへん興味深い事実である。

第6章
成　年　期

米国の俳優、クリストファー・リーヴは、乗馬事故で人工呼吸器依存の四肢麻痺になってから2005年に亡くなるまでの9年間、ただ一つのゴールだけを追い続けた。彼は再び歩くと心に決めていたのである。「ルーズヴェルト以降、最も有名な障害者[1]」として、リーヴは「治療法を見つける闘い」の国民的スポークスマンとなり、その公のシンボルともなった。議会やテレビ番組に出たり民主党全国大会でスピーチするなどして、彼は脊髄損傷の革新的な治療法研究に資金を割くよう求めた。自らも集中的なリハビリに努めては、その成果を発表した。「歩道を低くするとか車椅子を改良することにはさほどの興味はない[2]」と言い、治療法だけを求め続けた。「障害があると、たしかに優れた用具やアクセスはありがたいが、障害という問題を抱えたわれわれ誰もが、障害のために一生こうして生きるしかないというのではなく、一時的に不自由になっているだけだと考えられるようにすべきだと思う[3]」。

ひたすら治療法だけを求めるリーヴの姿勢は、障害者運動の活動家たちとの間に距離を生んだ。脊髄損傷の治療法を見つけることは「すばらしいゴール[4]」であると認めつつも、活動家たちにとってリーヴの姿勢は「マヒを治すことよりも社会的な不公平の方により多くの関心を払っている無数の障害者[5]」の活動を否定し、侮辱するものと感じられた。活動家のメアリー・ジョンソンはその著書『障害を消してください――クリント・イーストウッド、クリストファー・リーヴ、そして障害者の権利の否定』において、多くの人に共有されているが同時に激しい異論も出ている思い込みをリーヴは肯定している、と嘆く。〔その思い込みとは、〕「障害者の自己規定で問題なのは、自分の身体が『完全』ではないことであり、その人に必要なのは――結局のところ唯一必要なことは――治ることである、という考えだ。〔そう思い込んでしまえば、〕治らないかぎり、障害者にとって真に問題がなくなることはけっしてない。権利とアクセスの問題を除外して治療法だけを追い求めることで、人はこうしたメッセージを送ってしまうのだ[6]」。

活動家たちはリーヴが他の問題にも目を向けてくれればと思った。たとえば、何千人もの障害のある人々のアクセスの問題にも国民の目を向けるよう時間を割いてもらいたい、と提言したこともあった。そうした人々はリーヴのように「高度な医療を受けることもできないし、フルタイムで介護者を雇う資力もない。……リーヴは自分を他の障害者とは別の存在ととらえ、そのために障害者が日常的に遭遇する数え切れないほどの問題に注意を喚起することのできる貴重な機会を失ってしまった[7]」。アクセスの問題は雇用、娯楽、教育、交通、生殖に影響する。医療にも影響があることは、ろう者の法学教授であるマイケル・シュワルツが学術論文で報告している通りだ。シュワルツは、ろうの成人が「誤診や誤情報、薬の処方量の誤りを体験していたり、自分の健康についての理解も十分でなかったりする実例を紹介したが、その理由として、主として医師からの情報が理解できる形になっていないこと、あるいは情報そのものが提供されないこと、……またろう者への情報アクセスが配慮されていない診察室では効果的なコミュニケーションがもてないこと[8]」を挙げている。

リーヴのように治療法のみにこだわるのは、突然の障害と直面した成人ではめずらしいことではない。また、そのことに特に倫理的な問題があるわけでもない。治療法だけを求めるリーヴの姿勢に反対し、失望を感じた障害者運動の活動家たちですら、リハビリテーションを求めた彼の個人的な選択に倫理的または道徳的な問題があるとは主張していない。「人はそれぞれ異なった理由で医療にすがり、また自分の障害に対してもそれぞれ異なった姿勢で臨む[9]」ことを彼らも認めている。障害者運動が「まず何よりも治療法を」という訴え方を批判する中心的な論点は、障害という体験を否定的にとらえない人や、自分の身体を壊れているとは考えない人々に、その姿勢が好ましくない圧力をかける、という点だ。また彼らの批判は、「新たな医学研究の成果を誇張するムードに乗って期待を煽られたあげく、結局は何ら〔当事者たちの〕利益には結びつかず、ただ少ない資源を浪費しただけという結果に終わったとき[10]に生じる現実的な問題に対しても向けられていた。

障害への反応の仕方によっては、リハビリテーションを選択したリーヴ以上に倫理的な論議を呼ぶ場合もある。特に物議を醸すのは治療拒否の事例である。こうした事例が起こってくる状況は多様だが、障害と生命倫理学とを考察しようとする本書では、人によって障害をどのように経験するかはさまざまだという点は自明のことだろう。その障害がいつ始まるか、どんなタイプの障害であるか、またその他の要因によっても、個々人が障害をどのように受け止めるかは異なっている。成人では、「たとえば、おおむね変化することのない種類の先天的損傷のある人々は、その他の状態を知らないこともあって自分の状態に適応しやすい。損傷のある状態が彼らにとっては常態だ[11]」ということもある。このような人にとって障害はアイデンティティの一部となっていて、障害のない自分というものをイメージすることもできないし、単なる可能性としてですら「治癒など考えたこともなく、時には脅威とすら感じるかもしれない[12]」。一方、特に病気や進行性の障害のある人、あるいは事故によって受けた障害が固まった人では、その障害を取り返しのつかない喪失ととらえることがある。中には、〔こんな状態で〕生き続けるぐらいなら死んだ方がましではないかと当人には思えるほど、深刻な喪失になってしまう人もいる。また、生まれつきアイデンティティや自己意識、意思決定能力に関わるような知的障害のある人や、そうした中途障害を新たに負う人もある。障害が上記のいずれのタイプであれ、こうした状況にある人々が、治療を勧められてそれに抵抗する（あるいは代理決定者が本人に代わって抵抗する）場合、その理由は多様である。治療に興味がない人もいるし、自立生活や自分の価値観を主張して抵抗することもあれば、死を早めたいと願っての抵抗もある。最後の、死を早めたいための治療拒否というカテゴリーは激しい論争を招き、障害者コミュニティと生命倫理学コミュニティの間の軋轢となる。

本章では障害に対するさまざまな受け止め方が見られる三つの事例を示す。最初の事例は生まれつき身体障害のある女性、二つ目は成人して中途障害を負った男性の事例、そして三つ目は生まれつき重度の知的障害と身体障害がある男性の事例である。一つひとつの事例の事実関係が異なっているように、提起される倫理的問題もそれぞれ異なっているが、これらの事例を貫く同じ一本の糸がある。それは、どの事例においても、障害のある成人が勧められた治療を拒否するための意思決定には、激しい闘いがあったということだ。どの事例でも、勧められた治療を拒む患者またはその代理人の権利は、生命倫理学の基本原則を適用し、それに基づいて認められた。しかし、終末期の意思決定の問題で批判的な発言をする障害学者や活動家らは、こうした生命倫理学の基本原則の適用を問題視する。それは、これらの事例が提起する問題は、障害学の視点からすれば、生命倫理学の基本原則の適用よりも複雑なものだからである。もともとは障害学者も生命倫理学者もともに、障害のある人個人に自分の人生のコントロールをまかせるべきだという思いから出発していながら、治療拒否が提起する問題はなぜこれほどの対立を引き起こすのか。それを説明するのが本章の事例研究の狙いである。

I．メアリーの事例

「メアリー」はニューヨーク州、ロチェスター出身の48歳の女性であり、「幼い頃に施設に入れられて、30歳になるまで重度の知的障害があると考えられてきた[13]」。その間、彼女は「最も基本的なニーズにしか注意を払わない入所施設[14]」で暮らしたが、やがて知的障害、認知障害への医学的な理解が進み、メアリーにも再評価が行われた。「そして判明したのは、重度の脳性麻痺があるものの、知的には正常範囲にあり、むしろ高めだということだった。すぐに文字を読めるようになり、文字盤を使ってコミュニケーションが取れるようになった[15]」。

しかし、メアリーには知的障害はないと州職員が認めた後、身体障害のために必要となる日々の介護を担える家族がなく、本人に介護を調達する手段がないことを理由に、メアリーは州の施設に留まる必要があるとの決定がなされた。そのため、メアリーは州のメンタル・ヘルス局の管轄下にあるグループ・ホームに入れられた。そのグループ・ホームでメアリーは、「自立を重視し、自分の体のことは自分で決める権利を守るために激しく闘う[16]」姿勢を鮮明にした。

定期的な身体検査の際に、メアリーの家庭医であるプライマリー・ケア医がバリウム腸注かS字結腸の内視鏡による検査を受けるよう勧めると、彼女は文字盤を使って「そんな検査は受けたくないと、拒否する権利をはっきりと主張した[17]」。家庭医は本人の決定を受け入れたが、グループ・ホームの施設長は受け入れなかった。

施設長としては、メンタル・ヘルス局の施設の患者に提供されない医療があってはならないとする州規定を実行する責任がある、と考えた。実施責任は施設の責任者にある。彼はそのルールを、施設で暮らす人は勧められた検査をすべて受けなければならないと義務づけるものと解釈し、遵守しなければ自分が責任を問われ、懲罰の対象となると考えていたのである。

しかし、施設長が異議を唱えても、家庭医はメアリーの同意なしに検査はしないと拒み、この問題をきちんと取り上げるべく、メアリと施設長、メンタルヘルス局の担当者に医事法学の教授二人を加えた会議を招集した。会議でのやり取りは過熱し、対立のさなかメアリーはその検査に対する自分の立場を表明すべく、文字盤で、「侵害です！　侵害です！（VIOLATE ! VIOLATE !）[18]」と強く訴えた。

最終的に、出席者はメアリーの希望を尊重すべきだというコンセンサスに至った。州の職員たちも、規則が意図するところは「施設入所者への医療ネグレクトを防止する手段であり、本人が望まない医療を入所者に強制するための手段ではない[19]」と明言した。メアリーは主治医と相談しながら自分の医療について自分で決めることを認められたのである。

A．障害者コミュニティからの見解

障害学者や活動家たちがメアリーの事件に特定して書いたものはないが、障害当事者の視点からは、メアリーの主治医は正しいことを二つした、というのは明らかだろう。主治医（女性）はまずメアリーの言うことに耳を傾け、次に、メアリーが自分の生活を自分で決める力を削いできた施設のパターナリスティックな方針と闘ったのである。

障害者の権利運動は誕生した時から、障害のある人々に対する専門家の支配に挑んできた。障害のある成人も障害のある子どものアドボケイトたる親も、自己決定を求め、自分たちから自己決定権を奪う政府の権力行使に抗議してきた。自立生活運動の初期にもそうだったが、現在の広い意味での障害者の権利運動の主張の中で強調されるのも、「本人が自分で指示し自分で決める権利、治療にインフォームド・コンセント［よく知った上での同意］を与える権利、本人が自分で意思決定できない場合には代理人を任命する権利、（そして）治療を拒否する権利[20]」である。

自己決定のサポートは、障害者の権利運動の中核をなしてきた強い反パターナリズム原則の眼目である。障害者運動の活動家、ジェイムズ・チャールトンは次のように説明する。「障害のある人々の抑圧の中心にあるのはパターナリズムである。パターナリズムは優越意識から始まる。つまり本人が何を考えていようと、どういう意思または文化や伝統をもっていようと、こうした『［ケア

の〕対象者』を私たち〔専門家〕がコントロールしなければならないし、それは可能だという考えである[21]」。

メアリーの事例では、施設長が適用しようとしたパターナリスティックな規則の狙いは、施設入所だからといって障害のある人々が医療サービスを奪われないよう保障することだった。文面だけ見れば、そのルールはよいものに見える。たしかに、施設で暮らしている人々の医療ネグレクトを防ぐことができるだろう。しかし実際には、そのルールはもともとの意図とは異なった結果を招いた。メアリーの事例では、本人が文字盤であれほどはっきりと能弁に自分の意思を表明したにもかかわらず、このルールが適用されることによって、彼女の身体と意思が侵害される結果に終わった可能性もある。知的能力が低いという誤った思い込みによって施設に閉じ込められたメアリーはすでに、州の官僚にメアリーの人生の完全支配を許すパターナリステイックな方針の犠牲者だったことを思えば、「本人のため」とされる侵襲的な検査を彼女が信頼できないのは当然だった。障害者アドボケイトであれば、どのような立場の人であろうと、メアリーが自分の身体について自分で決める権利、侵襲的な医療を拒否する権利を支持するだろう[22]。そのたった一つの意思決定が尊重されることによって、メアリーは人としての一定の尊厳と自立を得ることができる。逆にそれが尊重されなければ、尊厳も自立もメアリーには否定されてしまうのだ。

メアリーの事例には障害者コミュニティからの批判が予想される。それは治療拒否への批判ではなく、メアリーが生きてきた過程で本人に代わって行われたもう一つの意思決定への批判である。なぜ彼女はそれほど長い年月にわたって施設に入れられてしまったのか？　実際は自己決定できるだけの知的能力があると判明した後にまで、なぜ、メンタル・ヘルス局の施設生活ではなく、もっと社会にとけ込んで暮らすことを認められなかったのか？　メアリーの過去の悲劇と長年の施設収容を考えると、障害者アドボケイトが要求するのは、今回のような一人の医師との一回のやりとりに留まらず、メアリーが施設を出て地域で自立生活を送り、自分の生活については自分で自由に決められるようになることだろう。

一方、次の事例で明らかになるように、障害のある人が治療を拒否する自律的な選択は、障害者コミュニティで常に支持されてきたわけではない。障害のある人の死を早めるような意思決定をめぐっては、活動家たちの間にも自己選択の尊重だけでは済まないさまざまな懸念がある。しかしメアリーの事例では、スクリーニング検査を受けないという意思決定は死を早めるものではなく、自立と自己選択の主張として、メアリー本人が意思決定すべき問題だった。

B．生命倫理学からの見解

生命倫理学の視点からは、メアリーは単純な事例である。メアリーの事例については看護師から弁護士に、さらに生命倫理学者に転じたジェーン・グリーンロウが書いている。彼女はメアリーの事例を、杓子定規な義務づけとして過剰に解釈されたことにより、法が本来保護しようと意図した人を逆に害することになった事例として提示する。グリーンロウの倫理的分析は簡潔である。「すでに明らかなことだろうが、グループ・ホームで暮らしている成人だからといって、他の場所で暮らしている成人よりも、身体の統合性に関する権利が減るわけではない」。この点でグリーンロウに同意しない生命倫理学者を見つけるのは難しいに違いない。

決定能力のある成人が十分な説明を受け、よく知った上で治療を拒否する権利は、生命倫理学では疑う余地のない基本事項である。もっとも、メアリーの治療拒否は十分な説明を受け、よく知った上でのことか、という点を疑問視する生命倫理学者はいるかもしれない。たとえば、スクリーニング検査の目的を医師は十分に説明したのか？、検査拒否という選択に伴うリスクをメアリーは理解していたのか？、などの疑問である。しかし、リスクや利益、その他の選択肢についても理解した上でのことだと確認できれば、生命倫理学者なら、その後は検査を拒否するかどうかはメアリー自身が選択することだと同意するだろう。一般的には、成人の医療拒否の事例をめぐって生命倫理学者の間で論争が起こるのは、自分で意思決定できる能力を欠いた成人の場合であり、さらにその論点も治療拒否を認めるかどうかではなく、代理意思決定の基準や方法論なのである。メアリーの場合には決定能力を欠いていると疑う理由は何もなく、身体障害があることもまったく議論には無関係だった。

身体障害が大きな論点となったのは、次に取り上げる事例である。生命倫理学と障害学における古典的な事件であるラリー・マカフィーの事例からは、障害のある人の生活での選択ではなく死が選択される場合に、自律的な選択を尊重することをめぐって、障害学と生命倫理学の間にはくっきりとした溝があることが浮き彫りになってくる。

Ⅱ．ラリー・マカフィーの事例

ラリー・ジェイムズ・マカフィーは1984年5月5日の午後、友人たちとジョージア州の山中でピクニックをしていた。アトランタにあるジョージア工科大学の学生として工学研究室で日夜研究を続けながら、彼は機械工学者になることを目指していた。身長6フィート6インチ（約2メートル）の大男で、ハンティングやバイクを楽しんだ。そのピクニックからの帰路、彼はバイクの操作を誤り、ヘルメットの縁のところで首の骨を折って、自分で呼吸することができなくなった[23]。

一緒にいた看護師がその場でアセスメントを行い、応急処置をした。彼女が心肺蘇生術を行い、救命救急隊員たちが地元の病院へ急送した。そこで容体が安定したのち、マカフィーはヘリコプターでアトランタのジョージア・バプティスト病院へ送られた。首から下がマヒし、手も脚も動かすことはできず、人工呼吸器なしには呼吸もできなかった。医師たちはドリルで「頭蓋骨に穴を開けて……首を牽引するための留め具を取り付けた。喉にも穴を開けて気管切開が行われ、人工呼吸器のプラスチックのチューブが挿入された[24]」。マカフィーは人工呼吸器をつけて残りの生涯を過ごすことになったのである。

健康状態が安定するとマカフィーは退院となり、その後の4年間、いくつもの施設やナーシング・ホームを転々とした。1989年1月、マカフィーはオハイオ州のナーシング・ホームを出され、ジョージア州アトランタのグレイディ・メモリアル病院に入院した。人工呼吸器を使っているので、入れられたのは集中治療室だった。集中治療室で3カ月すごした1989年の春、マカフィーは弁護士を呼んで望みを伝えた。「助けてください。死にたいのです[25]」。

弁護士の力を借り、マカフィーはフルトン郡上位裁判所に対して、死ねるように人工呼吸器のスイッチを切る許可を求める申し立てを行った。また、呼吸器を外す際に起こる苦痛を軽減するための鎮静剤の投与も求めた。

彼の事案の担当となった裁判官はベッドサイドに赴いて聴取を行った。マカフィーは裁判官に、「機械で生かされ、食べることから咳をすることまで何もかもを介護者に依存して四肢麻痺のまま生きることは、ずっと『耐えがたい』ことでした[26]」と語った。

> 彼は、人里離れたナーシング・ホームからまた別のホームに移されてきたことや、もう自分には病院のベッドを出て暮らすことなどあり得ないことを話した。「そういう生活では心が萎えてしまいます。……毎日目が覚めても楽しみにするものは何もないんですから」。
>
> マカフィーは……計画していた自殺の方法まで裁判官に明かした。集中治療室で横たわっている間に頭に浮かんだ方法だという。彼はまるで機械工学のプロジェクトについて語るような口調で、自殺するために発明した装置を説明した。タイマーと中継ぎ機、および二つのバルブで作る装置だった。その単純な装置によって、人工呼吸器が送り込む空気は彼の肺に入らず部屋の中に漏れ出ていくが、それでアラームが鳴ることはない。
>
> マカフィーの指示に従って友人が組み立ててくれる手はずになっていた。裁判所の許可が出れば、別の友人の手を借りて鎮静剤を飲み下し、その後深い眠りに落ちる前に口にくわえたスティックでタイマーを作動させる。そうすれば空気が肺に入らなくなり、数秒後に死が訪れる。鎮静剤で深く眠ったまま、死が——穏やかに苦しむことなく——訪れるだろう[27]。

マカフィーの家族は治療を拒否する彼の意思決定を支持し、彼の状態を評価した医師たちも彼の事案の担当となった州検察官も同じようにそれを支持した。マカフィーが決定能力を有する成人であり、関連の問題について十分なカウンセリングを受けていることを確認した予審裁判所は、マカフィーの申し立てを認めた。予審裁判所はマカフィーの憲法上のプライバシー権、自由権、「そしてそれらに伴う医療拒否権は、州が本件の手続きにおいて有するいかなる利益よりも大きい[28]」と判断した。予審裁判所の結論は、医療専門職にマカフィーへの鎮静剤の投与を命じることはできないが、投与した者に民法上、刑法上の責任を問うことはない、というものだった。

上訴審のジョージア州最高裁も、決定能力のある成人として、マカフィーが治療を拒否する権利を認めた。最高裁はさらに、「マカフィー氏が人工呼吸器を取り外す際の苦痛を免れる権利は治療を拒否する権利と分かち難い。記録によれば、マカフィー氏は過去に人工呼吸器を外そうと試みたことがあるが、酸素がなくなった時の苦痛が大きかったために果たせなかった。呼吸器の取り外しの前に鎮静剤（死を引き起こすわけでも加速するわけでもない薬）を投与してもらう権利は、彼が自分の医療をコントロールする権利に含まれる[29]」。

A．障害者コミュニティからの見解

障害者コミュニティの視点からすれば、裁判所はラリー・マカフィー事件をとらえそこなっている。マカフィー事件の問題は治療を拒否する個人の権利ではなく、障害のある人々に自立生活、平等な社会参加と心理学的カウンセリングを保障しない社会の不備という古典的な問題なのである。障害学者のジョセフ・シャピロは裁判所の判断について、以下のように考えれば最もよくわかると述べている。「これは、いかにこの国では重度障害のある人々へのケアが悲惨なまでに欠落しているかという話なのだ。マカフィーは自立生活への支援を受けられる代わりに、無関心なナーシング・ホームと病院への収容を一方的に決められ、自分の生活についての基本的な意思決定権を完全に剥奪されてしまった[30]」。

障害者運動の活動家たちはラリー・マカフィーの事例を語る時、裁判所の判決文からは漏れ落ちている事実関係を力説する。そこで指摘されるのは、たとえば、マカフィーが自分の障害に絶望し始めたのは、何年もナーシング・ホームに閉じ込められて暮らした後だった、ということだ。実際、リハビリテーションを始めた最初の数年間、マカフィーは自立生活を目指して前向きに取り組み、再び働き始めることまで計画していたのである。

> 1986年の春、マカフィーはアトランタ北部のアパートに入居した。彼が入っていたブルー・クロス／ブルー・シールド医療保険で事故当初からのケアがまかなわれていたが、このアパートでも24時間看護とその他ほとんどのケアが保険で給付された。彼の両親——母親のアメリアは機械店の事務員、父親のジェイムズは炭鉱で働いていた——には2万ドルの貯金があり、そこから保険と社会保障の障害者手当（月700ドル程度）の不足を補った。請求金額は膨大だった。訪問看護だけで月に約7000ドルかかった。それでもマカフィー家は工面して赤いドッジのバンを購入し、リフトと固定具をつけてラリーの車椅子仕様に改造した。短い間だったが、彼はその車で買い物に行き、時には映画や野球の試合に出かけて楽しい日々を過ごした。ラリー・マカフィーは社会に復帰しつつあるように見えた[31]。

しかし不運なことに民間保険が尽きてしまい、彼はメディケイドの給付を引

き受けてくれる施設を探さなければならなくなった。マカフィーが健康体でありながら人工呼吸器に依存していることに加えて、ナーシング・ホーム入所ケアへのジョージア州の給付がケチ臭いとあって、施設はなかなか見つからなかった。1987年11月、マカフィーが通っていたリハビリテーション・センターの職員たちがオハイオ州クリーブランドの施設を見つけてきた。受け入れてもいいと言っているという。家族や友人たちからも何百マイルも離れたオハイオ州のナーシング・ホームで、彼は14カ月を過ごした。そのホームでの彼は、「スタッフから放ったらかしにされ、無視されていると感じていた[32]」。

> 仕事ができるようになる可能性を語ってくれる前向きなセラピストたちは、もういなかった。24床の呼吸器使用者病棟はほとんどが高齢の入所者だった。ほとんどの人が呼吸器のチューブをつけたまま会話する方法を教えられていなかった、とマカフィーは言う。彼は窓の外をじっと見つめて寂しい日々を過ごした。ルームメイトは昏睡状態の高齢男性だった。
>
> 欲求不満がつのり、ケアの質が低いことに腹を立てたマカフィーは、オハイオ州の医療当局に自分の処遇についての苦情を申し立てた[33]。

その結果、当局はマカフィーを退所させるべきだと決め、「1989年1月の月曜日の朝早く、マカフィーは飛行機に乗せられてアトランタに送り返された。しかし、マカフィーが向かっていることが、アトランタ市の大きな公立病院であるグレイディ記念病院の管理者に知らされたのは、飛行機が離陸した後のことだった[34]」。

マカフィーが到着すると、グレイディの医師たちは、彼が瀕死の事故から何年も経った患者であることに驚いた。救急患者が搬送されてくるものとばかり思っていたのだ。マカフィーの容体は安定している。療養ケアさえあればよいのだから、病院に送られてくるような患者ではなかった。しかし、いったん入院させてしまった以上、病院は受け入れ先を見つけるまで退院させることができない。病院幹部が人工呼吸器使用の若者を受け入れてくれるナーシング・ホームを探す間、マカフィーは集中治療室（ICU）に入れられた。しかし受け入れ先は見つからなかった。

障害学者たちは、ICUはマカフィーのような若者には不向きだという。「ICUは死が近づいている患者の救命の場所だが、マカフィーは死に瀕していたわけではない。病気ですらなかった。病院のベッドに閉じ込められた彼は、さまざまな事態が高速で展開していくICUの中で、自分の周りだけは長い時間がスロー・モーションで流れ去っていくかのように感じていた[35]」。ラリー・マカフィーが自分の生活を自分で決めることもできないまま生きるくらいなら死にたいと決めたのは、このICUでのことだったのである。

裁判所は判決を出した時に、その中でマカフィーを賢明かつ勇敢な人物ととらえていたが、［シャピロはそれについて次のように書いている］。「いかに障害のある人の生が、医師や裁判官や世の中の人々によって価値の低い生として切り捨てられていくかを、またも思い知らされて背筋が冷えた。かつて医師や裁判官や世の中の人々がそう見たように、喉に開けた穴に入った透明なプラスチックの管で機械とつながれた男を目の前に見た裁判官は、これでは生きるに値しない命だと確信をもって判決を下した。人工呼吸器を使いながら病院の外で暮らしている米国人が15000人もいる事実は問題にはならなかった。障害のない男性が州に死ぬための手伝いを求めたら、出てくるのは自殺予防カウンセリングだろうが、死にたいというマカフィーには、早まるなと言う人も、うつ病の可能性を考える人もいなかった[36]」。

アトランタの四つの障害者の権利擁護団体が非難声明を出し、「ジョージア州司法長官たちはマカフィーが幇助自殺を求める申し立てを認めた［のだと彼らを批判した］。それらの団体の声明は、何年間もラリー・マカフィーに自立生活ができるだけの支援をしてこなかった州が今になって介入し、自殺に喜んで手を貸そうとすることに対して、激しい怒りを表明するものだった。……州は、耐えがたい生活の質（QOL）を生み出し［それを放置し］ておきながら、今度は介入してきて、障害者はQOLがあまりに低いから死への幇助を受けられるべきだと言う[37]」。障害のある人々への社会的支援とその背景にある状況を改善することによって、「耐えがたい」ものが耐えられるものへと――さらに豊かで実りあるものにすら――変わっていくのだという主張は、判決後のマカフィーの生活に起こったことによって裏づけられているように思われる。広く世間に知られ、障害者の権利擁護団体にも知られるところとなったマカフィーは、人々から支援を得てICUから出た。そして、働きながら自立生活を送るために必要なスキルを教えてくれる施設に移った。ラリー・マカフィーは死にたいと思わなくなった。彼は「自分の生活を自分でコントロールする力を取り戻し、コンピューター・エンジニアの仕事ができる創造的な可能性を与えられたのである。ついには彼はジョージア州の州議会で証言し、自立生活の資金を出してくれるよう求めた[38]」。彼は特別仕様のコンピューターを使いながらアパートで暮らすことができるようになった。「気持ちの浮き沈みはあったし、時にはそれによって呼吸困難に陥ることもあったが、全体には生きていて幸せだと明言していた。『よい』生活を送れることが彼に『希望』を与えたのである[39]」[訳注1]。

エリザベス・ブーヴィアとデイヴィッド・リヴリン――治療を中止して命を終わらせる許可を裁判所に求めて認められた二人の障害者――の事例と同じく、マカフィーの事例で障害学者たちが問題とするのは、治療を拒否する意思決定は個人の自律、自由、自己決定の権利の問題として尊重されなければならないとする生命倫理学の主張である。マカフィー事件の判決を受け、身体障害があって人工呼吸器を使っている学者のポール・ロングモアは次のように主張した。「これこそが、社会が障害のある人に喜んで認める『自律、自己決定と自由』なるもの〔の正体〕である。すなわちそれは死を選択する自由なのだ。そうしておきながら、社会はわれわれの『勇気』と『理性』を称賛する。そして同時に、社会それ自体がいかにわれわれを踏みにじり、われわれの生活を耐え難いものにしてきたかを無視し続けるのだ[40]」。

ロングモアは自分自身をマカフィーになぞらえた。彼もまた容易にマカフィーと同じ立場になり得るからだ。死にたいというマカフィーの申し立てが認められた時点でロングモア自身が置かれていた状況を、彼は以下のように語っている。

> 私は依然として働く権利を否定されていた。ジョージア州やミシガン州に住んでいたら、自立生活を自己決定する権利も否定されていたことだろう。そうなれば自分の生活を耐え難いと感じることは十分にあり得る。その時、「いっそ死にたい」と言ったのは私だったかも知れない。そして、多くの人々が、すなわち自由人権派の弁護士、思いやり深い判事、人道的な医師といった多くの人たちが、私の死に喜んで手を貸してくれたことだろう。私の人生が障害のためにいかに過酷なものになっているかに同情し、死を「選択する」私の「勇気」を讃えたことだろう。そして、個々人が「自律、自己決定と自由の権利」を有する「この国の倫理観」を支持する自分たちを自画自賛したことだろう[41]。

生命倫理学の自律偏重に対するロングモアの批判は、障害学に根を下ろした。障害学では医療をめぐる「選択」を真空状態にあるものとしてとらえるのではなく、障害に対する偏見に満ちた社会構造の一部としてとらえる。死を早める意思決定は「個人の自律の行為ではなく、絶望の行為であり、自由というフィクション、偽物の自律である。『選択』というレトリックは教唆の現実を覆い隠すために利用されている[42]」ととらえる。こうして、マカフィー事件が起こり、さらに同様の事件が起こったことを受けて、障害者コミュニティの中からは、障害のある人々が自分の死を早めることを認める法律に注意を向ける人々が出てきた。自立生活を求める闘いは、命そのものを求める闘いへと転じたのである。たしかに、障害学者たちの間にも、自律の重要性や、自己決定能力のある成人障害者が治療を拒否する場合のパターナリスティックな〔生命〕保護の強要をめぐる種々の矛盾については、論争がある[43]。しかし、自律に基づく生命倫理学の議論は胡散くさいという考えは根が深く、障害学者の間でしっかり定着している。

B. 生命倫理学からの見解

マカフィーの事例は、生命倫理学では、「決定能力のある患者が慣例的な生命維持治療を拒否する権利[44]」の範型として紹介される。教科書によっては、医師が患者の死を早めても無危害原則に違反しない事例の一つとして挙げられてもいる。たとえば、トム・ビーチャムとジェイムズ・チルドレスは彼らの古典的な共著『生命医学倫理の諸原則』において、その第１版（1978 年）から第６版（2009 年）までずっと、「正当化される医師幇助自殺（Physician-Assisted Suicide, PAS）[45]」という見出しのもとで、マカフィーの事例を取り上げている。ジャック・キヴォーキアンの無謀な行為と対照させながら、ビーチャムとチルドレスはマカフィー事件を、「幇助自殺が正当とされた有名な事例」の最初のものとして挙げている。事件の事実関係を検証しつつ、著者たちはマカフィーが求めたのは生命維持治療の拒否以上のものだったと指摘する。マカフィーは「自分で人工呼吸器の接続を断てるよう、苦痛をコントロールするための鎮静剤の投与という形で医師に幇助を求めた[46]」のである。著者たちは、鎮静剤を投与するという形でマカフィーを幇助しても医師には刑法上も民法上も責任は問われないとする裁判所の判断についても、また「人工呼吸器の接続が切られる前に鎮静剤（死を引き起こすことも早めることもない薬）を投与してもらうことはマカフィーが自分の治療をコントロールする権利に含まれる[47]」という判断についても、共に肯定的に述べている。

その上でビーチャムとチルドレスは、マカフィーは裁判所に訴えなくとも自律の権利を行使できてしかりだったと説いた。「すでに認められている権利であれば医療機関はそれを認めるべきであり、患者が医師から支援を拒否されるようなことが何度も繰り返されてはならない。われわれは、医師の良心に強制を必要とするような権利を提唱して、医療倫理学の難しい領域に踏み込もうとしているのではなく、医療専門職が自らこうした問題と正面から取り組み、患者によっては死を幇助することも許されると認めてはどうかと勧めているのである[48]」。

興味深いことに、『生命医学倫理の諸原則』の最新版（第7版、2012年）からは何の説明もなくマカフィー事件が削除されている。最新版は主要な論点を医師の幇助による死とし、これまで以上に踏み込んだ医師幇助自殺の擁護論を展開している。ビーチャムとチルドレスは患者に対する医師の第一の義務について以下のように説明する。

> ［その義務とは］患者の身体から苦しみを取り除くことである。回復についての合理的な見込みがあり、その目的に必要な手段に患者が同意しているならば、健康の回復は道徳的義務として目指すべきゴールである。しかし、医療実践の範囲をそこまでにとどめ、病気を治し傷を癒すための手段に限定してしまうなら、それは医師が患者に対して何ができるかを考えるにあたって、あまりにも狭い考え方である。医師の存在価値は、もっと広い範囲にわたる。患者の立場から見た時に、治療の試みを続行する負担が見込まれる利益よりも大きいならば、思いやりのある医師は患者と相談した上で治療方針を変更し、主たる目的を痛みと苦しみの軽減に置くべきである。多くの患者では、鎮痛剤を積極的に使う緩和ケアによってこの目的は十分に達成することができる。しかし中には、死によってしか耐えがたい苦痛から逃れることができない患者もおり、そのため死を早めたいと望む患者もいる[49]。

著者たちは、医師幇助自殺（PAS）は、マカフィーが求めた行為を含め、死を早めるその他の医師の行為と道徳的に何ら変わりがないという彼らの見解を、次のように説明している。

> 致死薬で死を早めることによって死を促す幇助を求められて医師がそれに応じることと、生命維持装置を取り外して死を起こりやすくすることによって死を促す幇助を求められて医師がそれに応じることとの間には、有意な違いはない。……その他の事実関係に違いがなければ、医師によるその二つの行為は道徳的に同じである。つまり患者の病気が類似のものと言ってもよいなら、患者の要望も類似のものと言ってよく、それならば死を早める手段の要望に応えることは、治療を中止して死を起こりやすくする要望に応えることと道徳的には同じである……[50]。

『生命医学倫理の諸原則』の最新版で、ビーチャムとチルドレスは自分たちの立場に対する障害者からの批判を認めてはいるが、それによって考えを変えようとはしていないように見える。二人は、「筋萎縮性側索硬化症（ALS）の患者からの人工呼吸器の取り外しをめぐる事例」の臨床報告に対して、会議参加者から［批判的な］反応があった時のことを書いている。その会議の聴衆の多くは障害があり、長期にわたって人工呼吸器を使用した経験もある人たちだった。発表者の臨床医はその事例を終末期の事例と位置づけたが、聴衆からの主張は異なっていた。「これは障害者問題の事例である。特に彼が最近妻を失ってから感じている孤立感を克服するための支援として、臨床医はもっと良いケアをし、もっとしっかり情報を提供し、消費者としての患者にもっと選択肢を提示すべきだった［と、彼らは主張したのだ］。臨床医にとっては教科書通りの終末期の意思決定の事例だったが、聴衆にとっては、情報と支援を提供する側がそれを怠ったために命が終わらされてしまったという話だったのである[51]」。それに応えてビーチャムとチルドレスは、医師は限られた状況下では死を早めることができるし、そうすべきだという自分たちの主張を以下のように防衛する。

> 多様な重度知的障害のある人々への多様な支援のあり方をさらに改善し広げていく必要があることは明らかである。痛みや苦しみをコントロールすることは今や道徳的な命令でもある。しかしながら、大きな進歩があったとしても、最後の手段を必要とする事態がまったくなくなるわけではない。これまで拒否されてきた方法で自らの死をコントロールしたいと患者本人が望み、またそう

する必要がある事態がなくなることはない[52]。

障害のある人々が医療をめぐる意思決定を行う社会的文脈に対して、もっと意識的な姿勢を示してきた生命倫理学者もいる。たとえばアーサー・カプランは、十分な説明を受けて理解した上で救命治療の拒否という選択をする権利をだいたいにおいて支持する立場の生命倫理学者だが、マカフィー事件については、「多くの障害者が在宅で介護を受けることも可能なはずなのに、ナーシングホームでの生活に甘んじさせられている。障害者のケアを阻害しているのは技術ではなく金である。技術的には問題はない場合が多いのだが、それを賄う資金がないのだ[53]」と述べている。カプランはこの問題を解決する一つの方法として、メディケイドの給付を気まぐれな州の規定にゆだねるのではなく、連邦政府に一元化することを提案した。しかし彼は、マカフィーには人工呼吸器を切る権利があるとした裁判所の判断を否定したわけではない。

障害者からの批判を少しずつ知るにつれて、ラリー・マカフィーのような事例に対するとらえ方を変えた生命倫理学者もいる。たとえばハワード・ブロディは、初期に発表した文章でマカフィー事件をはじめとする類似事例での裁判所の判決を支持してきたことについて、公に謝罪した[54]。ブロディはマカフィー事件と驚くほど似通ったデイヴィッド・リヴリンの事例――リヴリンは最終的に人工呼吸器を取り外した点だけが異なっている――を論じながら、こうした裁判所の判決について以下のように書いた。

> ……［この判決は］生命倫理学を仕事とするわれわれにとってはある意味で画期的なものであった。……当時は、多くの医師が治療を拒否する患者の権利を認めようとせず、死に瀕した患者が治療を望んでいなくても無理矢理に治療をしてよいと主張し続けていた。そうしなければ患者を殺すことに等しいと言うのである。私はリヴリン事件で郡の裁判所の決定に賛同する自分のことを、患者の権利の輝かしい提唱者だと思っていたのだった。
>
> リヴリン事件の判決時、いくつかの障害者のアドボケイト団体が不服を表明した。リヴリンはそうしたアドボケイトたちときちんと話をしたことがなく、そのために、人工呼吸器を使用している四肢麻痺の障害者にとっても、死ぬかナーシング・ホームに留まるか以外の可能性があることを知らなかったというのである。当時の私は、うるさく口を出すアドボケイトとは、いったい何様

のつもりかと思った。リヴリンの方から彼らに助けを求めたわけでもないのに、リヴリン個人のきわめてプライベートな問題に、どうしてしゃしゃり出てくるのだろう？、そう思った。

現在の私は、リヴリンの問題に関する自分の判断の根拠がいかに狭いものだったかを知り、恥ずかしく感じている。振り返ってみれば、ナーシング・ホームへの事実上の収容を正当化するような医療的ニーズはリヴリンにはなく、それはさまざまな文書で明らかにされていた。当時他の障害のある人々が利用していたような地域の資源を、もしリヴリンも適切な量まで使うことができていたら、ナーシング・ホームを出ることも可能だったし、もしかしたら自分のアパートだって持てたかもしれない。友人とも会いやすくなっただろうし、多少の外出もでき、総じてもっと楽しく刺激のある生活を送ることができただろう。彼が死にたい理由として挙げたのは、まさに生活が自分にとって退屈で意味がないものだということだったのだ。

今から振り返れば、リヴリンは死ぬ必要はなかったのに死んでしまったのだし、彼の「権利」を尊重するのだと主張したわれわれは、本当は彼に死ぬことを認めるのではなく、彼がサービスを利用できるようにしろと要求すべきだったのだ。当時、誤った主張をした一人として、私は自分の視野の狭さをお詫びしたい[55]。

障害のある人々に死ぬことを性急に認めてはならないという立場をとる生命倫理学者はブロディだけではない。しかし、彼がごく少数の一人であることもまた事実である。医療上の問題を見つけては臨床的な解決を見出すことだけを考えてきた生命倫理学の領域では、障害のある人々が生きている状況の改善にも生命倫理学者の果たすべき役割はあるという考え方は、未だに広い支持を集めていない。

次に取り上げる事例は、治療拒否のまた別の形の一例である。そこでは知的障害や代理決定の問題、そして経管栄養という特別な難問が提起された。

Ⅲ．スコット・マシューズの事例

1996年、スコット・マシューズは28歳で、生まれつき重度の知的障害と身体障害があり、ニューヨーク地域のアルバニー地区のグループ・ホームに住んでいた[56]。両親もグループ・ホームの職員と同様に息子のケアに密接に関わっていた。7月にスコットのケアをめぐっておきた争議が訴訟に発展し、スコットの両親はグループ・ホームの責任者および障害者アドボケイトと対立することとなった。

スコットは脳性麻痺で、重度の知的障害がある。身体障害のため嚥下障害もあり、口からものを食べるのは難しい。ピューレ状にしたものをスプーンで食べさせても、時々のどに詰まらせたり、誤嚥したりした。1996年には脱水、栄養不良、感染症、誤嚥性肺炎で何度も入退院を繰り返した。理想的な体重でも「50ポンドちょっと（23キロ程度）[57]」でしかないというのに、1996年7月には42.4ポンド（約19キロ）にまで落ちてしまった。ここに至って担当医たちは、スコットが「重症の低栄養状態[58]」であると考え、「スコットの低栄養状態は命にかかわるが、スコットは『口からでは適切な栄養と水分を摂れていないし、また摂ることもできない』との意見だった[59]」。それ以前にも勧めたように、医師たちはスコットに胃ろうなどの適切な栄養チューブを設置することを提案した。

スコットの両親は裁判所が任命した息子の後見人であり、したがって彼の医療に関する意思決定を行う権限があったが、二人は何年もの間、スコットに栄養チューブを入れることを拒否し続けていた。スコットの両親が栄養チューブに反対したのは、チューブを入れることで合併症が起こる可能性と、「他の人たちに食べさせてもらうと人と関われるが、それがなくなった時にスコットの情緒面へのよくない影響があること[60]」だった。母親自身の言葉では「四肢麻痺で言葉をもたず、排せつも自立していないスコットが、たった一つ純粋に自分自身の意思で選択しているのが食べることなのです」。両親はスコットが食べること、特に週末のランチに父親が持ってくる大好きな苺のクリームパイを食べることから喜びを得ていると報告した。口から食べるのをやめて経管栄養にすることは、スコットの一番大きな楽しみを奪ってしまうことになる。1996年7月にも両親は手術への同意を拒否した。

医師たちも施設の介護者たちも色めきたった。施設の医師の報告では「スコットは栄養不良とその結果起こっているさまざまな合併症で、ゆっくりと死に向かっているように見える[61]」。入所者がゆっくりと餓死していることなど受け容れがたく、グループホームの責任者と首都地域の脳性麻痺連合協会の事務局長は、ニューヨーク裁判所にスコットに胃ろうを造設する許可を求めた。

スコットの両親はそれに反対した。栄養チューブを使えばスコットが延命できることは認めるが、口から食べる能力を失い、口から食べる際の人との関わりもなくせば、QOL が低下してしまうと主張したのである[62]。また両親は、スコットの低栄養状態が明らかに命を脅かしているとは言えないとも主張した。この点については、主治医の休暇の際に臨時で診察したことがありスコットのことを知っている医師のパトリック・コールフィールドも同意見だった。コールフィールドは両親の懸念を考えれば口から食べさせるのが理にかなっていると証言し、医学的には、あの手この手で積極的に経口摂取に取り組めば、スコットの栄養状態は改善すると証言した[63]。逆の立場の三人の医師の証言は、栄養チューブを使って追加栄養を入れなければ、スコットはまもなく低栄養か感染症で死ぬだろうという意見だった。それら三人は、チューブを入れたからといってスコットが長生きをする保証がないことは認めた。チューブを入れても感染や誤嚥性肺炎で死ぬ可能性はある。しかし、スコットに十分な栄養を摂らせるにはそれ以外の選択肢はない、というのが彼らの主張だった。

予審裁判所の判決では、スコットの両親の敗訴となった。スコットは「命にかかわる低栄養状態[64]」にあり、栄養チューブを使うことに自分の意見をもったり述べたりする能力を生まれてからずっと欠いていた以上、チューブで延命できるなら法はチューブの使用を求める、というのが裁判官の判断だった。栄養チューブが「QOL を上げず、必ずしも延命につながるとはかぎらないにせよ……スコット自身が意思決定できたとしたら延命のために胃ろうを望んだかどうかについて、もし判断の誤りが生じたとしても、それは誤ったために［スコットが］生きることになる方の判断であるべきだ[65]」と予審判事は述べた。

しかし、ニューヨーク州の上訴裁判所は逆転判決を出した。スコットは生まれてからずっと自分で医療をめぐる意思決定をする能力がなかったのだから、両親の選択が「最善の利益」という基準を用いて評価されるべきだ、という判断だった。裁判所が強調したのは、この基準のもとでは、ニューヨークの州法は親に対して、「いかに善意からであろうと、子どもから命を救う治療を奪う[66]」ことを認めていない点である。したがって、スコットの両親には、

> ……時期の早晩を問わず、そのほかの原因で彼が死ぬ可能性があるとしても、もしも医学的に餓死を避けることが可能であるならば、スコットが結果的に餓死するような意思決定をすることはできず、そんな決定は認められない。さら

に、餓死に瀕している患者の救命を事実上拒否することを医師が勧めるなら、それも明らかに理不尽である。したがって本件における中心的な論点は、被告はスコットから救命または延命治療を奪っているとする原告の主張は正しいか否かである。言い換えれば、スコットの摂食困難への合理的な医学的対応として、そのリスクを承知の上であらゆる手を用いて経口摂取の続行を選択することは、被告たちの権利の範囲かどうか、という点である[67]。

このように文言の上では栄養チューブの使用を肯定し、決定能力を欠いた人々の親ないしは後見人の選択肢を限定しつつも、裁判所はコールフィールド医師の証言を根拠にできると解釈し、スコットの生命は口から食べさせることで維持可能と結論した。その結論とは、スコットが口から食べながら十分に生命を維持できる間は、両親の意思に反してより侵襲度の高い医療を命じることは時期尚早である、というものだった。一方で、もしスコットが生命維持治療を奪われているとのエビデンスが提示されていれば、栄養チューブの要望を認めただろう、とも慎重に付け加えた[68]。

スコットの両親はこの判決に大喜びした。父親はこれまで通りに毎週土曜日ごとにランチに苺のクリームパイを持っていってやれることになったし[69]、母親は息子が「友達と一緒に食べたりテーブルに向かうことができる。それは自分の生活をいくらかでもコントロールできるということであり、スコットも（感謝祭には）七面鳥とパンプキンパイを食べられるということ。それなら私も罪悪感を覚えなくてすむ[70]」と述べた。

しかし、裁判所の決定は同時にスコットの体重と体調の詳細なモニタリングを求めてもいた。もし口から食べさせる努力が不首尾に終わるならば命にかかわる問題となり、裁判所は立場を再検討することになる。結果的に、スコットの両親とコールフィールド医師はさまざまな手を用いた栄養補給を含む経口摂取への取り組みをうまく実行することができ、その後10年以上もスコットを生かし続けた。

A．障害者コミュニティからの見解

スコットの事例が米国の人々の注意を引くことはなかったが、ニューヨーク州の障害者アドボケイト団体だけはこの事例に注目した。彼らはスコットの立

場に立って「法定の友」の意見書を出し、裁判所の審理でも傍聴に詰めかけて存在を示して[71]、栄養チューブを入れようとする側を強く支持した。アドボケイトたちは生命倫理学に基づく議論への疑念を示しながら、裁判所が栄養チューブを阻むなら結果的に「障害者に対する不公平な医療[72]」となる、と主張した。〔ニューヨーク州〕障害者団体連合の会長〔のクリフ・ズッカー〕が説明するように、最も重要な問題はスコットの生命を守ることなのだ。「スコット・マシューズの生を彼にとって重荷だと見なす人もいるかもしれないが、彼はそれ以外の生を知らないのであり、その他の人と同じように自分の生を大切だと感じていると考えるべきだろう[73]」。アドボケイトから見れば、QOL〔が著しく低いこと〕についての懸念を持ち出すことは、スコットが生きる権利を侵害しているのである。

スコット・マシューズの事例で障害者アドボケイトが展開した議論は、後にテリ・シャイボ事件（第7章を参照）で障害者アドボケイトが主張した議論につながっていく。後者の事件により、栄養チューブが障害者コミュニティでは特別な関心事であることが全国レベルで明らかとなった。障害者コミュニティは栄養チューブを基本的に車椅子と同じものととらえる。どちらも、それを必要とする人の生活活動への完全な参加を保障するために不可欠なものであり、そうである以上、それらを必要とする人本人の同意なくして車椅子も栄養チューブも拒否されてはならない。スコット・マシューズのような事例では、本人が医療に関する意思決定の能力を生まれつき欠いているので、アドボケイトはニューヨーク州の上訴裁判所の法解釈に同意する。すなわち、スコットの両親には「時期の早晩を問わず、その他の原因で彼が死ぬ可能性があるとしても、もしも医学的に餓死を避けることが可能であるならば、スコットが結果的に餓死するような意思決定をすることはできず、そんな決定は認められない[74]」という立場である。この訴訟に直接に関わったアドボケイトたちは、スコットを餓死させないためには栄養チューブを使うことが必要だという確信から、栄養チューブを拒む彼の両親と闘った。

B. 生命倫理学からの見解

上訴審でスコット・マシューズの両親の弁護士を務めたのは、法学教授のデール・ムーアだった。ムーアの学術的な著作[75]とマシューズ事件での弁論には、生命倫理学の中に広い合意があることがうかがえる。生まれつき意思決定能力を欠いている人の代理意思決定者には、それが本人の最善の利益にあたる場合、もしくはその他の選択肢のリスクと利益を検討した上でそれが医学的に許容できる選択肢である場合には、栄養チューブへの拒否（または同意）という選択肢が認められるべきだ、というのがその共通見解である。

生命倫理学の分析は、意思決定能力のある成人の場合と生まれつき意思決定能力を欠いた成人の場合とを区別する[76]。後者のカテゴリーでは自律尊重の原則はもはや重要ではない。尊重すべき患者の自律的なインフォームド・チョイス［よく知った上での選択］は存在しないことが明らかだからである。代わって問われるのは、誰が患者の代弁者となるべきか、その代理意思決定者はどの程度の裁量を認められるべきか、である。生命倫理学には、意思決定能力を欠いた成人ではほとんどの場合で適切な代理意思決定者は家族、とくに本人と親密な関係にある家族だとのコンセンサスが広がっている[77]。また、生まれつき意思決定能力を欠いている成人の医療をめぐる意思決定では、患者の「最善の利益」基準を採用するべきだという立場が強く支持されている。「最善の利益」分析では、提案されている介入の負担と患者への利益との比較考量が求められる。一方、最善の利益は治療による患者への利益と負担に関する客観的な予測に基づいて決定されなければならないのか[78]、あるいは「最善の利益」検討では決定能力を欠いた人本人の利益や選好、時には患者の家族の幸福までも含めた主観的な基準を適宜検討すべきなのかについては、生命倫理学の中でも論争がある[79]。いずれの枠組みでも、提案される治療を行う義務があるとまで考えられる例は少ない。提案される治療の利益が圧倒的に負担を上回るのでないかぎり、一般的には、代理意思決定者に介入を拒否する道徳的また法的権限があると考えられている。生命倫理学者は医学的な栄養・水分補給を含め、あらゆる種類の医療にリスク／利益分析を適用する[80]。ロバート・ヴィーチは次のように説明している。

> 多くの事例において栄養（と）水分補給は……もろもろを比較すれば、大いに行う価値があろうし、また、それらの事例では行うべきでもある。しかし、その他の事例では、患者の視点からすれば実際は本人への利益がない可能性がある。期待される利益よりも大きな負担となる可能性すらある。そのような事例では、現在広く用いられている比較考量によれば、栄養・水分補給は避ける

ことが道徳的である。いかに日常的に行われている単純なものであったとしても、それらは「通常を超える」手段なのである[81]。

スコット・マシューズの事例に生命倫理学の分析を適用すれば、両親には、栄養チューブ使用の全面拒否という選択肢を含め、広い選択肢が認められるだろう。スコットの両親が裁判所によって後見人に任命されている点で、誰がスコットの代弁をするべきかという問題には議論の余地のない解決がついている。さらに、あらゆる手を用いた経口食の取り組みによって低栄養状態に対応可能だとの選択肢を示す医師がいるとなれば、生命倫理学の視点からは比較的単純な事例となる。しかし、仮に経口食の取り組みでスコットの栄養状態が改善されないとしても、栄養チューブの使用がスコットの最善の利益になるかどうかという問題に生命倫理学の利益／負担分析が決定的な答えを出すわけではない。その分析が示すのは、代理意思決定者が選択を許される選択肢の範囲なのである。

スコットに栄養チューブを入れることにリスクと負担が伴うことには、疑いはない。そのためには外科手術が必要で、外科手術は彼の身体の統合性を侵害する。その手術には麻酔、吐しゃ物の誤嚥、チューブによる皮膚への刺激、胃壁の潰瘍と出血、経年によるチューブの詰まり、浸透圧性下痢のリスクがあり、またチューブが抜けて先端が移動してしまったりする可能性もある[82]。さらに利益も疑わしかった。栄養チューブはスコットを延命するかもしれないが、延命効果はないかもしれない。このように考えると、客観的な「最善の利益」検討を採用する生命倫理学者ですら、スコットの事例では栄養チューブの使用は道徳的にも法的にも義務ではないという意見に同意しただろう。「最善の利益」分析を採用する生命倫理学者からは、むしろ栄養チューブ拒否という両親の選択を支持する立場に立って、スコットの生活の楽しみへの栄養チューブの影響など臨床的な効果以外の要因を含めて、より説得力のある議論が出されるかもしれない。総合的にみれば、スコットは口から食べさせてもらうことも、それによって他者と関われることも楽しんでいたのである。栄養チューブを入れると、スコットは一番の楽しみをもたらしてくれる活動を奪われ、したがって生活の喜びを減じられてしまう。たとえ栄養チューブが――一部の臨床医が確信しているように――スコットの差し迫った死を避けるための唯一の手段だったとしても、生活に満足できる経験を失うなら、スコットの事例では栄養チューブを使わなければならないわけではない、というところで、ほとんどの生命倫理学者の意見は一致するだろう。

Ⅳ．所見

本章で論じた事例は、おそらく本書で取り上げた他のどの事例よりも、障害という体験が人によってどれほど異なっているかを例示しているだろう。クリストファー・リーヴは障害を一時的な挫折としてしか受け容れなかった。リーヴの批判者にとって、障害はアイデンティティの本質的また中心的な一部であり、単に矯正を必要とする故障部位ではなかった。メアリーは、自ら選択したわけではなく、人生体験のほとんどすべてを障害によって決定づけられた。障害のない人生を知っていたラリー・マカフィーは、新たに負った障害のために社会的に孤立した時、障害を絶望的な喪失として体験した。しかし彼はまた、いったん社会的障壁が取り除かれると、障害に適応し、新たなアイデンティティの中に障害を組み込んだ。また、スコット・マシューズの事例では、障害そのものが必然的に彼の自己意識や人生の経験を定義する能力を制約するために、知的障害が彼にとってどのような体験なのかはほとんど知ることができない。

障害が一人ひとりにとってこれほど異なった体験なのだとすれば、そこから提起されるのは、障害に対してある一つの対応が他の対応よりも適切だと言えるか、という問題だろう。本章の事例研究が興味深いのは、それらの事例から治療を拒否したい理由が見えてくるからであり、医療をめぐる意思決定の事例で「すべてに当てはまる唯一の正解」を見出すことがいかに難しいかも見えてくるからである。

メアリーは生涯にわたって、障害のある人々を保護する意図のパターナリスティックな法律に従わされた。施設に入れられ、教育を受ける義務を「免除」され、既定の医療を受けることを義務づけられた。医師が勧め、施設の責任者が強制するスクリーニングへの参加を拒む理由を、彼女は「侵害です、侵害です」とたった二語で説明したが、そこには本人の選択を制限することによって障害のある人々を保護しようと意図する法律の想定外の、しかし紛れもない問題がエレガントに表現されている。医療現場では、ある人にとっては適切なケアであるものが他の人にとっては過剰な負担となり、また侵害ともなりうる。メアリーの事例では、自分の生活をどうするかを決める能力はないと制度によって文字通り決めつけられ、次々に身体的な侵害を受け続けた彼女にとって、スクリーニングを受けろと言われたことは、さらなる侵害の追加だったのである。主治医が彼女の選択を支持してくれたこと、そこで示してもらった小さな敬意が、州制度のもとで何十年もケアを受けながら生きてきたメアリーにとっては、その制度によって一人前の人間扱いをしてもらえた初めての出来事だったといってもよい。私の考えでは、この事例は医療については自分で決めさせてあげることが決定的に重要だということを示している。スクリーニングを受けるか受けないかの選択は、自分の生活を自分で決めることと不可分である。それは同時に、「誰もがスクリーニングを受け、治療を受けなければならない」とする法律のような「すべてに当てはまる唯一の正解」は、それがいかに善意によって作られたものであったとしても、人々から尊厳と力を奪っていくものだということを示してもいる。

第二の事例は慎重な選択を呼びかける物語である。生命倫理学は、メアリーの事例のようなパターナリスティックな法への解毒剤を差し出す。それは「患者の選択を支援することによって個々人の自律を尊重せよ」という解である。対応能力があり、意思決定能力のある人には医師の命令に従う道徳的な義務も法的な義務もない、と生命倫理学は教える。それがインフォームド・チョイス［よく知った上での選択］であり、第三者に危害を加えるものでないかぎり、提案された治療を受けるか受けないかについては個々人の選択が尊重されるべきである。患者自身に決めさせよ、というわけだ。しかし、ラリー・マカフィーの事例では、医師も裁判所も家族も、そして生命倫理学者たちも、人工呼吸器を止めるという本人の選択を理にかなっているとして、あまりに易々と受け入れてしまった。マカフィーは本当は自分の生から逃れたかったのではなく、ただICUやその他の、生を押し殺してしまう施設から出たかっただけなのに、自律の尊重だけを重視するあまり、弁護士や判事にはその悲しい現実が見えなかった。

障害とともに生きている人々にはマカフィーの願いの意味がわかり、権力のある人たちが彼の生を改善するのではなく、逆に死の手伝いをしようと心を決めていると見えることに危機感を覚えたのだった。マカフィーや同様の事件を受けて、障害者運動の活動家たちは現在、障害のある人自身を含め家族や公的権限のある人々など、疑問も検討もなしに易々と死への希望を受け入れようとする人たちから障害のある人々を守る法律を作ろうと活動している。提案されている法律では、人工呼吸器と栄養チューブを含め、障害のある人の多くにとっては単に日々の生活の一部である医療介入を中心に、選択肢を限定し、提供を義務づけることが重視されている。それらの法は本質的にパターナリスティックな性格のものでありながら、障害者コミュニティの内部からの発案であるために、そうした法律の適用の問題は見過ごされているように見える。しかしそれらの法の適用にも問題はある。メアリーの事例で問題となった規制のように、障害のある人を対象にパターナリスティックなルールが課せられると、かえって障害のある人々を害する可能性がある。障害者コミュニティの内部から発案されたパターナリスティックなルールであっても、同様に障害のある人々を害する可能性はあるのだ。ラリー・マカフィーの事例を受けて障害者アドボケイトが提案したパターナリスティックなルールが、スコット・マシューズの事例に適用されたらどうなるか、考えてみてほしい。

マシューズ事件では、障害者アドボケイトたちは裁判所に対して、医学的に必要な栄養チューブは入れるように求めるルールの適用を迫った。言い換えれば、アドボケイトたちは、担当医がそう言うから、という理由でスコットに栄養チューブを入れる命令を求めたのである。障害学者たちの間には医学的視点に対する不信が浸透していることを考えると、ここでの医師たちへの信頼には驚かされる。同様に気がかりなのは、マシューズ事件を少なくとも事後的に振り返れば、栄養チューブを入れなければ死が差し迫っているとする医師たちの意見が明らかに間違いだったことである。

さらに、私の考えではマシューズ事件で最も懸念される点がこれなのだが、障害学者や障害者運動の活動家たちがチューブを無条件に肯定する姿勢は、栄養チューブも誤用され得るという事実を無視している。米国中のナーシング・ホームで、口から食べさせるには入所者一人にスタッフ一人をつけなければならないほど人手がかかるという理由から、高齢患者と障害のある人々が経管栄養にされている。口から食べさせると時間がかかりすぎる上に食べこぼしなどで汚れるが、栄養チューブを使えば介護しやすい入所者となる。しかしそれは同時に、人の暮らしにとって中心的で大切な一対一の関わりを入所者から奪っているのである。そのため、認知症の人々のコミュニティには、経口摂取を楽しむことができる人に早々と無用なチューブを使うことはやめようとする運動がある[83]。実際、スコット・マシューズの事例でも、スコットに口から食べさせて、食べることや人との関わりを楽しませようとする両親の計画に価値を認める声は、障害者の中からも出ていた。私自身、障害者のアドボケイトたちが栄養チューブの過剰な使用に反対するシナリオは容易に頭に思い描くことができる。たとえば、嚥下困難のあるナーシング・ホームの入居者全員を経管栄養にするべしという州規制があったとしたら、障害者たちからどんな批判が起こるかを想像してみればよい。間違いなく抵抗運動が起こるだろう。にもかかわらず、マシューズ事件では、栄養チューブを義務づけるルールを作れと求めたのは障害者アドボケイトだった。そのルールの意図は、スコットや嚥下障害のある人々を、命まで脅かしかねない悪質な障害者差別から守ろうというものだが、守ろうとする理念の一方で、提案されたルールそのものは障害者アドボケイトを医師の側に立たせ、スコットの両親と対立させた。そして、社会的な介入によって解決可能な問題をめぐって、スコットの生活を害し制約する可能性のある医療介入を求めることとなった。その同じルールができたとすれば、嚥下障害はあっても口から食べることを楽しめるナーシング・ホームの認知症患者を含め、他の事例にも適用される可能性がある。特定の治療の選択肢を義務づけ、あるいは禁じる「セーフガード」としてのその種のパターナリズムは、障害のある人々に可能な選択肢を限定してしまう。私にはこの点に懸念がある。

次章では栄養チューブと代理意思決定をめぐる問題が中心となるため、この議論はそちらでも続く。本章で私が言いたいのは、障害のある人々の医療において「すべてに当てはまる唯一の正解」ルールを作るのは、障害者コミュニティの内部からの発案であれ外部からの発案であれ、問題があるということである。

[注]

1 Mary Johnson, *Christopher Reeve, Rest in Peace,* Ragged Edge online, Oct. 11, 2004, http ://www.raggededgemagazine.com/mediacircus/creevedeath.html.

2 Pat Williams, *Christopher Reeve: What's It Gonna Take?,* Ragged Edge Mag., Jan./ Feb. 1997, 以下のウェブサイトで閲覧可能。http://www.raggededgemagazine.com/archive/p16story.htm.

3 *Id.*

4 William Peace, *Wishing for Kryptonite: A Response to Christopher Reeve's Pursuit of Cure,* Ragged Edge Mag., Sept. 24, 2002, 以下のウェブサイトで閲覧可能。http://www.ragged-edgemag.com/extra/reevepeace.html.

5 *Id.*

6 Mary Johnson, Make Them Go Away: Clint Eastwood, Christopher Reeve and the Case Against

Disability Rights 129-130 (Advocado Press 2003).

[7] Peace, *supra* note 4.

[8] Michael Schwartz, *Deaf Patients, Doctors, and the Law: Compelling a Conversation About Communication,* 35 Fla. St. U.L. Rev. 947, 956 (2008).

[9] Tom Shakespeare, Disability Rights and Wrongs 109 (Routledge 2006).

[10] *Id.* at 110-112.

[11] *Id.* at 106.

[12] *Id.*

[13] Jane Greenlaw, *Does the Law Interfere with Ethical Patient Care? How It Can and Why It Need Not,* 7 Harv. Rev. Psychiatry 361, 363 (2000).

[14] *Id.*

[15] *Id.*

[16] *Id.*

[17] *Id.*

[18] *Id.* at 363-364.

[19] *Id.* at 364.

[20] たとえば以下を参照。Disability Rights California, *Personal Autonomy Principles* (2007), http://www. disabilityrightsca.org/legislature/Principles/102401.htm.

[21] James I. Charlton, Nothing About Us Without Us: Disability Oppression and Empowerment 52-53 (University of California Press 2000).

[22] 障害者アドボケイトは治療を拒む個人の権利を認めている。その例として、Disability Rights California, *supra* note 20; ADAPT, *Homepage* (2009)　以下のウェブサイトで閲覧可能。http://www.adapt.org/index.php.

[23] Michael Mason, *From a Nursing Home Bed, One Patient Sues for the Right to Die,* People, Feb. 19, 1990.

[24] Joseph P. Shapiro, No Pity: People With Disabilities Forging a New Civil Rights Movement 262 (Three Rivers Press 1994).

[25] *Id.* at 258.

[26] *Id.* at 259.

[27] *Id.*

[28] Georgia v. McAfee, 259 Ga. 579, at 580, 385 S.E.2d 651, at 652 (1989).

[29] *Id.*

[30] Shapiro, *supra* note 24, at 260.

[31] Mason, *supra* note 23.

[32] *Id.*

[33] Shapiro, supra note 24, at 266.

[34] Mason, *supra* note 23.

[35] Shapiro, *supra* note 24, at 258.

[36] *Id.* at 260.

[37] Paul Longmore, *Essay, in* Ragged Edge Mag., Jan./Feb. 1997, http://www.ragged-edge-mag.com/

archive/p13story.htm

[38] *Id.*

[39] Shapiro, *supra* note 24, at 288.

[40] Longmore, *supra* note 37.

[41] *Id.*

[42] Paul K.Longmore, Why I Burned My Book and Other Essays on Disability 195 (Temple University Press 2003).

[43] たとえば以下を参照。Shakespeare, *supra* note 9.

[44] Tom L. Beauchamp & James R Childress, Principles of Biomedical Ethics 150 (5th ed. 2001).

[45] *Id.*

[46] *Id.*

[47] *Id.*

[48] *Id.*at 150-151.

[49] Tom L. Beauchamp & James F. Childress, Principles of Biomedical Ethics 184 (6th ed. 2008).

[50] *Id.*

[51] *Id.* at 185.

[52] *Id.*

[53] Mason, *supra* note 23.

[54] Howard Brody, *A Bioethicist Offers an Apology,* Lansing City Pulse, Oct. 6, 2004, 以下のウェブサイトで閲覧可能。http://www.dredf.org/assisted_suicide/bioethics.html.

[55] *Id.*

[56] *In re* Matthews, 650 N.Y.S.2d 373, 377 (App. Div. 1996)　スコット・マシューズ事件に関する資料の大半は、以下に私が発表した論文を初出とするものである。*Oregon Law Review: Disability and the End of Life,* 85 Oregon L. Rev. 123 (2006)©2006, University of Oregon.　本書では承諾を得て、わずかに変更を加え再掲した。

[57] *In re* Matthews, 650 N.Y.S.2d at 374.

[58] *Id.*

[59] *Id.* at 375.

[60] *Id.*

[61] Holly Taylor, *Feeding Tube Dispute Raises Ethical Questions,* Alb. Times Union, July 14, 1996, at D1

[62] 以下を参照。Janeth L. Eberle, *One-on-One Contact Important to Patient,* Alb. Times Union, Nov. 4, 1996, at A10（「一対一で対応してもらうことがスコットにとっては刺激になっており、栄養チューブを入れると、彼の生活でその唯一の喜びがなくなってしまいます」）

[63] *In re* Matthews, 650 N.Y.S.2d at 375.

[64] *Id.*

[65] Holly Taylor, *Feeding Tube Ordered for Handicapped Man,* Alb. Times Union, Oct. 9, 1996, at A1.

[66] *In re* Matthews, 650 N.Y.S.2d at 377（以下を引用している。*In re* Storar, 438 N.Y.S.2d 266, 420 N.E.2d 64 (1981)）

[67] *In re* Matthews, 650 N.Y.S.2d at 377.

[68] *Id.* at 379.

69 Taylor, *supra* note 61.

70 John Caher, *Court Refuses to Force Feeding,* Alb. Times Union, Nov. 27, 1996, at A1.

71 Holly Taylor, *Advocates for Disabled Push for Feeding Tube,* Alb. Times Union, Nov. 5, 1996, at B1（マシューズ事件上訴審の口頭弁論に５人の車椅子使用者を含む障害者アドボケイトが出席した模様が書かれている）

72 *Id.*

73 Cliff Zucker, *Man May Have Disabilities, But He Has a Right to Life,* Alb. Times Union, Nov. 13, 1996, at A10.

74 *In re* Matthews, 650 N.Y.S.2d at 377.

75 Dale Moore, *Afterword: The Case of Daniel Joseph Fiori,* 57 Alb. L. Rev. 811 (1994).

76 もちろん、三番目として、もともとは意思決定能力を有していたが後に失った成人というカテゴリーがある。この第三のカテゴリーについては第７章で論じる。

77 Beauchamp & Childress, *supra* note 49, at 188.

78 Robert A. Pearlman, *Substitute Decision Making, in* Cambridge Textbook of Bioethics 58 (Peter A. Singer & Adrian M. Viens eds., 2008).

79 Beauchamp & Childress, *supra* note 49, at 171（医療および生物医学・行動科学研究における倫理的問題検討のための大統領委員会（President's Commission for the Study of Ethical Problems in Medicine and Biomedical and Behavioral Research）の報告書を引用している）

80 Robert M. Veatch, The Basics of Bioethics 102 (Prentice Hall, 2d ed. 2002).

81 *Id.*

82 *In re* Matthews, 650 N.Y.S.2d at 375 n. 3.

83 Roni Caryn Rabin, *Feeding Dementia Patients with Dignity,* N.Y.Times, Aug. 3, 2010, at D6, http://www.nytimes.com/2010/08/03/health/03feed.html?_r=1&emc=eta1

[訳注]

1 本文にある通り、1989年にジョージア州最高裁でその訴えが認められた後、マカフィーは自殺を思いとどまった。1993年、採尿カテーテルがねじれていたために尿が逆流し高血圧症になったマカフィーは、何ヶ月もの昏睡状態の後、1995年に死亡した。（以下を参照。大谷いづみ「『理性的自殺』がとりこぼすもの」『現代思想』Vol.41−7、特集＝自殺論、2013年）

第7章
終　末　期

人の一生の終わりは高齢になってから訪れることもあるし、それ以前にやってくることもある。突然に衝撃的な最期を迎えることもあれば、長く病気を患ったり身体がゆっくりと衰えていった先に最期が予測されることもある。状況によっては、医療技術で死の瞬間をコントロールすることも可能になった。そうなると、そのコントロールをめぐって疑問が生じてくる。仮に死が最善のアウトカム（転帰）だと言える場合があるとするなら、それはどのような場合か？　生命を引き延ばす技術をいつ用い、いつ中止するかの決断は、誰がするべきなのか。代理意思決定の役割とは何か？　代理意思決定者による生命維持治療（措置）の中止が認められるにはどのような条件が必要か？　さらに生命維持治療（措置）の中止は、その他の形態の治療にどのように関係するのか？

問う人の視点によっては、こうした問い自体が障害に関係した懸念につながってしまう場合もある。そこには、社会が障害のある人々の価値をどのようにとらえるかによって医療をめぐる意思決定が左右される懸念も含まれている。

本章で取り上げるのは終末期の二つの事例である。最初の事例は、医療をめぐる意思決定が問題になるケースとしては珍しく一般の注目を集めた。テレサ（テリ）・シャイボの死をめぐってはメディアが騒ぎ、州法と連邦法が作られ、州裁判所も連邦裁判所も関心を寄せ、何百という学術論文が書かれた[1]。二つ目のシーラ・ポーリオットの事例はそれほど知られていないが、同様に重要なケースである。どちらの事例も、終末期の意思決定に関する法律とそのゆくえについて問題を提起した。どちらも典型事例だが、その所以は大きく異なっている。テリ・シャイボは身体に障害がなく、決定能力も十全な女性だった。その女性が突然、感情や痛みを感じる能力も含めた一切の能力を永続的に失った事例である。一方のシーラ・ポーリオットは生まれつき意思決定能力を欠き、自分の身の回りのこともできなかったが、死の前の数ヶ月間には絶え間ない痛みや苦しみをはっきりと感じていた。

これら二つの事例は対照的でもある。前者は障害者コミュニティにとって大きな懸念となり、後者は生命倫理学者が最も大きな問題を感じる事例である。この二つを併せて考察することによって、〔治療〕中止に同意することのできない患者からの経管栄養の引き上げをめぐる両者の考え方の違いが浮き彫りになる。そのために、この章では、事件ごとに障害者コミュニティと生命倫理学コミュニティからの反応を記述するのではなく、二つの事例研究を最初に提示することとする。

I．テレサ・シャイボの事例

裁判所が任命したテレサ・シャイボの後見人は、テレサの身に起きたことについて以下のように語っている。

> テレサとマイケルのシャイボ夫妻は結婚して6年目、フロリダ州、セント・ピーターズバーグの、テレサの両親や兄弟の近所で暮らしていた。フィラデルフィアで育った子ども時代にはテレサは体重が250ポンド（約110キロ）もあったが、18歳の時に減量を決意し150ポンド（約67キロ）まで落とした。マイケルとの出会いはこの頃だった。結婚後にも減量は続けられ、1990年2月25日の早朝に心停止を起こした時にはわずか110ポンド（約49キロ）になっていた。その夜、テレサは自宅で倒れ、夫が911に電話をかけると救急隊が11～12分後に到着した。救急隊は心肺蘇生を行い挿管して、1時間後にテレサを病院に搬送。彼女は気管切開で人工呼吸器につながれた。1ヶ月間昏睡状態が続き、その後、昏睡からは覚めたが、無反応で植物状態と診断された。3年以上にわたって理学療法と作業療法を受けた後、脳を刺激してみようと電極の埋め込み手術のためにカリフォルニア州に移る。夫のマイケルとテレサの母親であるメアリー・シンドラーとが疲れを知らぬチームとなって、共に愛する女性の介護を担い、ほとんどつきっきりでケアした。神経系の広範な検査を何度も受けたが、そのたびに結果は遷延性植物状態で回復の望みはないという結果となった。心停止で引き起こされた酸欠状態によって、テレサの脳は大きく損傷されていたのである。
>
> シャイボ夫妻はテレサが倒れる約1年半前に、子どもを持ちたいと不妊カ

ウンセリングを受けていた。事故後、マイケルはその時の担当の婦人科医を相手取って医療過誤訴訟を起こした。病歴のチェックと検査がすべて適切に行われていれば、テレサに摂食障害がある可能性にも気づけていたはずなのに、それが行われなかったというのである。多くの弁護士が引き受けるのを断ったし、訴状を読んでみても勝訴の可能性があるとは思えないものであった。しかしこの訴訟が起こされて 3 年後、温情厚い陪審員は配偶者権喪失に対してマイケルに 30 万ドル、またテレサにも生命維持の費用として裁判所の監督下の信託に置くかたちで 70 万ドル以上の賠償を認めた。

2005 年、テレサの死後に行われた監察医の検死解剖では、心停止の要因として過食症も否定されはしなかったものの、テレサが倒れた原因は明らかにならなかった。最終的な検死では、脳の損傷は当初の診断よりも広範だったことが判明し、監察医は仮に人工的な栄養と水分の補給でテレサの命を引き延ばすことは可能だったとしても、回復はありえなかったことを強調した。公式の死因は脱水だった。脱水は、栄養と水分の補給が中止された場合に「自然な」死を引き起こすとされた……

医療過誤訴訟の決着から 1 年もたたないうちに、テリには回復の可能性はないと言われ続けてきたマイケルは、妻が遷延性植物状態（PVS）にあるとして人工的な生命維持の中止決定手続きを開始した[2]（遷延性植物状態は人工的な栄養と水分の中止が法的に認められている「終末期」状態の一つ[3]）。ここに至って、夫マイケルとテレサの家族であるシンドラー家の間に亀裂が生じる。それまで親密に助け合ってきた家族の争いは、メディアにあおられて急速に激化していった。事故直後に裁判所がマイケルを妻の後見人に任命した際には、シンドラー家から異論はなかったが、栄養チューブを抜くというマイケルの決定に対して、テレサの両親はマイケルの後見人としての権限の停止を求めて提訴した。

テレサには書面による事前指示がなかった。そのため医療に関する代理人も決まっていないし、リビング・ウィルもない。このような場合、フロリダの州法がとるのは、後見人が被後見人の最善の利益に応じて代理判断を行うという方式を適用することである[4]。同時に、もし自己決定能力を失わなかったら本人の意思はどうであったかを推測する手立てとして、口頭証拠の提出を認める[5]。この裁判でマイケルは、次のような伝聞証拠を提出した。テレサが少なくとも二度、それぞれ別の機会（親戚の葬式）に他の人がいるところで、人工的な手段で生かされるのは嫌だと語ったというのである。この証拠に対して、両親の方は、テレサは遷延性植物状態ではなく回復の望みがあるとする臨床的エビデンスを出そうとした。そのために医師たちの証言に頼ったが、夫側の医療専門職からは真反対の証言が出るなかで、シンドラー家側の医師たちは、テレサの症例についての記録事実をふまえた上で、彼らの臨床的判断と予後予測を裏づけるための研究論文を、彼ら自身が書いたものであれ他のだれかが書いたものであれ、何一つ提出することができなかった。

臨床的エビデンスに関する最終決定は、裁判所が招集した医学の専門家による検討委員会にゆだねられた。その委員会のメンバー５人のうち２人はマイケルが、もう２人はシンドラー家が、あと１人を裁判所が選んだ。５人はそれぞれテレサを診察し、カルテを読み、裁判所に報告書を提出した。報告書と証言は「フロリダ州証拠規則」によって明白性と確信性の検討に付された。この基準によって遷延性植物状態との診断を裏づける臨床的エビデンスが認められ、シンドラー家側の選んだ専門家は、夫側が出した医学的、科学的エビデンスをくつがえすことができなかった。

（中略）

テレサ・シャイボの特別訴訟後見人を勤めた間に、私は被後見人であるテレサに対する両親と夫の愛と心配りに深く心を打たれた。子どもに先立たれようとしているのに、その子どもが死ぬのをただそばで見守ることしかできない両親の立場は、想像するに余りあり、胸が痛んだ。シンドラー家の人たちは良識のある暖かい人ばかりであり、そういう人たちがある日突然、辛く苦しい状況に立たされてしまったのだ。マイケル・シャイボ氏は妻の意図はこうだったろうと自らの信じるところをなそうとした。そして、そのために中傷にさらされた。実際には、彼の利益になるような生命保険は存在せず、信託にも残金はなかったのだが[6]。

この後見人の申し立てでは、テリ・シャイボの死をめぐって起きた法と政治のドラマは正しく説明されていない。マイケル・シャイボが1998年に裁判所に妻の栄養チューブの取り外しへの許可を求めたのは[7]、つまるところ妻が脱水死または餓死するにまかせる許可を求めたのである。テレサは口から食べたり飲んだりすることはできなかった。フロリダ州法は合法的に任命された代理意思決定者（フロリダ州法では「医療代理人（health care proxy）と呼ばれる」[8]）

が同意した場合には、遷延性植物状態の人への医療的な栄養と水分の補給は中止が認められる。ただし、その中止は患者本人の意思決定であるか、そうでない場合は中止が患者の最善の利益にかなっていなければならない[9]。フロリダ州法では、事故で自己決定能力を失う前にテレサが誰も任命していない以上、マイケル・シャイボが妻の代理人である。他の州と同じくフロリダの州法でも、自分の意思を表明できない患者に代わって一定の医療に関する意思決定に関与できる家族の優先順位が定められている[10]。合法的な代理人であるマイケル・シャイボは、妻の栄養チューブの取り外しについて裁判所の許可を求める必要はない。妻の家族がそうした事態への反対を公に表明したため、彼は義理の家族に敬意を払って、裁判所の許可を求めたのである[11]。

巡回裁判所の判事ジョージ・グリアはこの申し立てについて口頭審理を行った。CT スキャンの画像が証拠として提出されたが、その画像は「(シャイボの)脳の広範な部分が消失し、そこに髄液が広がっている……[12]」ことを示していた。また祖母の入院の際、親族の葬儀の際、そしてテレビ番組のなかで自分はこういう状態では生きていたくないと感じる場面があった際に、テリが夫、弟、義妹に向かって言ったとされる言葉について証言が行われた。口頭審理を経て、グリア判事はテリ・シャイボについて「少しの疑いもなく……遷延性植物状態にある」こと、そして医学的エビデンスによって、「今後意識を回復する望みはまったくないと結論づけられる……[13]」と判断した。また、仮に決定能力があったとしたら、テリ・シャイボは栄養チューブの取り外しの決断をしただろうとの主張にも、明白かつ確信を抱くに足る証拠がある、と認めた[14]。この証拠に基づいて、グリア判事は栄養チューブの取り外しを命じた。

この命令へのシンドラー家の上訴は失敗に終わり[15]、2001 年 4 月にテリの栄養チューブは鉗子でクランプされ、チューブからの栄養と水分補給は停止された[16]。

なんとしても娘を死なせまいと、シンドラー家は別の州裁判所の判事に対して新たな訴訟を提起し、生命維持装置の取り外しを禁じるよう求めた[17]。そしてその訴えは認められた[18]。一連の審理、申し立て、上訴の後、新しい治療によってテリの状態には改善の余地があるかどうかについて、新たに証拠についての口頭審理をグリア判事に開いてもらう権利を、シンドラー家は認められたのである[19]。

その口頭審理では、5 人の医師がテリ・シャイボの状態について証言した。

2人はマイケルが選んだ医師、もう2人はシンドラー家が選んだ医師、残りの1人は裁判所が選んだ。口頭審理を経て、グリア判事はテリ・シャイボが遷延性植物状態（PVS）に留まっているとの証拠は「圧倒的」で、シンドラー家が提案する治療を受ければテリのQOLが改善するとのシンドラー家側の主張を裏づける証拠はない、とした[20]。そして裁判所は、テリの栄養チューブを取り外すよう新たに命令を出した。

再びシンドラー家は、あらゆる上訴の手段を講じた。そして、それが失敗[21]すると、急速に増えていた支援者とともに、フロリダ州知事ジェフ・ブッシュに対するロビー活動に打って出た。ブッシュはそれに応じ、フロリダ州議会と協力して、テリ・シャイボとその両親が直面する事態に特定した緊急法案を通した。このいわゆる「テリ法」は、栄養チューブの取り外し命令に対する「停止」と、栄養チューブの再挿入を命じる権限を知事に認めるものであった。知事はその権限を行使した[22]。

フロリダ州議会とブッシュ知事の前例のない行為に対する世間の反応の激しさはすさまじいものだった。この［政治的］介入を支持してメディアのキャンペーンに参加していた障害者アドボケイトをはじめとする人々は、当の介入を、重症障害のある女性が「残酷にも餓死させられる」のを阻止する「処刑の延期」になぞらえた[23]。反対の立場からは、司法の手続きを尊重せず、身体的統合性とプライバシーというテリ・シャイボの憲法上の権利を無視して、個人をめぐる医療上の決定に口を出す越権行為であるという批判が出た[24]。テリの入院する病院の外には何百人もの人々が抗議に集まった。メディアはこの事件のあらゆる側面を報道し、目を開いている姿からは意識があるように見える細面の女性のビデオをくり返し流した。

2004年、フロリダ州最高裁判所は、「テリ法」は三権分立原則に反して憲法違反であるとの判決を出した[25]。栄養チューブは再び取り外されたが、それは、フロリダ州議会がリビング・ウィルのない遷延性植物状態の人からの栄養チューブの取り外しを違法とする法案を再び通そうとして失敗した後のことだった[26]。この頃までには、シャイボ事件の話題は全国ニュースでも持ちきりとなっており、ついに連邦政府が介入に乗り出した。

連邦政府が介入したというのは驚くべき事実である。医療の問題は一般的には州法や地方条例の問題であり、国の関心事ではないため、一人の患者の特定の係争に連邦政府が介入した前例はない。にもかかわらず、下院の小委員会はテリ・シャイボ本人とその関係者を証言のために議会に召喚するという手を使って、「テリに人工的に栄養と水分を補給しないことは召喚を違法に阻害することになるという論理[27]」を展開した。そして、その戦術が失敗すると、下院はシャイボ事件に関して連邦裁判所に裁判権限を認める「テレサ・マリー・シャイボの両親の救済のための法律 An Act for the relief of the Parents of Theresa Marie Schiavo」を通すという次の手に出た[28]。その任を負った連邦裁判所は口頭審理を開いたが、フロリダの裁判所で適正手続が否定されたことをシンドラー家が証明できなかったとして、栄養チューブ再挿入の申し立てを却下した[29]。その決定への上訴も棄却された。

そこでフロリダ州知事ジェフ・ブッシュは、テリの栄養チューブ再挿入のための最後の手段を試みた。フロリダ児童家族局（DCF）と司法局に対してテリ・シャイボの「身柄を保護する」よう要請したのである[30]。こうした介入の合法性には疑問があるが、州警察の警官隊と DCF の職員がテリ・シャイボの入院先に到着すると、そこでは裁判所の命令なしに栄養チューブを抜くことを認めない地元の警察との対立が起こった[31]。警察同士の対立、大規模な抗議行動、悲しみにくれる両親、うつろながら「覚醒している」テリのビデオ——。それらの光景が流されるテレビは人々を釘付けにした。テリ・シャイボは 2005 年 3 月 31 日に死亡した。植物状態になってから 15 年後のことだった。

Ⅱ．シーラ・ポーリオットの事例[32]

シーラ・ポーリオットは乳児期におたふく風邪で重篤な合併症を起こして以来、42 年間ずっと知的障害と身体的障害をもって生きてきた。それらの障害のため、シーラの基本的な日常生活はすべて他者に完全に依存したままであった。重度の知的障害があり、重症の脳性麻痺のために四肢麻痺に近い状態であり、視力も非常に低い[33]。口からものを食べることができないため、シーラは幼少期からチューブで栄養を摂取してきた。40 歳を過ぎる頃には、慢性的な病気も抱えるようになった。ポーリオットには痙攣発作と骨粗しょう症があり、関節の脱臼が何箇所かあり、肘と膝と腰とに拘縮が広がっていた[34]。チューブ栄養によって誤嚥性肺炎を起こし、胃腸からの出血や重症の慢性的な便秘もあった。

シーラが 20 歳になるまでは、母親が家庭で世話をした。家では姉と兄も妹のシーラを溺愛したが、やがて母親がアルツハイマー病になり、娘の世話ができなくなった。シーラ・ポーリオットはニューヨーク州の運営するグループホームへ移り、その後22年間をそこで暮らすことになる。家族は毎週日曜日と、誕生日とクリスマスなどの休日には面会にやってきた。シーラは言葉を話さないが、家族の訪問を楽しんでいるように見えた。また音楽を聴くのも好きだった[35]。

ポーリオットは42歳の時に急病になり、シラキュースの大学病院に入院した[36]。病院到着時には瀕死の状態だった。熱が高く、酸素濃度は低く、血圧が高く、誤嚥性肺炎を起こし、内臓出血と腹部の激痛があり、腸は機能不全を起こしていた[37]。胃と腸から出血があるため、チューブ栄養はもはや使えない[38]。明らかに苦痛があり、うなり声でそれを伝えていた。シーラ・ポーリオットの家族は医療スタッフと話し合い、シラキュース大学病院の倫理委員会に出席し、牧師にも相談した。ポーリオットの状態が終末期であること、治療としては点滴でモルヒネだけを投与する緩和ケアが適切であることで全員の意見が一致した。栄養も水分も抗生物質も単にポーリオットの苦しみを長引かせることにしかならないので無用という点でも意見が一致した[39]。関係者全員によるこの決定については、ポーリオットの治療を担当した医師の一人が経過記録のなかで次のように説明している。

医療チーム、家族、ソーシャル・ワーカー、看護スタッフ、チャプレン、そして倫理コンサルタントが1時間協議した後、ミズ・ポーリオットの状態は終末期であるという点で全員が完全に合意した。必要に応じてモルヒネの投与によって苦痛をとり、侵襲的な蘇生も回復手段も行わないのが最も人道的だということについても合意した[40]。

家族の同意を得て、治療チームは栄養と水分の補給を中止し、看取りのためのケアに切り替えた。ポーリオットは数日間苦しむこともなく落ち着いていた。しかし入院から1週間後、大学病院事務局がこの症例をニューヨーク州精神遅滞・発達障害局に通報した。それを受けて同局はポーリオットに訴訟後見人を任命するよう病院に指示し、州司法長官にもポーリオットのためにニューヨーク州法を行使すべく介入を求めた[41]。

当時ニューヨーク州法では他の州と同様に[42]、シーラ・ポーリオットのように医療について理解することも理性的な判断をすることもできない人に代わって家族や代理人が医療的な栄養と水分の補給を中止することは、認められていなかった。州法では決定能力がある人にあらゆる種類の治療を拒む基本的な権利が認められていたが、州裁判所は、治療を拒否する権利はあくまでも患者個人のものであるとの立場を固持し、「なんびとも、またいかなる裁判所も、他者にとって許容される生活の質がどのようなものであるかについて、代理で判断すべきではない[43]」としていた。決定能力を欠いた患者への生命維持治療の中止を裁判所が許可する唯一の状況は、最終的に直面することになる特定の状況下でその治療を拒否する意図が患者にはあったと、明白かつ確信を抱くに足る証拠によって立証できた場合に限られていた[44]。つまり州法には、生まれつき決定能力をもたない人や、以前はその能力を有しながら決定能力がある間に自分の望みを表明していなかった患者に対する治療中止の決定を認めるメカニズムが存在しないのだった。

さらに、ニューヨーク州法は、シーラ・ポーリオットのように生まれつき自分で医療についての選択ができない成人をまるで乳児のように扱っていた[45]。具体的にいえば、州は乳児の親または後見人に子どもの最善の利益によって治療への同意を与えることを認めながら、子どもから救命治療を引き上げることについては、それがいかに本人のためを思ってのことであっても、あるいは治療の中止が倫理的に妥当な決定であったとしても、親にも後見人にもそれを認めない。すなわち、「疑わしきは生命の利益に［判断を誤った場合、その誤りによって命が断たれるのではなく、その誤りによって命が救われるように］」というのがニューヨーク州の方針なのだ。「たとえ必要な治療を拒むという親の（あるいは後見人の）意思決定が宗教上の信条など憲法上の権利に基づくものであったとしても、それは児童の健康と福祉を守る国親（parents patriae［法的後見人としての国のこと］）の役割を果たすべき州の利害関心を越えるものではない[46]」。ニューヨーク州裁判所の見解によれば、子どもの健康と福祉を守る唯一の方法はいかなる事例においても栄養と水分を補給することだった。したがって、親も後見人も「医療によってそれを避ける手段がある以上、［その患者が］遅かれ早かれ他の原因で力尽きる可能性があるかどうかにかかわらず、［決定能力のない］患者が餓死する結果を招くような意思決定をすることはできない[47]」のである。

シーラ・ポーリオットの入院から９日後に、ニューヨーク州事実審裁判所の判事は病院で口頭審理を開いた[48]。裁判所が訴訟後見人を任命すると、その後見人は一切の栄養と水分を中止するよう裁判所に申し立てた。裁判所がポーリオットの担当医たちから聞いた証言によれば、すべての医療提供者の意見は、ポーリオットには消化管出血のため経管栄養が使えないので栄養補給は困難だという点で一致していた[49]。また、これ以上ミズ・ポーリオットに治療を続けることは「健康上あるいは医学的に言ってもなんら意味ある利益がないまま彼女の苦痛を[50]」長引かせることになるという点でも医師たちの見解は一致していた。しかし、それにもかかわらず裁判所はニューヨーク州法を条文通りに適用することによって、水分と一日900カロリーの栄養の補給を続行するよう命じた[51]。

担当医たちは裁判所の意向通りに一日900カロリーの栄養を補給する努力をしたが、効果はなかった[52]。栄養剤を入れる血管が詰まり、たんぱく質を身体に入れると嘔吐と止めようのないしゃっくりの発作が起きた[53]。その結果、ポーリオットが命を保つための唯一の溶剤は砂糖水の点滴のみとなった。点滴は一日300カロリー。たんぱく質は含まれなかった[54]。

たんぱく質なしの一日300カロリーで、その後の2ヵ月半の間にポーリオットの身体状態はどんどん悪化した。溶剤に含まれる栄養素は生命（心臓と肺の機能）を維持するには十分だが、たんぱく質不足を防ぐことはできないため、ポーリオットの身体は代謝によって分解すなわち崩壊し、自らの組織からエネルギーを消費するために内臓が傷ついて、シーラには大きな苦痛となった。さらに重症の浮腫（身体のむくみ）が起こり、そのために張り詰めた皮膚がついにはあちこちで剥がれ落ち、内皮が剥き出しになって痛んだ[55]。

ポーリオットの担当医たちは苦痛をコントロールするためにありとあらゆる手段を試したが、効果はなかった。シーラ・ポーリオットは苦しみつつ、じわじわと死につつあるのだった。彼女は呻き声や叫び声を上げ、眉根を寄せ、手足を縮めて、その苦痛を表現した。経口で1日に約5000ミリグラムを摂取するのと同等量のモルヒネが投与されている事実にもかかわらず、ポーリオットの苦痛は緩和できず、家族は彼女の額をなでてやり、枕元に音楽を奏でる天使像を置いてやる以外にはなすすべもなかった[56]。

医師たちはだんだんと、ポーリオットを生かすために裁判所が命じた治療が実際には状態を悪化させているという確信を深めていった。入院から2ヶ月以上も経った2000年2月29日、担当医の一人がカルテに以下のように状況をメモしている。

　点滴液によって、患者は自分の身体を消費し、自分の身体を自分で食べるような形で生きており……点滴による水分補給という現行の治療計画は患者の苦痛を増大させ、QOLを改善することもなく、ただ心肺機能のみを維持している。そして、まさにこれゆえに、現行［の治療］は明らかに医療の許容範囲を超えており、結果的に、自分の身体からカロリーを摂取しては状態を悪化させることになっている。したがって、この治療は医学的に指示されるものではない[57]。

別の担当医は話し合いのメモに「ポーリオットには浮腫が起きており、たんぱく質を含まない水分補給で全身が膨れ上がっている。水分補給の結果、……重篤な……心筋組織の崩壊が起こっている。彼女はたんぱく質不足によって、延々と続く苦しみのなかでゆっくりと死んでいくことになるだろう[58]」と書いた。同じ医師は裁判所が命じた人工的水分補給についても以下のように書いている。「非人間的であり、［かえって］苦しみを生み出している。……医学的見地から言って、医学的に指示される治療の……範囲を超えている[59]」。

ついに後見人が行動を起こす決意をした。彼は再び裁判所に対して、医師たちがニューヨーク州法に反して点滴を引き上げることを認める命令を求めた[60]。口頭審理においてポーリオットの担当医たちは、「当該患者への水分補給の継続は、不自然で苦痛を伴う身体組織の分解をもたらし、明らかに患者に重大な危害を及ぼしている……[61]」と陳述した。口頭審理によって、これ以上の治療は苦痛を増悪させるだけだということは明らかになった。しかし、その治療が生命を維持しているのである。栄養と水分の補給を中止すればポーリオットの苦痛は軽減されるが、彼女は死んでしまう。この段階で、水分補給を続けた場合のポーリオットの余命予想はだいたい2ヶ月から4ヶ月だった[62]。逆に水分補給を中止した場合には、3、4日のうちに死ぬことが予測された[63]。

事実審のトーミー判事はジレンマに直面した。既存の法を適用して人工的に生命を維持している今の治療を続けるか、法を曲げるか。ここに至って、トーミー判事は慣例にない行動に出る。病院にいるシーラ・ポーリオットの元を訪れたのである。そしてその場で、一切の栄養と水分の補給の中止を命じた。ニューヨーク州法ではその命令は出せないことを認めつつも、彼は「法と正しいこととは別だ[64]」と説明した。ニューヨーク州は上訴したが、上訴審が開かれることはなかった[65]。シーラ・ポーリオットは2000年3月6日に死んだ。予定されていた上訴審の口頭審理の直前のことだった[66]。

シーラ・ポーリオットの事件に適用された法律は、米国中で最も制約の大きなものだった。ニューヨーク州最高裁は1980年代に相次いだ事件の中でその州法を確固たるものにしていった。それらの事件では、「疑わしきは生命の利益に[67]」なるよう保障する基準によって個々人の「生きる権利」を守るという意図から、判事たちはあえて、民事事件では最も厳しい証明責任を負わせたのである。しかしその一方で、判事たちには、それらの判決で専門職としても個人としてもどのような役割を果たすべきか、葛藤もあった。彼らの判決文そのものが、家族と医師が裁判所の関与なしに終末期の決断ができるよう、議会に法的枠組みを作ることを求めている。また、その後のこうした判決のモデルとなったオコナー判決で多数意見〔法廷意見〕を書いた判事は、彼自身の母親の医療をめぐる家族間の争いの体験から、家族が愛する者のために誤った判断をすることを防ぐための厳格な基準がニューヨーク州には必要だと確信したことを述べている[68]。

シーラ・ポーリオットの死後、当たり前のことながら家族は腹を立てていた。シーラの兄弟たちが、妹に対して憲法違反その他の違法な行為があったとして州司法長官とその部下たちを訴えたが[69]、その訴訟は失敗に終わった。司法長官は法律を行使したことに対して訴えられないよう保護されているのである[70]。連邦控訴裁判所は、司法長官がニューヨーク州法の制約を受けていた事実を認めると同時に、それらの州法を合憲であるとして支持した[71]。こうして、ポーリオット訴訟の流れに続いた唯一の判例は、その選択が医学的に妥当であり、患者の最善の利益にもかなうというコンセンサスが家族と医療提供者の側にできていたとしても、重症障害のある人々への治療の選択肢を制限する法律を支持したのである。

ポーリオットの担当医たちも、自分たちがニューヨーク州法によって、シーラ・ポーリオットに非人道的な拷問だと表現しても間違いではないようなひどい死に方をさせるよう強いられたことにあきれていた。彼らは、決定能力を欠いた患者の医療をめぐる意思決定に関するニューヨーク州法の改正を求めて、ロビー活動にも加わった。そして、その努力は小さな実を結ぶ。2002年になって、ニューヨーク州は「精神遅滞者のための医療意思決定法（Health Care Decisions Act for Persons with Mental Retardation）[72]」を成立させた。シーラ・ポーリオットと同じ状況に厳しく限定した上で、精神遅滞のある人にしかるべく任命された代理人が生命維持治療を中止することを認めるものだった[73]。この法律がもっと前にあったら、シーラ・ポーリオットはあれほどまでに苦しまなくてもすんだかもしれない。しかし、子どもたちや、人生途上で決定能力を失った成人については、ニューヨーク州法がこれで変ったわけではない[74]。

Ⅲ．障害者コミュニティからの見解

テリ・シャイボ事件が提起した数々の問題は、障害者コミュニティの一部にとって大いに懸念すべき問題だった。彼らの信じるところでは、「2005年3月31日のテリ・シャイボの死は、1990年の脳損傷によるものではなく、重症障害のある生は生きるに値しないという偏見、すなわち広く共有された思い込みによるもの[75]」なのだ。もちろん、障害者コミュニティも多様であり、その内部にもシャイボ事件をめぐる論争はある。またこの事件と関係する「死ぬという選択」[訳注2]の問題についても、医師幇助自殺（PAS）の問題を含め、論争はある。しかし、シャイボ事件に関する障害者コミュニティからの公のメッセージははっきりしている。テリ・シャイボの栄養チューブの取り外しを認めた法律は、障害のある人々の命を守るために改正しなければならない、というものだ。

「全然死んではいない――テリ・シャイボのために闘い続けた下院議会はなぜ正しかったのか」と題したハリエット・マクブライド・ジョンソンの短い論評が、テリ・シャイボの栄養チューブ取り外しに対する障害者の権利という視点からの批判論を、簡潔かつパワフルに展開している[76]。その中でマクブライド・ジョンソンが挙げている論点を要約すると、以下の八つになるだろう［番号は訳者が補足した］。①シャイボは終末期の病人ではなかった。②栄養と水分の補給は生きることへの支援であり治療ではない。③シャイボには苦痛はなかったので、彼女の死を苦痛からの解放として正当化することはできない。④栄養と水分の補給中止が決定された時点でのシャイボ本人の望みは誰にも確実に推し量ることができない。⑤シャイボには、しかるべき手続きなしには生命を奪われないという、連邦憲法で認められた権利があった。⑥シャイボの栄養と水分の補給中止は障害をもつアメリカ人法（ADA）違反になる。⑦栄養チューブへの忌避感情は障害者差別の一形態である。⑧州裁判所での判決後に連邦裁判所がシャイボ事件に介入すること認める法律を通したからといって、連邦政府がどちらかの側に加担したというわけではない[77]。以上の八つの論点である。障害者コミュニティの人々の多くがこうした議論を展開した。彼らには、エリザベス・ブーヴィア（第２章を参照）とラリー・マカフィー（第５章を参照）をめぐって、障害のために意味のある人生を送る可能性はないという間違った主張がなされた記憶が生々しい。生まれてからずっと、あなたの人生には意味がないと言われ続けてきた人々にとって、テリ・シャイボは仲間の一人なのである。

障害者の権利団体ノット・デッド・イェット（まだ死んではいない）が裁判所に提出した意見書でも同団体の声明書（ポジション・ペーパー）でも、マクブライド・ジョンソンと同様の議論が展開されている。ノット・デッド・イェットは全米の 25 の障害者団体と協働しながら、シャイボ訴訟の最初から終わりまで際立った発言を続けて、議論の一翼を担った[78]。彼らのような障害者運動の活動家は、テリ・シャイボが自分たちと同じ障害者だと主張した。「法廷の友」でノット・デッド・イェットは以下のような意見を述べている。

> ミズ・シャイボがどのような転帰をたどるかという問題は、代理人に頼らざるを得ない多くの障害者にとって自分がどのような転帰をたどることになるかという問題とつながっている。もし……ミズ･シャイボの「生活の質（QOL）」――他者によって判定されたそれ――が彼女の死を正当化するなら、発達障害または身体障害のために言葉を話すことのできない何千人という人々を含めた「決定能力がない」人々を、ミズ・シャイボと区別することはできない[79]。

ノット・デッド・イェットはシャイボ訴訟の展開に沿って何回か「法廷の友」意見書を提出したが、そのすべてで以下の三つの主要な問題を提起している。一点目は、事実審裁判所は事実関係を確認する役割を果たしていないこと。二点目は、テリ・シャイボには栄養と水分の補給を受けるためにしかるべきプロセスを十分に経る権利があったこと。三点目として、認知障害を根拠にした医療の拒否は、障害をもつアメリカ人法（ADA）の下での違法な差別的処遇に当たるということである[80]。シャイボ訴訟で提出された意見書はそれまで活動家が何年も主張してきた議論のくり返しだったが、それらにそれまでにはなかった注目が集まったのがシャイボ訴訟だったのである[81]。また、ノット・デッド・イェットがフロリダ州議会やブッシュ州知事、連邦下院議会、そして大統領へと展開したロビー活動もまた、障害者運動の議論へと注目を集めることとなった。

テリ・シャイボの死後、障害者運動の活動家たちは運動のターゲットを全米の州議会へと広げた。それら新たな運動は、代理意思決定のモデルとして代理人が代理判断を行う権限を削除して、その代わりに生命を維持することを適切な選択とするデフォルトのルールを課す法律を提唱した。たとえば米国自立生活協議会（the National Council for Independent Living）が推進した法律は、「本人の意思について『明白かつ確信を抱くに足る証拠』がある場合、または本人が症状のために栄養と水分を消化または吸収することができず、栄養と水分を補給しても生命維持に寄与しない場合にのみ、栄養と水分の補給中止を認める[82]」ものだった。

同様に、さまざまな障害者団体が支持した「障害者の餓死・脱水死防止モデル法（the Model Starvation and Dehydration of Persons with Disabilities Prevention Act）」は、「医療をめぐる意思決定の法的能力を欠いている人は誰もが、生命を維持するのに十分なレベルの栄養と水分を補給するよう医療提供者に指示している[83]」という特定の前提を課した。すなわち、このモデル法は個々人の価値観がどうであるかにかかわりなく、本人が何を望んでいるかについての一つの代理判断を強要しているのである。その前提は、非常に限られた状況でしかくつがえすことができない。リビング・ウィルで明示的に指示されていた場合、または代理人が「明白かつ確信を抱くに足る証拠を提示して、……もしもそのような決定をする能力を有していた場合には、本人が同様の状況下で水分ないし栄養補給の中止または差し控えに明示的なインフォームド・コンセントを与えたであろうこと」を示せた場合、あるいは栄養と水分の補給が医学的に不可能で、死を早める、あるいはその人の生命維持に寄与しないと見込まれる場合を除いては、「後見人であれ代理人であれ、民間ないし公共機関であれ、裁判所であれ、あるいはその他の個人であれ、なんびとも」栄養と水分を中止する権限を持たない[84]。

モデル法から伺われるのは、障害者コミュニティで活動する当事者たちの多くが栄養チューブを使っている人との間で感じている社会的な同族意識である。たとえば、マクブライド・ジョンソンは以下のように説明している。

> 細いチューブはきれいな弧を描いて、ミズ・シャイボの腹部に外科的に作られた開口部へと続く。その中を栄養が流れていくのを見ると、私は嫉妬に近いものすら覚える。この人はちっとも苦しまずに栄養を摂取できるのだ！　生来

の神経筋肉疾患のため、私は飲み込みに苦労している。この痩せた身体が必要とするカロリーを口から摂取するのは、私にとって絶え間のない苦闘なのである。理由はともかく今はそれを続けているが、いずれ将来的にチューブになることは覚悟している[85]。

自分自身がいつの日か栄養チューブを必要とする可能性があることから、マクブライド・ジョンソンは誰にも栄養チューブを拒否されることがあってはならない、と感じている。車椅子を拒否される人がいないように、栄養チューブも機器の一つとして拒否されてはならないと彼女は考えるのだ[86]。

こうした全国的な障害者団体はシーラ・ポーリオットの事件には介入しなかったが、モデル法推進運動から推測するに、もし介入したとすれば、州の認知障害者擁護機関に与してシーラの生命を維持する栄養と水分の続行を求めていたことだろう。モデル法では、シーラの姉には栄養と水分を中止することは許されない。ポーリオットに医療に関する意思決定の能力がない以上、モデル法はポーリオットが「自分の担当医に対して……水分と栄養を……生命を維持できるだけ十分に……提供するよう指示している[87]」ものだという前提を設けている。モデル法が認める例外はいずれもポーリオットには当てはまらない。事前指示は書いていないし、明示的なインフォームド・コンセントも与えていない。医療的に不可能な治療、死を早める治療、生命維持に不必要な治療を受けているわけでもなかった[88]。

このように、シャイボ事件の後に展開された障害者運動の主張は、認知障害のある人の一部を――たとえば、生まれつき医療に対する自分の望みを表現することできない人、またはそうした望みを明示することなく決定能力を失った人を――シーラ・ポーリオットと同じ立場に置くこととなる。

障害者アドボケイトの立場は障害学者たちが説明している。たとえばポール・ロングモアは、医療制度において障害のある人々が直面する「蔓延した偏見」についてさまざまな論考を書いている[89]。ロングモアによれば、その偏見の結果、障害は末期状態にある病気と同じものと見なされてしまうという。

障害はしばしば末期状態にある病気と同一視され、時には「生きながらの死」と見なされることすらある。重症障害のある人――たとえばカリフォルニア州のエリザベス・ブーヴィア、ジョージア州のラリー・マカフィー、ミシガン州のディヴィッド・リヴリン――をめぐる「死ぬ権利」訴訟では、彼らへの死の幇助を訴える人たちもメディアも裁判所もみんな、まさに終末期の表現についての用語で障害者の状態を形容した[90]。

そうしたこれまでのいきさつを考え、また医療システムにおいてコスト削減への圧力があることを考えれば、すべてに当てはまる唯一の正解としてパターナリスティックな法律を障害者アドボケイトが作ろうとするのはさほど驚くべきことではない、とロングモアは言う[91]。

パターナリスティックな法律の推進が、障害者コミュニティの自律原則の主張とどのように両立するかについても、ロングモアは以下のように説明している。

……［障害者運動が］主張してきたのは（「米国文化に根強い、個として互いに独立した個人の」自律とは）大きく異なった自律の理念、すなわち人が相互に依存しあうコミュニティ内部での自己決定という理念だったのである。現在の米国に広がる、過剰に個人主義的な、そして病的なほどに競争的な文化と社会経済的秩序に対する一つのオルタナティヴとして、この考え方があり……死んでいった障害者の多くが人として孤立したままだっただけに、このような人と人との関係に目を向けることが……とりわけ重要となる[92]。

このように、孤立した個々の人を排除するのではなくて、社会的な障壁を取り除くことへと目を向けることは、自律の重視と全く矛盾しないのである[93]。

Ⅳ. 生命倫理学からの見解

メディアがテリ・シャイボの状況を取り上げるよりはるか前から、生命倫理学では一定の問題にはコンセンサスができていた。広く合意のある事項として、たとえば以下のようなものがある。決定能力のある人には治療を拒否する法的権利があること。決定能力のない人には自分に代わって治療を拒否してもらう権利があること。終末期の意思決定は通常は法廷ではなく臨床現場で行うべきものであること。近親者には決定能力を欠いた患者の代理人として行動し、医療をめぐる意思決定をする法的権限があること。終末期の意思決定において患者の望みを確認するために代理人は事前指示書に頼ってもよいこと。医療的に提供される栄養と水分は治療であること[94]、などである。〔生命倫理学の〕こうした原則をテリ・シャイボの事例に適用するのは簡単である。とりわけ、フロリダ州法によってマイケルが妻の代理人に任じられ、事実審裁判で自分の意思を表明できるとしたらテリが何を望んだかという点も明らかになったことからすれば、もめるような要素はどこにもないはずだ。マイケル・シャイボの申し立ては認められて当たり前だったし、そもそも彼が法廷で自分の意思決定を弁護させられることも、あってはならないことだった。カレン・クインラン事件とナンシー・クルーザン事件という範型事例――上記の原則を作ったのがこの二つの事件だった――の後に起きた多くの事件と同様に、テリ・シャイボもほとんどの生命倫理学者の視点からは簡単な事件に見えた。猛烈な抵抗など予想外だったのである[95]。

だからといって、生命倫理学の内部で、既存の原則やパラダイムについての反省的検討が行われなかったというわけではない。そうした反省は行われた。たとえばレベッカ・ドレッサーは、フロリダ州法のもとで適用される「代理決定」のスタンダードがシャイボのような終末期の事例を検討する最善の手段だという広く支持された考え方に異を唱えた[96]。ブルース・ジェニングズやトマス・マレイなどは、リビング・ウィルの価値、終末期の意思決定における家族やコミュニティの利害関心、誤診の可能性、そして生命倫理学における終末期事例をめぐる議論が医療現場の視点に狭く限定されているという問題について、再検討を求めた[97]。しかし、結局は今もなお、生命倫理学としてのコンセンサスは、決定能力のない患者に代わって家族や親密な関係の人がする選択は、通常は尊重されるべきだ、というところに留まっている。また、「特定のタイプの生命維持治療を義務づけたり禁じたりする」法律への抵抗も大きい[98]。

この点で、シーラ・ポーリオットの事例は典型である。この事例で懸念されたのは、生命維持のために栄養と水分の補給を継続するよう求める法律が、自己決定できる人なら誰も選択することのない悲惨で長引く死をポーリオットにもたらしたことである。たとえばノーマン・カンターは、重症の認知障害のある人々に代って意思決定を行う広範な権限を代理人に与える法律を強く擁護する際に、このポーリオットの事例を使っている。

利益が見込まれる代理意思決定から重症障害者を排除するのは非人道的であ

り、また個人への敬意の否定でもある。良心的な代理人による意思決定を認める法的アプローチからは「より公正で温情のある結果」が生じる。……現在あらゆる裁判所が重症障害のある人々のために提供している念入りに作られた後見人制度の根底にある目的は、間違いなくこの公正さと思いやりである。これらの制度は、重症障害のある人々の利益を守ろうとした「法的後見人としての国（parents patriae）」という昔の原則とも一致する。したがって立法者は、「意思決定能力のある患者なら同様の状況下で選ぶことができ、またおそらくは選ぶであろう有益な結果へのアクセスを認めて、生まれつき決定能力をもたない患者の人間としての尊厳を支えていくべきである[99]」。

カンターらは、障害のある人から生命維持治療（措置）を中止することを認める法律に対する障害者運動からの批判を認識してはいるが[100]、それらの懸念にはシーラ・ポーリオットの事例で使われたような「すべてに当てはまる唯一の正解」を与える法律よりも、証拠認定のスタンダードを強化したり、第三者の検討を加えるなどの保護的手続きによって対応したりする方がよい、と結論づけている。

V．所見[101]

私はシャイボ事件の後にも、障害者アドボケイトの主張の一部には大いに問題を感じたままだった。障害者の権利という立場で彼らが指摘したのは、誤診の可能性、障害者差別、障害とともに生きる人生が価値なきものと見なされる可能性であり、それらはいずれも重要な懸念である。問題を感じるのは、彼らが提唱する解決策である。一定の認知障害のある人では治療の中止や差し控えが選べないように代理人の権限を制限する法律では、彼らが保護しようとしている人々の中に、［その法律があるために］悲劇的な結果を強いられる人が出てしまう[102]。シーラ・ポーリオットはこの点で典型事例なのだ。

一部の障害者運動の活動家が提唱している「障害者の餓死・脱水死防止モデル法」のような法律は、本質的にはシーラ・ポーリオットを苦しめた法律と同一のものである。どちらの法律も、決定能力のある患者が明示的に拒絶の意思を表示していないかぎりは栄養と水分の補給を続けることを求めている。法的に強制された治療はポーリオットには壊滅的なものだった。皮膚は裂け、身体はグロテスクなほど膨れ上がり、臓器は自分自身の身体によって消費分解され、筋肉は腐り、心臓の状態は悪化の一途をたどった。そればかりかポーリオットは、その治療のために耐えがたいほどの苦痛を味わっていた。それとは対照的に、医師たちが家族の求めを受け入れて栄養と水分の補給を中止してからの数日間、彼女は穏やかに落ち着いて過ごせたのである。

ポーリオットが経験したことは予測可能だった。法が生命維持治療の続行を要求したのは、彼女には障害のために治療を明示的に拒むことができなかったからだ。一方、際限なく生命を長引かせると患者にとって負担になるということはすでに確立された事実である[103]。まさにそれゆえに、死の最終段階では生命維持治療（措置）を中止するのが適切だというのが、緩和ケアの専門家の間ではコンセンサスとなっているのだ[104]。栄養と水分の補給中止によって自然な死のプロセスを尊重してやれば、痛みが緩和される。死が近づくにつれて「ほとんどの患者は食欲を完全に失い、水分も摂らなくなる[105]」。［栄養や水分を］身体が求めなくなれば、それらを摂らないことがそのまま［患者の］利益になる。「死の直前の数時間では、脱水は苦痛にはならず、むしろエンドルフィンと麻酔薬状の物質を出して患者の安楽感を高める可能性がある[106]」と、ほとんどの専門家は感じている。栄養と水分の中止には危害を防ぐ効果もある。「点滴は手間がかかり、なによりも患者が悪液質［栄養不良により脂肪と骨格筋が消耗した衰弱状態］にあったり、血管が見えにくい状態になっていると、不快感が大きい。点滴からの注入液が過剰になると末梢部や肺の浮腫が起こり、特に低アルブミン血症の状態にある患者では息苦しさや咳、咽頭咽喉の分泌液を増悪させる[107]」。このように、栄養と水分の補給中止それ自体は苦痛緩和になり、患者への重大な危害を防ぐ。言い換えれば、治療中止はオピオイドの投与と同じく、適切な緩和ケアの一環として不可欠なのである。

ポーリオットの事例で適用された法律や、シャイボ事件の後で提言された類の法律には、法的な問題がある。それらの法律は適切な緩和ケア医療への障壁となるのだ。それは憲法その他の法によって護られている障害のある人々の権利にも関わってくる問題でもある。

A．憲法との関係

米国最高裁判所は、代理意思決定者によって意識不明または遷延性植物状態の患者に対する生命維持治療（措置）の中止が決定しにくくなるような法律を支持してきた[108]とはいえ、苦痛を感じることのできる患者とそれを感じることのできない患者では、権利を区別しているように思われる。法学者たちが指摘しているところでは、最高裁は「事実上、すべての州に対して、適切な緩和ケア、特に死に直面している人々の苦痛その他の症状緩和を州法によって阻害しないよう求めてきた[109]」。アラン・ミーゼルは、それよりもさらに幅広い権利を確立していこうとする動きに注目している。「過去数年間にわたり、まずは州法の規定から、ついで米国最高裁の決定から徐々に姿を現しつつあるのは、終末期の患者が適切な苦痛緩和を受ける権利という、より具体的な権利である[110]」。

こうして立ち現れてきた苦痛緩和を受ける権利という議論は、医師幇助自殺（PAS）をめぐる事件において、「医師が意図的に死を早める行為を禁じることと、死を早める可能性は予見できるが苦痛緩和など他の重要な目的のために行われる行為を許可すること」の区別を最高裁が認めたことに基づいている[111]。その治療に死を早める可能性があるとしても、患者に苦痛緩和の利益をもたらすなら、医師は正当な行為として治療を提供することができると最高裁が認めたということは、同じ医師には、その治療を拒むことが死を引き起こすとしても、苦痛をもたらす治療は正当な行為として拒むことができるということを示唆している。同意意見（concurrence）のなかでオコナー判事は、死に際しての苦痛の回避は合衆国憲法修正第14条の下で保護された自由権（liberty interest）であるとも示唆している。その意見は「異論の余地なく行われるべきだとされている（苦しみを軽減するための）投薬と緩和ケアについて二度にわたって言及しており[112]」、「苦しむ患者には、人生最後の数日間に経験する可能性のある苦しみへの緩和を受ける、憲法上認められるべき利害関心があるか否かという問題」について最高裁が判断する必要はないと結論づけている。なぜなら、「ワシントン州とニューヨーク州における死に瀕した患者は、たとえそれによって死が早まる場合であっても緩和ケアを受けられるということについては異論がない[113]」からである。このように、オコナー判事の同意意見では、「適切な緩和ケアへの障壁となる州法の存在について『争い』がある事件が将来最高裁に出された場合には、医師幇助自殺をめぐる事件が最高裁に出された場合とは、憲法上の権利として『まったく異なった』論拠、その場合よりも『かなり強い説得力をもった』論拠が成立する[114]」ということがほのめかされているのである。他の4人の判事もオコナー判事の主張に同意した。すなわち憲法では、州が適切な緩和ケアへの障壁を設けることを認めない点については、しっかりした論拠が成立しているのである。

それに加えて、州が合衆国憲法修正第14条に抵触することなしに〔患者に〕不適切な医療を強制することはできないと示唆する最高裁の判決もいくつか出ている。実際に最高裁は、州による治療の強制が正当かどうかを検討する際には「医学的適切性」に基づく制限を適用し、まずそれぞれの裁判所に、州が強制する治療が患者の最善の医学的利益にかなっているかどうかを判断するよう求めてきた[115]。

最高裁がこの「医学的適切性」に基づく制限を最もはっきりと確立させてきたのは、囚人への強制治療に関する訴訟である。これらの事件は、強制された医学的治療を回避することに憲法で保護された重要な「自由権」を認めることによって[116]、非任意の治療が憲法に関わるはっきりと重大な問題を提起していることを明らかにしている[117]。州が訴訟能力を生み出すという目的のためにこの自由権を否定してもよいのは、その強制された「治療が医学的に適切であって、当の審理の正当性を根本的に損なうほどの副作用はなさそうだと十分に予見でき、かつそれよりも侵襲度の低い選択肢を考慮に入れてもなお、訴訟に関連した政府の重要な利益を増進するための大きな必要性がある場合のみ[118]」である。

このように、州が囚人に抗精神病薬を投与するためには、その前にその薬が医学的に適切だということが立証されていなければならない。治療が「医学的に適切である」こと、すなわち患者の症状に照らして本人の最善の医学的利益であることを必要とする[119]のは、デュー・プロセス条項によって設けられた憲法上の保護という関門なのである。したがって、「医学的適切性」に基づく制限とは憲法上の基本的制約であり、それと競合する州の利益をもってしても超えることはできない。

治療の強制には医学的適切性が必要であるという憲法上の制約は、いまだかつて終末期の治療拒否の事件で適用されたことがないが、適用するべきである。特定の治療が法律によって義務づけられたシーラ・ポーリオットのような事例でこそ、州が誰かに治療を強制する時に問題となる自由権が及ぶ範囲に関する議論[120]がふさわしい。さらに、治療を拒否する権利に「長い訴訟の伝統[121]」があるのと同様に、不適切な治療を避けることのできる権利もまた法的に保護されてきた歴史がある。医療過誤に関する法律、インフォームド・コンセント訴訟、実験段階の薬の投与を禁止する規制、そして実験的な手術の禁止はすべて、人々を不適切な医療から守るこの伝統の一環である。加えて、州には医療専門職が不適切だと見なす医療を誰かに強制することができるという考えそのものが、公正と倫理的な行為という概念の一切に反している。

シーラ・ポーリオットの事例では、栄養と水分の補給がすでに医学的に適切でなくなった後にも、ニューヨーク州法によって何ヶ月にもわたって医師たちに生命維持目的での補給の続行が求められた。障害者差別への解決策として障害者アドボケイトが推進したモデル法も同じことを求めるだろう。私の考えでは、モデル法や類似の法律を採用するのは誤りだと思う。州が囚人に不適切な治療を強制することが認められないように、死にゆく患者にも不適切な医療を強制してはならない。もちろん、「州には、社会的弱者——そこには貧しい人々、高齢者そして障害のある人々が含まれる——を虐待、ネグレクト、過誤から保護するという利害関心がある[122]」。それが重要な利害関心であることに疑いはないし、医学的に不適切であるという主張だけで差別が起こらないように、その証拠に関する厳しいスタンダードが採用されていることの正当性も、その利害関心にある。しかし、だからといってその利害関心は、治療によって引き起こされる危害があるにもかかわらず、一定の障害のある患者には治療を強制する明確な基準をもった規則を正当化するほど絶対的なものではない。

B. 差別

連邦法、特に障害をもつアメリカ人法（ADA）は、憲法よりもさらに広範に障害者差別からの保護を設けている[123]。これらの連邦法をテリ・シャイボ事件やシーラ・ポーリオット事件に適用しても、——障害者運動のニュー・アクティビストたちが主張するように——障害のある人に代わって代理人が生命維持治療の停止または差し控えを選択することを認める法律の効力を弱めることにはならない[124]。むしろADAはその逆に、障害のある人にも障害のない人と同じ治療へのアクセスを保障すべく、代理人またはその他の意思決定者へのアクセスを義務づけている。

ADAの目的は、「障害をもつ人への差別を排除する明確で包括的な国家命令の制定[125]」にある。そのためADAには、障害者差別からの保護が他の連邦法よりも広範に盛り込まれている。ADAでは、「いかなる個人も公共性のある施設において、商品、サービス、施設、特権、特典、宿泊を十分かつ平等に享受するにあたって……・障害を理由に差別してはならない[126]」と定められている。またADAは「障害を理由とした差別の効果をもつ要綱、基準、管理方法を用いること[127]」を禁じている。そして、医療は明らかにADAの適用範囲である[128]。

障害のある人の家族と障害者運動の活動家はこれまで、ADAを引き合いに出しては、医療提供者に対して障害のある人々への治療を強いることに成功してきた[129]。裁判所に対しても、家族または患者の代理人がその治療に同意するなら、障害のある人には障害のない人に行われるのと同じ医療をすべて受けることができて当然であると主張し、それを認めさせてきた[130]。医療提供者が治療の要望を拒否するなら、ADAのもとでは差別に当たる可能性があるのだ[131]。そうした論法によって、ADAのもとでHIVに感染した女性が歯科医に総合病院ではなく彼の歯科医院で虫歯の治療を強制することができたし[132]、無脳症児の母親がADAを使って人工呼吸器によってわが子を生かし続けるように病院に強いることもできた[133]。これらの事例で裁判所は、障害のない人が受けられる治療なら、障害のある人も受けられなければならないと考えたのである[134]。

ノット・デッド・イェットはこの論法をテリ・シャイボ事件にも適用して、障害のない人々には栄養と水分が補給されるのであれば、テリ・シャイボの栄養チューブを抜くことは、障害のない人々には提供されるケアをシャイボには拒否することになる、と主張した[135]。具体的には、シャイボ事件に関してフロリダ上訴裁判所に提出したノット・デッド・イェットの「法廷の友」意見書において、以下のような主張がなされている。

> 健康状態や障害状態によって人に異なった扱いをすることはADAの下では障害のある人々の権利の侵害である。それが間違いなく本人の意思決定であると立証されることもないまま、合理的に考えれば障害があるのだから死にたいと望んだはずだとの思い込みに基づいて医療を中止するのは……医療提供者が重度の認知障害のある人々には生きるために必要な医療を拒否し、他の人々には拒否しないならば、それは、医療提供者およびその他の「公共性のある施設」を対象とするADA第3章に対する違反である。「決定能力のある」人には

与えられる医療を認知障害のある人々からは奪うような法律や方針を州政府や地方政府が作るならば、それはADA第2章に対する違反である[136]。

しかし、この議論はいくつかの理由で成立しない。まず第一に、テリ・シャイボが彼女の障害を理由に本来なら受けられたはずの治療を拒まれた、というとらえ方は誤りである。彼女は治療を拒まれたわけではない。テリ・シャイボが治療を受けられなかったのは、人工的な栄養と水分の補給の継続に同意することのできる権限をもつ人がいなかったためだ。この問題には米国最高裁がボウェン［対］米国病院協会訴訟で決着をつけている[137]。その訴訟で裁判所に求められたのは、リハビリテーション法が障害のある乳児への医療の差し控えを禁じているかどうかについての判断だった[138]。最高裁は、病院側による治療拒否が障害を理由にしたものだとするエビデンスがないと判断した[139]。むしろ治療は親の同意がないという理由で拒否されたのである[140]。そうした判断に沿って、最高裁は「親の同意が得られないという理由で病院が（障害のある乳児への）治療を差し控えても、それは（リハビリテーション法）違反にはならない。なぜなら、親の同意を欠いては……、その乳児は、『そうでなければ［＝障害がなければ］治療を受ける資格がある』状態だったわけでもなければ、ひとえに障害を理由として医療を拒否されたわけでもない[141]」と結論づけた。

ボウェン判決における裁判所の論法は、テリ・シャイボ事件にも等しくあてはまる。シャイボ訴訟は障害者差別とは無関係なケースである。病院は患者本人または法的代理人の同意なしに治療を行うことはできない。なぜなら同意なしには患者には治療を受ける資格がないからである。フロリダ州法の下で、マイケル・シャイボはテリ・シャイボの法的代理人だった。彼がテリ・シャイボの代理で治療への同意を拒否したことによって、テリは治療を受ける資格がなくなり、医師たちには治療を中止するための、障害とは異なる理由が与えられた[142]。このように、シャイボ訴訟は障害に基づいた治療拒否の事件ではなかったのである。

第二に、マイケル・シャイボに妻の治療を拒否することのできる権限を認めたような各州の法律は、障害者を差別してはいない。それらの法律は、テリ・シャイボのように障害のある人々が医療をめぐる意思決定において発言できる声を与えるものだ。代理人に医療をめぐる意思決定を行う権限を認める法律は、エイズ感染者の患者に医院では虫歯の治療をしないと拒否した歯科医[143]とは違う。その歯科医が虫歯の治療を拒否した行為は適切な治療へのアクセスの拒否に当たるが[144]、フロリダ州の代理決定法は、治療を拒むという選択肢を含めて医学的に適切な選択肢へのアクセスをテリ・シャイボに提供するものだ[145]。

治療の中止はよき緩和ケアの実践の一部でもある[146]。苦痛緩和のための薬が死を早める可能性があるという事実にもかかわらず、あえてその薬を使う決断と同じように、治療を中止する決断によって患者をより安楽にし、苦痛を取り除いたり、あるいは身体症状の進行を止めたりすることができるのである[147]。また、現在の状態で生きることについての患者自身の考えを実行に移すようなしくみを備えた意思決定の方法もあるだろう。そのいずれの場合であれ、スタンダードな医療ケアの一部として、あらゆる成人には治療を中止するかどうかという選択肢が認められている。

さらにいえば、病院では毎日のように、治療の中止を選ぶ人たちがいる。エホバの証人が輸血を拒否し、がん患者が化学療法を拒否し、遷延性植物状態の人が事前指示書によって栄養と水分の補給を拒否する。テリ・シャイボは事前指示書を書いておらず、自分で医療をめぐる意思決定ができない状態だったために、代理決定者を通じてしか治療を選択することができなかったのである。障害のない人と同じように、障害のある人にも治療を拒否する選択肢を封じてはならない。テリに代わって医療をめぐる意思決定を行う権限をマイケル・シャイボに与えた法律は、テリに適切な医療へのアクセスを与えたのである。

この観点から、私にはノット・デッド・イェットの主張は、その意図は良いものであるとしても、ADA を逆転させているように思われる。医学的に妥当な治療の中から選択することを障害のある人々に認める法律は、その選択肢の一つが治療の中止であったとしても、障害のある人々の権利を守っているのである。本来受けられるはずの治療の選択肢がすべて拒否されれば、それは ADA 違反となる。事実、代理決定法は、医療アクセスを求める ADA の規定を遵守するよう求めている。代行判断と最善の利益に基づく法律こそが、理にかなった便宜を提供できるのである。その両者があることによって、自分自身の医療をめぐる決定能力のない人にも、決定能力のある人が利用できるのと同じ選択肢へのアクセスが可能となる。つまり代理決定法は、ADA が成立してからビルの所有者らが取り付けたスロープへのアクセスのようなものと言える。スロープは階段とまったく同じというわけにはいかない（たとえばビルの裏側に設置されていて階段よりも長い移動になるなど）。それと同様に、各州の代理決定法も、障害のない人の医療をめぐる意思決定のありようとまったく同じというわけにはいかない。しかしスロープがあることで障害のある人がビルの中に入れるように、代理決定法によって患者にはあらゆる適切な意思決定が可能となる。そして、そこには一切の治療を拒むことも含まれるのである。

代理決定者が医学的に妥当な選択肢の範囲で決定しているかぎり、ADA が医療をめぐる意思決定の事例に登場する場面はない。緩和ケア医療は、終末期の患者または永続的に意識を失った患者の場合、栄養と水分の補給を含めた治療の中止を医学的に適切なものと見なす。歯科治療と同じく、緩和ケアも一般国民が受けることのできる公共サービスである。もし障害者運動の活動家たちの主張を実行すれば、代理人の選択肢が限定され、それによって決定能力を欠いた人は緩和ケアの妥当な選択肢へのアクセスを奪われて、結果的に障害のある人が公共サービスを拒否されることになる。そうしてアクセスが拒否されるなら、それこそが患者の障害、すなわち意図を形成または表現する能力の欠如に基づいた［差別的］行為となろう。

代理意思決定者に治療を中止する権限を認めない法律ができた時にそれが認知障害のある人々に与えるマイナスの影響を考えると、このような法律が障害者コミュニティでなぜ叫ばれ続けるのかを理解するのが難しい。最も筋の通った説明は、治療を中止する決定が実は障害のある生を価値のないものとする判断であることへの懸念［が彼らを駆り立てているということ］である。その［懸念が現実である］可能性は存在するが、だからといってすべてのケースに当てはまるとは言えない[148]。終末期の意思決定は一面的には図れないものである。ある人には当てはまることが別の人にはうまくいかないこともある。身体障害、遷延性植物状態（PVS)、そして終末期の病状は同じではない。知的には問題なく暮らせる身体障害は PVS とは根本的に違うし、麻痺や視覚障害はがんの末期とは根本的に異なっている。たしかに終末期の人は障害者でもある可能性がある。しかし死にゆく人が直面している問題は、他の身体障害者が直面しているのとは別の問題である。

同様に、PVS の人は四肢麻痺の人が受けている医療のほとんどを必要としてはいても、その症状は根本的に異なっている。その他の障害とは異なり、PVS とは障害のある生を悲劇と見る神話が現実となった姿である。その神話は、障害のある人は生きていても何の楽しみも喜びもないと語る。PVS 患者にとって、その神話が現実なのだ。そうした機能を司る脳の領域が損傷されているため、PVS状態にある人は喜びも痛みも感じることができない[訳注3]。PVSは障害があるという以上の存在なのである。もちろん、そう言ったからといって、PVS患者は敬意にも医療にも値しないということではない。私が言いたいのはただ、PVSという状態は単に障害があるというのとは違うということ、そして、PVS患者をめぐって行われる意思決定の一つ一つが、PVS以外の障害のある生に関する価値意識を反映しているわけではない、ということだ。

さらにいえば、生命維持治療を含め、治療を中止または差し控えるという決定が障害とはまったく無関係である場合もある。痛みや身体への侵襲、身体的な制約、身体の統合性や、抑制されないでいることをその人がどのようにとらえるかというのは、障害のある人々の価値をどのように考えるかということよりも、むしろ頭痛の時に鎮痛剤を飲むかどうかという判断である。それらの選択はその人個人のものであり、たとえその選択に障害のある多くの人々の生活にとって重要な要素が含まれていたとしても、同じ障害をもつ他の人々の価値とは無関係である。たとえば栄養チューブでいえば、栄養チューブを使わないという主張が障害とは全く無関係ということもありうる。スコット・マシューズ（第6章を参照）を思い出してほしい。スコットの家族は子どものころから本人が楽しんできた活動を続けるために、栄養チューブを入れたくないと主張した。食べたいという思い、誰かと一緒に食べる喜び、そして食べ物を味わうことを大切だと考え、それらができなくなることに耐えられないと感じる人たちもいる。スコットの両親が栄養チューブを入れないと決めたのは、スコット本人にとって何が大切かという価値判断であって、その判断は障害者に対する偏見とは無関係だった。［障害者運動の］ニュー・アクティビストたちが提案している新たな法律ができると、私たちは誰も、死期が来ないうちに死んでしまうリスクよりも口から食べることで人と関われる利益の方が大きいと判断することができなくなってしまう。

障害のある人々を無責任な代理人やまぎれもない差別や障害に対する社会の否定的なとらえ方から守ることは、公正な医療システムにおける中心的な関心事になるべきである。しかし、機会均等、適切な鎮痛剤の投与、身体的な苦しみの予防をきちんと保障することもまた、同じく重要な目標である。障害者コミュニティの一部が求めている法改正では、これらの問題のすべてを調整するツールとしては大まか過ぎる。選択を狭め、家族の権限を縮小して障害のある人々に現実の危害を及ぼすような法律を作らずに、障害者コミュニティの懸念を再考するためには、おそらく障害に配慮した生命倫理学（disability-conscious bioethics）［こそ］が果たすことのできる役割があるはずだ。

［注］

1 たとえば以下を参照。Kathy Cerminara & Kenneth Goodman, *Key Events in the Case of Theresa Marie Schiavo*,University of Miami Ethics Programs ,June 15,2009, http://www. miami.edu/ethics/schiavo/schiavo_timeline.html［以後、UMiami Timeline］(last visited Oct. 9, 2010); Matt Conigliaro, *The Terri Schiavo Information Page,*Abstract Appeal,May 1, 2005, http://abstractappeal.com/schiavo/infopage.html (last visited Oct. 9, 2010);Joan Didion, *The Case of Theresa Schiavo,*52 N.Y. Rev Books, June 9, 2005, http://www.nybooks.com/articles/archives/2005/jun/09/the-case-of-theresa schiavo/ (last visited Oct. 9, 2010); The Case of Terri Schiavo: Ethics at the End of Life (Arthur L. Caplan et.al. eds., Prometheus Books 2006). これらの事実の多くは、テリの三番目の訴訟後見人であるジェイ・ウルフソンによって準備された報告書にも出ている。以下を参照。Jay Wolfson, Guardian Ad Litem, *A Report to Governor Jeb Bush and the 6th Judicial Circuit in the Matter of Theresa Marie Schiavo* (Dec. 1, 2003), 以下に再録されている。Jay Wolfson, *Schiavo's Lessons for Health Attorneys When Good Law Is All You Have: Reflections of the Special Guardian Ad Litem to Theresa Marie Schiavo*, 38 J. Health L. 535 app. A at 552-581 (2005).

2 フロリダの州法は「延命措置」または人工的生命維持を、「人工的に供給される栄養と水分を含む」と定義している。Fla. Stat. § 765.101 (10) (2005).

3 以下を参照。*Id.* §765.305.

4 以下を参照。*Id.* §765.401(2).

5 以下を参照。*Id.*

6 Wolfson, *supra* note 1, at 543-547.

7 *In re* Schiavo, No. 90-2908 GD-003, 2000 WL 34546715 (Fla. Cir. Ct. Feb. 11,2000)（フロリダ州法とテリ・シャイボの代理人であるマイケル・シャイボの指示により、テリ・シャイボの栄養チューブ取り外しを認める命令）［以後、Schiavo Original 2000 Order］

8 フロリダ州法では、health care proxy（医療代理人）とは決定能力を欠いた人が事前指示によって誰かをsurrogate（代理人）に任命していなかった場合に意思決定を行うと定められている人を指す。「この用語法は他の州で用いられているものとは対照的である。他州では患者の任命なしに決定能力を欠いた人の医療をめぐる決定をする人（彼らの権限は法の適用に基づく）はsurrogate（代理人）と呼ばれている」。Kathy L. Cerminara, *Tracking the Storm: The Far-Reaching Power of the Forces Propelling the Schiavo Cases*, 35 Stetson L. Rev. 147, 178 n.7 (2005).

9 Fla. Stat. §§ 765.401(2), (3) (2010).

10 *Id.* § 765.401 (1). 次に挙げる人たちは以下の優先順位で代理人（proxy）としてふるまうことができる。

（a）裁判所が任命した患者の後見人（guardian）……（b）患者の配偶者、（c）患者の成人した子ども、または患者に複数の成人した子どもがいる場合には、成人した子どもたちの多数意見……、（d）患者の親、（e）患者の成人した兄弟姉妹または、兄弟姉妹が複数いる場合には兄弟姉妹の多数意見……、(f) 成人した親族で……患者について特別な配慮と関心を示してきた場合……、(g) 患者の親密な友人、(h)(状況によっては)[a] 医療ソーシャルワーカー……(続く)

Id.

11 Lois Shepherd, *Terri Schiavo: Unsettling the Settled,* 37 Loy. U. Chi L.J. 297, 305-306 (2006).

12 Schiavo Original 2000 Order, *supra* note 7, at *4.

13 *Id.*

14 *Id.* at *6.

15 *In re* Schiavo, 780 So. 2d 176, 180 (Schiavo I) (Fla. 2d Dist. Ct.App. 2001) (以下の判決を肯定している。the Schiavo Original 2000 Order), *review denied sub nom.,* Schindler v. Schiavo *ex rel.* Schiavo, 789 So. 2d 348 (Fla. 2001).

16 *In re* Schiavo, 792 So. 2d 551, 555 (Schiavo II) (Fla. 2d Dist. Ct. App. 2001).

17 *Id.* at 555-556.

18 *Id.* at 556.

19 *In re* Schiavo, 800 So. 2d 640, 646-647 (Schiavo III) (Fla. 2d Dist. Ct. App. 2001)(医学的エビデンスについての新たなヒアリングを命じたもの)

20 *In re* Schiavo, No. 90-2908-GB-003, 2002 WL 31817960 at * 2-5 (Fla. Cir. Ct.2002).

21 *In re* Schiavo, 851 So. 2d 182 (Schiavo IV) (Fla. 2d Dist. Ct. App. 2003), *review denied sub. nom.,* Schindler v. Schiavo, 855 So. 2d 621 (Fla. 2003).

22 H.B. 35-E, 2003 Leg., Spec. Sess. (Fla. 2003), 以下のウェブサイトで閲覧可能。http://ft l.findlaw.com/news.findlaw.com/hdocs/docs/schiavo/ftsb35e102103.pdf.「テリ法」は以下の訴訟により無効となった。Bush v. Schiavo, 885 So. 2d 321, 336-337 (Fla. 2004). 同法の定めるところは以下の通りだった。

第1条

(1) 2003年10月15日現在、次のいずれの規定にも該当する場合において、州知事は、患者に栄養及び水分の補給が差し止められることを防ぐため、一回限りの延期を命令する権限を有する。

(a) 患者が、書面による事前指示を有していない場合

(b) 裁判所により患者が「遷延性植物状態」にあると認められた場合

(c) 患者が、栄養および水分の補給を差し止められている場合

(d) 患者の家族の構成員が栄養および水分の補給の差し止めを拒否している場合

(2) 延期を命ずる州知事の権限は、この法律施行の日より15日後に失効する。また、当該の権限の終了はこの法律により命令されたいかなる延期の効力または結果にも影響を与えない。州知事は、この法律に基づき権限を付与された延期を、いつでも解除することができる。この法律に従って州知事により命令された延期に従うためにとったいかなる行動についても、人は民事上の責任を負わず、規制又は懲戒の処分に服さない。

(3) 延期命令の発令に際して、巡回裁判所の主席裁判官は、当該の患者のため、州知事及び裁判所に勧告をするべく訴訟後見人を指名する。

23 Shepherd, *supra* note 11 at 308-309; David Sommer, *Advocacy Group Supports Schindlers in Court Fight,* Tampa Trib., Oct. 31, 2003, at 3.

[24] Shepherd, *supra* note 11 at 341 n.67　なお、付属の文章を含む。

[25] Bush v. Schiavo, 885 So. 2d 321, 336-337 (Fla. 2004).

[26] H.R. 701, 2005 Leg., 107th Sess. (Fla. 2005); S. 804, 2005 Leg., Reg. Sess.(Fla. 2005).

[27] Shepherd, *supra* note 11, at 310.

[28] An Act for the Relief of the Parents of Theresa Marie Schiavo, Pub. L. No. 109-3,§ 1, 119 Stat. 15 (2005).

[29] Schiavo *ex rel.* Schindler v. Schiavo, 358 F. Supp. 2d 1161, 1166-1167 (M.D. Fla. 2005).

[30] Carol Marbin Miller, *Terri Schiavo Case: Plan to Seize Schiavo Fizzles,* Miami Herald, Mar. 26, 2005, at l A.

[31] *Id.*

[32] 以下の議論のほとんどは、次の私の論文が初出である。 *When Vitalism is Dead Wrong,* 79 Indiana L.J. 1 (2004) (Copyright 2004 by the Trustees of Indiana University. 許可を得て、ここに再録).

[33] Kathy Faber-Langendoen, *Sheila Pouliot's Story,* http://www.familydecisions.org/pouliot.html (last visited Oct. 9, 2010) [以後、Faber-Langendoen].

[34] Blouin v. Spitzer, 01-CV-0925 HGM/GJD, 2001 U.S. Dist. Lexis 18243, at *1 (N.D.N.Y. Nov. 5, 2001).　第二巡回裁判所からの上訴で合衆国上訴裁判所に提出した報告書において、司法長官エリオット・スピッツァーは、入院時にミズ・ポーリオットが肺炎を起こしていたという所見を裏づける医療記録はないと主張している。以下を参照のこと。Brief for Appellees, Blouin v. Spitzer, No. 02-7997 (2d Cir. docketed Mar. 5, 2003).　出血に加えて、ミズ・ポーリオットには「骨粗しょう症（骨の希薄化)、そのために生じた右上腕と恥骨の骨折、左股関節の脱臼、右肩にも脱臼の疑い、肘、膝そして腰周辺の広範な拘縮。そして痙攣発作」があった。Aff. of Kathleen McGrail, M.D., Joint Appendix on Appeal at 1639, Blouin v. Spitzer, No. 02-7997 (2d Cir. docketed Mar. 5, 2003)［以後、McGrail aff.］

[35] McGrail aff., *supra* note 34, at 1647-1648.

[36] Blouin v. Spitzer, 213 F. Supp. 2d 184, 186 (N.D.N.Y. 2002).

[37] Blouin v. Spitzer, 356 F.3d 348, 352 (2004).

[38] Faber-Langendoen, *supra* note 33.

[39] Blouin, 213 F. Supp. 2d at 186.

[40] Blouin, 356 F.3d at 352.

[41] Alicia Ouellette, *When Vitalism is Dead Wrong: The Discrimination Against and Torture of Incompetent Patients by Compulsory Life-Sustaining Treatment*, 79 Ind. L. J. 1, 14-15 (2004).

[42] シーラ・ポーリオットが死に瀕していた当時、ミズーリ州とミシガン州にもニューヨーク州と同様の法律があった。ウィスコンシン州、アリゾナ州、ハワイ州、ミシシッピ州、オハイオ州、ユタ州も、患者の最善の利益によって正当化されない可能性がある代理意思決定者［の決定］に制約を設けている。そうした法の制限範囲の議論については以下を参照のこと。Ouellette, *supra* note 41　2010 年 7 月に、ニューヨーク州は The Family Health Care Decisions Act（医療における家族の代理決定権法）の施行により、終末期に関する法律を大きく変更した[訳注1]。以下を参照。2010 N.Y. Laws ch. 8, §2 (以下の法律で成文化されている。N.Y. Pub. Health Law art. 29-CC, §2994-a (McKinney 2010)).

[43] *In re* Westchester County Med. Ctr. *ex rel.* O'Connor, 531 N.E.2d 607, 613 (N.Y. 1988).

[44] *Id.* (以下を引用している。*In re* Storar, 52 N.Y.2d 363, 379 (1981)).

[45] 以下を参照。*In re* Storar, 52 N.Y.2d at 380.

[46] *Id.* at 380-381.

[47] *In re* Matthews, 650 N.Y.S.2d 373, 377 (N.Y. App. Div. 1996).

[48] *Blouin,* 213 F. Supp. 2d at 186.

[49] *Id.* at 187.

[50] *Id.*

[51] *Id.*

[52] *Id.*

[53] Kathy Faber-Langendoen, M.D., *progress note entered into Shiela Pouliot's medical chart,* February 29, 2000 (on file with author) ［以後、Faber-Langendoen progress note].

[54] *Id.*; David F. Lehmann, M.D., *progress note entered into Sheila Pouliot's medical chart*(Feb. 29, 2000) (on file with author) [以後、Lehmann progress note].

[55] この間、ミズ・ポーリオットの皮膚は「過度の浸軟［ふやけること］」によって破れ、「たんぱく質を含まない水分補給によって身体全体が膨れ上がって浮腫を起こしていた。水分補給だけしか行われないため……たんぱく質不足が深刻で、それは皮膚、表皮近くの筋肉、そして心筋の崩壊を招いた」Faber-Langendoen progress note, *supra* note 53.

[56] McGrail aff., *supra* note 34, at 1646（強調は筆者［ウーレット］による）

[57] *Blouin*, 356 F.3d 3 at 354-355.

[58] *Id.* at 355 n.4.

[59] *Id.*

[60] 以下を参照。Joint Appendix on Appeal at 409, Blouin v. Spitzer, No. 02-7997 (2d Cir. docketed Mar. 5, 2003).

[61] Aff. of Kathy Faber-Langendoen, M.D., Joint Appendix on Appeal at 797, Blouin v. Spitzer, No.02-7997 (2d Cir. docketed Mar.5,2003) [以後、Faber Langendoenaff.].

[62] *Id.* at 796.

[63] *Id.* at 797.

[64] Michael D. Goldhaber, *The Law v.What's Right*, Nat'l L.J., Apr. 3, 2000, at Al. 以下を参照。Blouin v. Spitzer, 356 F.3d at 355.

[65] Joint Appendix on Appeal at790, Blouin v. Spitzer, No. 02-7997 (2d Cir. docketed Mar. 5, 2003).

[66] *Blouin*, 356 F.3d at 356.

[67] *In re* Westchester County Med. Ctr. *ex rel* O'Connor, 531 N.E2d 607, 613 (N.Y. 1988).

[68] Richard D. Simons, *Oral History,* 1 N.Y. Legal Hist. 53, 86-87 (2005).

[69] *Blouin,* 213 F. Supp. 2d at 187-188.

[70] *Id.* at 190（「仮に裁判所が侵害を認めたとしても、明らかに確立された権利（clearly established right）の侵害が存在することを原告が立証できなかった以上、被告が自分の行為が明らかに確立された法律を侵害していないと考えることには客観的な合理性がないと見なすほどには、その権利は明らかに確立されていないと結論せざるをえない」という理由により、地方裁判所は被告に qualified immunity（限定的免責）を認めている）。以下を参照。Poe v. Leonard, 258 F.3d 123, 133 (2d Cir. 2002)　qualified immunity（限定的免責）によ

る弁護は、以下の場合に確立されている。「(a) 被告の行為が明らかに確立された法律を侵さなかった、または (b) 被告が自分の行為がそのような法律を侵していないと考えることに、客観的な合理性がある」)［訳者補足：この場合は、裁判所が［権利の］侵害を認めて (a) には相当しなかったとしても、被告の職務による行為であるがゆえに (b) には相当するので、被告には限定的免責が認められるということになる］

71 以下を参照。*Blouin,* 356 F.3d at 348.

72 2002 N.Y. Laws 1264, ch. 500 (以下の法律で成文化されている。N.Y. Surr. Ct. Proc. Act § 1750 (McKinney 2003)).

73 以下を参照。N.Y. Surr. Ct. Proc. Act § 1750-b (McKinney 2003).

74 ニューヨーク州は 2010 年 7 月にやっと、より包括的な法律を施行した。以下を参照のこと。Family Health Care Decisions Act, 2010 N.Y. Laws ch. 8, §2 (以下の法律で成文化されている。N.Y. Pub. Health Law art. 29-CC, §2994-a (McKinney 2010)

75 Laura Hershey, Editorial, *Killed by Prejudice,* The Nation, Apr. 14, 2005, http:// www.thenation.com/article/killed-prejudice.

76 Harriet McBryde Johnson, *Not Dead at All: Why Congress Was Right to Stick Up for Terri Schiavo,* Slate, Mar. 23, 2005, http://www.slate.com/id/2115208, 以下に再録されている。*Editorial, Overlooked in the Shadows,* Wash. Post, Mar. 25, 2005, at Al 9.

77 以下を参照。*Id.*

78 以下を参照。Cerminara, *supra* note 8, at 154-155 (シャイボ訴訟の上訴審にいくつかの公益団体が参加したことに触れている)

79 Brief for Not Dead Yet et al. as Amici Curiae Supporting Appellants, *In re* Schiavo, 851 So. 2d 182 (Fla. 2d Dist. Ct. App. 2003) (No. 2D02-5394), 以下のウェブサイトで閲覧可能。http:// www.notdeadyet.org/docs/schiavobrief.html.

80 *Id.*

81 たとえば以下を参照。Diana Penner, *Indiana Tackled Right-to-Die Issue in '91:In Schiavo-Like Case, Parents Agonized, then Chose to Remove Tube; A Legal Battle Followed,* Indianapolis Star, Mar. 27, 2005, at 1A.

82 Nat'l Council on Indep. Living, Position Statement, *Rights of People with Disabilities to Food and Water,* July 14, 2005, http://ncil.org/news/FoodandWater.html (強調は筆者［ウーレット］による追加) また以下も参照。Ctr. on Human Policy, Position Statement, *A Statement of Common Principles on Life-Sustaining Care and Treatment of People with Disabilities,* http://thechp.syr.edu/endorse/ (「死が間違いなく差し迫っており、ケアまたは治療が客観的に見て無益であって、なおかつ死のプロセスを長引かせているだけである場合でないかぎり、障害のある人本人が生命維持のためのケアまたは治療を拒むことを望んでいるとの明白かつ確信を抱くに足る証拠なしに、このようなケアと治療を差し控えまたは中止してはならない」)

83 Model Starvation and Dehydration of Persons with Disabilities Prevention Act § 3(A) (Nat'l Right to Life Comm. 2006), http://www.nrlc.org/euthanasia/modeln&hstatelaw.pdf [hereinafter Model Act].

84 *Id.* §§ 3(B), 4(A), (B), S(A).

85 McBryde Johnson, *supra* note 76.

86 *Id.*

[87] Model Act, *supra* note 83, § 3(A).

[88] *Id.* §§ 4(A), (B).

[89] Paul K. Longmore, *The Disability Rights Opposition to Assisted Suicide Explained and Critiqued, in* End-of-Life Issues and Persons With Disabilities 144, 151 (Timothy Lillie & James L.Werth eds., 2007); Paul K. Longmore, *Elizabeth Bouvia, Assisted Suicide, and Social Prejudice, in* Why I Burned My Book and Other Essays 149 (Temple University Press 2003).

[90] Longmore, *The Disability Rights Opposition to Assisted Suicide Explained and Critiqued, supra* note 89, at 151.

[91] ロングモアは末期状態にある病気が障害とは違うことを認めており、[障害者運動の] 活動家たちにもその違いを考慮するよう求めている。

[92] Longmore, *The Disability Rights Opposition to Assisted Suicide Explained and Critiqued, supra* note 89, at 145.

[93] *Id.*

[94] Alan Meisel, *The Legal Consensus About Forgoing Life-Sustaining Treatment: Its Status and Its Prospects,* 2 Kennedy Inst. Ethics J. 309, 315 (1992). 以下も参照。Alan Meisel & Kathy L. Cerninara, The Right to Die: Law of End-of-Life Decisionmaking 2-6 (Aspen Publishers, 3d ed. 2004 & Supp. 2005).

[95] たとえば、Rebecca Dresser, *Schiavo's Legacy: The Need for an Objective Standard*, 35 Hastings Center Rep., May-June 2005, at 20.

[96] *Id.* at 21（以下のように主張している。「テリ・シャイボをめぐる係争で、客観的なスタンダードとその背景にある道徳的な価値判断について、学者の間でも一般の間でも検討が深められていくなら、それがシャイボ事件への反応としては最も望ましい。客観的なスタンダードに基づいて治療の意思決定を行うには、いくつもの考慮すべき事項がある。予後判断のほか、患者の意識レベル、どの程度の負担と利益を患者が経験することになるかは考慮すべき基本事項である。もう一つ、決定能力のない弱者保護の義務もあり……わが国の障害者法の差別禁止規定もまた考慮すべきである」）

[97] 以下を参照。*Improving End of Life Care: Why Has It Been so Difficult?,* Hastings Center Special Rep., Nov.-Dec. 2005 (Bruce Jennings et al. eds.)　以下のウェブサイトで閲覧可能。http://www.thehastingscenter.org/pdf/improving_eol_care_why_has_it_been_so_difficult.pdf; また以下も参照。Joseph J. Fins, *Rethinking Disorders of Consciousness: New Research and Its Implications,* 35 Hastings Center Rep., Mar.-Apr. 2005, at 22, 22-24（脳損傷に関する新たな知見は、遷延性植物状態（PVS）という診断の確実性を再検討する理由だと主張している）; Angela Fagerlin & Carl E. Schneider, *Enough: The Failure of the Living Will,*34 Hastings Center Rep., Mar.-Apr. 2004, at 30, 30-42（リビング・ウィルは狙い通りの目的を果たしていないとの強力なエビデンスを提示している）

[98] たとえば以下を参照。Thomas H. Murray & Bruce Jennings, *The Quest to Reform End of Life Care: Rethinking Assumptions and Setting New Directions, in* Improving End of Life Care: Why Has it Been so Difficult?: Hastings Center Special Rep., *supra* note 97, at S52, S56（このような法律は最良の場合でも「未熟で軽率となり、最悪の場合には独裁的で不公正となる」と主張している）

[99] Norman L. Cantor, Making Medical Decisions for the Profoundly Mentally Disabled 68 (MIT

Press 2009).

[100] 以下を参照。*Id.*

[101] この節は私が以前に発表した以下の２つの論文の内容を合わせたものである。*When Vitalism is Dead Wrong: The Discrimination Against and Torture of Incompetent Patients by Compulsory Life-Sustaining Treatment,* 79 Ind. L.J. 1 (2004); *Disability and the End of Life,* 85 Org. L. Rev. 123 (2006).

[102] たとえば以下を参照。Model Act, *supra* note 83; NCIL Position Statement, *supra* note 55（「経管による栄養と水分の差し控えの代理決定への制限を復活させ維持する」法規制を支持している）; Ctr. On Human Policy, Position Statement, *A Statement of Common Principles on Life-Sustaining Care and Treatment of People with Disabilities,* http://thechp.syr.edu/endorse (last visited Oct. 12, 2010)（決定能力を欠いていて指示書もない人の場合には、「死がまさに差し迫っている」か、または「その治療が客観的に見て無益であるのでないかぎり、治療は中止も差し控えもしてはならない」と述べられている）

[103] 以下を参照。Thomas E. Finucan et al., *Tube Feeding in Patients with Advanced Dementia, A Review of the Evidence,* 282 JAMA 1365 (1999)（重症の認知症患者ではリスクのほうが利益よりも大きいので経管栄養は勧めるべきではないと結論づけている）; Christopher M. Callahan et al., *Outcomes of Percutaneous Endoscopic Gastrostomy Among Older Adults in a Community Setting,* 48 J. Am. Geriatric Soc. 1048 (2000)（胃ろうは患者に対して、それに伴う利益なしに負担だけを与える可能性があると結論づけている）。

[104] 以下を参照。Robert M. McCann et al., *Comfort Care for Terminally Ill Patients: The Appropriate Use of Nutrition and Hydration,* 272 JAMA 1263 (1994)（終末期の患者に栄養と水分を補給することによって、[患者に] 苦痛を伴う好ましくない副作用を与える可能性があることを指摘し、栄養と水分の補給中止が患者の安楽に寄与すると述べている）; Robert J. Sullivan, Jr., M.D., *Accepting Death Without Artificial Nutrition or Hydration,* 8 J. Gen. Internal Med. 220 (1993); British Medical Association, Withholding and Withdrawing Life-Prolonging Medical Treatment: Guidance for Decision Making (BMJ Books 1999).

[105] Frank D. Ferris et al., *Ensuring Competency in End-of-Life Care: Controlling Symptoms,* BMC Palliative Care, July 30, 2002, at 10, 以下のウェブサイトで閲覧可能。http://www.biomedcentral.com/content/pdf/1472-684X-1-5.pdf　以下を引用している。Eduardo Bruera & R.L. Fainsinger, *Clinical Management of Cachexia and Anorexia, in* Oxford Textbook of Palliative Medicine 548, 548 [Derek Doyle et al. eds., Oxford Univ. Press 1998]); and J. A. Billings, *Comfort Measures for the Terminally Ill: Is Dehydration Painful?,* 33 J. Am. Geriatrics Soc. 808 (1985).

[106] Ferris et al., *supra* note 105, at 10 (以下を引用している。J. E. Ellershaw et al., *Dehydration and the Dying Patient,* 10J. Pain Sym. & Management 192 [1995]); C. F. Musgrave et al., *The Sensation of Thirst in Dying Patients Receiving IV Hydration,* 11 J. Palliative Care 17 (1995); D. R. Musgrave, *Terminal Dehydration: To Give or Not to Give Intravenous Fluids?.*, 13 Cancer Nursing 62 (1990).

[107] Ferris et al., *supra* note 105, at 10.

[108] 以下を参照。Cruzan v. Dir., Mo. Dep't of Health, 497 U.S. 261 (1990).

[109] Robert A. Burt, *The Supreme Court Speaks: Not Assisted Suicide but a Constitutional Right to Palliative Care,* 337 New Eng. J. Med. 1234, 1234 (1997).

スーター判事の意見の趣旨を勘案しつつ、判事たちの多数意見（スティーブンズ、オコナー、スーター、ギンズバーグ、ブレイヤー）は、死にゆく人には終末に際して無用な痛みや苦しみを免れる権利があることをはっきりと認めた。このことからロバート・バートは、州は終末期の患者への緩和ケアの利用に障壁を設けてはならないことを最高裁の多数意見が認めたと結論し、また「この基準に照らせば、疼痛管理目的でのオピオイド系鎮痛剤の利用を制限する州法は法的に無効と判断される最たるものだ」とも結論づけた。

David A. Pratt, *Too Many Physicians: Physician-Assisted Suicide After Glucksberg/ Quail,* 9 (no.2) Alb. L.J. Sci. & Tech. 161, 223 (1999)；また以下を参照。Yale Kamisar, *On the Meaning and Impact of the Physician Assisted Suicide Cases,* 82 Minn. L. Rev. 895, 908 (1998)（5人の判事が苦痛緩和に自由権（liberty interest）を認めたと思われる、と述べている）

110 Alan Meisel, *Pharmacists, Physician-Assisted Suicide, and Pain Control,* 2 J. Health Care L. & Pol'y 211, 214-215 (1999)（以下を引用している。Washington v. Glucksberg, 521 U.S. 702, 736-738 (1997)）（オコナー判事の同意意見）、また以下を参照。Larry I. Palmer, *Institutional Analysis and Physicians' Rights After* Vacco v. Quill, 7 Cornell J.L. & Pub. Pol'y 415, 424-426 (1998)（オコナー判事は、苦痛緩和への障壁をめぐる今後の訴訟への扉を開いた、と論じている）；Kathryn L. Tucker, *The Death with Dignity Movement: Protecting Rights and Expanding Options After* Glucksberg *and* Quill, 82 Minn. L. Rev. 923, 935-936 (1998)（少なくとも最高裁の5人の判事は、もしその生命維持治療が死にゆく患者に過度な苦痛を耐えることを強いるならば、生命維持を義務づける州法を無効とするとみられる、と述べている）

111 Burt, *supra* note 109, at 1234.

112 Pratt, *supra* note 109, at 222.

113 Washington v. Glucksberg, 521 U.S. 702, 737-738 (1997).

114 Burt, *supra* note 109, at 1235.

115 たとえば以下を参照。Washington v. Harper, 494 U.S. 210, 222 n. 8 (1990)（強制的な治療を行ってもよいのは、「その囚人の担当医が……その投薬が適切であると決定した」後のみだと述べている）。

116 *Sell,* 123 S.Ct. at 2183（以下を引用している。*Harper,* 494 U.S. at 221）.

117 以下を参照。Sell v. United States, 123 S.Ct. 2174, 2186 (2003)（州に対して、ありうるすべての選択肢に照らして抗精神病薬治療が医学的に妥当であり、かつ「それを拒否する本人の利益が法的に保護されているにもかかわらず、その利益よりもはるかに重要である」ことの証明を課している）；*Harper,* 494 U.S. at 221-222（望まない抗精神病薬の投与を回避することには、憲法によって守られた「重大な」「自由権」があることを認めている）；Winston v. Lee, 470 U.S. 753, 759 (1985)（プライバシーと安全への期待は、個人の身体への強制的な外科的侵襲に含意されている［と述べている］）

118 *Id.* at 2184.

119 *Id.* at 2185（強調は原文）

120 実際、*Cruzan v. Dir., Mo. Dep't of Health,* 497 U.S. 261, 278 (1990) では、*Washington v. Harper,* 494 U.S. 210, 220-222 (1990) に依拠することによって、望まない治療を拒否する自由権を見出している。ハーパー訴訟の判決では、裁判所は以下のように述べている。「同意していない患者の体内に注射で強制的に薬物を入れることは、その患者の自由に対する重大な侵害である」。494 U.S. at 229.

[121] Washington v. Glucksberg, 521 U.S. 702, 725 (1997).

[122] *Id.* at 731.

[123] 障害のある人々を不適切な差別から護る連邦法は二つある。1973年リハビリテーション法の504条（29 U.S.C. § 794(a) (1994)）は「障害はあるが他の資格条件は満たしている人が、……単に障害を理由にして、連邦政府からの資金援助を受けたプログラムや活動への参加から排除されたり、その恩恵を受けることを拒まれたり、参加中に差別を受けることがあってはならない……」と定めている。ADAはさらに広く、職場や診療所、病院にまで、障害を理由にした差別を適用している。（42 U.S.C. §§ 12112, 12131, 12181(7), 12182 (2000)）ADAの適用範囲の方が広いので、本節ではADAのみに焦点を当てた。

[124] 以下を参照。Brief for Not Dead Yet et al. as Amici Curiae Supporting Petitioners, Gonzales v. Oregon, 126 S. Ct. 904 (2006) (No. 04-623) ［以後、*Gonzales* Amici Brief］; Brief for Not Dead Yet et al. as Amici Curiae Supporting Appellants, Oregon v. Ashcroft, 368 F.3d 1118 (9th Cir. 2004) (No. 02-35587) [以後、*Ashcroft* Amici Brief]; Brief for Not Dead Yet et al. as Amici Curiae Supporting Respondents, Wendland v. Wendland, 28 P.3d 151 (Cal. 2001) (No. S087265)[以後、*Wendland* Amici Brief]; Brief for Not Dead Yet et al. as Amici Curiae Supporting Appellants at 4, In re Schiavo, 851 So. 2d 182 (Fla. Dist. Ct. App. 2004) (No. 2D02-5394), 以下のウェブサイトで閲覧可能。http://www.notdeadyet.org/docs/schaivobrief.html [以後、*Shiavo I* Amici Brief]　念のため追記しておくと、障害者運動の活動家たちは、個々の事例をめぐる事実認定にも問題があると指摘した。たとえばテリ・シャイボが遷延性植物状態だったという点や、本人の意識について明白かつ確信を抱くに足る証拠がある、といった事実認定についてである。以下を参照。*Shiavo I* Amici Brief　しかし、個々の事例の事実関係をめぐるこうした批判的主張は、障害者差別という［彼らの］より一般的な主張に比べれば重要ではない。なぜならその主張が認められた場合に、将来の事件での医療をめぐる意思決定の基本的な法的原則を大きく揺るがすのは後者の主張だからである。

[125] 42 U.S.C. § 12101(b)(l) (2000).

[126] 42 U.S.C. § 12182.

[127] 42 U.S.C. § 12112(b)(3)(A).

[128] たとえば以下を参照。Bragdon v. Abbott, 524 U.S. 624 (1998)（歯科治療をめぐる事件でADAが適用されている）

[129] 最も大きな勝利は裁判ではなく、オレゴン州の医療配分プランを同州保健局長が差別禁止に関する法律に違反するとの理由で差し止めたことだった。Letter from Louis W. Sullivan, Sec'y of Health and Human Servs., to Barbara Roberts, Governor of Or. (Aug. 3, 1992)（これには「オレゴン制度改革デモンストレーションのADAによる分析」という3ページから成る文書が添付されている）　以下に再録されている。*ADA Analyses of the Oregon Health Care Plan,* 9 Issues L. & Med. 397, 409-412 (1994).　障害者アドボケイトは他にも法廷での勝利を得ている。たとえば以下を参照。Henderson v. Bodine Aluminum, Inc., 70 F.3d 958, 960 (8th Cir. 1995)（骨髄治療への保険支払い拒否の事件において、「当該の治療が実験的でないことが——すなわち、広く普及しており安全で従来の治療法よりも大きく改善されたものであることが——エビデンスによって示され、なおかつ問題となっている症状に直接匹敵するような他の症状への治療が治療計画に盛り込まれているならば、その治療を拒否することはADA違反であると論じ

ることができる」と判断している）；Carparts Distrib. Ctr., Inc. v. Auto. Wholesaler's Ass'n of New Eng., Inc., 37 F.3d 1216 (1st Cir. 1994)（雇用主の医療保険プランによる支払い拒否に ADA を適用している）；*In re* Baby "K," 832 F. Supp. 1022, 1028-1029 (E.D. Va. 1993)（無脳症児への生命維持の提供を病院に求めた）

[130] たとえば、*In re Baby"K,"* 832 F. Supp. at 1028-1029.

[131] ADA の下では、患者または患者の代理決定者が要求した治療を医療提供者が拒否するとやっかいな問題となる。要求された治療を拒否した事件での ADA の役割をめぐる議論については、以下を参照。Mary Crossley, *Becoming Visible: The ADA's Impact on Health Care for Persons with Disabilities,* 52 Ala. L. Rev. 51, 57-68 (2000)（患者が求めた治療を拒否された事件で ADA を適用できると認め、［医療資源の］配分方式においてこの法律がどこまで適用できるかについて論じている）。さらに以下を参照。Maxwell J. Mehlman et al.,*When Do Health Care Decisions Discriminate Against Persons with Disabilities?,* 22 J. Health Pol., Pol'y & L. 1385 (1997)（患者または患者に法的に認められた代理人が治療を拒否した場合の、医学的治療をめぐる医療提供者の決定への ADA の適用という困難な問題について、特筆している）。無益性を理由に医療提供者が治療を拒む事件、または［医療資源の］配分方式によって治療が認められない事件での ADA の適用は、法的にはシャイボ訴訟における障害者運動のニュー・アクティビストたちが提起した問題とは異なっている。これについては以下を参照。Crossley, *supra,* at 75-77（オレゴン州の医療資源配分方式について論じている）；Mary A. Crossley, *Medical Futility and Disability Discrimination,* 81 Iowa L. Rev. 179, 202-250 (1995)（「無益な治療」という判断に基づく方針の利点を分析するツールとしては ADA は不適切であると論じている）；Mehlman et al., *supra,* at 1389-92 (1997)（「無益性」をめぐる論争について論じている）；David Orentlicher, *Rationing and the Americans with Disabilities Act,* 271 J. Ａｍ. Med. Ass'n 308 (1994) ; Philip G. Peters,Jr., *Health Care Rationing and Disability Rights,* 70 Ind. L.J. 491, 492 (1995)（医療資源の配分において、「治療が排除された場合には治療が提供されるよりも効果が低いと実証されれば、その配分方式が法的にも倫理的にも擁護可能かどうか」を検討している）；Philip G. Peters, Jr., *When Physicians Balk at Futile Care: Implications of the Disability Rights Laws,* 91 Nw. U.L. Rev. 798, 810-819 (1997)（「無益性」をめぐる論争について論じている）；James V. Garvey, Note,*Health Care Rationing and the Americans with Disabilities Act of 1990:What Protection Should the Disabled Be Afforded?,* 68 Notre Dame L. Rev. 581, 601-602, 613-616 (1993)（オレゴン州ヘルスプランと ADA は両立しうるかどうかを検討している）。

[132] *Bragdon,* 524 U.S. at 648-654.

[133] *In re Baby"K,"* 832 F. Supp. at 1028-1029.

[134] *See id.* at 1029.

[135] *Schiavo I* Amici Brief, *supra* note 124.

[136] *Id.* at 19.

[137] Bowen v. American Hosp. Ass'n, 476 U.S. 610 (1986).

[138] *Id.* at 612.

[139] 以下を参照。*Id.* at 630.

[140] *Id.* at 630-631.

[141] *Id.* at 630　以下も参照。United States v. Univ. Hosp. State Univ. of N.Y. at Stony Brook, 729 F.2d

144, 161 (2d Cir. 1984)（リハビリテーション法では、二分脊椎と水頭症を併発して生まれた子どもへの矯正手術に同意を拒否する親の私事的な決定を州が介入してくつがえす権限を認めていない、と判断している）。ADA の第 3 章にはリハビリテーション法 504 条にある、「その点を除けば資格がある」という文言は含まれていない。

[142] シャイボ訴訟における真の論点は、マイケル・シャイボから後見人としての資格を剥奪すべきかどうか、もし剥奪しないならば、かれはテリ・シャイボの望みを明白かつ確信を抱くに足る証拠によって証明できているかどうか、であった。

[143] 以下を参照。Bragdon v. Abbott, 524 U.S. 624 (1998).

[144] 以下を参照。*Id.* at 641　歯科医は、患者を歯科医院ではなく大きな病院で治療したいという自分の望みを、それが患者にとって医学的に適切なためだと主張したわけではない。その歯科医の主張は、［患者への］危害による ADA の例外規定のもとではその選択肢が認められるというものだった。

[145] その治療が適切であれば、ADA が患者の障害を理由にそれを禁じることはないのは明らかである。第一巡回上訴裁判所は次のように述べている。

「こうした治療を禁止するなら、それは意味がないというだけでなく非倫理的でもある……医療をめぐる倫理的な意思決定は、障害と関係のあるものもないものも含めて、患者の症状と予後に影響するあらゆる医学的な要因を考慮に加えていなければならない。したがって、ADA が代理決定者に障害からの影響要因を考慮に入れることを禁じていると解釈するなら、それは障害のある患者を……障害のない患者とは異なった、明らかにさらに不利な立場に置くことになる」。

Lesley v. Chie, 250 F.3d 47, 53 n.6 (1st Cir. 2001)（以下を引用している。Mary A. Crossley, *Of Diagnoses and Discrimination: Discriminatory Nontreatment of Infants with HIV Infection,* 93 Colum. L. Rev. 1581, 1655 (1993)）

[146] 以下を参照。British Medical Association, Withholding and Withdrawing Life Prolonging Medical Treatment: Guidance for Decision Making (BMJ Books, 2d ed. 2001); Frank D. Ferris et al., *Ensuring Competency in End-of-Life Care: Controlling Symptoms,* BMC Palliative Care, July 30, 2002, at 10, http:// www.biomedcentral.com/content/pdf/1472-684X-1-5.pdf（ほとんどの専門家は、最後の数時間には脱水状態で苦しむことはなく、むしろ脱水はエンドルフィンの分泌を促すと感じている……）; Robert M. McCann et al., *Comfort Care for Terminally Ill Patients: The Appropriate Use of Nutrition and Hydration,* 272 J. Am. Med. Ass'n 1263, 1265-1266 (1994)（終末期の患者に栄養と水分を補給すると無用な苦しい副作用を起こす可能性があり、それらの中止が患者をより安楽にするとの知見が述べられている）; Robert J. Sullivan, Jr.,*Accepting Death Without Artificial Nutrition or Hydration,* 8 J. Gen. Internal Med. 220, 222 (1993)（「脱水と飢餓が長引いても、それが苦痛となることはなく、不快も非常に小さい場合が多い……」）。

[147] 治療の中止という選択肢が緩和ケアにいかに不可欠であるかに関するさらなる議論については以下を参照。Ouellette, *supra* note 41, at 34.

[148] たとえば以下を参照。Kathy L. Cerminara, *Critical Essay: Musings on the Need to Convince Some People with Disabilities that End-of-Life Decision-Making Advocates Are Not Out to Get Them,* 37 Loy. U. Chi. L.J. 343, 343 (2005)（ある女性がシャイボ事件に以下の言葉で反応したことを述べている。「私はキャベツでも玉ねぎでもとうもろこしでもありません」）; Laura Hershey, *Killed*

by Prejudice, The Nation, May 2, 2005. 以下のウェブサイトで閲覧可能。http://thenation.com/doc/20050502/hershey（栄養チューブと人工呼吸器を「生命維持」と称することは、障害のある人々を「生きる理由が少ない人」という別の法的カテゴリーに入れる、と主張している）；Mary Johnson, *After Terri Schiavo: Why the Disability Rights Movement Spoke Out, Why Some of Us Worried, and Where Do we Go from Here?,* Ragged Edgemag., Apr. 2, 2005, at 4. 以下のウェブサイトで閲覧可能。http://www.ragged-edge-mag.com/focus/ postschiavo0405.html（「障害者になるくらいなら死んだほうがまし」と言う人たちの差別意識について説明している）；Jenny Morris, *Tyrannies of Perfection,* New Internationalist, July 1992, at 16. 以下のウェブサイトで閲覧可能。http://live.newint.org/issue233/tyrannies.htm（重症障害のある人に障害のある生よりも死を選ぶことを認める裁判所の判決の動機は明らかに、「身体障害と知的障害の両方があると、その生は必然的に生きるに値しないものとなるという考えである」と主張している）

［訳注］

1 法案が最初に提出されたのは1992年。この法律により、家族や身近な人に、決定能力をなくした患者に代わって医療をめぐる意思決定を行う権限が認められた。その代理決定は、患者自身の望みや価値観を可能な限り反映させ、それらが不明な場合には患者の最善の利益にかなったものであることが求められる。また、家族やその他の代理決定者が生命維持治療を拒否することができるのは、末期状態にある病気の人または永続的に意識をなくした患者に対して生命維持治療が「過剰な負担」を課す場合、または生命維持治療が非人道的なほどの苦痛を与えることになる場合に限られる。

2 原文はchoice in dying。そのまま訳すと「死に際しての選択」だが、ここでは自発的安楽死や医師幇助自殺を含め、死を自己決定として選択する権利、いわゆる「死ぬ権利」を意味している。

3 遷延性植物状態（PVS）の人をめぐるウーレットのこのような記述には、人格（person）や自己意識を人間の尊厳ある生の本質とするような生命倫理学のバイアスを感じざるをえない。事実認識の問題だけに限っても、「意識不明」とは文字通り意識があるかないかが「不明（外から観察している人にはわからない）」ということであって、「意識がない」ということではない。そうであれば、「PVS状態にある人は喜びも痛みも感じることはできない」といったウーレットの断定には問題があろう。また、長年PVS専門病棟での看護師の参与観察を続けた西村ユミは、ケアをする看護師との関わりの積み重ねと看護師のまなざしの変化によって、PVS患者が「何もわからない人」から「わかっている人」へと変貌していくありさまを見事に描いている（西村ユミ「植物状態患者はいかに理解されうるか――看護師の経験から生命倫理の課題を問う」、安藤泰至・高橋都（責任編集）『シリーズ生命倫理学第4巻　終末期医療』丸善出版、2012年、第6章）。

第8章

障害に配慮した生命倫理学に向けて

本書を通じて私は、ますます大きくなりつつある葛藤を解決するためには、生命倫理学者たちが障害者コミュニティのメンバーと協働するのが当然だと主張してきた。私の議論の要は、生命倫理学が医療をめぐる良き意思決定の促進に関わろうとするかぎり、そうした和解が生命倫理学の作業にとって不可欠だということにある。医療をめぐる良き意思決定は少なくとも次の三つの要素にかかっている。信頼、知識、そしてコミュニケーションである。一つの学問分野としての生命倫理学は、政策形成や論争解決、教育的な取り組みにおけるキー・プレイヤーの一つとして登場した。その役割は、医療をめぐる意思決定に関わるすべての関係者のあいだに信頼関係を育み、客観的に検証可能なデータに依拠するよう勧め、明快でオープンなコミュニケーションを培うことであった。こうした役割における生命倫理学の実効性は、患者への良きケアに関する知識の総体に対する障害学者の貢献について生命倫理学者が無知であったり、障害者コミュニティのなかの少なからぬ人々が生命倫理学という学問分野は障害者の利害関心に反する働きをしているのだと認識したりすることによって、（個人的な倫理コンサルテーション、政策決定、教育的な取り組みといった）すべてのレベルで大きく損なわれることになる[1]。両者の対立を調停することは、この作業に立ちはだかる障壁（バリア）を取り除くことである。もちろん、本当の和解のためには、対立するすべての党派がそこに参加することを必要とする。しかし、生命倫理学者は、障害者コミュニティの人々の関心や価値観に対する深い理解を進め、彼らの関心や障害をめぐる経験についてこれまでいかに生命倫理学が無神経あるいは無関心であったかを自覚し、その仕事のなかで障害に関係した諸問題に細心の注意を払って意識するようになることで、このプロセスのなかで一歩先んじたスタートを切ることができるだろう。

生命倫理学において障害への配慮を促進するためには、［まず］生命倫理学者たちが、障害学コミュニティの人々によって集められた障害の経験についての知識を、自分たちの仕事――すなわち生命倫理学者と障害学コミュニティの人々との間の互恵的な関係の発展を招くような一つのプロジェクト――にとって重要なものであると見なすこと[2]が必要であろう。これ以前の五つの章で、両者の和解に向けての最初のステップのための原材料は提供されている。本章では、こうした材料を障害に配慮した生命倫理学に向けての作業の目標と統合する。その目標とは、生命倫理問題における障害の事実について意識し、それについての十分な知識に基づいた生命倫理学［を構築すること］であり、障害のある人々のために、そしてそうした人々と共に仕事をする生命倫理学［を構築すること］である。本章の第一部は和解のために必要な最初のステップに充てられる。第二部では、障害に配慮した生命倫理学の構築のための骨格となる枠組を素描してみる。そして第三部では再び事例に立ち戻り、障害への配慮がどのように生命倫理の論争に影響を及ぼすか、すべての人が医療システムのなかでよりよい経験を得るためにどのように役立つかについて探究してみたい。

Ⅰ．両者の和解へ向けての作業

和解とは紛争解決の一つの形であり、対立、衝突し合うグループの間に信頼関係を構築し、お互いがお互いを豊かにするような新しい関係に入ることを可能にするものである[3]。論争を解決する一つのプロセスとして、和解は多様な形態をとる。南アフリカの真実和解委員会（Truth and Reconciliation Commission）によって開かれた公聴会からイスラエルとパレスチナのティーンエイジャーを引き合わせるサマーキャンプ「平和の種」に至るまで[4]、和解には一般的に次のようなプロセスが含まれる。すなわち、［対立し合う］両グループが一緒に集まり、対立の背後にある恐怖や怒りの源を探究し、認識すること、［お互いが］過去の過ちを自覚し、それについて謝罪すること、そして以前は敵であった者同士の間に信頼の橋を架けることである[5]。紛争解決のための他の形態と比較すると、和解は、敵同士のお互いについて考え方を変えることを目標にしている点に特徴がある。それはどちらか一方が正しいかあるいは誤っているかという敵対的なプロセスではなく、すべての関係者のニーズが満たされるような解決を目指す探究なのである。

障害者コミュニティと生命倫理学コミュニティとの間の対立に関しては、私は次の三つのステップを含む、かなりインフォーマルな学問的和解（調停）プロセスを提案してきた。第一のステップとして、［相手の言うことに］注意深く耳を傾け、自分と対立する側の観点についてのはっきりした理解を積み重ねること。第二は［お互いの］恐怖、同盟関係、そして価値観を認めること。そして第三のステップは、その上にたって両者の協働のための予備的な枠組を展開することができるような合意点をはっきりさせるための作業を行うことである。紙面上で達成できることは限られているものの、事例研究からは、どこから和解のプロセスが始まりうるのかについての豊かな情報が得られるだろう。以下において、論争となった事例について障害者コミュニティおよび生命倫理学コミュニティが言っていることに耳を傾けることによって得られるものについての私の見解を述べたい。さらにまた、生命倫理学が和解に向けての慎重な努力を行うことで、それを通して生命倫理学と障害者コミュニティの間にお互いを豊かにし合う関係、すなわちすべての人にとっての意思決定と医学的治療を改善するためのそうした豊かな関係が現れてくるような新しい感受性と理解力がどのようにして生まれるのかについて、私の考えを示してみたい。

A．耳を傾けることと理解すること

生命倫理学者のエリック・パレンスは、彼が障害をもつ人々の視点を理解するにあたって、傾聴という営みがいかに力を発揮したかについて、次のように語っている。

> 恥ずかしいことを告白すると、はじめて障害をもつ人々の話（障害は彼らのアイデンティティの中心をなす部分であるという話）を聞いたとき、私は安楽椅子に座って患者の話を聞く精神分析医のような態度でその場に臨んでいた。「そう、そう、なるほどねえ。問題はあなたの障害ではなくて、あなたの障害に対する社会の反応にある、とあなたはおっしゃるわけですね。でも正直になりましょうよ。あなたは［「障害」が問題だいうことを認めたくないから、それを］否認してるんです」。しかしながら、そうした人々から、障害をもっていることでもっとも難しいのは私のように今のところは頑健な肉体をもつ人々が彼らに対してとる態度であるということを聞けば聞くほど、私は彼らの言うことを言葉通りに受け取りはじめるようになった。もし、本当に十分な情報を得た上で

の意思決定プロセスの後に、障害をもった個人がその人の社会的経験を改善する医学的手段を用いるのを拒否したとしたら、いかにその決定が私にとって驚きであったとしても、その人の決定を尊重する以外にはよき選択肢はないのだということを、私は確信するようになったのである[6]。

本章に先立つ諸章（第３章から第７章まで）で人間のライフサイクルに沿ってなされた障害に関わる事例研究も同じように啓発的である。それぞれの事例について障害者コミュニティの人々が熟考する言葉に「耳を傾けること」で一つのことが完全に明らかになる。すなわち、障害のある人々は［今日の］医療環境のなかで、自分たちの価値が貶められていると感じているということだ。彼らは自分たちが脅かされ、誤解され、侮辱され、周縁に追いやられていると感じ、恐怖を抱いているのである。事例研究は彼らのこうした感覚の根がどこにあるのかを説明してくれる。障害者たちの視点からすれば、医療の場は危険で困難な場所の一つだ。障害をもって生まれたか、あるいは障害をもつことになるだろうと予想される赤ん坊は、死ぬにまかせられてしまう。障害のある子どもの成長は抑制され、ちゃんと機能している身体器官を取り去られてしまう（障害のない子どもにはそのような医療介入が許されることはけっしてないのに）。［障害のある子どもの］両親が、医学では欠陥と見なされても自分たちは価値のある人間的変異であると見なしているようなわが子の性質について、医療技術を用いてそれを治療するという社会的、医学的な圧力に屈しなかった場合には、子どもへのネグレクトという非難を浴びることになる。障害のある女性たちは、医師が彼女たちの性的健康については尋ねず、あるいはパップスメア（子宮頸部細胞診）やマンモグラム（乳房Ｘ線検査）といった基本的なスクリーニング検査を提供しないことによって、彼女たちのセクシュアリティや女性としてのジェンダー・アイデンティティを否定されることになる。障害をもった親たちは、彼ら自身の子どもの病気や怪我で［親として］病院に付き添ってきたにもかかわらず、そうとは認められず、能力のない部外者と見なされてしまう。生殖医療の専門家たちは、障害のある人には親になる能力がないという仮定に基づいて、彼らへの［不妊］治療を拒否する。医師たちは、障害のある成人による死の決定について、そうした成人患者が直面しているのは克服可能な社会的問題であるにもかかわらず、その決定を理にかなったものとして疑問もなしに受け入れてしまう。これで最後になるが、障害とともに幸せに生きている成人の日常生活の道具、たとえば栄養補給チューブや人工呼吸器は、障害をもたない代理人によって〔勝手に〕人工的で任意的なものだと見なされてしまうのだ。

障害学者や障害者運動の活動家たちは、生命倫理学がこうした問題の永続化に力を貸しているのだと主張する[7]。彼らが非難するところによれば、健康促進ないし生命維持のために医療技術を用いることが適切なのはいかなる時かという論争において、生命倫理学者たちは、医療環境において障害をもつ人々の虐待を招いてきた偏見を正当化し、成文化までするような意思決定の枠組を作り上げ、それを適用してきた[8]。〔生命倫理学に対する〕こうした非難を支持する事実は、事例研究のなかにいくらか見られる。たとえば新生児に関していえば、障害のある新生児を死ぬにまかせるという親の選択を支持した生命倫理学者たちがおり、その際に彼らは、親が〔そうした新生児の〕延命治療を選択することを制限するような方針、すなわち「無益性」に基づく方針を提案し、参画することでその正当化も行ってきたからである。生命倫理学者たちはまた、「欠陥のある」新生児を安楽死させた方が両親にとってはよりよいのだ（そして道徳的にも正当化される）という功利主義的な議論を行ったことも知られている。アシュリーの事例についても、障害のある子どもの成長抑制や健康な身体器官の除去手術を正当化するために、生物医学的なリスク／利益（便益）モデルを無批判的に用いてそれを支持する生命倫理学者たちがいた。さらに、〔聴覚障害のある〕子どもには彼らの耳が聞こえないことによって「危害」が加えられていると同定する道徳理論を下敷きにしながら、「障害をもたない生命倫理学のコメンテーターたちは、……自分たちの第一言語として手話を用いる耳が聞こえない人々の道徳的コミュニティから発せられた生命倫理の問いがもつ文化的、社会的な次元に目を閉ざすのである[9]」。ラリー・マカフィーについては、自律に基づく〔生命倫理学の〕議論が機械的な人工呼吸を拒否するという彼の選択を後押ししたが、そうした議論は、社会的な〔環境の〕改善によってマカフィーは実りのある生活を送ることができると思われる（実際にできた）具体的な証拠があるにもかかわらず、四肢麻痺による運動障害やそれに付随する障害について一般に普及しているネガティヴな固定観念を伴っていた。自律原則に過度に頼ることは、障害があるという状態に基づく治療中止の要求をあまりにも性急に受け入れてしまうことにつながるという認識が現れつつあるにもかかわらず（第７章で触れた著名な生命倫理学者ハワード・ブロディによる公的な謝罪はそうした認識の一例である）、今もなお自律の尊重はほとんどの生命倫理学的分析にとっての決定的な特徴であり続けている。実際、さまざまな事例研究を通して見てきたように、生命倫理学者たちは障害のある人々のための〔代理〕意思決定を正当化するために、「健康」「医学的適切性」「生活の質」や家族にとっての最善の利益のアセスメントに頼り、こうしたアセスメントにおいて社会的な偏見がどのように働いているかには注意を向けてこなかった。こうしたことをすべて考えてみれば、障害者の視点に特化した学者たちが生命倫理学を「人を不具にする事業計画」であると見なし、そこでは「どんな形のものであれ不完全であることはすべて道徳的な切り札の一つとなり〔ある人が不完全であることがその人に対する行為の道徳的善悪を決定する理由になり〕」「障害は選択の正反対のものになってしまう[訳注1]〔障害があるという理由だけで障害のない人には許されている選択が許されない〕」と述べるのも驚くべきことではない[10]。

もちろん、事例研究を見れば、障害の問題に対する生命倫理学者たちの反応が、障害者アドボケイトたちが示唆しているような性格のものよりもっと葛藤と微妙な色合いに満ちている場合が多いということもまた明らかである。実際、生命倫理学のなかの論争を深く考察するならば、総体としての生命倫理学に対して〔障害者コミュニティから〕申し立てられた非難のいくつかは公平さを欠いているように思われる。たとえば、一つのプロジェクトとしての生命倫理学が無益性〔に基づいて治療中止を許容する〕法律を奨励しているとか、ピーター・シンガーの功利主義的な見解（第3章を参照せよ）を支持しているなどという非難は、事実のレベルで不正確である[11]。無益性〔に基づく治療中止〕や極端な功利主義的見解については、生命倫理学の内部でも大きく意見が割れており、無益性〔に基づく治療中止の〕方針を支持する生命倫理学者たちでさえ、障害があるという事実だけに基づいてそうした方針を適用しているわけではない。また、障害者運動の活動家の一部が行っているような非難、すなわち優生学運動の背後にあったようなあからさまな障害者への敵意が生命倫理学を駆動しているという非難については、生命倫理学の文献のなかにそれを支持するいかなる証拠も見出せない。さまざまな事例研究についての生命倫理学的な視点に「耳を傾けて」みるならば、全体的に生命倫理学は、個人の選択の尊重を保証し、苦痛を抑え、稀少な医療資源を公正に配分するための最善の方法は何かという複雑な問題について、思慮深くしばしば活発な論争と注意深い分析を含んだ営みであることがわかる。

とは言うものの、事例研究は同時に、なぜ障害者コミュニティの人々が「生命倫理問題に関するすべての論争と政策決定の場に自分たちを参加させること[12]」を求め、「(生命倫理学の論争においては) 理性的で礼儀正しいのはうわべだけで、障害をもたない人を物差しにした価値観の支配が続いている[13]」と主張するのかについても説明してくれる。障害学者や障害者運動の活動家たちは、損傷や障害についての伝統的な理解に真っ向から挑みかけるような知識やデータを会話に持ち込む。そうした情報は生命倫理学の論争に直接関わるものであるにもかかわらず、生命倫理学者たちはたいてい障害者コミュニティが提供してきたこのような知識に関心を示してこなかった。アドリエンヌ・アッシュは、生命倫理学の内部で仕事をする一握りの障害学者の一人としての独自の立場から、次のように述べている。

> 人はただ単にそうした技術が発展してきたからというだけの理由で不快な医療介入に服従するよう求められるべきではない、と主張することで生命倫理学は、テクノロジー万歳に見える医学的支配層からコントロールを奪い、決定に関する権限を諸個人に戻そうと努めてきた。……生命倫理学は、自分が生きるのは耐えがたいと思う状況がどのようなものであるかは各個人が決定すべきであると主張してきた。しかしそこで生命倫理学があえて自問してこなかったのは、人が耐えがたいと思うのはいったい何なのか (それは身体的な苦痛なのか、あるいは社会的な孤立なのか?) ということである[14]。

アッシュやその同僚たちを除けば、〔身体的〕損傷 (impairment) が社会的な不備によって障害 (disability) となってしまう仕組みについて文化的、政治的に理解するという営みは、生命倫理学のなかではほとんど注目されてこなかった[15]。この点でも事例研究は実例として役立つ。生命倫理学の論争においては、障害の「不幸」と関係づけられる状態の多く——たとえば依存、自制不能、運動不能といったもの——は、障害をもった人々の多くが生きている大いに価値のある人生のなかの単なる一事実にすぎないという考えには、ほとんど注意が払われていない[16]。そうした状態〔そのもの〕が必ずしも生きる意味を奪ったり、落胆させたりするものではないにもかかわらず、障害をもたない人々はその逆の仮定をしてしまうのである。このように生命倫理学が障害者コミュニティの人々のもたらす知見を真面目に受け取ってこなかったことは、障害学者や障害者運動の活動家のなかに、なぜあれほどまでに怒りと敵意が渦巻いているのかを理解するための助けになる[17]。

これまでのところ、このような怒りの話法は、障害者アドボケイトたちの声に耳を傾けるよう生命倫理学者たちを説得する上ではほとんど何の役にも立ってこなかった。実際、私の経験では、生命倫理学者の多くはこのような怒りの話法にたいへん反感を覚え、そのことがまた障害者コミュニティの視点を生命倫理の論争における正当で重要な一部として認めないという態度を正当化する結果になった。しかし、こうした怒りの話法を超えて、［障害者コミュニティの］視点を支える彼らの当事者としての一連の知見は、熟考する価値のあるものだ。この視点が要求するのは、障害をもった人々が自分たち自身の人生の価値について知るようになった真実を尊重すること、障害について医学が与える理解よりも幅広い理解をもつことである。障害者アドボケイトたちが優先するのは障害をもつ人々の尊重を保証することだとわかれば、よく知らない人には障害者の権利擁護において一貫的でないとか矛盾しているように見えるかもしれない事柄を理解する助けにもなるだろう。たとえば、新生児をめぐる諸事例における親の権利について一見矛盾するような立場がとられることがあるように、さまざまな事例におけるさまざまな利害関心のなかのどこにどのぐらいのウェイトを置くのかを決定する上では、文脈が重要な役割を果たす。［それゆえ］ある一つの事例について障害者の権利擁護の［観点から］諸見解が提示された場合でも、その議論は哲学的な議論が要求するような仕方では一貫的なものではない。とはいえ、そうした議論が無意味だというわけではない。（リー・ラーソンの事例がよく示しているように）障害者アドボケイトにとって親の権利が重要なものであることはたしかだが、明らかにそれが彼らの活動における唯一の関心事ではない。障害をもつ人々に対する尊重の要求、障害をもたない親たちが障害とともに生きる人生の潜在的価値を理解していないという懸念といった競合する利害関心の方がより高い優先度をもつこともある。すなわち、いくつかの事例においては他の利害関心が親の権利についてのそれに勝る場合があるということだ。この点では、障害学という分野も生命倫理学と何ら変わらない。ほとんどの場合、生命倫理学の議論においても、競合する利害関心のどこにウェイトを置くか、さまざまな要因の間のバランスをどのようにとるかという問題がつきまとう。もし生命倫理学者たちがまっすぐな権利擁護運動に参加したとすれば、その権利擁護の立場は同じように表面的には矛盾に満ちたもののように映るだろう。

その外部からは論理矛盾に見えるかもしれないような障害者アドボケイトの

見解のいくつかを理解し、それを受け容れるためには、さらに作業が必要となる。こうした議論における導きの糸の一つとしては、運動障害あるいは他の身体的障害をもつ人々が、重度の知的障害をもつ人々に対して感じている「自分たちは同じだ」という同一性意識が挙げられる。たとえば、アシュリーの事例への応答のなかで、ウィリアム・ピースは「私は自分自身がアシュリーとみじんも違わないと思っている[18]」と書いた。アシュリーには重度の知的障害があるにもかかわらず、ピースは「アシュリー療法はシアトルにいる一人の少女についての問題以上のものだ。それは障害をもつすべての人々についての問題なのだ[19]」と主張した。同様の議論は、シドニー・ミラーとテリ・シャイボの事例でも現れている。[身体的障害をもつ人々が知的障害をもつ人々と] 一体であるというこうした主張は、[問題に対して発言する] 障害学者や障害者運動の活動家と、事例の中心となっている障害をもった個人との間には明らかな根本的違いがあると見ていた生命倫理学者たちを当惑させた[20]。たとえばピースは、能力の発達がけっして幼児段階のそれを超えることはないような子どもではなく、論文を書く大学教授であった。[しかし] ピースの説明に耳を傾けてみると、なぜ彼がアシュリーと同じであると主張するのかを理解することができる。彼はこう書いている。

> 私たち障害者はみな「異人」である。「異人 (The Other)」というのは、社会科学でよく使われる重要な概念で、よそ者 (stranger)、のけ者 (outcast)、[社会の] 一員ではない人々のことだ。異人はしばしば市民権を制限され、その権利は徹底的に侵害される。
>
> このように、根本的なレベルで、「私たち」と「彼ら」、障害をもつ者と障害をもたない者は別なのだ。これは間違った二分法ではあるが、アメリカの社会構造の一部でもあるし、私があえて言いたいのは、アメリカの医療支配層 [の考え方] の一部でもあるということである。重要なのは障害の程度でもなく、障害のタイプでもない。障害があるとわかれば、私たちはみな「異人」なのだ[21]。

言い換えれば、医療 (医学) その他における支配層に属する人々が障害のある人を「異人」として扱うかぎり、どんなタイプの障害者もみな強制的に同じ階級に入れられてしまうということだ。一人の障害者に起こることは、他のすべての障害者に起こりうる。

こうした論理的な根拠を伴った「私たち障害者はみな同じだ」というピースの主張に対する［生命倫理学者たちの］応答は、的外れのものだった。その応答はこうだった。「でもピース教授、あなたとアシュリーは違いますよね。あなたは［他者と］意味のある関係をもてるし、シンボルを用いた相互作用ができるんですから」。ピースをはじめとする障害者コミュニティの人たちが「自分たち障害者はみな同じだ」と主張するとき、彼らは自分たちと重症の知的障害をもつ人々との間の違いを認識していないわけではない。ピースたちの主張のポイントは、彼らの人生の多くの局面でこうした違いとは無関係に［障害者＝異人という一括りで］扱われているということ、それゆえこうした細かい違いに基づいて医療支配層に属する人々や生命倫理学者たちが行動してくれるなどとは当てにできないということである。ピースが救急外来で怪我をした子どもの親として治療を求めていたときに経験したこと（第５章参照）を考えてみよう。医療スタッフは、ピースが単に車椅子を使っているという事実だけに基づいて、彼が判断能力のある親だとは考えもしなかった。運動障害のある人は医療の舞台においては無能力であると見なす［医療者たちの］思い込みに服従させられる形で、ピースは［能力があるにもかかわらず］、実際に能力を欠いた人々に起こるような経験を当然のようにさせられたのである。このようなピースの過去の経験を考えてみるならば、彼があたかも判断能力のない人のように扱われるだろうという［彼の言葉］はけっして信じがたいものではないことがわかる。言い換えれば、滑りやすい坂道（slippery slope）に対するピースの恐怖は、彼自身の生きた経験に基づいているのである。こうした恐怖を払いのけるには、論理だけでは十分ではないのだ。

障害学者や障害者運動の活動家のなかには、滑りやすい坂道を現実にころげ落ちないようにするための唯一の方法は［その坂道に通じる］門を完全に閉鎖したままにしておくことだ、と主張する人々もいる。たとえば事例研究で見たように、障害者コミュニティの人々は新生児の生命を救うためのアグレッシブな治療に賛成し、成長抑制のための医療処置の使用を絶対的に禁止し、決定能力をもつ患者自身による指示がない限りは医学的に管理された水分・栄養補給を強制する法律を提案した。［他方で］生命倫理学者たちは、臨床あるいは病院の舞台での彼らの経験を利用しながら、すべてに適用できるような万能の解決法を拒絶する傾向がある。たとえば彼らは、新生児に対するアグレッシブな治療は終末期の赤ん坊に恐ろしいほどの苦痛を与える結果になることや、医学的に管理された水分・栄養補給を強制することで自分自身の意思を表明する能力を欠いた成人にとてつもない危害を加える結果になることを指摘する。それゆえ、生命倫理学者たちは、個々の事例についての評価は［当事者である］各個人にまかせるような意思決定の枠組を提案するのである。提案される枠組はさまざまに異なる。家族の関心に重きを置いた枠組もあれば、より多くを専門家の判断に委ねるような枠組もある。生命維持を基本方針とするような枠組もあれば、生き続けることの重要性の決定を代理人に任せることを許す枠組もある。その形式のいかんにかかわらず、困難な事例に対する生命倫理学の反応には、苦痛についての一貫した関心を「聞き取る」ことができる。この苦痛への関心は、生命倫理学者たちが過剰治療によって引き起こされる潜在的な苦痛［を忌避するという］傾向においても、あるいは個々の患者を苦痛から解放することになるであろう臨床的な技術革新を支持するという傾向においても、一貫しているのである。

たしかに、生命倫理学者の中には、障害者アドボケイトたちが懸念しているような［そうした解決法が］濫用される可能性を認識している人々もいる。他方で、障害者アドボケイトの中にも、過剰治療の危険性を認識し、生命倫理学者たちが強調するような各個人による評価の価値を認める人々もいる。両陣営からのこうした懸念についての提案された解決法の一つとして、滑りやすい坂道やバイアスのかかった適用を防ぐために厳格な基準の整備を保証するよう設けられた付加的な手続きのステップを要求するという方法が挙げられる。しかしながら、両者がお互いにこうした手続きによるセーフガードを求める場合ですら、［その実際の手続きについては］障害者コミュニティの人々と生命倫理学者の関心は実質的に異なることが明らかになる。生命倫理学者たちが複雑な問題を一定の手続きを設けることで解決しようとする場合、彼らがしばしば提案するのは、意思決定の権限の濫用可能性に対するチェックとして、倫理委員会の審査を経由するという方法である。エミリオの事例でテキサス州法が果たした役割や、アシュリーの事例でディクマとフォストの議論が果たした役割がその例証となる。倫理委員会の関与を好むという［生命倫理学者たちの］傾向は、専門知識をもった意思決定主体による迅速な解決を求めようとする彼らの関心と、医療をめぐる複雑な事例から法律家を遠ざけておきたいという彼らの願望を反映している。これとは対照的に、障害学者や障害者運動の活動家たちは、倫理委員会が諸事例を公平に評価できるかどうかは疑わしいと主張している。彼らの見方によれば、倫理委員会には障害のある人々に対する偏見が支配している。なぜなら、倫理委員会のメンバーのほとんどあるいはすべてが、病院に雇われた人々［医療従事者だけではなく、生命（医療）倫理学者も含まれる］ないしはそこに含まれる医療専門職の協力者だからである[22]。障害者コミュニティの人々は、そうした事例を法廷で解決するという方法を好むように見える。「無益性」判断や成長抑制、不妊手術、生命の終結をめぐる諸事例において、彼らは（倫理委員会の審査ではなく）法廷での審査を求めたのがその証拠である。障害者コミュニティの人々のこうした法廷に対する信頼は、生命倫理学において法律をベッドサイドから遠ざけておこうとする強い欲求が見られることと鋭い対照をなしている。それゆえ、両者の和解に向けての計画の一部としては、生命倫理学者と障害者コミュニティ双方の利害関心を考慮に入れた上で諸事例を監視するための信頼できる別のプロセスを開発しなければならないだろう。

B． お互いの恐怖や偏見、そして同盟関係を認めること

障害者コミュニティと生命倫理学コミュニティのメンバーが語る言葉に［お互いに］耳を傾けることによって、論争となっている諸事例で争点になっている［それぞれの］視点や利害関心に対する理解が深まるだけでなく、それぞれの陣営がとる立場に影響を与えている［お互いの］恐怖や偏見、同盟関係に対する洞察ももたらされるだろう。こうした恐怖や偏見、同盟関係を認識することで、それぞれの陣営のメンバーは自分たち自身の立場を新しい視点から再考する気になるかもしれない。そしてそれは、医療におけるあらゆるレベルにおいて、障害者のための良き意思決定、障害者自身による良き意思決定を促進するためにはどうすればよいかについてのより深く高度な理解を生み出すだろう。

障害者コミュニティにとって、障害をもつ人々の人生の価値を貶めるような［さまざまな社会的］慣行に対する恐怖は、そのメンバーを活動へと駆り立てる中心的な関心事である。この恐怖は、さまざまな種類の障害をもつ人々のお互いに対する一体感と結合することによって、生命の質にかかわりなく生命の維持を第一とする明確な基準をもった規則（brigh-line rules）を支持するとともに、生命の質の計量に基づいて個人［の生の価値］を評価することに反対するという、障害者コミュニティのはっきりとした志向として表される。こうした明確な基

準をもった規則への志向には問題が多い。そのことは非任意の不妊手術を含むヴァレリーの事例に取り組むなかで、結果的には障害者コミュニティの側にも認識されたことである。そこでは、いかなるケースであっても非任意の不妊手術を禁止する規則を求めるという最初の動向は、個々のケースごとに［その妥当性を］検討するという提案に道をゆずることとなった。この変化は、［非任意の不妊手術の］禁止という明確な基準をもった規則への疑義が、その規則が保護の対象としていた当の人々によって感じられた後にはじめて生じたのである。同盟関係に関しては、次のような例が挙げられる。障害者運動の活動家たちは、自分たちが一連の事例について、さまざまな宗教的グループやプロライフ［妊娠中絶絶対反対派］のような極端な右派グループと同じ側に立って活動していることに気づくこととなった。障害者コミュニティのメンバーの多くはこうした同盟関係に不快感を表明し、それは影響関係ではなく予期せぬめぐり合わせにすぎないと主張していたにもかかわらず、この同盟関係は実際、障害者の権利擁護のためのアジェンダに極端な右派グループが何らかの影響を与えたという可能性を示唆している[23]。この可能性は考察と内省に値する。

他方、生命倫理学の営みの原動力となった関心事の一つは、悪い死に方をすること（bad death）への恐怖だった[24]。どの事例においてもずっと、生命倫理学者たちは過剰治療の危険性を訴えて闘いつつ、延命のための医療技術をいつ使い、いつ止めるのかについての選択を個々人とその家族に委ねるという自律に基づく言論を主導してきた。生命倫理学者のハワード・ブロディが認めたように、過剰治療を忌避し、患者の選択を支持するこうした生命倫理学の志向は、元来は賢明な思いやりの衝動から発していたのかもしれないが、［同時に］生命倫理学の盲点、すなわち死にたいという患者の意思表明をあまりにも性急に受け容れてしまう原因となる盲点を生み出しかねない。

ラリー・マカフィーの事例のように、社会制度が障害を生み出しているという現実をより徹底的に理解することで、［障害をもつ］個人にとっての本当の問題とは必ずしも身体的な障害をもっているという不幸ではなく、障害を生み出す社会構造、すなわちそのなかでは意味のある人生を送る可能性が閉ざされてしまうような社会構造から逃れたいという要求なのだということが、生命倫理学者たちにもわかるようになるだろう。こうした盲点の可能性を認識し、以前は見逃していたデータの熟考を保証するための行動を起こすことが、生命倫理学者たちが［障害者コミュニティとの］和解へと向かう次のステップになる。

事例研究は、生命倫理学と医学のあいだの重要な同盟関係についても明らかにしてくれる[25]。生命倫理学はもともと、広く行き渡っている医療的慣行を徹底的に批判するという形で、医学・医療の外側から〔医療に〕口を出す学問分野として始まった。それにもかかわらず、今や生命倫理学は、医学校や病院、病棟に深く埋め込まれて（embedded）いる。生命倫理学者が臨床家であったり、臨床家が倫理学者であったりする例が少なくないのだ。生命倫理学と医学のこうした同盟関係の重要性については、事例研究からも明らかである。たとえばアシュリーの事例への応答の際に、リスク評価についての生物医学モデルを無批判的に採用した倫理学者がいたことや、ゴンザレスの事例において、延命のための医療介入が引き続き有効かどうかについて、完全に医療専門職の判断に従おうとした生命倫理学者がいたことを思い起こせばよい。今や、医療の文化が染み込んでしまっている生命倫理学者たちは、正しいことをなそうとするときに本能的と言ってよいほど彼らの病院臨床における同僚たち〔医療専門職の人々〕を信頼し、医療専門職の判断を実行に移すべく、生命倫理学の名において語るようになっている。生命倫理学と医学のあいだに同盟関係が存在するという事実の重要性と、それが医学の正統性に挑む生命倫理学者たちの意欲〔の欠如〕に及ぼす影響を認識、自覚することによって、生命倫理学者たちには、正統的な医学の考え方が障害をもった人生の価値を貶めがちであるような多くの事例について、新しい視点が与えられるかもしれない。

C．共通の地盤を発掘すること

一方で、人間のライフサイクルのそれぞれの時期における、障害に関係する諸事例をめぐるさまざまな視点についての私たちの研究は、障害者コミュニティのメンバーと生命倫理学コミュニティのそれによってとられるアプローチが基本的に異なっていることを明らかにしている。にもかかわらず、両者のあいだに広範な合意が存在するような重要な領域についてもまた、この研究によって明らかになった。もっとも根本的なことは、障害者コミュニティと生命倫理学コミュニティの人々が、すべての人々が尊重されるような良きシステム、とりわけ良き医療のシステムを促進するという同じ関心を共有しているということだ。両者はともに、稀少な医療資源についての公正で差別や恣意性のない配分を支持する。また、医療において、障害のある人々のために、そしてそうした人々自身による、きちんとした情報を得た上での意思決定を保障するために身を捧げるという点でも、両者は共通している。

さらに、障害者アドボケイトたちは、障害をもつ諸個人が自律的な選択を行い、自分たち自身の人生を自分で監督することを認めるという点についても、生命倫理学者たちと関心を共有している[26]。個人の自律を重んじ、それを実現することへの専心は、〔障害者の〕自立生活をめぐる文献においても、多くの障害者団体の意見表明においても一貫して明らかである。自律を尊重することがいかに重要であるかを示すものとして、メアリーの事例を挙げることができよう。提案された医学的検査を拒否するというメアリーの選択を医師が尊重したことによって、メアリーは、それまでずっと自立を否定され続けてきた彼女の人生でたぶんはじめて、生きる方針を自ら決めることができる力を与えられたのである。障害のある人の自己決定の尊重は、生殖年齢期（第５章）で取り上げたいくつかの事例においても明らかである。そこでも障害者コミュニティからの議論の主眼は、障害のある人々が彼ら自身の生活や人生の主人公であることを許されなければならないということにある。自分自身の生活や人生の主人公であるということは、ヴァレリーの場合、自分の好きなように家の外の世界に参加することだった。イーガン夫妻の場合は、自分たちの望み通りに子どもを持ち、親となることを許されるということを意味していた。私の意見では、障害者サイドと生命倫理学サイドの専門家たちが共に自己決定や自律尊重を大事にし、その実現に向けて努力しているという事実の方が、自律の限界について両サイドの専門家たちの意見が一致しないことよりも重要である。なぜなら、障害のある人たちも他のすべての人と同様、自分自身の人生について自分で決めるという同じ権利をもつべきだという点について両者の意見が一致しているという事実は、その限界を定める諸原則についてお互いが合意可能なのはどこかを探るための幅の広い基盤になるからだ。

こうした広範囲にわたる合意点に加え、いくつかの個別の問題についても、両サイドにはコンセンサスがある。とりわけ生殖年齢期に生じる問題についてはそういう面が多い。〔たとえば〕障害者サイドの専門家にとっても生命倫理学サイドの専門家にとってもアクセスの問題は重要であり、両者は共に、障害のある人たちによる生殖補助技術の利用など、性と生殖をめぐる医療サービスへの平等なアクセスを促進するよう呼びかけてきた。非任意の不妊手術についても、両者には一般的な合意がある。すなわち、障害者コミュニティの人たちも生命倫理学者たちも、不妊手術がすべての人にとって一つの選択肢であるべきだが、問題になっているような事例、つまり本人の同意を欠いているような場合は慎重に使用されるべきだ、ということで意見が一致しているのである。それゆえ両サイドの専門家は、優生学的な目的のため、あるいは不妊手術を受ける当人以外の人の利益のために不妊手術が使用（濫用）されるのを防ぐべく、特別な手続きと厳しい基準が必要だという点についても意見を共にしている。

不妊手術をめぐって両者の間にこのようなコンセンサスがあるという事実は、それが他の難しい問題を解決するための一種の地図を提供してくれるがゆえに重要である。両者の間には、非任意の不妊手術は障害のある人の一部に危害とならないかぎり、全面的に禁止されるべきではないという点についての合意、そしてそれに付随する合意、すなわち［当人の同意なしでも］不妊手術が妥当だと認められるような事例にかぎってそれが行われることを保障するためには、慎重な手続きによって保護される必要があるという点についての合意がある。こうした合意に達したのは、時間と経験の積み重ねによって、（非任意の不妊手術を野放しにしたり、逆に不妊手術を全面的に禁止したりするような）極端な規則では実際にうまくいかないということが誰の目にも明らかになってからのことであった。おそらく、非任意の不妊手術についてこうして両者が合意できる穏健な立場に達したことから学べる教訓は、なおも続いている論争のいくつかを解決しようとする試みにとって有益であるように思われる。少なくとも、非任意の不妊手術のケースで強調されたこと、すなわち複数の利害関係者に合意可能な枠組を構築するためのツールとして、その濫用防止のための手続きがもつ価値については、大いに学ぶべきだろう。

論争となった事件への反応として両者がとった立場を直接に比較してみることを通して、両者の間にはこのように広範な合意が存在することが明らかになったことを考えるならば、生命倫理学者と障害者コミュニティの専門家との間の「文化戦争[27]」という申し立ては、いくぶん誇張されているように見える。実際、双方の専門家が共通する関心領域に取り組むべく協働することによって、お互いに益を得る可能性はとてもありそうに思われるのだ。

Ⅱ．行動を起こす：生命倫理学における障害への配慮の促進へ

生命倫理学と障害者コミュニティの間のぎくしゃくした関係は、共通する関

心領域における両者の協働作業の妨げになる。時には、両者の対立があまりにも激しいために礼節をもった対話すら不可能になってしまうこともある。しかし、よく吟味してみると、両者の対立は［「文化戦争」などという］ある種のレトリックが示すほど深いわけではなく、両者の和解、調停への見込みが十分あることが見えてくる。生命倫理学者たちは、この対立の原因の一部になっている［これまで意識していなかった自らの］懸念や利害関心、恐怖や偏見、［医学・医療との］同盟関係について反省的に理解し、認識することによって、両者の協働がうまくいくために不可欠の信頼を構築できる立場にある。とはいえ、生命倫理学が障害者たちの懸念について無神経あるいは無関心であると［障害者サイドから］思われているかぎり、両者の和解の見込みは薄いままだ。言い換えれば、生命倫理学者たちが自分たちの仕事における当然の事柄として障害の問題や障害者コミュニティの視点を意識していることを公に示すための行動を起こさないかぎり、障害学者のレナード・デイヴィスが「障害学に無知であるということは、単純に無知であるということだ[28]」と述べているように、両者の対立はこのまま続くだろうということだ。障害の社会的意味のように医療における意思決定に大きな影響を与える問題について、生命倫理学者が無知であるなどということは許されないのである。生命倫理学に障害への配慮を根づかせるためには、［障害者コミュニティとの］信頼関係を生み出すとともに、障害についてのネガティヴな社会的イメージが医療をめぐる意思決定や政策決定にいつどのように忍び込むのかについて、生命倫理学者がきちんと認識しようと努めなければならない。言い換えれば、障害の問題に意識的になるということは、生命倫理学者が、医療支配層［の障害への視線］に人を不具にする（disabling）さまざまな要素が含まれているということを自覚し、それを改善しようと努力することと一体である。

この節ではまず、障害に配慮した生命倫理学に向けての枠組をざっとスケッチすることから始める。この枠組は、障害をめぐるさまざまな事例とそれに関する学術研究から得られたものである。この枠組はまた、障害のある人々に完全かつ平等な人権を保障するために、広く障害学者や障害者運動の活動家たちが参加して生み出された国際的な合意に基づいた国連障害者権利条約（UN Convention on the Rights of Persons with Disabilities[29]）において明言された諸原則を組み込んでいる。このモデルでは、生命倫理学サイドと障害者サイドの専門家たちの間のやりとりに現れているような［両者の］懸念や恐怖、偏見、一致点が意識されてはいるが、そうした諸要素が個々の事例についての固定的決定要因であるとは見なしていない。むしろ、障害に配慮した生命倫理学というのは、障害をその中心的な問題の一つとして組み込んだ生命倫理学のためのゆるやかな枠組であり、生命倫理学の活動に障害学者や障害者運動の活動家たちが参加できるための枠組なのである。

A．諸原則

生命倫理学における道徳的諸原則の重要性[30]を考えるならば、障害に配慮した生命倫理学を構築するための出発点は、障害学者や障害者運動の活動家によって障害のある人たちの人権を守る仕事の中心におかれている諸原則を〔生命倫理学の中に〕組み込めるかどうか、組み込むとするとどのように組み込むのかを検討することであろう。国連障害者権利条約に明言されているように、ここでいう諸原則とは以下のものである。

> (a) 自己選択の自由など、各人に固有の尊厳や個人の自律の尊重、および人格の独立性の尊重、(b) 差別の撤廃、(c) 社会への全面的かつ実効的な参加と包摂 (inclusion)、(d) 人間の多様性と人間性の一部として差異を尊重し、障害のある人を受け入れること、(e) 機会の平等、(f) アクセスの向上、(g) 男女平等、(および) (h) 障害のある子どもの発達能力の尊重と、障害のある子どもが彼らのアイデンティティを保持する権利の尊重[31]。

障害者権利条約は、こうした諸原則を用いて、この条約に加盟した国の政府に適用、実行できる一般的な責務と規則をそこから導き出す。この権利条約のもとで各国に課せられる包括的な責務については、本書の範囲を超えている。しかし、指針となるこれらの原則は、障害に関する仕事に着手する際の重点分野がどこにあるかを示唆してくれる。こうした諸原則のなかで未だ生命倫理学の議論の一部になっていないものがあるかぎり、障害に配慮した生命倫理学こそが、生命倫理学の分析に欠くことのできない一部として、そうした諸原則に考慮を払うという一歩を踏み出すことになるのである。

障害者権利条約のなかの第一の原則、すなわち自己選択の自由など、〔各人が生まれながらにしてもっている〕固有の尊厳や個人の自律の尊重、および人格の独立性の尊重については、すでに生命倫理学の会話のなかで大きな位置を占めている。それどころか、生命倫理学は他の原則を排除してまでもっぱらこうした自律や人格の独立性の尊重を強調しているという非難を浴びているほどである。それとは対照的に、第二の原則すなわち障害の状態に基づいた差別の撤廃という原則の適用については、生命倫理学では十分に展開されているとは言えない。差別はさまざまなかたちをとって現れる。あからさまで意図的な差別もあれば、差別しようという意図はないのに知らぬ間に忍び込んでくるような差別もある。［ある人の］状態のみに基づいて［その人に］機会が与えられたり閉ざされたりするようなさまざまな政策や慣行においては、あからさまな差別が存在する。意図せざる差別は、表面的にはニュートラルな政策や慣行を適用することで、特定の性質をもった人々に有害な影響を及ぼしてしまうような事態に起因する。意図的なものであれ非意図的なものであれ、差別は特定の性質をもった人々を従属的な存在にする。そのようなものとして、差別は社会政策、正義や法にとっての関心事となるのだ。国連障害者権利条約が雇用をめぐる文脈で記しているように、「差別する意図がないからといって、職務遂行能力の査定とは関係なく少数者集団に対して『社会に内在する逆風』として作用する雇用手続きあるいは選別のメカニズムが埋め合わされるわけではない[32]」。

さまざまな事例研究が示しているのは、生命倫理学者はあからさまな差別には反対しているものの、こうした非意図的で知らぬ間に忍び込んでくるような差別についてはあまり意識してないということである[33]。それゆえ、これまで見てきたように、生命倫理学者は障害の状態のみに基づいて治療をめぐる論争を解決しようとする政策を拒絶する一方で[34]、「医学的適切性」や「医学的判断」、「生活の質（QOL）」、「リスク／便益（利益）分析」「家族の最善の利益」、「開かれた未来」といったものの評価によって論争を解決しようとする政策を支持する。［しかし］上記のような概念はみな、障害者コミュニティの専門家によれば、障害のある人々に不利になるように働くのである。生命倫理学に［真の意味での］差別撤廃の原則を組み込むためには、生命倫理学者たちが、こうした一見ニュートラルな政策が障害のある人々に対して「社会に内在する逆風」として働く可能性を真剣に考慮することが必要であろう。意図せざる差別的偏見の可能性を真剣に考慮するということは、差別的偏見だとして非難されるものをすべて額面通りに受け取るということではない。生命倫理学者に必要とされるのは、現実の証拠をしっかりふまえること、一見ニュートラルな政策が差別的な影響を及ぼすという非難がどの程度現実に基づいているかを測るための経験的な研究に従事することである。

医療的および社会的文脈において、形式的には公平でも実際には差別的に働くような慣行を見きわめるために計画された研究は、人の損傷（impairment）そのものが医学的な評価と治療に直接関係しているという事実によって複雑なものとなる。すなわち、医学や医療提供者は、患者の身体的、精神的状況を認識し、その結果として治療方針を変えることについて正当な理由をもっているかもしれない。それゆえ、医療サービスの提供において何が障害者差別にあたるかを同定するのが特に困難なのは、障害があるという事実が［治療方針の変更の］正当な理由として考えられるような場合と、障害があるという事実がその人の生活や人生の潜在的な質についての誤った仮定に基づいて判断材料にされたり、障害への偏見の言い訳として用いられたりするような場合とを区別することが非常に難しいことからくる。この両者を区別するためには、身体的障害および知的障害についての率直で時には気詰まりな議論を重ねる必要がある。障害に配慮した生命倫理学にとって決定的に重要なのは、こうした議論が、偏見に満ちた信用できない仮定やステレオタイプではなく、障害のある人々の経験から引き出された信頼できる情報に基づいて行われなければならないということである[35]。

障害者権利条約における第三の原則、すなわち社会への全面的かつ実効的な参加と包摂という原則を生命倫理学に組み込むこともまた、新たな挑戦となるだろう。たとえばラリー・マカフィーの事例のように終末期ではない個人による治療拒否の事例にこの原則を適用することで、生命倫理学者たちは、［治療を拒否している］当人に意思決定能力があるかどうかを問う前に、その当人が意味のある人生活動に参加できるよう保障するために私たちは社会として何ができるのかという問いを抱くようになる（そういう問いが要請されさえする）かもしれない。そのことは同時に、生命倫理学者たちが実際に行っていること、すなわち病院や医学校や倫理委員会における彼らの日々の業務について、反省的に問い直すことが求められるだろう。そうすることによって生命倫理学者は、障害者コミュニティの専門家を議論に参入させることを保障し、障害とともに生きる人生の現実について教えを受けるとともに、障害のある人々に何が障壁となっているのかを見きわめ、彼らの社会への全面参加への道を開くことができるのだ。最終的には、社会への全面的参加と包摂というこの原則に注目することで、生命倫理学者には、脱施設化やケア提供者のサポートといった〔障害者の〕全面的社会参加に必要な社会的ツールについての道徳的、倫理的な議論に着手することが必要となる。この原則に関心を向けることによって、生命倫理学は、治すための治療が選択肢とはならないような慢性病や永続的な障害をもった人々のために医療には何ができるのかを保証する役割を果たすことになるだろう。

障害者権利条約の第四原則、すなわち人間の多様性と人間性の一部として差異を尊重し、障害のある人を受け入れるという原則は、生命倫理学者たちの側にかなりの量の作業を要求するだろう。何よりもまず、生命倫理学者がこの原則を真剣に考慮しようとするならば、生命倫理学の「ピーター・シンガー問題」に取り組む必要がある[36]。〔障害のある〕新生児の治療停止をめぐるシンガーの功利主義的な議論は、個人が〔かけがえのない〕価値をもっているという観念や、すべての新生児がそれぞれ独自の可能性をもち、使命と価値をもっているという考えを完全に否定しており、それゆえ人間の多様性と差異の尊重というこの原則にはっきりと背を向けているからだ。ピーター・シンガー問題への答えが哲学的な議論の問題なのか社会的な距離のとり方の問題なのかは、それぞれが生命倫理学というものをどのようにとらえるか次第である。シンガーはこのように説く。「一つの学問分野としての生命倫理学は、それが誰であれ特定の人たちの代弁をすることに身を捧げるべきではない。一つの学問としてそれがなすべきことはただ一つ、同じ分野の他の学者たちの諸見解を尊重しつつ、統合性をもった知識と理解を追求することである[37]」。差異を尊重し、障害のある人を受け入れるという原則を指針に組み込んだ生命倫理学はおそらく、単に〔シンガーの言うような〕同じ分野の学者たちに対する義務と責任よりもずっと広い範囲にわたる義務と責任を負うことになる。そのような義務と責任を負った生命倫理学は、学術的な対話であれ実践的な応用であれ、障害があるという理由で人間としての価値を否定するような議論には反対するようになるだろう。しかし、たとえ生命倫理学の仕事を「統合性をもった知識と理解の追求」として狭く解釈したとしても、永続的な障害をもった人々が十分によい、あるいは特別によい人生の質を経験しているという証拠と格闘することによって、生命倫理学には得るものがあるだろう。たとえそういう障害者の暮らしを知らない部外者が、そんなことはありえないと予想したとしても、それはれっきとした事実なのだから[38]。

より根本的には、人間の多様性と人間性の一部として差異を尊重し、障害のある人を受け入れるという原則によって、生命倫理学は治癒（キュア）を追い求める態度を考え直し、身体的な差異に対して医学的な矯正以外のアプローチの可能性を熟考するという、これまでの生命倫理学とは異なった道について学ぶことが必要となるだろう。差異を差異のままに生きる〔障害者たちの〕暮らしや、差異に価値があることについて書かれた文献は豊富にあり、私たちの心をとらえて離さない。こうした文献こそ、生命倫理学者が読むべきだし、医療専門職はもとより、家族や新たに障害をもつことになった人々に対しても、障害とともに生きる人生の価値について学ぶ教材として役立つだろう[39]。

こう言ったとはいえ、差異の尊重と障害のある人の受け入れという原則によって、生命倫理学が「障害は個性であり、欠くことのできないアイデンティティである」というようなラディカルな立場を採用する必要はないという私の意見も強調しておかねばならない。ポール・ロングモアやレナード・デイヴィス、サム・バゲンストスといった障害学者たちも障害に対する反応の多様性と損傷のマイナス面（たとえば四肢麻痺患者には褥瘡ができやすかったり、ダウン症には心臓の奇形などの問題が伴うことが多かったりすること）を十分認識しているのと同じように、生命倫理学者は差異を尊重し障害のある人を受け入れることを示すために、損傷のマイナス面を否認する必要はまったくない。生命倫理学に差異尊重の原則を適用する際の鍵となるのは、障害をめぐる多くの人々の経験についての知識と検証であり、障害とともに生きる人生についての包括的で十分な情報を得た上で議論を進めていくことである。

生命倫理学者たちが差異と障害者を尊重するという態度を示すために踏み出すことのできる具体的な一歩としては、たとえば言葉に注意を払うこと、障害学者たちが言葉について私たちに語っている事柄に注意を払うことが挙げられる。障害学者たちは、障害あるいは障害をもって生きる人生のいくつかの側面を描写するときに用いられる言葉には、障害のある人々に対する否定的な態度が反映されていたり、そうした態度を広める働きをしたりするものがある、と説明する。こうした言葉を使うことで、たとえ相手を侮辱するつもりはなくても、語り手と障害のある人々の間に壁ができてしまうのだ。たしかに生命倫理学者たちは、（「知恵遅れ」とか「かたわ」といった）差別的だと広く認められている言葉は避ける。しかし、生命倫理学の文献には、もっと微妙な形で否定的、軽蔑的なニュアンスを伝える言葉が使われている例は多い。たとえば、生命倫理学の文献ではある種の子どもについて言及する際に、「異常な／正常な」「欠陥のある」「奇形の」「［病気に］打ちのめされた」「災いに見舞われた」「損なわれた」といった言葉が使われることが多い。こうした言葉は、そのような子どもが他の子どもほど尊重に値しない存在であると示唆しているのだ。同じように、「人工的栄養・水分補給」という一般的に用いられる言葉もまた、栄養や水分をとるための一つの効果的方法としてそうした医療的介助による栄養・水分摂取に頼って生きている何千もの障害者がいることは、自分の口でものを食べられる人々が食べものと水分を頼って生きていることに比べて、どこかリアルではなく［人工的で不自然な］、何か劣った、重要でないものであるかのようなイメージを伝えているのである。障害学者たちは、いくつかのこうした言葉について、差異を肯定的に認め、尊重する態度を反映できるような代わりの言葉を提案している（たとえば、「人工的栄養・水分補給」という言葉の代わりに「医療的介助による栄養・水分摂取」、「車椅子の人」「車椅子に乗せられた人」といった言葉の代わりに「車椅子を利用する人」「車椅子ユーザー」といった言葉を用いることなどが提案されている）。言葉の違いは微妙であるとはいえ、あまり好ましくない言葉の方は、ある種の人たちは「向こう側の人」「別種の人」であって、五体満足な同類よりも価値の劣った人であるというメッセージを伝えているのである。障害のある人々の尊厳を守り、彼らを尊重していることを伝える［別の］言葉を使うことによって、生命倫理学は、移動や食事、知覚その他、人間らしい状態に欠くことができない世界との相互作用にはさまざまなヴァリエーションがあることを受け入れたという自らの変容を示す具体的な一歩を踏み出すことができよう。

障害者権利条約の第五原則である機会の平等については、すでに生命倫理学における公正原則に組み込まれており、大いに議論の対象になっている[40]。それに対し、第六原則すなわちアクセスの向上については見過ごされていることが多い。たとえば、障害のある人が医療サービスへのアクセスや医療において自律的な決定をなすための平等な機会を阻み続けている障壁、すなわち設備面での障壁と人々の態度における障壁については、生命倫理学の文献ではほとんど注意が払われていない[41]。にもかかわらずこうした障壁は、日々医療の場面で障害のある人々に不利な影響を与えている。［医療への］アクセスをもたない、あるいはもてないために、死ななくてもいいような病気で死んでしまう人々もいるのだ。アクセスの問題に取り組むためには、生命倫理学がこのような障壁に気づき、もしそうした障壁があったとしても、それらをできるだけ取り除くべき道徳的、法的責務があることに気づくことが必要である。生命倫理学は、現在の生命倫理の議論の主流となりがちな最先端のトピック、たとえば新しい医療技術の発展［がもたらす倫理的問題］に関心を向けるのと同じぐらい、アクセスの問題に関心を向けなければならないのだ。障害学サイドの文献で説明されているように、アクセスの向上という原則は、［それを実現するために］積極的に行動するという形の責務を含んでいる。すなわち、そこで必要となるのは、障壁を取り除き、障害のある人たちが社会に全面的に参加することを保障するための資源を確保し、具体的な行動を起こすことである。哲学的な訓練を受けた生命倫理学者は、アクセスの向上というこの原則がどの程度まで道徳的義務を支えるのか（たとえば病院や医師には、実用的だが［障害者には］アクセス不可能な医学的画像装置を取り替える義務があるのか？）について吟味する作業に貢献できるだろう。他方、政策志向的な生命倫理学者は、政策および法律その他のルール形成によって［障害者たちの］アクセスをどのように向上させるのかという問題を考察する作業に貢献できるだろう。

［とはいえ、］別に生命倫理学者たちがアクセスの向上を指針となる原理の一つに採用することに反対しているとか、抵抗しているというわけではない。実際、［よく見てみると］生命倫理学ではその創始期からずっと、アクセスの問題は主要な関心事になってきたとも言える。知的障害のある人々にもあらゆる形の医療へのアクセスを可能にしようと、緩和ケアや治療停止も含めたあらゆる形の意思決定について、代理意思決定者を支援して同意を得るという努力が続けられてきた。もちろん、皮肉なことにこうした［障害のある人に代わる］代理人の利用が、障害者コミュニティのなかの一部の人々の批判の的になったことは、これまで述べてきた通りである。障害に配慮した生命倫理学がアクセスの向上という原則を適用することで、代理意思決定をどのように支えるかという［従来の生命倫理学の］見方を捨てる必要はない。しかしそこでは、アクセスの向上について他の視点からも同じように考察する必要性が出てくるだろう。

障害者権利条約の最後の原則である男女平等、および障害のある子どもの発達能力の尊重と、障害のある子どもが彼らのアイデンティティを保持する権利の尊重は、すでに生命倫理学の議論において認められている。とはいえ、もしそうならば、障害のある子ども彼らのアイデンティティを保持する権利についての生命倫理学者の理解に対して、障害者サイドの専門家たちがいったい何を付け加えられるのだろう、と不思議に思われるかもしれない。

まとめて言えば、障害のある人の権利を守るための指針となる原則のうち、いくつかはすでに生命倫理学の分析の一部になっているのに対し、他のものは生命倫理学の中心的な関心事にはなっていないということである。障害に配慮した生命倫理学では、こうした［従来の生命倫理学において］あまり注目されてこなかった原則をきちんと自覚することになるだろう。特に、そうした新しい生命倫理学において関心事となるのは、差別の撤廃、障害者の全面的かつ実効的な社会参加、差異の尊重とアクセスの向上、といった原則に新しく意義深い方法で取り組むことである。そのような取り組みによって、生命倫理学の議論に一つの新しい次元が加えられることになるだろう。もちろん、関心事となる諸原則の同定は、障害に配慮した生命倫理学の枠組を構築するための第一歩にすぎない。たとえ諸原則そのものについては学問分野の境を越えて一般的な合意が得られると仮定したとしても、そうした［一般的］諸原則からより特定化された諸規則をどのように導くのか、それらを個々の事例にどのように適用するのかについては、多くの論争が引き続き生じるだろう。論争は不可避なのである。なぜなら、障害学の専門家と生命倫理学の専門家はそれぞれ、論争解決へのプロセスの信頼性を評価することについて、非常に異なった価値をおいているからだ。それゆえ、障害に配慮した生命倫理学の構築というこのプロジェクトの一部は、困難な諸事例を解決に導くためのプロセスの役割に注意を向けるという作業に充てられるだろう。

B． 濫用防止と権利擁護：プロセスの役割

さまざまな事例研究によって明らかになったのは、医療場面において障害者コミュニティの人々が脅かされたり、貶められていると感じたり、生命の危険を感じたりするのはなぜなのか、そしてそれはどの程度なのかということである。事例研究はさらに、手続きによる保護——それにふさわしい事例については、厳密な適格性基準を課した上で、信頼できる意思決定者による監視を行うこと——によって、効果的に不信を解消し、和解への道を踏み固めることができるということも明らかにした。もちろん、問題は次の点にある。すなわち、障害者コミュニティのなかの多くの人々が好むような手続きのメカニズム——［とりあえず］禁止しておいて裁判所の審査にゆだねる——は、医療におけるす

べての選択肢への開かれたアクセスに価値をおき、医療をめぐる意思決定があくまで個人に属するものであることを死守しようとする生命倫理学者の視点からすると、問題があるというわけだ。他方、生命倫理学者の多くが好むような手続きのメカニズム——倫理委員会に諮り、専門職の判断や医学的基準を信頼する——は、障害者コミュニティの人々の多くに安心感を与えない。彼らは、倫理委員会による意思決定も含め、医療者や医療施設によって偏見に基づいた意思決定がなされた歴史的事件を先例として挙げ、そのような手続きのメカニズムに対する不信を表明するのである。困難な諸事例を解決するための方法を開発し、障害学と生命倫理学の両方の専門家たちに受け容れられるように虐待を防ぐには、次の二つの問題を別個に考察することが必要だろう。手続きによる保護が必要なのはどのような場合かということが一つ、その手続きはどのようなものであるべきかということがもう一つの問題である。

手続きによる保護が必要なのはいかなるときか、という最初の問題については、単一の答えはありそうにない。生命倫理学者も障害者運動の活動家も、次の点には同意しているように思われる。すなわち、個々の事例における利害関係者たち（医師、患者、患者家族のメンバーたち等）の間に対立が生じた場合には、一定の形式をもった対立解消のためのプロセスを利用することが適切だという認識である。しかし、障害についての無知や偏見に基づく濫用の可能性が高いために、医療をめぐる個人の意思決定に干渉するような形で全面的な手続きによる保護が正当化されるような場合には、両者の意見が分かれる。この問題についての一つの答えは、非任意の不妊手術をめぐる諸事例のなかにあるように思われる。そこでは、障害のある人々が——そして障害のある人々だけが——自らの意思ではなく、障害そのものには何ら直接の影響を及ぼさない医療介入を受けさせられた。すなわち、ダウン症の人に不妊手術を施すことは、この病気を引き起こす染色体の異常やそこから生じる身体的・精神的な状態に影響を与えることもなければ、この障害に関係した身体的損傷や知的発達の遅れを解消したり、修正したりすることもない。さらに、そうした医療的介入が患者の最善の利益以外の理由によって濫用される危険性は、けっして正当化できない非任意の不妊手術が行われた過去の諸事例によって、明らかに実証されている。第一に、障害のある人に対して示される治療の選択肢が、それが選択肢の一つとして許容できる条件となるような、身体的損傷あるいは知的発達の遅れの改善を意図したものでないこと（「障害のみを理由にした介入」）、第二にそうした医療的介入が濫用された歴史的証拠があること。こうした二つの要因は、そうした医療介入をする前に厳格な手続き上のセーフガードを設けることを正当化できるだけの十分な重みをもった事実であると見なされたのである。

障害に配慮した生命倫理学は、上記の二つの要因（障害のみを理由にした介入と介入の濫用をめぐる証拠）のうちのいずれか、あるいは両方が、全面的な保護手続きへの支持を正当化するかどうかを熟考することになろう。法律家独特の言い回しによれば、この問題は次のような問いの形で表せる。障害のみを理由にした医療介入の使用や、一般的には妥当な介入が濫用された証拠があることは、「高度な精査」［の必要性］を誘発するか？、という問いである。両方の要因がそろっていれば、手続きによる保護が必要なことは明らかであるように思われる。［しかし］一方の要因はあるが、他方の要因は知られていなかったり、欠けていたりする場合、問いはもっと複雑になる。たとえば、何らかの障害のある人を対象に彼らの損傷の矯正あるいは改善のため以外の目的で新しい医療介入が提案されているが、その方法がどのように適用されてきたか、そして今後適用されていくかについてのデータがまったくない、といった状況を考えてみよう。こうした状況の場合、障害に配慮した生命倫理学では、とりあえず期限を区切ってその介入を凍結する保護手続きをとるだろう。そしてその凍結期間中に、この介入方法が保護手続きなしに障害のある人に用いられた場合にはっきりとしたリスクがあると立証できるかどうかを決定するべく、この方法の使用についてのデータを集めるためにしっかりと監視する、ということになるだろう。あるいはまた、一般的に用いられている治療法が障害のある人に用いられることで彼らに危害を与えることが実証されているような場合を考えてみよう。こうした場合、障害に配慮した生命倫理学では、当の治療法の濫用あるいは先入観をもった適用を防ぐことを保障すべく、それを全面的な保護手続きの下におくことを支持するだろう。

二番目の問題、すなわちどのような形の手続きが用いられるべきかという問いに対する答えも、同じように単純明快ではない。障害に配慮した生命倫理学が挑戦するのは、障害のある人にとっての医療の選択肢を不当に制限することなしに、彼らに危害を加えるような介入を防ぎ、論争になるような事例を効果的に解決に導けるような保護手続きを考案するという課題である。この挑戦に応じるためには、手続きのメカニズムを作っていくプロセスが、障害者サイドの専門家たちにも信頼できるものである必要がある。すなわち、意思決定についての基準や内容を決め、それを洗練させていく際に、障害のある人々をそのプロセスに参加させなければならないのだ。一つの解決法として、ケアに関わる施設とは関係のないメンバーから構成される独立した倫理委員会を作り、障害学、医学、倫理学、法学の専門家たちやより広く一般市民をそのメンバーにして議論するという方法があるだろう[42]。また、障害のみを理由にした介入が問題になっている場合や、障害についての偏見が意思決定に及ぼす影響のリスクが証明されているような場合には、より広く、法廷の審査にゆだねるという別の方法をとることも一考すべきだろう。信頼できるが過度な負担にならないような手続きによるセーフガードについて議論し、検証し、実行していくことは、障害に配慮した生命倫理学における長期的なプロジェクトになるだろう。

Ⅲ．障害に配慮した生命倫理学の応用例

障害に配慮した生命倫理学を発展させていくためには、指針となる諸原則やプロセスについての同意だけでは足らない。前節（第Ⅱ節）でざっと描いた諸原則と手続きについての骨組みは、あらゆるレベルにおいて個々の事例に適用できるように肉付けする必要がある。とはいえ、たとえ障害に配慮した生命倫理学が完成したとしても、大論争になるような困難な事例を解決するということはできないだろう。この新たな生命倫理学がしようとしているのは、生命倫理学の会話を変えるということだ。それが目指すのは、重要であるにもかかわらず注目されてこなかった知識を組み込むこと、障害者コミュニティの人々の価値観、懸念、利害関心に対する感受性を示すこと、さまざまなグループの視点に影響を与える偏見や同盟関係を認識すること、そして障害の問題に取り組むにあたって、従来の生命倫理学ではときどき見過ごされてきた諸原則、すなわち差別撤廃、障害者の全面的かつ実効的な社会参加、差異の尊重およびアクセスの向上といった諸原則の重要性に焦点をあてることである。こうした積み重ねによって、生命倫理学者たちは、医療支配層に特有の「人を不具にする考え方」を自覚し、［自らの内に埋め込まれている］そうした考え方を是正することができるようになるだろう。

障害に配慮した生命倫理学が生命倫理学の仕事をどのように変えるかを説明するためには、本書のこれまでの章で論じた事例の一つ一つに立ち帰り、基本的な骨組みを適用するだけでも生命倫理学の会話がいかに変わりうるかを見て

みることは道理にかなっている。以下の議論は、諸問題に具体的な解決を与えるものではないし、生命倫理学と障害学の対立と和解への道についてこれまでの各章の最後に述べた考察をくり返すのでもない。ここでの目的は、生命倫理学がその仕事のすべての局面にわたって障害について入念に配慮したとき、生命倫理学にはどのような議論や分析が〔新たに〕生じてくるのかを見きわめることである。

A．新生児期における障害：シドニー・ミラーとエミリオ・ゴンザレス

シドニー・ミラーの事例は苦悩と救済についての悲痛な問題を投げかけている。予後についての確たる予測が立たない状況のなかで生命を維持することの相対的な重要性について、生きていけるかどうかすれすれのところにいる新生児をもつ家族の重荷について、この事例は問いかけている。障害に配慮した生命倫理学においても、こうした論争は、差別撤廃の原則や差異尊重の原則を補足しながら継続することになる。そこではたとえば、障害についての偏見を同定し、立証し、〔それを解消するように〕取り組むための経験的研究や理論的闘争、実践的な適用により多くの注目が集まるようになる。この点で、生命倫理学者が新生児集中治療室（NICU）における障害のある新生児（ないしは将来障害をもつことになる新生児）に対して治療をめぐる差別があるという事実を同定し、立証し、その問題に取り組むためには、人種間の医療格差問題[43]に関して彼らが（しばしば他のさまざまな学問分野の専門家たちとの協同のもとで）用いてきたのと同じツールを持ち出してくるだろう。さらに、医学校や研修医の研修を担う教育協力病院（teaching hospitals）で働く生命倫理学者は、障害学者と協同しながら、ミラー夫妻のような生死を分かつ意思決定を迫られている人々に助言する（あるいは将来そういう立場になる）医師たちに対して、いわゆる「普通の暮らし」ではないが充実した人生を送っている障害者たちが、障害とともに生きる人生に高い価値をおいている[44]という実証された事実に、十分気づくことができるよう保障するだろう。教育者として、あるいはインフォームド・コンセント〔よく知った上での同意〕のプロセスの一部として、生命倫理学者は十分な情報が伝わらないままに性急な意思決定がなされることがないよう、生命が危ぶまれる新生児の両親が、そうした損傷や障害をもって生きることは何を意味するのかについてのエビデンスに基づいた理解を得られるよう、あら

ゆる機会を提供することを保障するよう努める。このことはなにも、障害に配慮した生命倫理学者が、生存可能性のある新生児のための唯一許容可能な治療は生命維持の継続であるというアドリエンヌ・アッシュの意見に同意しなければいけないということではない。苦痛はリアルであり、身体的および精神的な損傷が避けることのできない苦痛を生み出すであろうことはたしかなのだ。それでもなお、そうした苦痛について考える際の会話や、それを考慮してなされる意思決定は、可能なかぎり正確で実証された情報に基づいているべきなのである。

このように医療提供者たちに差別撤廃と差異尊重の原則について考えさせることに加えて、障害に配慮した生命倫理学は、極端に未熟な新生児をもった両親に、障害とともに生きる人生の現実について教えるべきか、教えるとしたらどのように教えるかについて、議論することになろう。たとえば、新生児［の治療］をめぐる意思決定において障害が重要な要因になることが明らかになった段階で、すぐに障害者サイドの専門家を呼んで両親との対話に参加させるべきだろうか？　おそらく、［家族の］プライベートな意思決定に障害者アドボケイトを参加させる前に、いくらかの注意が必要だろう。障害についての偏見や無知が生命倫理学者や医師の意見にマイナスの影響を与えているのと同じように、障害者サイドの専門家によって提供される情報もけっして中立ではなく偏っているからだ。私たちは意思決定をめぐる道徳的焦点を、障害をともに生きる人生の価値についての理論的議論から、息をするだけでも必死で、自分には利益があるかもしれないが危害もあるかもしれない数限りない侵襲的な治療にさらされている小さな新生児に何がなされるべきかについての議論へと移さなければならない。そのためには、障害者サイドの専門家たちにも、NICUにおいて生命の危険にさらされている新生児とその家族について直に経験することを保障することが大切になるだろう。たとえ実際の現場でのやりとりが不可能であったとしても、［たとえば現場の様子を知ってもらうための］教育用の映画を作成するなど、障害に配慮した生命倫理学にとってやりがいのある試みはあるはずだ。

生命が危ぶまれている新生児について考える場合、障害に配慮した生命倫理学者に必要なのは、「許容できるアウトカム（転帰）」についての議論を再吟味し、透明なものにしておくことである。子どもの完全な機能と健康以外のいかなるアウトカムも許容できないと感じている両親の決定に権限を与えるような生命倫理学は、未だ差異の尊重という原則に十分な重みをおいていないと言わざるを得ない。価値ある人生についての偏見に満ちた考えに基づき、[障害のある子どもには] 医学的治療の価値がないという理由で子どもの命が絶たれてしまうようなことがないよう保障するためには、両親の意思決定にはいくらかの制限が設けられなければならない。とはいえ、障害に配慮した生命倫理学が、[障害のある新生児をめぐる] 意思決定についてのこれまでの議論の枠組、すなわち他者とコミュニケーションができる能力、永続的な身体的苦痛、将来的に [言葉などの] シンボルを用いた対人関係が可能かどうか、といったことに焦点をあてた議論の枠組を捨て去る必要はない。ただし、そうした議論をする際には、身体的障害をもつ人々の多くが知的障害をもつ人々に一体感を感じているという事実を認識していなければならない。そして、こうした議論のなかで、救われなければいけない命と、自然な終末を迎えるなら [生かされ続けるよりも] より尊重されることになるであろう命とのあいだに違いがあることを認識し、その違いについての客観的に合意可能な点を見出そうとするかぎりにおいて、その枠組は今後も有効なのである。

エミリオ・ゴンザレスの事例において提起された問題をめぐる生命倫理学の視点は、大まかには二つの陣営に分かれる。母親の反対を押しのけて医療提供者による治療停止を認めるテキサス州事前指示法 (TADA) を支持する生命倫理学者たちは、こうした [改善の] 希望のない事例において、患者とその家族が彼らの非合理的な願望を充たすために、医療提供者に医療資源を浪費するよう強制する権利はない、と論じた。他方、それに反対する生命倫理学者たちは、家族にとって生死にかかわる決定をする際には、医師は自分自身の価値観を患者やその家族に押しつける権利はない、と論じた。この論争について、障害に配慮した生命倫理学の考え方を持ち込んでも、根本的な論争の解決にはほとんど結びつかないだろう。むしろ障害の問題に配慮することで、次のような問いが生じるかもしれない。すなわち、たとえいかに道徳的、倫理的に正当化できる法や政策であっても、障害者コミュニティのあいだに不信や恐怖を生むような文化を育むかぎりは、それによって得られる利益よりも危害の方が大きいのではないか、という問いである。

一方で、障害に配慮した生命倫理学者は、「無益性」判断に基づく法や政策が適切だと見なされるのは、それらが差別撤廃や差異尊重、アクセスの向上といった原則と矛盾しない場合のみにかぎられることについては確信をもっている。この視点から見て、テキサス州法のもつ二つの側面が懸念の対象になる。一つはその適性判断の基準、もう一つはその手続きの方法である。第３章で論じたように、TADA の下での適性判断の基準は狭いにもかかわらず、未だに人工呼吸器に依存する四肢麻痺患者や発達障害をもった脳性麻痺患者に対して医学的に管理された栄養・水分補給の必要があるかどうかといった問題に適用されている。このようにテキサス州法は、四肢麻痺や知的障害をもつ多くの人々が価値ある人生を送っているという証拠が十分にあるにもかかわらず、障害の状態のみに基づいて適用されているのである。それゆえ、障害に配慮した生命倫理学において［障害のある人の人生の］可能性を評価するためには、差別撤廃と差異尊重の原則に重きをおかなければならない。このような透明かつ包括的な会話を推進していくことによって、障害者運動の一部の活動家たちのなかに見られる、自分たちは敵に包囲されているという感情を和らげ、［障害者を排除するような生命倫理学とは］一線を画すことができるだろう。

TADA に関して懸念すべき第二の問題は、治療停止の意思決定の対象となる患者やその家族に利用できる手続きのプロセスが限られていることである。障害に配慮した生命倫理学者であれば、このプロセスにおいて障害学者や障害者運動の活動家が提起している意思決定の公平性と偏りのなさへの懸念が認識されているのかどうか、こうした彼らの懸念によりよく対処することができるような別の手続きを提案できないのかどうか、という問いが生じるだろう。ある程度まで、こうした議論はすでに生命倫理学のなかに起こっている[45]。たとえばロバート・トゥルーグはテキサス州法と倫理委員会が次のような機能を果たした、と論じている。

> ［テキサス州法と倫理委員会は］法令の力によって判事と陪審員の代理として、患者あるいはその家族の望みに反して生かしたり死なせたりする臨床医たちの行為を権威づけする働きをしたのだ。しかし、法的システムがアメリカ人たちに「同等の地位の陪審」あるいは少なくとも公平な判事に判断をゆだねることを保障しているのに対して、病院倫理委員会はこの基準を満たしているとは言えない。ほとんどの倫理委員会が一人ないし二人の一般市民をコミュニティの代表としてメンバーに加えているとはいえ（それも病院に恩を感じている患者であることが多いが）、倫理委員会のメンバーの大半は医師、看護師、他の医療専門職など病院のスタッフから任命される。どんな形であれ彼らの動機や意

図に疑問を投げかけないとしたところで、彼らは不可避的に「内部の人間」であり、医療の世界とそこに付随する価値観に完全に同化した存在だということは認識しておかなければならない。これでは、彼らの決定に従うことになる患者の多くにとって、たぶん大半にとって、倫理委員会が公平な法廷であるなどということはほとんどあり得ないのが一目瞭然だ。こうしてTADAは現実よりもずっと夢に近いような法の適正手続きに頼ることによって、関係する臨床医たちには非合理的に思える家族の要求を制度的に無効にするという形式的追認のメカニズムになってしまったのである。たとえば、ベイラー医科大学の倫理委員会では、2年間に審議された47の案件のなかの43の案件について、臨床医たちの側の主張に同意している。

法学者で生命倫理学者のタデウス・ポウプは、テキサス州が「無益性」をめぐる論争の最終的調停者として倫理委員会を信頼したことについて、それは法の適正手続きに関する憲法の要求を満たさない、と論じている。「医療倫理委員会は、……そうした能力をもたない。倫理委員会は、テキサス法がそれに与えてきたような意思決定における一種の権威として機能するための中立性を欠いている[46]」。

障害に配慮した生命倫理学では、トゥルーグやポウプの議論に加え、中立性の欠如がテキサス州およびその他の州の障害者たちにいかにマイナスの影響を与えるのかをはっきりさせるために、障害者コミュニティの専門家たちに共有された知識をふまえて議論することになるだろう。さらに、こうした困難な事例を解決に導くためのより透明で公正かつ中立的な意思決定プロセスを発展させていくには、障害者コミュニティの専門家をそこに参加させることが必要だ。本当にやっかいな事例の解決のために法的なシステムを用いることについては再考しなければならないだろう[47]。

B．児童期における障害：リー・ラーソンの息子たち、アシュリー・X

リー・ラーソンの息子たちの事例で提起されたろう者のアイデンティティをめぐる問題についての生命倫理学の分析は、障害に配慮した生命倫理学における一つの新しい次元を指し示している。そもそもこの事例は、ずっと［生命倫理学の］会話の一部になっていてもよかったぐらいなのだ。第4章で示したように、母親の反対を押し切って息子たちに人工内耳の埋め込み手術を強制しようとしたミシガン州の企ては、生命倫理学者たちの注意を引かなかった。生命倫理学者が論争を呼ぶ事例についてのコメントをメディアや学会でいち早く行うのが通例になっていることからしても、この事例が明らかに生命倫理問題を提起していることからしても、州の企てが彼らの注意を引かなかったことは不思議である。もしリー・ラーソンの事例で、息子たちに人工内耳装着を強制する州の企てが成功していたとしたら、ミシガン州でろうの子どもを持つ両親はすべて、子どもの最善の利益についての彼らの判断にかかわりなく、法律問題として人工内耳装着を要求されたことだろう。そしてこのような結果が生じたならば、子どもの最善の利益という観点からどの治療がふさわしいかを判断できるもっともよい立場にいるのは両親であると強く主張する多くの生命倫理学者を悩ませることになったにちがいない。もちろん、両親には、子どもが成人したときに選択でき、さまざまな職業に就けるチャンスがあるよう保障する義務があり、その義務は可能な場合にはろうを避ける行動を要求する、と主張する生命倫理学者もいる。いわゆる「開かれた未来」を強調するこうした議論が障害者サイドの批判を受けるのはあまりにも明らかであり、そうした批判があることはすでに生命倫理学の会話の一部になっている[48]。それゆえ、こうした言説を議論のなかに引き込んでも論争の質を変えることはないだろうし、おそらくは差異と機能不全を同一視する〔生命倫理学の〕議論への攻撃に火を注ぐだけに終わるだろう。障害と生命倫理学の交差点で仕事をしている英国の学者の言葉によれば、「もし生命倫理学者が、障害についての悪い点、障害によって経験されるデメリットが、道徳的に重大な医療介入の根拠として十分であると言いたいのであれば、必要なのはそうしたデメリットが〔彼らが〕主張するほど大きいという証拠である[49]」。

障害に配慮した生命倫理学に期待できる、より重要な会話の変更は、ろうの子どもへの人工内耳の埋め込みに同意する両親の決定に注目することであろう。〔先に述べたように〕現在のところ論争の焦点は、両親がろう〔のままでいること〕を選んだ子どもにはさまざまなチャンスが失われるというところにある。差異尊重の原則や障害のある子どもがアイデンティティを保持する権利に目を向ける〔新しい〕生命倫理学においては、子どもに人工内耳を使用することを選ぶ両親や、あるいは医療技術によって子どもを「標準化 (normalize)」しようとする両親が子どもに〔別種の〕チャンスを失わせ、危害を与えてしまうという側面にも、同様の注意が払われることになるだろう。手話を学ぶ機会を否定されたろうの子どもがアイデンティティをめぐる心理的なトラウマを抱えるようになるというエビデンスには説得力があり、少なくとも読唇術と音声言語を教えられたろうの子どもに関してはそのようだ。今後、〔幼いころに〕人工内耳を埋め込んだ今の世代の子どもたちが成長していくにつれ、同じように自分の居場所がないという感覚（sense of displacement）や自己評価の欠如という回避可能なリスクが人工内耳使用者にも見られるのかどうかを判断するためには、彼らの経験についてのデータを集めることがぜひとも必要である。

アシュリー・Xに関しては、障害への配慮が生命倫理学の議論にどのような影響を及ぼすかについて推測する必要はない。この事件についてはすでに、障害の問題が特別な注目を浴びるかたちで生命倫理学者や障害学者、そして当のアシュリーが治療を受けたシアトル子ども病院の専門家を集めたワーキンググループよって広範な議論が行われてきた[50]。アシュリーに対する成長抑制の問題に取り組んだこのワーキンググループの報告書は、障害に配慮した生命倫理学が実際にどのようなものかを示す一つの例と言えよう。この報告書はまず、共有する基盤と根強い意見の相違（重度の知的障害のある子どもに対する成長抑制の道徳的妥当性など）がどこにあるかを同定する。そして、それによって利益があるかもしれない子どもへの成長抑制がさまざまな配慮をもって慎重に使用されるべく、妥協案を提示する。とりわけワーキンググループがインフォームド・コンセントとセーフガードの必要性を勧告している点で、障害への配慮は明らかであり、論争になっている他の問題についても、〔この報告書は〕障害に配慮したアプローチのモデルとして役立つだろう。

このワーキンググループが推奨するインフォームド・コンセントのあり方は、伝統的な生命倫理学の中心であったリスク／便益／代替案〔についての情報だけ〕に基づく同意プロセスと比較してみると、それよりもはるかに幅広いものである点に大きな特徴がある。ワーキンググループの合意によれば、両親は子どもの代理意思決定者としてふさわしいとは言え、両親がそうした意思決定をする際には、成長抑制の利益とリスクはまだよくわかっておらず、論争中であるという事実についてもきちんと知らされなければならない。さらにワーキンググループは次の点についても合意した。すなわち、両親は自分たちの意思決定を行う前に、同じように重度の知的障害のある子どもを持つ他の親たちと話をする機会をもたせるべきであること、そして両親は障害のある人々が差別を受け、負の烙印を押されてきた歴史など、障害の社会的文脈を自覚することが必要だということである。ワーキンググループはまた、成長抑制に対して障害者コミュニティが反対していることについても両親は知らされる必要があり、成長抑制をめぐる賛否両論の概要やこうした医療介入の利用をめぐるさまざまな親たちの経験や視点についての情報を盛り込んだ冊子を彼らに配布するべきであると述べている。

さらにワーキンググループは、グループの一部のメンバーが道徳的に正当だと感じるきわめて限定的に定義された状況以外では成長抑制が濫用されることがないよう、一連のセーフガードを提示した。第一の勧告は、重度で永続的な知的障害［のある子どもの］予後については、病因論や発達障害の予後などについてのしっかりしたアセスメントが必要であり、予後についての信頼できる情報を得るためにはさまざまな専門家との面談が必要だということである。ワーキンググループはまた、障害者コミュニティの視点を特にふまえた上で、そうした医療介入がどのような意味をもつのかについての［家族の］十分な理解が保障されていなければならず、そうした介入を求める家族がなぜそれを求めているのかについての考察が必要であるとしている。

成長抑制の使用を監視するプロセスとしてどのような形態が最もよいかについては、ワーキンググループは合意に達しなかった。しかし、成長抑制という介入は障害のない子どもであれば絶対に受け容れられることのない医療介入（障害という理由のみに基づいた介入）であるがゆえに、なんらかの監視が必要であるという点については誰もが同意した。［病院や医師とは直接関係のない］なんらかの第三者的審査が必要であるということについても合意が得られたが[51]、それがどういう形態の審査であるべきかについては意見が一致しなかった。ワーキンググループのメンバーのなかには、すべての事例に法廷が関与して審査することが適切であると考える者もいた一方で、法廷が関与するのはよほど解決不可能な論争を引き起こす事例（および子宮摘出術のように州法によってそれが要求されている事例）に限るべきだと論じる者もいた。ほとんどのメンバーの結論としては、倫理委員会による審査が法廷による審査に代わる有用な代案であるが、それは倫理委員会のメンバーのなかに障害の当事者や障害学者が含まれている場合に限られる、というものであった。最終的にこのワーキンググループは、研究を通じた監視の継続と、成長抑制が用いられる事例のモニタリング評価を要求した。メンバーのなかには、ヒトを対象とする医学研究の監視や被験者保護において権威をもっている施設内審査委員会（IRB）の広範な関与を支持する者もいた。他方、［こうした医療介入の］アウトカム（転帰）を実証するための前向き研究（prospective research）計画を提案し、こうした介入が行われる頻度やアウトカムについて記録しておく全国的な登録システムの構築を勧告した者もいた。言い換えれば、このワーキンググループは、障害学者や障害者運動の活動家の懸念や貢献について理解し、それに敏感に応えられる手続き上のセーフガードとはいかなるものか、という問題に取り組んだのである。そこで行われた議論の結果として、利害関係者すべての関心や懸念を考慮しながら困難な事例を解決していくために必要ないくつかの創造的なアイデアが生み出された。

ワーキンググループの「障害への配慮」は道徳的問題を解消したり、論争となっている問題を解決したりすることはなかったが、特に以下のような点が強調されることによって、従来の生命倫理学に典型的な会話から一歩離れて、会話の性格を変えることに成功した。そこで強調されたのは、インフォームド・コンセントのプロセスにおいて社会問題についての教育が重要であること、倫理委員会には障害者の視点や障害者サイドの専門家の参加が必要であること、医療における意思決定には監視が必要であるといったことである。とはいえ、もしそうした拡大されたインフォームド・コンセントのプロセスや手続き上のセーフガードがあったとしても、それがアシュリーの事例の成り行きに影響を与えたかどうか、仮に与えたとしてもどのような影響であったかははっきりしない。はっきりしているように思えるのは、ここで推奨されているようなプロセスがふまれていたならば、アシュリー事件の結末についてのニュースが公になったときに障害者コミュニティの人々をあれほどまでに怯えさせ、怒らせたような閉鎖的な倫理委員会の会議よりもずっと透明で、包括的かつ信頼できる審議になっていただろうということである。また、ここで推奨されているプロセスが、重症障害者をケアする人の便宜のために、障害のみを理由にした医療介入が用いられることの道徳的妥当性についての大いに必要だが困難な議論に役立つのか、と問われれば、私は疑わしいと言わざるを得ない[52]。重症障害のある子どものための意思決定における家族の役割と関心についてのより開かれた会話に参加することによって、ケアを引き受けることの重荷を軽減するにはどうしたらよいかについて、新しい創造的なアプローチが生み出されてくる可能性があるだろう。

C．生殖年齢期：ウィリアム・ピース、ヴァレリー、イーガン夫妻

生殖年齢期における諸事例（第５章）に関しては、障害者コミュニティの専門家たちと生命倫理学者たちには合意できる点が多い。障害のある人にもない人にも、性と生殖に関する医療サービス――不妊手術から体外受精（IVF）に至るまでのあらゆる医療――へのアクセスが平等に保障されるべきだ、という考えで両者は一致しているのだ。それゆえ、リプロダクティブ・ヘルスや生殖補助医療へのアクセスをめぐる諸問題は、生命倫理学者と障害者コミュニティの専門家がいっしょに取り組む協働作業の最初で最適なプロジェクトになると思われる。こうした問題は同時に、障害に配慮した生命倫理学に独自の作業も多く要求している。そのために以下に述べる二つのプロジェクトが必要なことは、あまりにも明白だと思われる。

第一のプロジェクトとして、障害に配慮した生命倫理学者は、障害のある人々のセクシュアリティと子育てについて、医療提供者を教育するという仕事に着手することになるだろう。差異尊重の原則、障害者の社会への全面的かつ平等な参加という原則、およびアクセス向上の原則はみな、障害のある人々を、他のいかなる人々とも同じくセクシュアリティや子育てが人生の重要な一部であるような十全たる人間としてではなく、むしろ損なわれた人間として扱うような医療システムと不可分だからである。もし医療提供者がある種の障害リテラシーを身につけ、障害とともに生きる人生にも性的関係や子育てその他の人間存在には欠かせない営みがあるのだということを理解するようになれば、障害のある患者に対する効果的なケアへのよりよい姿勢が養われるにちがいない。たぶん生命倫理学者はパラダイムの変化を促進する役割を担っているのだ。

第二のプロジェクトとして、障害に配慮した生命倫理学者は、生殖補助技術の文脈における医療提供者の自律的権限について再考すべきである。医療や生命倫理学の伝統的なルールによれば、医師にはあらゆる患者と治療関係に入らなければならないという道徳的義務はなく、医師は〔自分が〕道徳的に異議のある医療サービスの提供を――良心の問題として――拒否することができるとされている。第５章で論じたように、医療提供者の自律的権限や子どもの将来の幸福についての医療専門職の判断を盾にして、障害のある人たちは不妊治療や生殖補助技術の利用を拒まれてきた。差別の撤廃、十全かつ実効的な社会参加、差異の尊重、アクセスの向上といった原則にしたがえば、不妊クリニックにお

ける医療提供者の自律的権限を認めるこの特殊な慣行には疑問符がつく。障害の状態（および障害のある人は妊娠を持ちこたえる力や、立派な親になる資質をもたないという偏った前提）に基づいて生殖補助技術へのアクセスが拒絶された場合、医療提供者の自律的選択は高くつくことになる。障害をもっていても立派な親になっている人は何千人もいることを考えれば、医療提供者はその行為によって、ある人の属性（障害があること）に基づいて、親になる資格がないなどとはけっして言えない人たちが親になる機会を奪っていることになるからだ。医学的にも社会的にも子どもを持つことが可能な将来性をもった患者に対して、医療提供者が彼らについての価値判断に基づいて不妊治療に壁を設けることは、拒絶された患者や彼らを支援する人たちの不信と怒りを呼ぶだけである。それは個々の患者に犠牲を強いるだけでなく、医療専門職一般にとっても［信頼の低下という］犠牲を強いると言ってよいだろう。少なくとも、医療提供者の自律的権限の保護については、それに対立する他の諸原則やその慣行がもたらす全体的なコストとの比較考量の上で議論がなされるべきである。

D．成年期：メアリー、ラリー・マカフィー、スコット・マシューズ

成年期（第６章）で取り上げた三つの事例は、生命倫理学と障害学の専門家が共に重要だと見なしている一つの原則、すなわち個人の自律を尊重するという原則（自分自身で選択する自由を含む）についての根本的な疑問を投げかけている。メアリーの選択は、侵襲性のあるスクリーニング検査を拒否することであった。ラリー・マカフィーは人工呼吸器の使用による延命を、スコット・マシューズの両親は経管栄養補給を拒否することを選んだ。どの事例においても、生命倫理学の主流派の答えは、彼らの選択を支持すべしというものであった。そうした意見は、患者本人あるいはその適切な代理人による個人の意思決定が自律をもっともよく尊重するとともに、それぞれ違った価値観や関心をもち、違った状況におかれている個人にとっての最善の利益をもたらすという考え方に基づいている。障害学の理論がそうした議論につけ加えるのは、そのような意思決定がなされる文脈についての関心である。たとえば、障害者コミュニティの専門家が明らかにしたように、メアリーやラリー・マカフィーを不当に制約された抑圧的な環境のもとで孤立させたまま放置したのは、医療や医療政策の組織的な失敗のせいであった。それゆえ［障害者サイドの人々の］強調点は、

障害のある個人が社会に全面的かつ実効的に参加することを推進するようにシステムを修正することにおかれる。マカフィーの事例におけるように、こうしたシステムの失敗があまりにひどいために、本来ならば意味のある人生を送れるはずの人の人生が無意味なものにさせられてしまっているのである。障害学者や障害者運動の活動家がこれ以上生きたくないという障害者たちの選択に待ったをかけるのは、そうした彼らの選択が、社会の不備とそれによる圧力を一身に引き受けさせられてしまった彼らの絶望感を表しているという認識に基づいている。システムに根本的な欠陥があると見なされた場合には、障害者コミュニティの専門家は、あえて障害のある人に可能な選択肢を制限することも辞さないのである。

障害に配慮した生命倫理学は［基本的には］選択肢を制限することはないが、そうする場合には［その根拠である］社会システムの不備についての説明責任を負うとともに、障害のある人々の医療的ならびに社会的なニーズに応えることのできる医療システムの育成に向けて努力することになる。もっぱら治癒のみに焦点をあてた医療システムは、永続的障害をもつ人々にはほとんど役に立たない。長期にわたるケアと社会的サポートにもっと焦点をあてることで、永続的な障害をもつ人々の実際の暮らしを変えることができるだろう。自分たちの潜在的可能性を実現するためのいかなる手段も欠いたまま、彼らが病院に放置されるといった悲しい状況は、なくしていくことができるのだ。

障害のある人の生活や人生において社会システムの不備が果たしている役割を認識することによって、［生命］倫理学者たちは次のような問いについてもよりよい取り組みが可能になるだろう。すなわち、新たに障害を負うことになった人が、障害をもってこのまま生き続けるよりは死んだ方がましだと思って死を選ぶという決定を、もっともなものだとして社会が受け容れてしまうのはあまりにも性急すぎるのではないか、という問いである[53]。私はこの問いを「ミリオンダラー・ベイビー問題」と呼んできた。2004年に公開された映画「ミリオンダラー・ベイビー」［クリント・イーストウッド監督］においてヒラリー・スワンク演じる主人公マギーは、［ボクシングの試合で］壊滅的な障害を負った後、安楽死を求め、受け入れられた[54]。障害者コミュニティの人々は、この映画が障害への偏見を永続化するものとして非難の声を上げた[55]。私の見るところでは、問題は主人公の最終的な決定にあるのではなく、その決定があまりにも性急だったことにある。障害学の知見では、突然に壊滅的な負傷に直面した人々は、以前に考えられていたほど早い時期にはインフォームド・コンセントを与えることができないというしっかりとしたエビデンスがある[56]。研究が示すところによれば、人々は「境界的状態」に陥ったとき――すなわち、何でも十分にできていた以前のアイデンティティを失ってしまったが、障害のある人という新しいアイデンティティをまだ受け入れていない時期においては――、情報を咀嚼したり、障害をもって生きる人生の潜在的可能性を認識したりすることができない場合がある[57]。それゆえ、そうした人々は自分の状況が激変した直後に早々と治療を拒否するということが起こりがちになる。

障害学の知見は、突然に障害を負うことになった事例で〔患者が〕インフォームド・コンセントを与えるためには何が必要なのかについて再検討すべきだということも示唆している。〔精神的にパニック状態に近くなっていて〕与えられた情報をきちんと咀嚼することができない人に、どうしたらよくわかった上での選択ができるだろうか？　インフォームド・コンセントのプロセスを見直し、改善するためにはどうすべきかについて、さらに研究が進められるべきである[58]。たとえば、「障害コンサルタント」のような存在を医療現場に常置するといった提案もなされている[59]。

障害が関わる事例において、十分な情報を得た上での意思決定を保障するための最善のプロセスを推進していくプロジェクトの一部として、障害に配慮した生命倫理学は、障害をもって生きる人生は不幸だという神話が蔓延するのを防ぐ手立てを講じなければならない。この点については、マカフィー事件あるいはそれに似た事例における意思決定に対する批判がまさに正鵠を得ている。医学的治療を拒否するというマカフィーの決定は、彼の身体的状態のためにマカフィーが意味のある人生を送る可能性が閉ざされているという理由で認められるべきではなかった。もし彼の決定が認められるべきだったとすれば、その根拠になり得るのは、マカフィー自身が熟考を重ね、他の選択肢をも十分に理解した上での決定だったという理由以外にはない。

最後に、スコット・マシューズ事件について、障害に配慮した生命倫理学はどのような態度をとるべきかについて私見を述べておこう。スコットの両親が彼に対する経管栄養を拒否したことについて、障害者運動の活動家たちは、スコットから経管栄養を奪うのは障害への偏見の一種であるという論陣を張った。しかし、障害に配慮した生命倫理学はスコットの両親の決定をはっきり支持すべきである。法で認められた〔代理〕意思決定者として、両親は、スコットが人生のなかでもっとも楽しみにしていた活動が続けられないのであれば、経管栄養は避けたいと自分たちが望んでいると主張した。食べたいという欲求、他者と食事を共にするということの社会的な喜び、そして食べ物の味を楽しむことは、人生経験のなかで非常に価値あるものの一つであり、そうした活動ができなくなることは意味のある人生を台無しにするぐらいの大きな打撃になりうる。経管栄養チューブをつけないというスコットの両親の決定は、スコット個人に固有な価値観を反映させたものであり、障害への偏見とは関係がないのだ。

E． 終末期の意思決定：シーラ・ポーリオットとテリ・シャイボ

障害に配慮した生命倫理学が、シーラ・ポーリオットやテリ・シャイボのような終末期の事例（第７章）をめぐる生命倫理学の議論にどのように影響を及ぼしうるのかは、あまりはっきりしない。いくつかの異なった理由で、この二人の女性はそれまでの章（第３章から第６章）で論じてきた事例の大人とは根本的に違った状況にあった。それまでの章で取り上げたメアリーやラリー・マカフィー、スコット・マシューズについては、彼らが意味のある人生を送れる可能性が十分に残っていたからである。それゆえ、障害に配慮した生命倫理学は、そうした個人が意味のある人生を生きられる余地を残すためのあらゆる機会を保障するという義務を要求することができたのだ。しかし、シーラ・ポーリオットやテリ・シャイボには、もはやそのような意味のある人生を送る可能性は閉ざされていた。シーラ・ポーリオットは終末期にあり、確実に訪れる死に向かっての下り坂を降りている途中だった。テリ・シャイボの脳はひどい損傷を受け、彼女は再び目を覚ますことも、感情を経験することも、痛みや喜びを感じることもない状態になっていた。このように、彼女たちの事例で問題となっているのは、診断の確実性、生の尊厳、苦痛のない死の相対的重要性、意思決定権の適切な移譲といった事柄なのである。こうした問題をめぐる議論は、人が障害について知識あるいは配慮をもっているかどうかにかかわりなく、今後も続いていくだろう。

こうした事例には、障害に配慮した生命倫理学において別個に取り組むべき問題があると思われる。それは、終末期において、障害者コミュニティのなかの一部の人たちが恐れているような滑りやすい坂道（slippery slope）を開くことなく、緩和ケアや安らかな看取りを含むすべての範囲の選択肢に対するアク

セスをあらゆる人々に保障するためにはどのようにするのが最もよいかという問題である。そうした障害者たちが恐れているのは、彼ら自身はまだ意味のある人生を送っていると思っている間に、他の誰かの判断によって彼らの命が終わらせられてしまう危険性だ。十分な意思決定能力をもった人々に利用可能な医療的選択肢のすべてへのアクセスを保障するという場合、認知障害によって自分自身でそうした医療上の選択をする能力が損なわれている人々については、それに応じた調整規則が必要となる。自分で動くことができない人々があちこち動き回るために車椅子が必要となるのとまさに同じように、こうした認知障害（植物状態を含む）のある人々には、医療上の意思決定をするための代理人が必要となる。もしシーラ・ポーリオット事件が何かを教えているとしたならば、それは、ある人に対して［本人に］利益を与える一連の治療へのアクセスを拒むことは非人間的であり、その人を人間として尊重していないということだ。なぜならシーラ・ポーリオットは障害によって、そうした治療を選択することができない状態になっていたからである。もちろん、障害についての偏見に基づいた意思決定を含め、代理決定者が決定権を悪用することに対する［本人の］保護は、正当で重要な関心事となる。それゆえ、代理意思決定についての仕組みには手続きによる保護が含まれていなければならない。

こうした代理意思決定の濫用を防ぐための保護手続きを練り上げ、吟味し、評価することのなかに、障害に配慮した生命倫理学の一つの役割があると私はとらえている。代理意思決定についての法規定は障害への偏見に基づく差別に対するセーフガードになっているか？　代理決定者の資格基準には自信があるか？　倫理委員会の審査に信頼をおく仕組みでは、倫理委員会のメンバーに障害者コミュニティの専門家を参加させる必要はあるか？　［倫理委員会にそうした専門家を参加させることで］代理決定者が障害者コミュニティの専門家あるいは障害の経験のある当事者に相談できるような体制が促進されるか？　代理決定者が障害への偏見よりも事実に基づいて意思決定できることを保障するように、教育的な資料を作ることはできるか？　こうした事例で法廷の審査が必要な場合があるとすれば、法廷の役割はなにか？　上記のようなさまざまな問いに対してははっきりこれが正解だと言えるような答えはないし、そうした議論が「生命の神聖性」を厳格に守る立場をとっているような障害者コミュニティの人たちを満足させることもないだろう。しかしながら、こうした問いをめぐる議論が、差別を撤廃し、すべての人を人間として尊重することに身を捧げる生命倫理学を豊かにすることだけはたしかであろう。

Ⅳ．結論——そして行動への呼びかけ

この研究を始めたときに私が思い描いていたのは、生命倫理学を攻撃から守ること、すなわちその教説が障害をもった人々の周縁化（社会の隅に追いやること）に加担し、障害者の抹殺にすら責任があるという攻撃から生命倫理学を守ることだった。生命倫理学の教育を受け、生命倫理学の議論や文献に親しんだ私の経験からすると、生命倫理学は障害者への偏見を永続化するから危険だという考えはばかげているように思われた。生命倫理学の仕事をしている他の人々と［このことについて］最初に議論したときにわかったのは、障害者運動の活動家たちが始めた生命倫理学への攻撃に対して防御的な反応をしたのは私一人ではなかったということだ。［生命倫理学者の］なかには、もっと身構えた人たちもいた。「障害者」や「障害の問題」から手を引いた方がいいよ、と閉じられたドアの背後で私にそっと忠告した人も少なくない。ある指導者からは、障害者問題を研究しても学会ではなんの箔もつかないし、その人から見れば怪しげな活動計画をもった障害者運動の怒れる活動家たちに巻き込まれることなど時間の無駄［だから止めなさい］と警告された。

今の私は、違った見方をするようになっている。障害者コミュニティの専門家たちの言うことに耳を傾け、彼らの学術的な著作を読み、論争となる点について彼らと議論することによって私は、自分が受けた大学および大学院の教育にもかかわらず、自分が障害の問題についてはいかに無知であったかということを思い知らされた。私の認識をもっと変えたのは、障害をもっている友人たちや同僚たち、学生たちと食事を共にし、ワインを飲みながら恋愛や子育てやその他人生一般についてゆっくり語り合う時間を重ねたことである。お互いに自分をさらけ出して語り合うことは、すべてを変えてしまうほど意義深い経験だ。今や私は、一つの学問としての生命倫理学には、障害とともに生きる人生の現実について障害者コミュニティの専門家たちから学ぶものがたくさんある、と強く確信している。

本書の最初の二つの章では、障害学者や障害者運動の活動家と生命倫理学者の意見が対立する衝突点がどこにあるのかを明らかにしようとした。そこから学んだのは、生命倫理学者たちは医療を拒否するという個人の選択や、家族に

よる代理意思決定、事前指示といったものを支持する傾向が強いということだ。他方、障害者コミュニティの人たちは上記のような行為に懐疑的であったり、反対だったりすることが多い。障害者コミュニティの専門家のなかには、医療的介助による栄養・水分補給［を受けること］を基本的人権の一つだと考える人々もいる。他方、生命倫理学者たちは医療的介助による栄養・水分補給も他の医学的治療と異なるところは何もないと考える傾向が強い。生命倫理学者たちは、身体的損傷（impairment）を矯正しようとする医師の試みを支持する。それに対して障害学者たちは、障害のある個人の身体を「矯正する」必要性に疑問を投げかけ、その代わりに社会的な解決を求めようとする。生命倫理学者の多くは、遷延性植物状態（PVS）を他の障害状態とはまったく異なったものと見ている。それに対し、障害者運動の活動家のなかにはそうした違いを否定する人たちもいる。最後に、障害者コミュニティにとっては社会やコミュニティについての関心が中心となるのに対して、生命倫理学者の多くは、社会やコミュニティについての関心を考慮に入れぬまま、個人の事例を解決しようとする。

生命倫理学と障害者運動や障害学との比較分析は、こうした両者の相違がどこから、どういった理由で生まれるのかを明らかにした。そうした比較分析はまた、両者が関心や懸念を共有している重要な領域があるにもかかわらず、両者の視点の対立を生み出している、それぞれの懸念、利害関心、恐怖、偏見といったものを理解するためのツールにもなった。両者の間の論争のいくつかは解きほぐしがたいものであるとはいえ、他のものについては妥協と和解の余地が十分に残されている。お互いが現在の立場に表れているそれぞれの懸念や利害関心、恐怖や偏見について理解することが和解への重要な第一歩であり、そうした和解へのプロセスのなかで、生命倫理学と障害者コミュニティの間には両者の協働が可能になるような新しい互恵的な関係が育まれていくだろう。

本章（第８章）で私は、［生命倫理学に必要となる］障害への配慮の骨組みとなるものをざっと描き出した。自律尊重、与益、公正、機会の平等といった伝統的な生命倫理学の諸原則に加えてそこで強調されるのは、差別撤廃、障害者の全面的かつ実効的な社会参加、差異の尊重、アクセスの向上といった諸原則である。こうした概念を十分に洗練し、個別的な事例に適用できるようにするためには、まだまだ多くの作業が必要となる。こうした骨組みは、議論の出発点にすぎない。議論はこれからもまだまだ続くのである。［これまでの生命倫理学の議論との］違いは、［障害や障害のある人についての］知識がそこに入り込んでくること、障害の問題が会話の中心となるということだろう。

障害に配慮する意識を育てるために、生命倫理学者にはなすべき仕事がある。良し悪しは別にして、生命倫理学は医学校や病院、大学の学部教育、政府の委員会、政府機関などにおいて確固たる位置を占めている。障害に配慮した生命倫理学者が今日の医療システムがもつ「人を不具にするような」側面を根絶やしにしていこうとするならば、こうした彼らの地位の力を生かして、私たちの障害についての考え方を変えていくよう努める必要があろう。もちろん障害学者たちが同じような地位や力をもつことができればそれに越したことはないだろうが、そうした地位や力を障害学者たちに与える、あるいは移譲するのは、障害に配慮した生命倫理学者たちのプロジェクトの一部なのである。まさにこの点で、生命倫理学者自身が障害の問題についての専門家となり、医学校の教室や病院のフロア、小児科医のオフィスや新生児集中治療室（NICU）など、障害に関係する問題が論じられるあらゆる場所でそうした障害についての知識を（障害学者と同じように）啓蒙することができるかどうかは、生命倫理学者次第なのである。端的に言って、障害についての専門知識を欠いたままでいるかぎり、生命倫理学は議論を前には進められず、障害者を排除し、医療システム［の内部にいる人々］に固有の偏りを自覚できず、患者や家族が障害とともに生きる人生の現実について知識を得ながら考えるのを助けることもできないような、今のままの位置にとどまり続けるだろう。

［注］

1 たとえば以下を参照。Diane Coleman & Tom Nerney, *Guardianship and the Disability Rights Movement,* Center for Self-Determination, http://www.centerforselfdetermination.com/docs/guard/GuardianshipDisabilityRightsColemanNerneyl.pdf, at 1（次のように［生命倫理学を］非難している。「生命倫理学という権力をもった学問はこの国における重い障害のある人々の福祉にとっての唯一最大の脅威を代表している。功利主義的倫理学と権利の言語という見出しのもとで、障害のある人々に対する差別が、法および一般の人々のイメージのなかに安置されてきたのだ」）; Christopher Newell,*Disability, Bioethics, and Rejected Knowledge,* 31 J. Med. & Phil. 269, 275(2006)（生命倫理学を「人を不具にする……事業計画」であると攻撃している）

2 この目標に向けて、障害の問題に不案内な生命倫理学者はまず、生命倫理学の「内部にいる」専門家たち、たとえばアドリエンヌ・アッシュ、アニタ・シルヴァーズ、レスリー・フランシスといった、生命倫理学における専門領域が障害の問題であるような人たちに目を向けることから始めるべきである。

3 Charles Hauss, *Reconciliation,*Beyond Interactability,Sept.2003, http://www. beyondintractability.

org/essay/reconciliation/.

4 たとえば以下を参照。Seeds of Peace, http://www.seedsofpeace.org/ (last visited Oct. 4, 2010).

5 Hizkias Assefa, *The Meaning of Reconciliation,*People Building Peace, http://www. gppac.net/documents/pbp/partl/2_reconc.htm（和解のための核になる七つの要素について、以下のように述べている。対立を調停するメカニズムとしての和解は、その核となる次の要素から成っている。

a）双方が相手側に与えている危害／被害について正直に認めること。

b）自分たちが与えた被害について心から後悔し呵責を覚えること。

c）相手側に被害を与えた際の自分の責任について謝罪する準備があること。

d）対立し合う両陣営が対立と被害に起因する怒りや恨みを「手放す」準備があること。

e）攻撃者が被害を与える行為をくり返さないと誓うこと。

f）対立の原因となった過去のいざこざを是正し、引き起こされた損害を可能なかぎり保障するために真剣に努力すること。

g）お互いに相手を豊かにする新しい関係に入ること。

6 Erik Parens, *Respecting Children with Disabilities - and Their Parents,* 39 Hastings Center Rep.,Jan.-Feb. 2009, at 22, 22.

7 Disabled Peoples International Europe, *The Right to Live and be Different,* Independent Living Instetute, Feb. 2000, http://www.independentliving.org/docsl/dpi022000. html（27の国々から集まった障害者団体の代表による方針説明書であり、生命倫理学の議論が「これまでずっと偏見に満ちており、私たち障害者の生命の質（QOL）についてのネガティブな見方に支配されている。生命倫理学者たちはずっと障害者の平等への権利を否定しており、それゆえ人権を否定している」と攻撃している）; Coleman & Nerney, *supra* notel; Newell, *supra* note 1.

8 The Right to Live and be Different, *supra* note 7.

9 Newell, *supra* note 1, at 276.

10 *Id.*

11 ［逆に］そんなことはないと証明するのも難しい。私がここで述べている［生命倫理学に対するそうした非難が事実のレベルで不正確であるという］主張の根拠は、そうした考え方が臨床的な実践には無関係であり、法においては却下されていること、そして医療や臨床の文献におけるいかなる議論の一部でもないという事実にある。

12 *The Right to Live and be Different, supra* note 7.

13 Newell, *supra* note 1, at 272.

14 Adrienne Asch, *Disability, Bioethics, and Human Rights, in* Handbook of Disability Studies 297, 299 (Gary L. Albrecht et al. eds., Sage Publications, Inc. 2001).

15 しかし、以下も参照。Howard Brody, *A Bioethicist Offers an Apology,* Lansing City News,Oct. 6, 2004, http://www.dredf.org/assisted_suicide/bioethics.html.

16 以下を参照。Newell, *supra* note 1, at 276-278（自制不能について議論している）; Anita Silvers, *Formal Justice, in* Disability, Difference, Discrimination: Perspectives on Justice in Bioethics and Public Policy, 95-106 (Rowman & Littlefield Publishers 1998)（貧困と相互依存関係を対比している）

17 たとえば以下を参照。Coleman & Nerney, *supra* note 1, at 4（「生命倫理学は、誰が海に投げ込まれるかを決める『救命ボート』アプローチを押しつけることによって、終末期ケアをめぐる政策形成をずっと牛耳ってきたように思われる」)

[18] William Peace, *Ashley and Me,*Hastings Center Bioethics Forum, June 22, 2010, http ://www.thehastingscenter.org/Bioethicsforum/Post.aspx ?id= 4742&blogid= 140#ixzzOyEnNJg5f

[19] *Id.*

[20] たとえば以下を参照。Anita J. Tarzian, *Disability and Slippery Slopes,* 37 Hastings Center Rep.,Sept.-Oct. 2007.

[21] Peace,*supra* note 18.

[22] 以下を参照。Coleman & Nerney, *supra* note 1, at 4(倫理委員会の役割は「治療しないのが最善であるという医師の決定を[家族に]納得させることである」と述べている)

[23] 以下の二つを比較のこと。Coleman & Nerney, *supra* note 1, Kathy L. Cerminara, *Critical Essay: Musings on the Need to Convince Some People with Disabilities that End-of Life Decision-Making Advocates Are Not Out to Get Them,* 37 Loy. U. Chi. L. J. 343 (2006).

[24] Bruce Jennings, *Preface, in* Improving End of Life Care: Why Has it Been so Difficult?: Hasting Center Special Rep., Nov.-Dec. 2005, at S2-S4.

[25] このような所見を述べたのは私が最初でないことはたしかである。たとえば以下を参照。Howard Brody, The Future of Bioethics (Oxford Univ. Press 2009)(ブロディは今日の生命倫理学がエビデンスに基づく医学(EBM)の倫理的含意を無視していると批判している)

[26] 自立生活運動のパイオニアの一人であるエド・ロバーツは、この運動の目標について以下のように述べている。「私は、自分の人生と将来において何ができて何ができないかについて、かたわではない(non-cripples)善意の人たちが彼らの想像したステレオタイプを押しつけてくるのは、もううんざりだ。私が望むのは、かたわたち(cripples)が自分自身の人生のプログラムを監督し、他のかたわたちに新しいプログラムを監督するよう訓練できるようになることだ。これは何かデカイことの始まりなんだ。――かたわの力さ」。Ed Roberts, Father of Independent Living, http:www.ilusa.com/links/022301ed_Roberts.htm.

[27] Mark Kuczewski & Kristi Kirschner, *Special Issue: Bioethics & Disability,* 24 Theoretical Med. 455, 455-456 (2003).

[28] Lennard J. Davis,*Preface,*The Disability Studies Reader at xii (Routledge, 3d ed. 2010).

[29] Convention on the Rights of Persons with Disabilities, May 3, 2008, 189 U.N.T.S. 137　以下のウェブサイトで閲覧可能。http://www.un.org/esa/socdev/enable/rights/convtexte.htm.

[30] 生命倫理学の方法論を概観するためには、本書第2章を参照。さらに広範な議論については以下も参照。Tom L. Beauchamp & James F. Childress, Principles of Biomedical Ethics (6th ed., Oxford University Press 2009)

[31] Convention on the Rights of Persons with Disabilities, *supra* note 29, art. 3.

[32] Griggs v. Duke Power Co., 401 U.S. 424, 432, 91 S. Ct. 849, 854, 28 L. Ed. 2d 158,165 (1971)

[33] 功利主義者のピーター・シンガーは重要な例外の一人である。本章の後の部分で私は生命倫理学がその「ピーター・シンガー問題」に向き合う必要性を主張している。

[34] たとえば以下を参照。Beauchamp & Childress, *supra* note 30, at 170(「私たちは患者の状態のうちのいくつかを完全に考慮から外すべきである。たとえば精神遅滞は、いかなる治療が当の患者の最善の利益となるかを決定する際には無関係である」)

[35] 表面的にはニュートラルな政策や実践が障害のある人に及ぼす[マイナスの]影響について

のしっかりしたエビデンスがあることは、この議論の出発点になるだろう。いったん［障害のある人たちに］差別的効果（disparate impact）があることが証明されれば、生命倫理学は雇用差別をめぐる事例で用いられたような行きつ戻りつのプロセスを組み込みつつ、障害のある人々に差別的効果を及ぼす一見ニュートラルな政策が、実際に「医学的必要性」の名のもとに正当化されているという証拠を探すことになるだろう。1964年の米国公民権法の第7章および1971年のグリッグス［対］デュークパワー社訴訟（401U.S.424）での最高裁判決によれば、差別的効果の法理に基づいて差別があることを証明しようとする人はまず、雇用者が一見ニュートラルな政策を用いながら、特定の属性をもった人々に異なった処遇をしてきたことを証明しなければならない。原告は、その政策が保護されるべき集団のメンバーに属する人を排除する効果をもってきたことを証明しなければならない。いったん差別的効果が証明されれば、雇用者は、そうした逆効果を引き起こした政策あるいは手続きの利用を継続することが経営上必要であることを正当化しなければならない。もし雇用者が抗議を受けた政策や手続きが職務に関係して必要なものであることを証明した場合には、原告は次に、もしそうした差別的効果をもたない他の選別手続きをとった場合には、仕事の効率性についての雇用者の合法的な利益に［差別的効果のある手続きと］同じようには貢献しないことを示さなければならない。特定の手段が障害のある人々に差別的効果をもたらしてきたという証拠は、アナロジーによって、医学的に必要だという［医療者側の］主張が十分なエビデンスによって支持されているという証明がないかぎり、その［医療的介入］方法の使用を禁じるための根拠として十分だと見なされるだろう。複雑ではあるが、雇用差別の問題において用いられたのと同じような「エビデンスに基づいて負担を移譲するアプローチ（evidence-based burden-shifting approach）」は、生命倫理学の意思決定において障害の状態［のみ］に基づいた差別を撤廃するという任務を掘り下げて考察するための合意可能な枠組として役立つだろう。

36 本書第3章を参照。

37 Peter Singer, *Response to Mark Kuczewski,* 1 Am J. Bioethics, Summer 2001,at 55, 55.

38 以下を参照。G.L. Albrecht & P.J. Deulieger, *The Disability Paradox: High Quality of Life Against All Odds,* 48(8) Soc. Sci. & Med. 977 (1999); S. Saigal et. al.,*Self-perceived Health Status and Health Related Quality of Life of Extremely Low-Birth-weight Infants at Adolescence,* 276(6) J.A.M.A. 453 (1996);J.R. Bach & M.C. Tilton, *Life Satisfaction and Well-Being Measures in Ventilator Assisted Individuals with Traumatic Tetraplegia,*75(6) Arch. Phys. Med. Rehabilitation 626 (1994).

39 たとえば、Lennard J. Davis, Enforcing Normalcy: Disability, Deafness, and The Body(Verso 1995);Lennard J. Davis & Michael Berube, Bendeing Over Backwards: Essay on Disability and The Body (NYU Press 2002);Rosemarie Garland Thomson, Extraordinary Bodies(Columbia Univ. Press 1996);The Disability Studies Reader (Lennard]. Davis ed., 3d ed. 2010);Nancy Mairs, Waist-High in the World: A Life Among the Nondisabled (Beacon Press 1996); Deviant Bodies Critical Perspectives on Difference in Science and Popular Culture (Jennifer Terry & Jacqueline L. Urla eds., Indiana Univ. Press 1995); Harriet McBryde Johnson, Too Late to Die Young: Nearly True Tales from a Life (Picador 2006); Alice Domurat Dreger, One of Us: Conjoined Twins and the Future of Normal(Harvard Univ. Press 2005);Disability/Postmodernity: Embodying Disability Theory (Mairian Corker & Tom Shakespeare eds., Continuum 2002); Surgically Shaping Children: Technology, Ethics, and the Pursuit

of Normality (Eric Parens ed., Johns Hopkins Univ. Press 2008);Kathy Davis, Dubious Equalities & Embodies Differences: Cultural Studies on Cosmetic Surgery (Rowman & Littlefield Publishers 2003).

40 Beauchamp & Childress, *supra* note 30, at 234.

41 本書第５章を参照。以下も参照のこと。Kirsten Kirschner, *Structural Impairments that Limit Access to Health Carefor Patients with Disabilities,* 297(10) J.A.M.A. 1121 (2007).

42 たとえばボストンで、ハーバード大学の教育協力病院（teaching hospitals［複数］）の支援によってコミュニティ倫理委員会が作られた。メンバーはそれらの病院とは経済的にも社会的にもつながりをもたない、多様なバックグラウンドをもつ人々から構成されている。この倫理委員会はすでにいくつかの論争となる政策問題に対する白書を刊行しているが、今のところは個別の臨床事例に対するコメントをする権限はもっていない。しかし、よく考えて構築し活用すれば、こうしたコミュニティ倫理委員会は終末期医療の鍵となる諸側面について学ぶことができようし、終末期の諸事例について検討する公開討論会を主催することもできるだろう。そうすることで、私の考えではテキサス法のアプローチに取り憑いていた偏見や利害の葛藤からずっと自由になれるように思われる。

43 たとえば、Committee on Understanding & Eliminating Racial and Ethnic Disparities in Health Care, Unequal Treatment: Confronting Racial and Ethnic Disparities *in*Health Care(Brian D. Smedley et al. eds., National Academies Press 2004), 以下のウェブサイトで閲覧可能。http://www.nap.edu/openbook.php?isbn=030908265X.

44 医学校における障害教育のモデルは存在している。たとえば以下を参照。P. M. Miniham et al., *Teaching about Disability: Involving Patients with Disabilities as Medical Educators,*24Disability Studies Q. 4 (2004); Kirsten L. Kirschner et al., *Educating Health Care Professionals to Care for Patients with Disabilities,* 302(12) J.A.M.A. 1334 (2009);A. Claxton,*Teaching Medical Students about Disability,* 308 B.M.J. 805 (1994).

45 Truog, *supra* note 42, at 1000.

46 Thaddeus Mason Pope, *Remarks at the Meeting of the President's Council on Bioethics on Medical Futility: Institutional and Legislative Initiatives* (Sept. 12, 2008)（以下のウェブサイトで筆記録が閲覧可能。http://bioethics.georgetown.edu/pcbe/transcripts/sept08/session5.htrnl

47 トゥルーグは次のように論じている。「私たちは、共同体の倫理委員会の活用を通して「影の」法廷システムを作ることで、すでに存在しているメカニズムを超えて何か実質的な改善策を提供しうるのかどうかについて、慎重に検討すべきである」。Truog, *supra* note 42, at 1002.

48 Robert A. Crouch, *Letting the Deaf Be Deaf Reconsidering the Use of Cochlear Implants in Prelingually Deaf Children,* 27 Hastings Center Rep., July-Aug. 1997, at 14, 17（「ろうは『単なる、そしてまったくの』障害であるにすぎない」という支配的な考えは「まちがっており、私たちはただちにこの不正に身につけてしまった考えから自分たちを解放すべきである」と論じている）

49 Jackie Leach Scully, Disability Bioethics: Moral Bodies, Moral Difference 154 (Rowman & Littlefield Publishers 2008).

50 以下を参照。Seattle Growth Attenuation and Ethics Working Group Report, *Evaluating Growth Attenuation in Children with Profound Disabilities: Interests of the Child,Family Decision-Making and Community Concerns,* http://www.seattlechildrens.org/research/initiatives/bioethics/events/growth-

attenuation-children-severe-disabilities/. *See also,* Benjamin S.Willford, et. al., *Navigating Growth Attenuation in Children with Profound Disabilities: Children's Interests, Family Decision-Making, and Community Concerns,* 40 Hastings Center Rep., Nov.-Dec. 2010, 27-40.

51 私は前に書いた論文で、アシュリーのような事例については、厳格な資格基準を満たしたメンバーによる第三者審査方式が、競合しあう［それぞれの人々の］関心の間のバランスをとるのに最善であると論じたことがある。

「第三者審査方式によれば、人々はそれぞれ独自のニーズや生活、価値観をもった存在として扱われる。それは両親と子どもの競合しあう利害のバランスをとり、どういった治療の選択肢［を提供するの］が適切であるかについての決定を医療施設の専門家にゆだねる。こうした方法によって、第三者審査方式は、個別の事例においては医学的に妥当であるかもしれない治療に対するアクセスを閉ざすことなしに、社会的弱者に対する十分な保護を保障する。この方式は柔軟であり、［治療をめぐる］特定の選択肢を利用する権利を奪うことなく、単純に言えば、提案されている医療介入が個々の子どもの最善の利益にかなうかどうかを決定する上での一つのチェックとして働くのである。Alicia Ouellette, *Growth Attenuation, Parental Choice, and the Rights of Disabled Children: Lessons from the Ashley X Case,* 8 Hems. J. Health L. & Pol'y 207, 241- 242 (2008).

52 障害に配慮した生命倫理学者であるアリス・ドレガーは次のように書いている：

アシュリーの両親について私が問題だと思うのは、彼らの決定そのものよりも彼らがその決定について正直でないことだ。両親が［アシュリーに対する］子宮摘出や乳房摘出を当然だと思うほど、生理痛や大人になって胸が大きくなることはアシュリーにとって本当に苦痛なことなのだろうか？　それよりも、アシュリーの両親は自分たちが文字通り手一杯になっていて、もはや何にも対処できなくなっているということに気づいた、という方がありそうなことだと思える。彼らはもう何にも対処したくなかったのだ。なるほど、と思う。どうして彼らはそのことをただ正直に認めないのだろう。

私たちが利己的な両親や利己的な介護者を許さないから、それが理由だ。そして、もし私たちがこのことを正直に認めるならば、なぜ私たちが他人の性器をノーマライズする外科手術やくっついて生まれてきた双子の分離手術、「特発性小人症」の子どもへの成長ホルモン注射や「アシュリー療法」を選ぶのかということについて、はるかに率直な議論ができるはずだ、という思いを私は禁じ得ない。そして、もし私たちにもっと率直な議論ができたならば、たぶん私たちは今ほどの頻度ではそうした「治療」を選ばないのではなかろうか。たぶんそのときに、私たちはどうしたら本当に［子どもの］最善の利益を重視できるのかについての答えを見つけ出すという、よりよい任務を果たすことができるのではないだろうか。そして、私たちがその苦しみを防ごうとしているのは患者［子ども］ではない場合もあること、介入を必要としているのは必ずしも想定された患者［子ども］ではないということがわかるのではないだろうか。

Alice Dreger, *Ashley and the Dangerous Myth of the Selfless-Parent,* Hastings Center Bioethics Forum, Jan. 18, 2007, http://www.thehastingscenter.org/Bioethicsforum/Post.aspx?id=332#ixzz0sTtVWjm7

53 この節（D）の内容のほとんどは、Oregon Law Review 誌に掲載された拙論 *Disability and the End of Life* からとられている。同誌の許可を得てここに転載した。

54 "Million Dollar Baby" (Warner Bros. 2004).

[55] たとえば以下を参照。Daniel Costello, *Assisted Suicide at Center Stage Once Again: Award- Winning Movies and Upcoming Legislation Give New Urgency to the Contentious Issue,* L.A. Times, Mar. 7, 2005, at F1（障害者アドボケイトたちが、突然負うことになった障害に対してこの映画が［歪んだ］レッテルを貼ることについて懸念を表明したことに注目している）

[56] たとえば以下を参照。Gary L. Albrecht & Patrick]. Devlieger, *The Disability Paradox: High Quality of Life Against All Odds,* 48 Soc. Sci. & Med.977, 980 (1999)（「個人、家族、社会のいずれのレベルにおいても、障害を認識する準備はできていないし、障害を受け容れる態勢にあることはめったにない」）；Asch,*supra* note 14, at 312-313（損傷を被ったことで［自分が不具になったというショックによって］、その状態を理解し、それに適応するのが遅れることがあるという1987年のレポートを引用している）；David R. Patterson et al., *When Life Support Is Questioned Early in the Care of Patients with Cervical-Level Quadriplegia,* 329 NEW ENG. J. MED. 663, 663 (1993)（「損傷を受けてから最初の数ヶ月の間は、患者に重要な決定をする能力が損なわれることがしばしばある……」）

[57] スーザン・メリル・スクワイアは、人間存在において自分の居場所が定まらない時期の特徴を示す概念として、この「境界的状態」という語を用いている。Susan Merrill Squier, Liminal Lives: Imaging the Human at the Frontiers of Biomedicine 3-4 (Duke Univ. Press 2004). こうした人生の境界的状態についてのある家族の経験をとても私事的かつ繊細に描いたものとして、以下を参照。Richard Galli, Rescuing Jeffrey (St. Martin's Griffin 2001).

[58] アーサー・カプランらは、患者には精神的トラウマを受けた直後のケアの局面をきちんと経験する機会が必要であることを強調する形で、インフォームド・コンセントの教育モデルについて論じている。この教育モデルでは、突然の障害に見舞われた直後の時期の間は、患者がその障害とともに生きる人生の潜在的な質についてまだ十分に知っていないので、治療チームがパターナリスティックに治療を進めてもよいとされている。Arthur L. Caplan et al., *Ethical & Policy Issues in Rehabilitative Medicine,* 17 Hastings Center Rep. Special Supp., Aug. 1987, at S1, S11-S14.

[59] Adrienne Asch,*Recognizing Death While Affirming Life: Can End of Life Reform Uphold a Disabled Person's Interest in Continued Life?, in* Improving End of Life Care: Hastings Ctr. Special Rep., Mar.-Apr. 2003, at S31 (Bruce Jennings et al. eds.).

［訳注］

1 原文は「障害は選択のanthesis（開花期）である」となっているが、これは明らかにantithesis（反対命題、正反対）の間違いであろう。

補　論

ウーレットの「内なる壁」——「アシュリー療法」批判の限界

児玉真美

アリシア・ウーレットは、本書の第４章で取り上げられたアシュリー事件について、2008年に「成長抑制、親の選択と障害のある子どもたちの権利——アシュリー・X事件からの教訓[1]」という論文を書いている。その冒頭、この論文の主張を「法はアシュリーを裏切った（護り損ねた）[2]」と、インパクトの強い言葉で提示した。アシュリーに行われた医療介入と、今後それが濫用されるリスクの深刻さを、子どもの医療をめぐる親の決定権が制限される例外モデルの中でも、特に法的に全面禁止されている「女性器切除に匹敵すらする[3]」とまで重視するウーレットは、親の決定権尊重というデフォルト・モデルによるシアトル子ども病院の倫理委員会の検討を「欠陥がある（deficient）[4]」と断じた。その欠陥を具体的に検討する一節では、次のように熱っぽく畳み掛けていく。

「身体的な喪失は個人に多大だが見えにくい傷を負わせる可能性もあり、また弱者を管理するために身体的な改造を用いることは社会に重大な影響を及ぼしかねない。にもかかわらず、アシュリーのためにこうした懸念を訴える者は誰もいなかった。とりわけ、永遠に子どものようにしておこうとアシュリーの身体的成長を阻害することはフクヤマが『われわれの人間としての本質（our human essence）[5]』と呼んだものを損なうと論じる者が誰もいなかった。……選別的成長抑制［の実施］には永久的な下層階級（permanent underclass）を創出する可能性があるということを考慮する者が誰もいなかった。……[6]」

他にも、①侵襲度の低い他の選択肢が検討されていない、②アシュリー本人の利益を代弁するアドボケイトがいない、③社会的な利益に対して医療行為のリスクを対置する利益対リスク検討のアンバランスなどが指摘されているが、特に社会的、心理的、道徳的リスクが検討されていないことは「それらは、歴史的に障害のある人々に加えられてきた危害であるがゆえに[7]」懸念が大きいとも述べている。

しかし、これだけ大きな懸念を表明しながら、ウーレットは障害者運動をはじめとする批判派が主張する、こうした医療介入の全面禁止という立場は取らない。その理路の中心は本書の第７章とほぼ同じで、障害をもつアメリカ人法（ADA）により、障害のない人が受けられる医療はすべて障害のある人にも開かれていなければならない、というものだ。最終的な提言は、現在の非任意の子宮摘出と同じく、厳格な基準による審査プロセスを州ごとに定める第三者審査モデル。そこで裁判所の審査までを必要とするかどうかは、それぞれの判断とした。少なくともアシュリーの事例よりも厳格な規制が必要だと述べて終わる後半は、熱のこもった議論が展開する前半に比べて、一気に腰砕けになって終わった観が否めない。

自身もそれを意識したのか、ウーレットは翌2009年にこの問題に再チャレンジする。今度の論文タイトルは「子どもの身体に及ぶ親の権限を改造する[8]」。アシュリー事件にさらに三つの「典型的な肉体改造（shaping）ケース」を加え、射程の広い考察によって、医療法が依然として親と子を上下関係とみなすヒエラルキー・モデルに拠っている実態を炙りだす。興味深いのは、利益対リスクの比較考量にも、ダグラス・ディクマの危害原則検討（第４章 p.154）にも、結局は親の決定権を前提として織り込んでいる欠陥を指摘していることだ。そのため、このモデルでは、子どもに大きな危害さえ及ばなければ親の希望が認められてしまう。

それに対して、ウーレットは「子どもの所有者としての親の権利」という医療法のとらえ方を、家族法や道徳的な理論で主流となっている「子どもの開かれた未来を信託された親が、信託者としての義務を果たすための権限」へと修正するよう提言する。しかし、その後、信託法を字義通りに参照することによって、結局、親の善意を前提とし、濫用が疑われる場合にのみ医療専門職を中心とした第三者の「最善の利益」判断に審査をゆだねて終わる。それなら、実質的には現行の親の決定権尊重モデルと変らないだろう。

さらに重要な問題点として、フクヤマの「われわれの人間としての本質」を持ち出してまで「永久的な下層階級を創りだす」とウーレット自身が指摘した「アシュリー療法」の差別性という問題には、いずれの論文も十分に迫ることができていないことを指摘したい。「法はアシュリーを裏切った」という問題も、指摘されたきり置き去りになったかのようだ。同じことは、本書におけるアシュリー事件をめぐる考察にも言える。

私には、社会的な問題解決のために親が医療技術を用いて子どもの身体を改造することに潜在する倫理的道徳的な問題を、法律や手続き論で解決しようとすることの限界に、ウーレット自身が苦しみ続けているように見える。この問題はそれだけ根深いともいえるが、本書の序章で断られているように「法学的な分析の訓練を受けて」きた専門職の限界でもあるかもしれない。ウーレットの議論には、専門職や学者の専門性や学問的な誠実に対する無邪気な信頼が見え隠れしている。おそらくは、そのナイーブさこそが、きわめて複雑なアシュリー事件の事実関係をウーレットに誤解させた大きな要因でもあるのだろう。

本書第4章の訳注で多少の解説を試みたように、アシュリー事件の事実関係に関するウーレットの理解には多くの誤りがある。たとえば、アシュリーの親の要望を検討した倫理委員会が病院常設の委員会とは異なる「特別」倫理委員会であった可能性に気づいていないこと、2年半に渡ってアシュリーに行われたホルモン療法の期間を1年半だったと誤解していることなどだ。もっとも、これらは多くの人が「誤解させられた」点でもある。2006年にこの事例を報告したガンサー＆ディクマ論文[9]には、読者をそうした「誤読」へと誘導している形跡がある。論文が乳房切除を報告していないことには「隠蔽」の「作為」があるとするジョン・ラントスの指摘は本書でも紹介されているが、ラントスはこの論文について、アシュリーの実際の身長、体重、骨密度のデータが挙げられていないこと、最終身長がいくらになると見込んでいたのか具体的な予測データが出ていないことなど、「科学論文であるはずのものの、なんとも奇怪な曖昧さ（the bizarre opaqueness of a supposedly scientific paper）[10]」を批判している。実際、この事件には、このような不可解やつじつまの合わない情報があまりにも多い。それらが何を意味するのかについては拙著『アシュリー事件――メディカル・コントロールと新・優生思想の時代』（生活書院、2010年）で考察を試みているので、ここでは触れない（2004年のアシュリーの入院時の支払い額を含めた誤記については、筆者のブログに訂正情報をアップしているので参照いただきたい[11]）。

しかし、それら細かい事実誤認とは別に、本書の議論が犯している大きな過ちは、事件の直接の関係者であり、その後も一貫して「成長抑制療法」の一般化を推進してきたディクマや彼と非常に近しい医師らを、中立の立場でこの問題を検討する生命倫理学者ととらえて論を進めていることだ。障害者への虐待問題を研究してきた教育心理学者で、カナダのアルベルタ大学ジョン・ドセター医療倫理センター長、リチャード・ソブセイが指摘しているように、ディクマは〔当該ケースの担当者として〕「今回の判断を弁護するのは当然ではあるが、それと同時に利害関係のない倫理問題の専門家としてふるまおうとすべきではない[12]」し、「〔ディクマとノーマン・フォストの2010年の論文[13]が〕自分たちの側の見解を述べ、反対する側の見解を述べ、次にその二つの議論の客観的な審判として自分たちを立たせる[14]」のもまた、不実な「作為」だろう。本書を読む限り、ウーレットにはこの「作為」がまったく見えていない。

学問や学者やその権威が時に果たしうる役割の政治性という視点がウーレットにあったなら、成長抑制ワーキング・グループ（WG）の論文[15]にも、本書とはまた異なった読み方が可能だったのではないだろうか。実際のところ、構成員の多くがアシュリー事件の舞台となった病院の関係者であるWG自体にも不可解な点は多々あるし、その論文にも、十分とも適切とも思えない理由によって乳房切除と子宮摘出を議論から外している点で、2006年のガンサー＆ディクマ論文と同じ「作為」がある。また大筋としては、批判の論点を一つずつ挙げては「それは認めるが、しかし」と否定することを繰り返すという、上記のディクマ＆フォスト論文の論法を踏襲しつつ、一貫して「これはどちらの決定をしても倫理的に正当化できる、親の多くの決定の一つ[16]」との立場に立ち続けてもいる。

ウーレットが本書を通じて呼びかけているのは、互いの見方や姿勢や価値観を本質的に変えるために必要な対話のはずだが、インフォームド・コンセントの手続きの中に障害者運動からの提言が盛り込まれた点を過剰に評価し、「成長抑制」容認に向けたプロセスでの対話（あるいはそのポーズ）を「障害に配慮したアプローチのモデル」と推奨してしまった。結局、「ここで推奨されているプロセスが、重症障害者をケアする人の便宜のために、障害のみを理由にした医療介入が用いられることの道徳的妥当性をめぐる大いに必要だが困難な議論に役立つのかと問われれば、私は疑わしいと言わざるを得ない」（p. 341）と書かざるを得ない。本書でもまた、ウーレットは前述の二本の論文と同じ壁に苦しんでいるように見える。そして実は、その壁こそが、ウーレット自身が本書で生命倫理学者や医療専門職に向けて「越えよ」と呼びかけているものに他ならない。越えるべき壁は、法学者であり生命倫理学者であるウーレット自身の中にもあるのだ。

しかし、それでもなお、ウーレットには、それを呼びかける資格がある、と私は思う。それは本書第1章の冒頭に書かれているように、かつて障害者運動から批判された個人的な体験から、彼女自身が障害者コミュニティからの声に謙虚に耳を傾け、そこから学び始めたからだ。そうして、生命倫理学コミュニティと障害者コミュニティの溝はいかにして埋められるかという問題と真摯に向き合い、自分自身の壁を越えようと格闘するウーレット自身の痛みの中から生まれてきた迫力が、この本にはある。

本書が米国で刊行された翌2012年10月、ウーレットは再度、障害者運動からの痛烈な批判に晒された。11月16日に予定されていたニューヨーク法科大学の社会正義行動センターのシンポジウム「終末期の選択の自由——変りゆく法的・政治的情勢における患者の権利」について、ノット・デッド・イェットの中心メンバーの一人、ステファン・ドレイクが激烈な批判を展開したのである[17]。問題にされたのは主として、登壇者が医師幇助自殺（PAS）合法化推進の立場に歴然と偏っており、障害者アドボケイトの立場を正しく反映しようとの配慮が皆無であること、障害者をめぐるパネルの「特別な人たち、特別な問題」という差別的なタイトルの三点だった。そのパネルの登壇者だったウーレットについて、ドレイクは、ウーレットは最新の著書（本書のこと）で「障害者に理解ある生命倫理学者を気取っている」が、その本では障害者アドボケイトの主張を正しく理解していない、などと激しく非難した。

同じシンポに登壇予定だった生命倫理学者のタデウス・ポウプ（p.337）がそれに反応し、さらに本書に何度も登場するウイリアム・ピースも加わって激論が交わされた。それは、本書の内容に照らして極めて象徴的な議論でもあった。私が特に印象的だったのは、ポウプの「シンポに来るなら翌日の朝食をご馳走するから、スピーカーの発言のどこが間違っていたか聞かせてくれないか」というコメントと、そこに滲む無邪気な傲慢だった。批判者である相手に対して、あくまで高みからの善意で「聞いてあげる」「認めてあげる」自らの姿勢を省みることのない生命倫理学者と、対等の議論の機会を得られないことに苛立つ障害者アドボケイト——。その苛立ちに炙られたドレイクの言葉は、まさしく「怒りの話法」だった。

2014年1月、ニューヨーク法科大学のジャーナルにウーレットの論文「大切なのは文脈——障害、終末期、そして対話が今なおこんなにも難しい理由[18]」

が掲載された。2012年の上記の論争の記述から始まり、「死における選択」アドボケイトと障害者アドボケイトの溝がいかに深いか、なぜ両者の対話がこんなにも難しいかを考察する。前者はセーフガードさえ法文に盛り込めば障害者が意に反して殺されることなどありえないと考えるが、障害当事者がこれまでの体験から、セーフガードくらいで濫用が防げると思えないのは無理もないのだ、と説き、これまで障害者が医療によって受けてきた差別の歴史と、現在も障害者を脅かす医療技術の適用や非障害者との医療格差の問題を指摘する。本書の読者は、その結論を容易に想像できることだろう。「障害者を排除しない医療制度を作り、医療に関わる人すべてが障害関連の問題について深く理解し、手を携えて障害者差別と戦うことが、終末期に選択を提供するシステムを作るために必要な信頼を形成するのである[19]」。

再び「怒りの話法」に晒されたウーレットは、この論文で、「アシュリー療法」にせよ「死における選択」にせよ、障害者コミュニティはなぜ全面禁止モデルでなければ障害者を守れないと考えるのかという問いと、本書よりもさらに突っ込んだ格闘をしている。もちろん、それは全面禁止に賛成することと同じではないし、また問題がそこにあるわけでもない。問題は、ウーレット自身がこうして批判を受けるたびに「怒りの話法」の裏にある訴えにていねいに耳を傾け、そこから学びながら「対話」を繰り返そうとする、その姿勢にある。それこそが、彼女が本書で生命倫理学に求めている姿勢なのだ。障害者コミュニティとの「対話」を、終わることのない自らの営為として引き受けているウーレットには、それを呼びかける資格がある。

［注］

1 Alicia R. Ouellette, *Growth Attenuation, Parental Choice, and the Rights of Disabled Children: Lessons from the Ashley X Case,* 8 Hous. J. Health L. & Pol'y 207(2008). その内容については、児玉のブログで以下から4本のエントリーにとりまとめている。 http://blogs.yahoo.co.jp/spitzibara/58157901.html

2 同上。p.209.

3 同上。p.232.

4 同上。p.209-210.

5 フランシス・フクヤマは米国の政治学者。2002年に、バイオテクノロジーの急速な発達が人間に及ぼす根源的影響を考察して、その暴走への警告を発する以下の本を刊行し、その第2部で「人間の権利」「人間の本質」「人間の尊厳」を論じた。Francis Fukuyama, *Our Posthuman Future: Consequences of the Biotechnology Revolution,*（Farrar, Straus and Giroux, 2002）［フランシ

ス・フクヤマ（鈴木淑美訳）『人間の終わり――バイオテクノロジーはなぜ危険か』ダイヤモンド社、2002 年］

6 Ouellette 前掲論文 。p.236-237.

7 同上。p.238.

8 Alicia Ouellette, *Shaping Parental Authority Over Children's Bodies*, 85 Indiana Law Journal, (2010)
この論文は前年にウェブ上で公開されているため、筆者（児玉）が読んだのは 2009 年。その内容については、児玉のブログで以下から 4 本のエントリーに取りまとめている。http://blogs.yahoo.co.jp/spitzibara/63504109.html　またウーレットは、ここで取り上げられている整形外科医がアジア系の自分の養女の目を二重まぶたにする手術をした事例を検討する論文を、『ヘイスティングス・センター・レポート』2009 年 1–2 月号にも書いている。Alicia Ouellette, *Eyes Wide Open: Considering the Implications of a Case of Surgery to Westernize the Eyes of an Asian Child,* 39 Hastings Center Review 15（2009）reprinted 1 Asian Bioethics Review 31（2009）

9 Daniel F. Gunther & Douglas S. Diekema, *Attenuating Growth in Children with Profound Developmental Disability: A New Approach to an Old Dilemma,* 160 Archives Pediatric & Asolescent Med. 1013, 1014(2006).

10 John Lantos, *It's not the growth attenuation, it's the sterilization!*, 10 Am. J.Bioethics, 45(2010)

11 http://blogs.yahoo.co.jp/spitzibara/66825373.html

12 http://community.seattletimes.nwsource.com/archive/?date=20070516&slug=wedlets16

13 Douglas s. Diekema & Norman Fost, *Ashley revisited: A Response to the Critics*, 10 Am. J.Bioethics, 30(2010)

14 http://whatsortsofpeople.wordpress.com/2010/01/12/ashley-revisited-american-journal-of-bioethics/

15 Benjamin S. Wilfond, Paul Steven Miller, Carolyn Korfiatis, Douglas S. Diekema, Denise M. Dudzinski, Sara Goering, and the Seattle Growth Attenuation and Ethics Working Group, *Navigating Growth Attenuation in Children with Profound Disabilities: Children's Interests, Family Decision-Making, and Community Concerns*, 40 Hastings Center Report, 27（2010）

16 同上。P.29.

17 http://www.notdeadyet.org/2012/10/ny-law-school-justice-action-centers-upcoming-annual-justice-symposium-not-fair-to-disability-advocates-let-alone-just.html
この論争については、児玉のブログで以下から 3 本のエントリーにとりまとめている。
http://blogs.yahoo.co.jp/spitzibara/65842487.html

18 Alicia Ouellette, *Context Matters: Disability, the End of Life, and Why the Conversation Is Still so Difficult*, 58 New York Law School Law Review, 371(2013-2014)

19 同上。p.389.

訳者あとがき

本書は Alicia Ouellette, *Bioethics and Disability, Toward a Disability-Conscious Bioethics,* Cambridge University Press. 2011. の全訳である。著者のアリシア・ウーレットは現在、アルバニー法科大学院の法学教授およびユニオン大学院とマウントサイナイ医科大学の生命倫理学コースの教授であり、医事法、障害者の権利、家族法、子ども法、生殖補助技術などの領域でこれまでに多数の論文を執筆しているが、単著はこれがはじめてになる。

原書のタイトルを直訳すれば『生命倫理学と障害——障害に配慮した生命倫理学に向けて』となるが、本訳書ではそうした障害に配慮した生命倫理学（disability-conscious bioethics）に向けて、対立し合う二つの陣営、すなわち生命倫理学と障害学・障害者運動の和解、協働の必要性と必然性を力説する本書の意図を明確に伝えるべく「生命倫理学と障害学の対話」というタイトルに、そして生命倫理学がこれまで障害者の生きる権利を奪い、障害者を排除する「敵」であったという障害者コミュニティの側の抗議を受けて、それに応答する形で本書が書かれていることを示すために「障害者を排除しない生命倫理へ」というサブタイトルにした。

日本ではあまり知られていないことであるが、本書で描かれている通り、米国の障害者コミュニティでは、医療現場は自分たちの生命を脅かす恐ろしい場所であり、生命倫理学や生命倫理学者はそうした医学・医療の一部として、自分たちの生きる権利を奪うことになる言説を構築し、「倫理」の名のもとに正当化しているのだという非難の声が根強い。しかし、そうした障害者サイドからの非難、攻撃に対して、生命倫理学の側はこれまで反発や憤りを覚えるだけで、ほとんどまともに取り合ってこなかった。そのことがますます障害者サイドの反発を招き、ウーレットのいう「怒りの話法」によって両者の対立がエスカレートしてきた。

元来、いくつかの共通する基盤と目的をもっている生命倫理学と障害学・障害者運動がこのようにいがみ合っている状況はたいへん不幸なことだ、と著者はとらえる。生命倫理学の陣営に属する学者として、ウーレットが本書でなそうとするのは、まず障害者サイドの言い分に真剣に耳を傾けること、なぜ彼らがそこまで生命倫理学を敵視するのかを共感的に理解しようとすることだ。もちろんこのことは、生命倫理学に対する障害者サイドの批判や非難をすべて正しいと認めるということではないが、まずはそれを真剣に聞き、受け止めた上で生命倫理学の側から「応答」するという形で本書は書かれている。と同時にウーレットは生命倫理学者たちに対して、障害者サイドの声を真剣に受け止めること、それを受け止め、応答することで生命倫理学が変わっていかなければならないこと、そしてその変化はこれまでの生命倫理学の成果を台無しにするのでなく、生命倫理学の本来の精神をより十全に実現することになるのだ、と説く。両者の不毛な対立を（解消はできないまでも）調停し、両者がお互いを豊かにする協働作業に乗り出すには、まずは（社会のなかで安定した地位を占め、より中心部に位置する）生命倫理学の側こそが障害者サイドの「不信」を解き、両者の和解へ向けての一歩を踏み出さねばならないのだ、と説くことで本書は生命倫理学者たちに向けての「行動への呼びかけ」にもなっている。

きわめて入念に練られ、緊密に組み立てられた本書の構成については、著者自身が序章で詳しく解説しているので、ここでは繰り返さない。何といっても本書の白眉であり、その中核を成すのは、第３章から第７章までの事例研究、すなわち人生のライフサイクルにおける異なった時期（新生児期・児童期・生殖年齢期・成年期・終末期）におけるいくつかの事例とそれに対する生命倫理学および障害者コミュニティからの諸見解をめぐる徹底的な分析と考察である。

エリザベス・ブーヴィアやラリー・マカフィーの事例に典型的に現れているように、とりわけ「死を選ぶ」「死を早める」という意思決定をめぐっては、両陣営の考えは真っ向から対立する。生命倫理学では、たとえその選択が死につながるようなものであったとしても、情報を得た上での個人の選択を優先する。当の個人が決定能力を失っているような場合には、その事前指示や、家族その他による代理意思決定によって、そうした選択を肯定しようとする。他方、障害学者や障害者運動の活動家たちは、一つの集団としての障害者たちを守ることを優先する。差別や偏見によって命を奪われ、人生を奪われてきた彼らにとって、「死なせる」ことを正当化するような法律や言説は自分たちすべての「敵」であり、障害者コミュニティにとっての利害が障害をもった個々のメンバーの選択と相容れないような場合においても、前者を優先するのが彼らのやり方である。

ウーレットによるさまざまな事例研究は、こうした生命倫理学と障害者コミュニティの間にある深い溝について、そしてその対立がどこから生じているのかについて、余すところなく解き明かしていく。と同時に、いくつかの事例研究が示しているのは、両陣営の対立は「文化戦争」という形容がなされるほどには深くないのではないかということだ。たとえば同じ事例をめぐっても、それぞれの陣営の間で複数の意見が対立しているケースは珍しくなく、ある事例のある側面については、生命倫理学の中の一つの見解が同じ生命倫理学の中の別の見解よりも、障害者コミュニティの中の一つの見解に近いような場合すらある。また、とりわけ第５章（生殖年齢期）の諸事例が示しているように、生命倫理学と障害者コミュニティの間に広範な合意があると見なせるような領域も存在する。本書におけるウーレットの事例分析が大変優れているのは、両陣営の対立の根を深く掘り下げて考察し、それが両陣営のもっている偏見や恐怖に基づいていることを双方向的に解明しながらも、そのなかに両陣営の和解、調停の可能性の芽があることにもしっかり目配りがされている点にある。

また、諸事例の概説や分析だけでなく、各章の章末におかれた「所見」というセクションにおけるウーレットの展望や、最終第８章における「障害に配慮した生命倫理学」の構想のもとでの諸事例の再考察においても、ウーレットのバランスの良さは際立っている。たとえば、「死を選ぶ」「死を早める」という意思決定については、その前になぜそのような決定がなされるのかについて、とりわけ障害のある人々が生きる上でのさまざまな社会的サポートの不備を強調する障害者サイドの言い分を大いに認め、それが安易に肯定されることのないような意思決定システムを提案する。他方、自分たちの生命を守るために、第一に生命維持を強制するような法律、「すべてに一つの正解を与えるような」法律によって上記のような意思決定を封じ込める障害者サイドの運動方針に対しても、ウーレットはそれがかえって（障害のある人を含む）すべての人に危害を与えてしまうことを説き、その行き過ぎを抑えようとする。本書におけるこうしたウーレットの考察と提言はきわめて具体的かつ現実的であり、概念や理論から出発する学者ではなく、弁護士という実務家である著者の本領がいかんなく発揮されていると言えよう。

もちろん、本書で描かれている米国の状況と日本の状況はその文化的・歴史的背景も含めて相当異なっている。日本においては、「生命倫理学」は米国のように制度化されたものではない。最近はかなり米国のそれに近づく傾向が見られるとはいえ、少なくとも大学その他の研究機関において生命倫理学者を養成するための特別なコースはほとんどなく、病院その他の医療機関に生命倫理学者や医療倫理学者がスタッフとして常駐しているといったこともない。障害学についても、1999年に『障害学への招待』（石川准・長瀬修編、明石書店）が刊行されて以後、徐々に認知は高まっているとはいえ、たとえば生命倫理学における著作や論文が、障害学者から一斉に批判を浴び、叩かれるといった事態はあまり聞いたことがない。後述するように訳者たちは生命倫理学に対して批判的な考察をしてきたものの、障害学や障害者運動にはほとんど無知であるので、ここでは（既存の）生命倫理学への批判という側面にかぎって、日本における本書の意義の一端を示しておきたい。

周知のように、日本では「尊厳死法」の制定に向けての動きが急であり、その知識や理解度は別にして一般の人々の関心も高い。賛成派の人々は、日本で合法化が目指されている「尊厳死」は延命治療の手控えや中止を求めるものであり、欧米で議論になっている「医師幇助自殺（PAS）」や「積極的安楽死」とは異なる（前者は欧米では当然の権利として認められている）と主張することが多いが、本書をしっかり読むならば、単純にそうは言えないことがわかるだろう。本書で紹介された多くの事例で障害者コミュニティの人々が批判しているように、また第８章における生命倫理学者ハワード・ブロディの反省の弁のように、「死にたい」という患者の意思がどこから出ているのを精査することなしに、それを実現してあげるのが倫理的であり人道的だというのがいかに短絡的であるかについても、本書は多くを語っているように思われる。

また、生命倫理の問題が、さまざまな当事者たちの人生の経験やその実感、語り（本書ではそれも一つの「エビデンス」）を離れたところで、抽象的な概念による思考ゲームの対象となり、それこそが「学問的」な生命倫理学であるかのように見なす一部の風潮に対しても、本書はよき解毒剤になるに違いない。とりわけ、ウーレットが本書で何度も批判的に取り上げ、生命倫理学が障害学や障害者運動と対話するためには「ピーター・シンガー問題」と取り組むことが必須である、とまで語っている極端な立場の生命倫理学者、ピーター・シンガーの著作が日本では大変多く翻訳され、素人のなかにはシンガーを生命倫理学の押しも押されもせぬ権威であり代表者だと思っている人も多いという事態を、私たちもこれから真剣に考えていかなければならないだろう。

本書はたいへん優れた著作であり、こうした問題に関心をもっている人々の必読書であるが、そこに問題点や不満がないわけではない。その一端については共訳者の児玉による「補論」をお読みいただきたいが、ここでは一つの点にかぎって、筆者（安藤）の不満を述べておきたい。ウーレットは本書において、生命倫理学があまりにも医学・医療における考え方と一体化し、それに埋め込まれている（embedded）ことを批判している。障害者コミュニティの人々によって、障害への偏見だと非難されてきたものの見方、たとえば障害はその個人に属する欠如であり、医学的な治療や矯正によってのみ障害の問題は解決されるといった見方がそれに当たる。病院や医学校など医療や医学教育の現場でスタッフの一員として働く生命倫理学者が医療専門職の「仲間」であるような、そうしたあり方を反省的に見つめるような視点をウーレットは生命倫理学に求めているのであろう。ところが、本書の至る所で筆者が感じるのは、ウーレット自身の生命倫理学に対するナイーブな信頼であり、その医学・医療との「同盟関係」についての認識の甘さである。

一例だけを挙げよう。本書第４章で取り上げられ、児玉の補論でも問題にされているアシュリー・Xの事例に関する記述である。6歳の女児、アシュリーに対して施された「治療」のうち、エストロゲンの大量投与による最終身長の抑制には、“growth attenuation”という語が使われている。この語は、「アシュリー療法」についての論文を書いたガンサーとディクマが用いたものであるが、それをウーレットはそのまま用いて、分析と考察を展開している。筆者は当初、アシュリーに対して行われた医療介入の本質を考えたとき、この語は「成長抑制」ではなく「発育阻止」と訳されるのが適当であると考えた。つまり、年齢とともに背が伸びることは自然な生育過程であり、それを無理矢理人工的に阻止する「治療」なのだということだ。このことについて、共訳者の児玉と相談しているうちに気づいたのだが、Google で“growth attenuation”という語を入れて検索すると、多く引っかかるのは、「腫瘍の発達（成長）を抑制する」という文脈でこの語が使われているケースである。つまり、この語は頻繁に使われている医学用語なのだ。そのことを合わせて考えてみたとき、アシュリーに対して行われた侵襲性の強い医療介入に対して、ディクマらが（一般的には腫瘍という人体の健康にとって悪いものの成長を抑制するという意味で用いられている）この“growth attenuation”という医学用語を用いたことには、意識的であれ無意識的であれ、ある種の政治的意図があった、と見なされるべきであろう。その語をそのまま用い、何らの注釈もつけていないウーレットはそのことにまったく気づいていないように思われる。

先に書いたように、ウーレットは実務家として非常に優れており、まさに実務家に徹することで、本書のような画期的な著作を上梓することができた。その反面、まさに実務家であるがゆえに手を出せなかったり、見落としてしまうような本質的な問題が多くあることも事実である。たとえば、障害を単なる欠如と見てしまうような視線はいったいどこから来るのか、それはいわゆる「障害者」を生きづらくするだけでなく、社会における他のどのような問題と本質的につながっているのか。こうした問いに答えようとすると、私たちは法や権利の領域を超えた「思想」の問題に足を突っ込むしかない。また、本書で描かれるような「障害とともに生きる人生」の意義についての考察は、やはり言語による自己主張や意思決定が可能な障害者個人のそれに偏っているという思いも禁じ得ない。そこには、社会に浸透した能力主義を疑わないまま、自立・自助や機会の平等を重視し、社会参加における「アクセス」を保障しようとする米国の障害者政策のもとで、そうした政策によって人生の選択肢が広がる障害者と、そうでない障害者との間の二極分化が起こっている米国社会の反映を見ることもできよう。ウーレットはそのことにどの程度自覚的なのだろうか。

本書を丹念に読めば読むほど、それぞれ異なった背景と関心をもつ読者は、そういった疑問点や問題点にぶつかり、さらなる考察へと赴くことだろう。それは本書の欠陥ではなく、むしろ本書が成功していることの証しだと筆者は信じている。

******

本書を翻訳することになった経緯について、少し書いておきたい。最初にウーレットの原書に出会い、日本でも翻訳紹介できないかと出版社に提案したのは共訳者の児玉である。「補論」でも述べられているように、児玉は重症障害のある娘をもつ母親として、アシュリー事件について深く探求するなかで同事件についてのウーレットの批判に出会い、何回かにわたってブログにその紹介記事を書いた（2011年8月17日　のエントリー、http://blogs.yahoo.

co.jp/spitzibara/63826367.html)。児玉の著書『アシュリー事件――メディカル・コントロールと新・優生思想の時代』（生活書院）が刊行されたのは同年10月1日のことであり、筆者（安藤）はほとんどすぐにそれを読んで大変興味をもったが、児玉との面識はなかった。本書の訳者二人が出会ったきっかけは、ほとんど同じ時期に刊行された（2011年10月13日）安藤の編著書『「いのちの思想」を掘り起こす――生命倫理の再生に向けて』（岩波書店）の書評を、児玉が書いたことによる（『介護保険情報』2011年12月号)。その後、広い意味での宗教学の立場から従来の生命倫理学が現実に生きている私たちの「いのちの痛み」「いのちへの問い」にきちんと向き合ってこなかったことを批判する安藤と、重症障害のある人の親の視点から生命倫理学の偏見や欺瞞を問う児玉との間で、ほとんど毎日のようにメールでの熱く、共感し合うところの多い議論が交わされた。筆者がウーレットの原書を目にし、児玉との共訳の形で翻訳を引き受けることになったのは、そうしたやりとりの中でのことであった。上述したような、これまでの生命倫理学のあり方に対するウーレットの批判の多くは、まったく違った視点、背景や文脈からのものではあれ、安藤にも児玉にも共有されていたものであり、今から考えてみれば、ウーレットのこの本との出会いも、訳者二人の出会いもまた運命の糸のなせるわざだったとしか言いようがない。

最後に、訳語および翻訳作業について付記しておく。まず、people with disabilitiesについては基本的に「障害のある人（人々)」とし、それが「障害をもたない人」と対比されている場合や、障害とともに生きる主体としての人に強調点がある場合は、「障害をもつ人」「障害をもった人」とした。また、そうした人々に対する差別や排除が問題になっている箇所や、「障害のある人」「障害をもつ人」では他の語との組み合わせが不自然になるような箇所では、単に「障害者」としたところもある。また、life with disabilityという言葉には「障害とともに生きる人生」といった訳を当てた。もっとも、本書に頻出するdisability expertsという語の訳には頭を悩ませた。そこには障害学者と障害者運動の活動家が含まれるが、「障害の専門家」では何を指すのかはっきりしないし、「障害をもつ当事者」では当事者ではない障害学者もいることから不適切、ということで、多くの箇所では「障害学者と障害者運動の活動家」とした。これがあまりにもくどく感じられる箇所（特に「生命倫理学者」と対置されている場合）については、「障害者コミュニティの専門家」「障害者サイドの専門家」）といった訳語を用いた。

翻訳作業については、背景および理論、展望の部分（まえがき、序章、第１章、第２章および第８章）を安藤が、事例研究の部分（第３章から第７章まで）を児玉が訳し、安藤が全体を通覧した上で、訳語や文体の調整などを念入りに行った。学術用語や人名、団体名については、できるだけ原語から外れないようにしつつ、（特別な理由がないかぎり）これまで日本で多く用いられている表記を基本にした。また、日本の読者にはなじみがない歴史的人物や団体名、制度などについてはできるだけ訳者補足（［　］で表記）をつけて理解しやすいように心がけた。著者ウーレットの文章には迫力があり、特に力がこもってきたときの畳みかけるような文章のリズムには、ときに訳者の私たちに文字通りウーレットの霊が乗り移ったような気にさせ、翻訳作業の醍醐味を味わわせてくれた。その一方で、（短期間に集中して書かれたことにもよるだろうが）原書には多くのミスがあり、その確認および修正作業には正直辟易するところもあった。どこかで「ウーレットさん」にお会いしたあかつきには、迷惑料とまでは言わないにしても、豪華なディナーでも奢ってもらわなければ割に合わないと感じている。

本書の翻訳にあたっては、多くの方々のお世話になった。とりわけ、第７章のプルーフリードをお願いし、米国の法律や裁判をめぐる用語、言い回しについてご教示いただいた医事法学者の丸山英二先生（神戸大学大学院法学研究科教授）にはこの場を借りて厚く御礼を申し上げる。

本訳書の企画から出版までの全期間を通じて、生活書院の髙橋淳さんにはたいへんお世話になった。原書の膨大な注のなかの文献情報にある特殊なフォントをいちいち手作業で入力していただいたご苦労は想像するに余りある。髙橋さんのご尽力がなかったら、この素晴らしい本がこうして日本の多くの読者に届く日は来なかったに違いない。

2014 年 9 月 19 日

訳者を代表して

安藤　泰至

索　引

［さ行］

［た行］

［な行］

［は行］

［ま行］

［や行］

［ら行］

［わ行］

[著者紹介]

アリシア・ウーレット（Alicia Ouellette）

弁護士。アルバニー法科大学院法学教授。ユニオン大学院およびマウントサイナイ医科大学生命倫理学コース教授。医事法、障害者の権利、家族法、子ども法、生殖補助技術などの領域でこれまでに多数の論文を執筆しているが、単著は本書がはじめてとなる。

最近の論文に、

Shaping Parental Authority over Children's Bodies (2010), Growth Attenuation, Parents' Choices, and the Rights of Disabled Children (2008) など。

[訳者紹介]

安藤泰至（あんどう・やすのり）

1961年生まれ。京都大学文学部哲学科卒業、京都大学大学院文学研究科宗教学専攻博士後期課程2年修了。現在、鳥取大学医学部准教授。専攻は、宗教学・生命倫理・死生学。

著書に、

『「いのちの思想」を掘り起こす——生命倫理の再生に向けて』（編著、岩波書店、2011）、『シリーズ生命倫理学　第4巻　終末期医療』（高橋都との共編著、丸善出版、2012年）、「精神分析とスピリチュアリティ」（鶴岡賀雄・深澤英隆編『スピリチュアリティの宗教史　上巻』リトン、2010：373-397）、「死をめぐる思想と課題」（清水哲郎・島薗進編『ケア従事者のための死生学』ヌーヴェルヒロカワ、2010：243-256）、「死生学と生命倫理——「よい死」をめぐる言説を中心に」（島薗進・竹内整一編『死生学［1］死生学とは何か』東京大学出版会、2008：31-51）など。

児玉真美（こだま・まみ）

1956年生まれ。京都大学文学部卒。カンザス大学教育学部にてマスター取得。中学、高校、大学で英語を教えた後、現在、著述業。一般社団法人日本ケアラー連盟理事。長女に重症心身障害がある（刊行時現在27歳）。現在のブログは「海やアシュリーのいる風景」

http://blogs.yahoo.co.jp/spitzibara2

著書に、

『私は私らしい障害児の親でいい』（ぶどう社、1998）、『アシュリー事件——メディカル・コントロールと新・優生思想の時代』（生活書院、2011）、『新版 海のいる風景——重症重複障害のある子どもの親であるということ』（生活書院、2012）、『死の自己決定権のゆくえ——尊厳死・「無益な治療」論・臓器移植』（大月書店、2013）など。2006年から月刊誌『介護保険情報』に連載「世界の介護と医療の情報を読む」を連載中。

本書のテキストデータを提供いたします

本書をご購入いただいた方のうち、視覚障害、肢体不自由などの理由で書字へのアクセスが困難な方に本書のテキストデータを提供いたします。希望される方は、以下の方法にしたがってお申し込みください。

◎データの提供形式＝CD-R、フロッピーディスク、メールによるファイル添付（メールアドレスをお知らせください）。

◎データの提供形式・お名前・ご住所を明記した用紙、返信用封筒、下の引換券（コピー不可）および 200 円切手（メールによるファイル添付をご希望の場合不要）を同封のうえ弊社までお送りください。

◉本書内容の複製は点訳・音訳データなど視覚障害の方のための利用に限り認めます。内容の改変や流用、転載、その他営利を目的とした利用はお断りします。

◎あて先
〒 160-0008
東京都新宿区三栄町 17-2 木原ビル 303
生活書院編集部　テキストデータ係

キリトリ線

【引換券】

生命倫理学と障害学の
対話

生命倫理学と障害学の対話
障害者を排除しない生命倫理へ

発　行――― 2014年10月25日　初版第1刷発行
　　　　　　2017年 9 月10日　初版第2刷発行
著　者――― アリシア・ウーレット
訳　者――― 安藤泰至、児玉真美
発行者――― 髙橋　淳
発行所――― 株式会社　生活書院
〒160-0008
東京都新宿区三栄町17-2 木原ビル303
ＴＥＬ 03-3226-1203
ＦＡＸ 03-3226-1204
振替 00170-0-649766
http://www.seikatsushoin.com
印刷・製本―― 株式会社シナノ

Printed in Japan

ISBN 978-4-86500-031-3